改訂四版

実用漢方処方集

藤平 健・山田 光胤 監修
日 本 漢 方 協 会 編集

じほう

改訂四版

実用漢方処方集

編著　新平　修・山田　光胤

編集　日本漢方協会

改訂四版　序

当協会は平成元年に、二十周年記念行事として、漢方の基本処方集となるべく『実用漢方処方集』を発刊しました。図らずも多くの諸先生のご支持を受け、現在では漢方の重要文献の仲間入りをさせていただいております。この間、誤りの訂正などを含めた何回かの重版、改訂を行ってまいりました。平成五年には利用が便利なように処方名索引を添付した改訂版を発行し、平成十八年には日本医学会に加入した日本東洋医学会会員の増加、厚生省の「薬局業務運営ガイドライン」等に対応し改訂三版を発行してまいりました。

その後、「薬事法」が「医薬品・医療機器等の品質、有効性及び安全性の確保等に関する法律」（平成二十六年）に改正され、日本薬局方は五年ごとの改正に伴い第十七改正となり、さらに二年ごとの追補、それに伴う日本薬局方外生薬規格の改正がありました。

一般用漢方製剤承認内規（いわゆる二百十処方・昭和四十七～四十九年）は、「一般用漢方製剤承認基準」（平成二十四年）に改定され、さらに「一般用漢方製剤製造販売承認基準」二百九十八品目（平成二十九年）となり、これに準拠すべく「薬局製剤指針」が二百三十六品目（平成二十七年）に改正されました。

「薬局製剤指針」は、処方名の「散」、「丸」は剤形を示すものとなり、それらを茶剤（湯剤）とするときは「散料」、「丸料」とすべく統一されました。

今回、当協会が五十周年を迎えるにあたり、以上のことをふまえて大改訂を行うこととなりました。本書の実用性を高めるためその内容は「薬局製剤指針」を重視しました。その記載にあっては各処方の冒頭に「薬局製剤指針」を記し、「薬局製剤指針」に収載されていない「一般用漢方製剤製造販売承認基準」の処方はその当該処方の先頭に持ってきました。下段の効能効果についても、「薬局製剤指針」および「一般用漢方製剤製造販売承認基準」に準拠し改訂しました。

今回の改訂にあたり、ご努力いただいた当協会の三上正利副会長、小根山隆祥副会長、小山直弥理事はじめ担当していただいた多くの理事および学術委員に感謝します。

改訂編集出版にご尽力いただいた株式会社じほうの安達さやか氏に感謝します。

令和元年十月

一般社団法人日本漢方協会会長

今井　淳

序

日本漢方協会の漢方処方集を発刊するに際し、まず本書を監修していただいた日本の漢方界を代表する藤平健、山田光胤両博士に心から感謝を捧げる次第である。

当協会は創設（一九七〇年）以来、満二十周年を迎える記念事業のひとつとして実用的な処方集を出版するはこびとなった。そこで編集委員会を結成、企画構成案をつくり検討を繰り返し、丁度辞典の編纂と同じようなカード作りや文献の集輯など細かい作業にはいってすでに三か年に及んだ。刊行にあたって本書が日常の漢方治療の実際の場において活用していただけることを希望するとともに、漢方を学習する方々のお役に立つことを切に願うものである。

古来、漢方の処方（正式には薬方）は、分量や構成生薬の組成、成分比などに種々の問題をかかえているが、本書ではあくまでも標準的なものを提示しているので、いわゆる「匙加減」などは実際の臨床の場で比較、検討し研究して欲しい。

本処方集を編集発刊するにあたり、近代（ことに昭和時代）にはいって、わが国で出版されたところの著名かつ権威のある漢方処方集および文献類はほとんど参照させていただいたつもりである。ここに参考にさせていただいた学恩に対し深甚の感謝を申し上げる。

また、原稿作成、校正など煩瑣かつ地味な作業を、三上正利専務理事を中心として遂行してくれた若手ながら俊英の当協会学術委員の面面、印刷出版の労をとっていただいた薬業時報社に感謝するとともに、貴重な文献をお貸しいただいた藤井美樹博士に厚く御礼申し上げる。

平成元年四月

日本漢方協会学術部長
山ノ内　慎一

一、収載した薬方

㈠ 第一次選択

「薬局製剤指針」掲載処方を各処方の先頭に掲載した。ただし、「薬局製剤指針」に収載されていない処方の場合、「一般用漢方製剤製造販売承認基準」掲載処方を先頭に掲載した。「効能・効果」については、「一般用漢方製剤製造販売承認基準」から掲載した。

㊜「薬局製剤指針」：処方名に承認番号を付した（K○○）。同一処方で散と湯があるものは枝番①がついているので「K○○①」とした。処方の後ろに構成生薬の数を記した（以上○味）。特殊な用法・用量についても掲載した。薬局製剤の原料生薬は、「日本薬局方」および「日本薬局方外生薬規格」収載生薬のため、カタカナ表記になっている。

㊝「一般用漢方製剤製造販売承認基準」：構成生薬には分量に幅のあるものがある。本基準では、漢方の証を消費者に理解できるよう、「体力」と「証としての事柄」を「しばり」として効能・効果の先頭に記しているため、本書もそれにならった。下段に「一般用漢方製剤製造販売承認基準」に記載されている剤形である散と湯を記した。一処方に湯と散が収載されており、薬局製剤に片方しかないものについては、下段に「一般用漢方製剤製造販売承認基準」の処方内容を記載した。

㊞「経験・漢方処方分量集」大塚敬節・矢数道明監修（医道の日本社）
㊟「漢方処方集」龍野一雄編著（中国漢方）
㊥「中医処方解説」神戸中医学研究会（医歯薬出版）
「中医学入門」神戸中医学研究会（医歯薬出版）

㈡ 第二次選択

㊠「臨床応用漢方処方解説」矢数道明（創元社）
〈医典〉「漢方診察医典」大塚敬節・矢数道明・清水藤太郎（南山堂）
㊡「古典の薬物の分量」柴田良治（漢方治療座談会）
〈実際〉「漢方治療の実際」大塚敬節（南山堂）

〈漢方処方応用の実際〉「漢方処方応用の実際」山田光胤（南山堂）
〈漢方診療の実際〉大塚敬節・矢数道明・清水藤太郎（南山堂）
〈類〉類聚方広義
(漢)「漢方と漢薬」（春陽堂）下段の数字は巻・号・頁
(龍)*「漢方処方集」龍野一雄編著　旧版
(勿)「勿誤薬室方函・口訣」浅田宗伯。ただし分量については「東洋和漢医学処方各論」（松園渡邊凞編纂）を参考にした。
(細)　聖光園細野診療所関係

第一次選択に記載されていなかった薬方を、これらの処方集から収載した。

二、薬方名および配列順

薬方名は、原則として原典に従った。一部、龍→竜、欝→鬱など、旧漢字を新漢字に改めた。瓜呂・括呂・括蔞・括楼→栝楼に統一した。また、読み方（ふりがな）については、厚生労働科学研究の「漢方処方名ローマ字表記法」に記載されている読みを第一優先とし、それに記載されていないものは、「経験・漢法処方分量集」に従ったが、別に繁用される読み方があるものも参考として漢字の左側に記載した。

薬方の配列順は、薬方名第一字の音順、同じ音のなかでは画数順とし、第二字以下は音順で配列した。

なお、加減方は原則として基本方の後とした。

注　読み方が次のように複数考えられる場合、どちらかに掲載しているので参照されたい。

温	うん　おん	雄	おう　ゆう
化	か　け	行	こう　ぎょう
赤	しゃく　せき	生	しょう　せい
正	せい　しょう	地	じ　ぢ
頭	ず　づ	十	じっ　じゅう　じゅっ
滲	じん　さん	治	ぢ　じ

沈	ぢん　じん
白	はく　びゃく
楽	らく　がく
苓	れい　りょう
定	てい　じょう
蔓	まん　ばん
六	ろく　りく

三、構成

上段　処方…分量は算用数字で表記し、単位のg、mLは誤解を生じない範囲で省略した。

(経)の乾生姜、(龍)の干姜はJP生姜と表記した。

(龍)の常煎法とは、一日分につき水四〇〇mL（二合）を以て煮て二〇〇mL（一合）に煮つめ、かすをこして取り去り、食前三回に分服する。本書の中で特別の指定なきもの、および常煎法と記したものはすべてこれに従う。水半量は二〇〇mL（一合）の水で煮て一〇〇mL（五勺）に煮つめる。

・沖服　煎じかすを除いてからその煎液に溶かし込むこと

・後煎　ある程度煎じた後に材料を入れること

・先煎　その材料だけ先に煎じ始めること

下段　古典…参考とした部分を抜粋した。原典を見られなかったものは、日本で使われるキッカケとなった本を引用するように努めた。

目標、応用…参考とした処方集などから要点をまとめた。

【注】…処方を運用するにあたって注意すべき点や、編集中に発見された事項をまとめた。

疾患名について、現在、痴呆症は認知症、精神分裂病は統合失調症という呼称であるが、引用文献のままとした。

四、本書に使用した記号等

＝別名。☞参照。なお処方名の下の数字は掲載頁を示す。

小児量換算表（成人量を１とする）

（篠友三作成）

<table>
<tr><th>著者
年齢</th><th>矢数 有道
（臨床漢方医学総論）</th><th>高橋真太郎
（遺稿集、漢方薬とその発展史）</th><th>龍野 一雄
（漢方処方集）</th><th>荒木 正胤
（漢方養生談）</th><th>大塚 敬節
（症候による漢方治療の実際）</th><th>厚生省薬務局
（漢方製剤等の取扱いについて）</th><th>近世までの伝承</th></tr>
<tr><td>15才</td><td colspan="7"></td></tr>
<tr><td>14才</td><td rowspan="5">2/3＝1/1.5</td><td rowspan="2">2/3＝1/1.5</td><td rowspan="9">少年 1/2</td><td rowspan="2"></td><td rowspan="23">―1/2
―1/3</td><td rowspan="8">2/3＝1/1.5</td><td rowspan="5">1/1.3＝0.76</td></tr>
<tr><td>13才</td></tr>
<tr><td>12才</td><td></td><td>2/3＝1/1.5</td></tr>
<tr><td>11才</td><td rowspan="3">1/2</td><td rowspan="4"></td></tr>
<tr><td>10才</td></tr>
<tr><td>9才</td><td rowspan="5">1/3</td><td rowspan="2"></td></tr>
<tr><td>8才</td><td></td></tr>
<tr><td>7才</td><td rowspan="2">1/3</td><td>1/2</td><td>1/1.8＝0.55</td></tr>
<tr><td>6才</td><td rowspan="4"></td><td rowspan="3">1/2</td><td>1/2＝0.5</td></tr>
<tr><td>5才</td><td></td><td rowspan="14">小児 1/3</td><td>1/2.2〜1/2.5〜1/2.8</td></tr>
<tr><td>4才</td><td rowspan="4">1/4〜1/5</td><td rowspan="2">1/4</td><td rowspan="2"></td></tr>
<tr><td>3才</td><td rowspan="2">1/3</td></tr>
<tr><td>2才</td><td></td><td>1/3</td><td>1/4.2＝0.24</td></tr>
<tr><td>1才</td><td>1/5</td><td rowspan="10"></td><td rowspan="3">1/4 以下※</td><td>1/4.5＝0.22</td></tr>
<tr><td>生後200日</td><td rowspan="9"></td><td rowspan="9"></td><td>1/5＝0.2</td></tr>
<tr><td>100日</td><td>1/8.3＝0.12</td></tr>
<tr><td>60日</td><td rowspan="7">3か月未満
服用しないこと</td><td>1/10＝0.1</td></tr>
<tr><td>40日</td><td>1/12.5＝0.08</td></tr>
<tr><td>30日</td><td>1/14.3＝0.07</td></tr>
<tr><td>20日</td><td>1/25＝0.04</td></tr>
<tr><td>15日</td><td>1/37＝0.027</td></tr>
<tr><td>7日</td><td>1/50＝0.02</td></tr>
<tr><td>1日</td><td>1/75＝0.013</td></tr>
<tr><td></td><td colspan="7"></td></tr>
</table>

（注）小児に服用させる場合には、保護者の指導監督のもとに服用させてください。
乳児には、医師の診療を受けさせることを優先し、やむを得ない場合にのみ服用させてください。

目次

あ

阿膠散《あきょうさん》《小児薬証直訣》
＝補肺阿膠湯《ほはいあきょうとう》436　補肺散《ほはいさん》436

(勿) 阿膠3.0　馬兜鈴3.0　牛蒡3.0　杏仁3.0
甘草2.0　糯米煮汁100 mL

(勿) 治小兒肺虚　気粗喘促　此方ハ労嗽ニテ諸薬効ナク聲唖咽痛〆咽喉不利スル者ニ宜シ麦門冬湯ト伯仲ニ〆潤肺ノ効ハ勝レリトス

阿膠鶏子黄湯《あきょうけいしおうとう》《通俗傷寒論》

㊥ 阿膠9　白芍12　石決明24　釣藤鈎9
生地黄18　炙甘草3　茯神12　鶏子黄2個
絡石藤9　牡蛎15　阿膠・鶏子黄以外を水煎し、滓を除いて鶏子黄・阿膠を溶かし服用

通俗傷寒論(第二章六経方薬)　阿膠　釣藤各二銭　白芍薬　絡石藤(テイカカズラの葉茎)各三銭　石決明五銭　生地黄　生牡蛎　茯神木各四銭　鶏子黄二個　炙甘草六分　水煎服

㊥ **目標**　滋陰養血、柔肝熄風
応用　大定風珠311に準ずる

阿膠附子湯《あきょうぶしとう》《黴瘡約言》

(経) 阿膠5.0　附子1.5　甘草2.5

(矢) **応用**　梅毒による潰瘍、陰茎の腫脹疼痛。虚証に用いる

安栄湯《あんえいとう》＝女神散《にょしんさん》377　如神散《にょしんさん》

【注】　実母散の原方

安肝湯《あんかんとう》《安藤昌益伝》

(勿) 使君子3.0　檳榔3.0　大腹3.0　蓮肉3.0

(勿) 治小兒腹膨脹　青筋出　肌膚甲錯　或喜唾　有虫候者

楊梅2.0　蜀椒1.0　苦参3.0　附子　木香
硫黄

安宮牛黄丸《あんぐうごおうがん》《温病条弁》＝抗熱牛黄丸《こうねつごおうがん》

㊥ 牛黄30　鬱金30　犀角30　黄芩30
黄連30　雄黄30　山梔子30　朱砂30
竜脳7.5　麝香7.5　真珠15　蜜丸（一丸3g）
とし、一回一丸服用

温病条弁（巻一）　牛黄　鬱金　犀角
黄連　朱砂　梔子　雄黄　黄芩各一両
珍珠五銭　氷片　麝香各二銭半

㊥ **目標**　清熱解毒、安神開竅
応用　急性熱病あるいは脳血管障害
などで、高熱、意識障害を呈するもの

安神益志湯《あんしんえきしとう》《寿世保元》

(勿) 柴胡4.0　人参3.0　麦門冬3.0　知母3.0
竹茹2.0　五味子0.5　茯苓4.0　当帰4.0
地黄4.0　黄連1.0　遠志3.0　甘草2.5

(勿) 治傷寒　虚煩　心驚　微熱　四肢無
力　體倦者　又治六七日別無刑剋証候
昏沈不知人事　六脉倶静者

安神復元湯《あんしんふくげんとう》《寿世保元》

(柴) 黄耆2.0　人参2.0　当帰2.0　酸棗仁2.0
枸杞子2.0　黄芩2.0　知母2.0　柴胡2.0
黄連1.0　黄柏1.0　升麻1.0　甘草1.0
蔓荊子1.0　防風3.0　麦門冬3.0　茯神3.0
竜眼肉3.0　遠志3.0

古今方彙（耳病）　黄耆　人参　当帰
酸棗　枸杞　柴胡　黄連酒　黄芩同
黄柏同　知母　防風　麦門冬　茯神
小草　升麻　甘草　蔓荊　龍眼　水煎
服

(柴) **応用**　耳鳴り、耳内痒

安神復醒湯《あんしんふくせいとう》《寿世保元》

(柴) 当帰3.0　川芎3.0　芍薬3.0　熟地黄3.0

古今方彙（不寐）　当帰　川芎　白芍酒
熟地　益知　酸棗　遠志　山薬　龍眼
各等分　姜棗水煎服

(柴) **応用**　不眠

酸棗仁3.0　遠志3.0　山薬3.0　竜眼肉3.0
大棗3.0　益智2.0　JP生姜1.0

安神養血湯《あんしんようけつとう》《温疫論》
(勿) 地黄5.0　当帰4.0　芍薬4.0　茯苓5.0
橘皮2.0　桔梗4.0　遠志2.0　酸棗2.0
竜眼肉4.0

安胎散《あんたいさん》《万病回春》
(柴) 当帰4.0　白朮4.0　川芎3.0　黄連1.5
砂仁1.5　甘草1.0　JP生姜1.0　地黄2.0
益母2.0　黄芩2.0　香附子2.0　紫蘇葉2.0

安中散《あんちゅうさん》《和剤局方》
(薬) 安中散料K1　ケイヒ3.0　ボレイ3.0
シュクシャ2.0　エンゴサク3.0
ウイキョウ2.0　カンゾウ2.0
リョウキョウ1.0　以上七味
(薬) 安中散K1①　前量生薬を末とし一包
2g　一日3包服用
(経) 桂枝4.0　延胡索3.0　牡蛎3.0　茴香1.5
縮砂1.0　甘草1.0　良姜0.5
(龍) 延胡索5　良姜5　乾姜5　小茴香5

(勿) 治労復　熱甚　虚甚　此方ハ労復ノ虚熱ヲ解ス大抵ハ小柴胡湯麦門冬湯ノ類ニテ治スレドモ虚熱去ラザル者ハ此方ヲ用ユベシ

万病回春(妊娠)　この方は安胎丸の前に記載されているが名前の記載なし
当帰二銭　川芎一銭半　生地黄一銭　益母草一銭　白朮二銭　條芩一銭　砂仁八分　香附子童便炒一銭　蘇梗一銭　黄連炒八分　甘草三分。以上剉一剤、生姜三片、水煎温服
(柴) **目標**　妊娠養血

和剤局方(巻三)　甘草壹拾両炒　玄胡索去皮　良姜炒　乾姜炮　茴香炒　肉桂(各伍両)　牡蛎肆両煆
効能・効果 (散)(湯)
(薬) 体力中等度以下で、腹部は力がなくて、胃痛又は腹痛があって、ときに胸やけや、げっぷ、胃もたれ、食欲不振、はきけ、嘔吐などを伴うものの次の諸症：神経性胃炎、慢性胃炎、胃腸虚弱
(龍) **目標**　虚証の胃痛、呑酸、あるいは腹満腹痛
応用　胃炎、胃酸過多症、減酸症
【注】　和剤局方では縮砂なく乾姜を用いていた。通常、末を熱酒にて調下す。婦人は淡醋湯にて調服。酒を飲まない

桂枝5　牡蛎8　甘草10　以上の割合で混合粉末として一日量5.0を三回に分服

㊥桂枝4　高良姜2　小茴香2　延胡索3　縮砂2　炙甘草1　牡蛎3（先煎）　水煎服、あるいは粉末にして服用

安中散加茯苓《あんちゅうさんかぶくりょう》《勿誤薬室方函口訣》

㊎桂皮3～5　延胡索3～4　牡蛎3～4　茴香1.5～2　縮砂1～2　甘草1～2　良姜0.5～1　茯苓5

散は、一回1～2g一日二～三回

人は塩湯を用いて下す

〈漢方処方応用の実際〉寒であれば使う

・良姜なければ乾姜

・虚が強ければ合人参湯

効能・効果　㊔㊓

㊎体力中等度以下で、腹部は力がなくて、神経過敏で胃痛又は腹痛があって、ときに胸やけや、げっぷ、胃もたれ、食欲不振、はきけ、嘔吐などを伴うものの次の諸症：神経性胃炎、慢性胃炎、胃腸虚弱

已椒藶黄丸《いしょうれきおうがん》《金匱要略》

㊎ 已椒藶黄丸　防已　椒目　葶藶　大黄各等分、以上細末とし蜜にて丸とし一回1.0gを服用、一日三回

㊬ 已椒藶黄丸料　防已4.0　椒目2.0　葶藶2.0　大黄1.0　あるいは芒硝2.0を加える

金匱要略（痰飲欬嗽）　防已　椒目　葶藶熬　大黄各一両

㊬ **目標・応用**　腹満、口舌乾燥、浮腫

加減法　口中有津液。加芒消半両（類聚方広義）

医王湯《いおうとう》＝補中益気湯《ほちゅうえっきとう》434

胃風湯《いふうとう》《和剤局方》

㊕ 胃風湯**K2**　トウキ3.0　シャクヤク3.0　センキュウ3.0　ニンジン3.0　ビャクジュツ3.0　ブクリョウ4.0　ケイヒ2.0　粟2.0　以上八味

㊎ 当帰3.0　芍薬3.0　川芎3.0　人参3.0　白朮3.0　茯苓4.0　桂枝2.0　粟2.0

㊬ 当帰3.0　川芎3.0　芍薬3.0　人参3.0　白朮3.0　茯苓4.0　桂枝3.0　粟米若干

和剤局方（巻六）　白朮　芎藭　人参去蘆　白芍薬　当帰去苗　肉桂去粗皮　茯苓去皮各等分

効能・効果 ㊐

㊕ 体力中等度以下で、顔色悪くて食欲なく、疲れやすいものの次の諸症：急・慢性胃腸炎、冷えによる下痢

㊬ **目標**　虚証の粘液血便、側腹満痛

応用　大腸カタル、直腸腫瘍、直腸癌

㊛ **応用**　本方は主として慢性大腸炎、慢性直腸炎、潰瘍性大腸炎、冬期脱肛、冬期下血、半夏瀉心湯や真武湯の応ぜぬ慢性下痢等に応用される

【注】 ピチピチとびちる下痢（医典）

〈漢方処方応用の実際〉泡の多い水様便

【注】 霜腹気《しもはらけ》（霜が降ると腹痛下痢を訴える）（牛山方考→㊛）

胃苓湯《いれいとう》

(薬) 胃苓湯 K3　ソウジュツ2.5　チンピ2.5
タクシャ2.5　ビャクジュツ2.5　コウボク2.5
チョレイ2.5　シャクヤク2.5　ブクリョウ2.5
ケイヒ2.0　タイソウ1.5　カンゾウ1.0
ショウキョウ1.5　以上十二味

(経)《万病回春》　蒼朮2.5　厚朴2.5　陳皮2.5
猪苓2.5　沢瀉2.5　白朮2.5　芍薬2.5　茯苓2.5
桂枝2.0　大棗1.0　乾姜1.0　甘草1.0

(龍)《万病回春》　蒼朮3.0　厚朴3.0　陳皮3.0
猪苓3.0　沢瀉3.0　白朮3.0　茯苓3.0　芍薬3.0
甘草2.0　桂枝2.0

(中)《丹溪心法》　平胃散に五苓散を加える

異功散《いこうさん》

(経)《和剤局方》　人参4.0　白朮4.0　茯苓4.0
陳皮4.0　JP生姜0.5　大棗1.0　甘草1.0

(中)《小児薬証直訣》　四君子湯に陳皮6（2）
を加える

葳蕤湯《いずいとう》《本朝経験》

(勿) 葳蕤3.0　遺糧3.0　当帰3.0　川芎3.0

万病回春（泄瀉）　蒼朮米泔製　厚朴姜汁炒　陳皮　猪苓　沢瀉　白朮　去蘆茯苓去皮　白芍煨各一銭　肉桂　甘草炙各二分　以上剉一剤。生姜棗子煎

効能・効果　(散)(湯)（(薬)は(湯)のみ）

(薬) 体力中等度で、水様性の下痢、嘔吐があり、口渇、尿量減少を伴うものの次の諸症：食あたり、暑気あたり、冷え腹、急性胃腸炎、腹痛

(般) 散は、蒼朮2.5～3　厚朴2.5～3　陳皮2.5～3　猪苓2.5～3　沢瀉2.5～3　芍薬2.5～3　白朮2.5～3　茯苓2.5～3　桂皮2～2.5　大棗1～3　生姜1～2　甘草1～2　縮砂2　黄連2（芍薬縮砂　黄連のない場合も可）　一回1～2g一日三回

(龍) **目標**　腹痛下痢、尿利減少、口渇
応用　急性腸カタル、食傷

(中) **目標**　理気化湿、利水止瀉
応用　平胃散に準じ、水様便、浮腫があるもの

【注】古今医鑑の胃苓湯は芍薬・桂枝↓縮砂・黄連

和剤局方にはなく基となる四君子湯は和剤局方

(経) 四君子湯に陳皮4.0を加えたもの

(中) **目標**　補気健脾、理気
応用　四君子湯に準じ、気滞の症候を伴うもの

(勿) 治虚弱黴毒　此方ハ漫遊雑記ニ出テ虚儨ノ黴毒或骨痛或ハ上逆ノ耳鳴或頭鳴リ或ハ目悪キ等ニ用ユ又毒ノ咽喉ニ就テ腐ラントシ或ハ鼻梁ヲ頽サントス

鹿角3.0　木通4.0　黄連1.5　甘草4.0

痿證方《いしょうほう》《秘方集験》

㊆経 当帰5.0　地黄4.0　芍薬3.0　牛膝3.0
蒼朮3.0　知母3.0　黄耆2.0　杜仲1.5　黄柏1.5

龍 当帰5.0　熟地黄5.0　牛膝3.0　蒼朮3.0
知母3.0　芍薬3.0　黄耆1.5　杜仲1.5　黄柏1.5

中 当帰5　熟地黄4　白芍3　蒼朮3
牛膝3　黄耆2　知母2　杜仲3　黄柏2
水煎服

葦茎湯《いけいとう》＝千金葦茎湯《せんきんいけいとう》

経《金匱要略》　葦茎3.0　薏苡仁10.0　桃仁4.0
瓜子7.0

中《千金方》　蘆根45（3）　生薏苡仁30（10）
冬瓜仁24（7）　桃仁6（4）　水煎服

葦茎合四順湯《いけいごうしじゅんとう》《勿誤方函》

経 葦茎3.0　薏苡仁8.0　桃仁4.0　瓜子4.0
貝母4.0　桔梗2.0　紫苑2.0　甘草2.0

龍 葦茎3.0　桃仁3.0　瓜瓣または冬瓜子3.0
貝母3.0　桔梗3.0　紫苑3.0　薏苡仁8.0
甘草2.0

ルニ効アリ

方読弁解（福井楓亭）（下部雑症）　芍薬　当帰　杜仲　牛膝　黄耆　白朮各少　知母　黄柏各小半　地黄大

龍 **目標**　腰脚麻痺
応用　下肢麻痺、小児麻痺、中枢および脊髄性麻痺性疾患、脊椎カリエス

中 **目標**　補血益腎、清熱化湿
応用　三妙散に準じ、血虚を呈するもの

金匱要略（肺痿肺癰欬嗽上気）　葦茎一升　薏苡仁半升　桃仁五十枚　瓜瓣半升
金匱要略は瓜瓣となっている

中 **目標**　清肺化痰、祛瘀排膿
応用　肺化膿症、肺炎などで、肺癰を呈するもの

【注】　芦根、葦茎、葦根は古方では葦茎を使っていた

龍 **目標**　微熱、喀血、咳嗽甚しきもの
応用　肺壊疽、肺膿瘍、腐敗性気管支炎

遺糧湯《いりょうとう》《中西深斉》

(勿)遺糧4.0　忍冬2.0　大黄1.0　荊芥4.0　防風4.0　川芎4.0　樸樕3.0

郁李仁湯《いくりにんとう》

(経)《本朝経験》　茯苓3.0　杏仁3.0　橘皮3.0　防已3.0　紫蘇子3.0　郁李仁4.0　あるいは桑白皮2.0　檳榔2.0を加う

(龍)《青木》　郁李仁4.0　茯苓4.0　防已4.0　青皮3.0　杏仁3.0　紫蘇子1.5　大黄1.5　白桃花1.0　JP生姜1.0

一加減正気散《いちかげんしょうきさん》《温病条弁》

(中)藿香梗6　厚朴6　杏仁6　茯苓皮6　陳皮6　神麹4.5　麦芽4.5　茵蔯蒿6　大腹皮3　水煎服

一貫煎《いっかんせん》《柳州医話》＝益肝煎《えきかんせん》

(中)沙参9　麦門冬9　当帰9　生地黄30　枸杞子18　川楝子6　水煎服

(勿)治黴瘡　或身疼痛者

(勿)(本朝経験)　郁李　紫蘇子　防已　青皮　杏仁　茯苓　大黄　白桃花　生姜　以上九味

(龍)**目標**　実証の全身浮腫、尿利減少
応用　浮腫、腎炎、ネフローゼ、脚気、心臓不全

温病条弁(巻二)　藿香梗　厚朴　杏仁　茵陳　茯苓皮各二銭　陳皮　大腹皮各一銭　神麹　麦芽各一銭半

(中)一加減正気散は、食滞を伴う腹部膨満や排便がすっきりしない状態に対するもので、神麹・麦芽で消化を強め、茵蔯蒿で消炎・利胆・利尿し、杏仁で熱の発散を強め大腸を調整し、大腹皮で腹部膨満を除く

続名医類案(巻十八)　北沙参　麦門冬　乾地黄　当帰　枸杞子　川楝子

(中)**目標**　滋陰養血、疏肝理気
応用　慢性肝炎、肝硬変の初期、脂肪肝、慢性胃炎、胃潰瘍、糖尿病、高血圧症、その他の慢性疾患で、肝胃陰虚を呈するもの

一甲復脈湯《いっこうふくみゃくとう》《温病条弁》☞加減復脈湯《かげんふくみゃくとう》 41

一物瓜蒂湯《いちもつかていとう》《金匱要略》

㊎ 瓜蒂27個を刻み水200mLを以て煮て100mLを取り滓を去り頓服（一般には5分の1量）

咽疳解毒湯《いんかんげどくとう》《浅田家方》
=桔梗解毒湯去黄耆芍薬加石膏木通《ききょうげどくとうきょおうぎしゃくやくかせっこうもくつう》

㊑ 遺糧（山帰来）8.0 川芎3.0 桔梗3.0 木通3.0 石膏10.0 大黄1.0 甘草2.0

茵荊湯《いんけいとう》

㊎《聖恵》 茵蔯蒿2.0 荊芥2.0 蒲黄2.0 鉄粉2.0 蒼朮3.0 猪苓3.0 沢瀉3.0 茯苓5.0

㊗《竹中文慶》 茵蔯蒿6.0 茯苓6.0 沢瀉6.0 猪苓3.0 白朮3.0 鉄粉3.0 荊芥2.0 蒲黄2.0

茵蔯散《いんちんさん》《万病回春》=回春茵蔯散《かいしゅんいんちんさん》 58

㊎ 茵蔯蒿2.0 枳実2.0 梔子2.0 厚朴2.0 滑石2.0 猪苓3.0 沢瀉3.0 蒼朮3.0 茯苓5.0 黄連1.5 燈心草1.5

金匱要略（痓湿暍） 瓜蒂（二十七個）

㊑ **応用** 吐剤

勿誤薬室方函の桔梗解毒湯（方輿輗）の文中にあり 遺糧 川芎 大黄 桔梗 黄耆 芍薬 甘草 右七味 本方中去黄耆芍薬加石膏木通 名咽疳解毒湯

㊑ **目標** 喉痹、発熱

㊌ 茵蔯 荊芥 蒼朮 茯苓 猪苓 沢瀉 蒲黄 鉄粉

㊗ **目標** 肛門あるいは腸出血、貧血あるいは浮腫

応用 痔出血、直腸潰瘍、直腸癌、腸出血

万病回春（五疸） 茵蔯 梔子 赤苓 猪苓 沢瀉 蒼朮 枳實 黄連 厚朴 滑石（各等分）
治湿熱発黄

茵蔯散《いんちんさん》《医通》

〈漢方処方応用の実際〉
茵蔯2.0　荊芥2.0　薄荷2.0　連翹2.0　麻黄2.0
独活1.5　升麻1.5　白姜蚕1.5　細辛1.0
大黄1.0（適量）　牽牛子0.5

〈漢方処方応用の実際〉
応用　むし歯の痛み、歯齦炎、歯根膜炎、顎骨の骨膜炎など

茵蔯五苓湯《いんちんごれいとう》《金匱要略》

(薬) 茵蔯五苓散料 K5　タクシャ5.0　チョレイ3.0　ケイヒ2.0　ブクリョウ3.0　ビャクジュツ3.0　インチンコウ4.0　以上六味

(薬) 茵蔯五苓散 K5①　タクシャ0.5　チョレイ0.4　ケイヒ0.3　ブクリョウ0.4　ビャクジュツ0.4　インチンコウ4.0　以上一日量散剤とし分三

(経) 茵蔯五苓湯　沢瀉6.0　猪苓4.5　茯苓4.5　朮4.5　桂枝3.0　茵蔯蒿4.0

(龍) 茵蔯五苓散料　茵蔯蒿6.0　沢瀉4.0　茯苓4.0　白朮3.0　桂枝3.0　猪苓3.0
茵蔯五苓散　茵蔯蒿末2
五苓散（五苓散135参照）1　以上の割合で混合し、一日量6.0を三回に分服

(中) 茵蔯五苓散　茵蔯蒿30（4）（後下）　茯苓15（5）　白朮12（5）　猪苓12（5）　沢瀉9（6）　桂枝6（3）　水煎服

金匱要略（黄疸）　茵蔯蒿末十分五苓散五分
原方は茵蔯五苓散である

(薬) **効能・効果**　(散)(湯)
体力中等度以上をめやすとして、のどが渇いて、尿量が少ないものの次の諸症：嘔吐、じんましん、二日酔、むくみ

(薬) 茵蔯五苓散は「五苓散2.0　茵蔯4.0」の五苓散2.0を算出した分量

(経) 五苓湯方内に茵蔯4.0を加う

(龍) **目標**　黄疸、小便不利
応用　黄疸

(中) **目標**　清熱利水
応用　急性肝炎、胆嚢炎、胆石症、急性膵炎、急性胃腸炎などで、脾胃湿熱を呈するもの
加減方
炎症の強い場合：去桂枝（茵蔯四苓散）

茵蔯蒿湯《いんちんこうとう》《傷寒論》

㊕ 茵蔯蒿湯**K4**　インチンコウ6.0　サンシシ2.0　ダイオウ2.0　以上三味

㊄ 茵蔯蒿4.0　梔子3.0　大黄1.0

㊟ 茵蔯蒿6.0　山梔子1.4　大黄2.0　水480mLでまず茵蔯蒿を煮て240mLに煮つめ、他薬を加えさらに煮て120mLに煮つめ一日三回に分服（便法　常煎法）

㊥ 茵蔯蒿18〜30（4）（後下）　山梔子9（3）　大黄6（1）（後下）　水煎服

茵蔯四逆湯《いんちんしぎゃくとう》＝茵蔯朮附湯《いんちんじゅつぶとう》

㊄《医塁元戎》　茵蔯蒿2.0　JP生姜1.5　附子1.0　甘草1.0

㊥《張氏医通》　茵蔯蒿18　熟附子9　乾姜9　炙甘草3　水煎服

茵蔯四苓散《いんちんしれいさん》㊥☞茵蔯五苓湯《いんちんごれいとう》10

茵蔯朮附湯《いんちんじゅつぶとう》《医学心悟》㊥☞茵蔯四逆湯《いんちんしぎゃくとう》

金匱要略（黄疸）　茵蔯蒿六両　梔子十四枚　大黄二両

効能・効果 ㊛

㊕ 体力中等度以上で、口渇があり、尿量少なく、便秘するものの次の諸症：じんましん、口内炎、湿疹・皮膚炎、皮膚のかゆみ

㊟ **目標** 黄疸であるいは発熱頭汗、尿利減少、あるいは腹微満、あるいは寒熱不食頭眩心胸部不安のもの、瘀熱、尿利減少

応用 黄疸、肝炎、じんま疹、皮膚病、不眠

㊥ **目標** 清熱利湿・退黄

応用 急性肝炎、胆嚢炎、胆石症、急性膵炎などで、肝胆湿熱を呈するもの

柴胡剤と合方

補中益気と合方

景岳全書・古方八陣（巻五八）　茵蔯二両　炮姜一両半　炮附子一個　炙甘草

㊥ **目標** 温化寒湿、補陽退黄

応用 慢性胆嚢炎、肝硬変症などで、寒湿の黄疸を呈するもの

加減方

㊥ 食欲不振・下痢：加白朮（茵蔯朮附湯《医学心悟》）

う

右帰飲《うきいん》《景岳全書》

(中) 附子9　肉桂6　熟地黄30　山茱萸9
山薬24　枸杞子30　杜仲15　炙甘草3
茯苓9　水煎服

右帰丸《うきがん》《景岳全書》

(中) 熟地黄24　山薬12　山茱萸9
枸杞子6～12　杜仲12　菟絲子12
熟附子6～18　肉桂6～12　当帰9
鹿角膠12　粉末を蜂蜜で丸とし、一日二～三回6gずつ服用　適量を水煎服してもよい

羽沢散《うたくさん》《方輿輗》

(経) 明礬2.0　杏仁2.0　甘草2.0　丁子1.0
竜脳1.0　以上細末とし、絹布に包み坐薬として膣内に挿入

禹功散《うこうさん》《寿世保元》

(龍) 陳皮3.5　半夏3.5　茯苓3.5　猪苓3.5

景岳全書(巻五一)(新方八陣)　熟地黄二銭～二両　山茱萸一銭　炒山薬　枸杞子　杜仲各二銭　炙甘草　肉桂一～二銭　制附子一～三銭
(中) **目標**　温補腎陽
応用　八味地黄丸に準じる

景岳全書(巻五一)(新方八陣)　熟地黄八両　炒山薬　枸杞子　鹿角膠　制菟絲子　杜仲各四両　山茱萸　当帰各三両　肉桂二～四両　制附子二～六両
(中) **目標**　温補腎陽、補血益精
応用　種々の慢性疾患、老化、インポテンツ、遺精などで、腎陽虚を呈するもの

方輿輗(婦人方→丸散方)　白礬　杏仁　甘草各二分　丁香　氷片各一分
白帯下止まず陰門腫痛あるいは痒みあるいは冷えあるいは臭気はなはだしき症

古今方彙(小便閉)　陳皮　半夏　赤茯　猪苓　沢瀉　白朮　木通　條芩　梔子各一銭　升麻三分　甘草二分

沢瀉3.5　白朮3.5　木通3.5　黄芩3.5
山梔子3.5　升麻1.5　甘草1.0

烏豆湯《うずとう》《経験方》

㊥ 製川烏頭9（先煎）　製草烏頭9（先煎）
白芍9　炙甘草9　黒豆30　紅花6
黄耆12　麻黄3　水煎服

烏頭湯《うずとう》《金匱要略》

(経) 麻黄3.0　芍薬3.0　黄耆3.0　甘草3.0
烏頭1.0　煎じ、滓を去り蜂蜜20.0を入れ、再び火にのせ煮沸すること五分間にて止め、これを分かち温服

(龍) 麻黄3.0　芍薬3.0　黄耆3.0　炙甘草3.0
烏頭1.0　蜂蜜40.0　烏頭を蜂蜜で煮て20mLに煮つめ、別に他の四薬を水120mLで煮て40mLに煮つめ滓を去り、両者を合わせてさらにしばらく火にかけ、一回量30mLを服用（便法　全薬を一緒に煮て一日量とする、水半量　常煎）

㊥ 製川烏頭6（先煎）　麻黄9　白芍9
黄耆9　炙甘草6　蜂蜜60（冲服）　水煎服

(龍) **目標・応用**　尿閉
(柴) **目標**　小便不通で他の処方が奏効しないもの

㊥ **応用**　烏頭湯に準じる
目標　散寒祛湿、止痛、補気血
【注】　烏頭に川烏と草烏の二種が入っている

金匱要略（中風歴節）　麻黄　芍薬　黄耆各三両　甘草三両炙　川烏五枚　花咀以蜜二升煎取一升即出烏頭
(龍) **目標・応用**　四肢身体劇痛
(龍) **目標**　散寒祛湿、止痛、補気血
応用　慢性関節炎、変形性関節炎、関節症、肩関節周囲炎、腰痛症、坐骨神経痛、慢性関節リウマチなどで、寒湿痺を呈するもの

烏頭桂枝湯《うずけいしとう》《金匱要略》

(経) 烏頭1.0　桂枝4.0　生姜4.0（JP生姜1.0）大棗4.0　芍薬4.0　甘草2.0　以上一日量とし法のごとく煎じ、蜂蜜20.0を入れて溶解せしめ三回に分服

(龍) 烏頭1.0を蜂蜜36.0で煮て半分に煮つめ、別に桂枝湯20.0（桂枝湯105参照）を作り、両者を混合し、初め8.0を服し、効かねば12.0を服し、それでも効かねば20.0を服用（便法　烏頭1.0　桂枝3.0　芍薬3.0　大棗3.0　甘草2.0　JP生姜1.0　蜂蜜30.0　以上常煎法　三回に分服）

烏頭赤石脂丸《うずしゃくせきしがん》《金匱要略》＝赤石脂丸《しゃくせきしがん》212

(経) 烏頭赤石脂丸　蜀椒二分　烏頭一分　附子一分　乾姜一分　赤石脂二分　以上細末とし煉蜜にて丸とし一回0.5を服用、一日三回

(龍) 烏頭赤石脂丸　蜀椒1.0　乾姜1.0　赤石脂1.0　炮附子0.5　烏頭0.1　蜂蜜で0.3の丸薬とし一回一丸を服用、一日三回

(龍) 烏頭赤石脂丸料　蜀椒1.0　白河附子1.0　烏頭1.0　乾姜2.0　赤石脂3.0　水半量　常煎法

金匱要略（腹満寒疝宿食病）　烏頭一味　以蜜二斤煎減半　去滓　以桂枝湯五合解之

(龍) **目標**　激しい激痛、手足冷あるいは手足麻痺、あるいは身疼痛、あるいは腹部の深部鈍痛

応用　腹痛、イレウス、関節炎、リウマチ、骨髄骨膜炎、五十肩、四十腕

金匱要略（胸痺心痛短気）　蜀椒一両一法二分　烏頭一分炮　附子半両炮一法一分　乾姜一両一法一分　赤石脂一両一法二分

(龍) **目標**　心痛背に徹し、背痛心に徹するもの

応用　心痛、胃痛、胃酸過多症、胃潰瘍、胆石症、膵臓炎

烏沈湯《うちんとう》《和剤局方》

(柴) 烏薬5.0　沈香2.0　人参4.0　甘草3.0
JP生姜1.0　塩少許

烏梅円《うばいえん》＝烏梅丸《うばいがん》

烏梅丸《うばいがん》《傷寒論》＝烏梅円《うばいえん》　烏梅丹《うばいたん》

(経) 烏梅3.0　細辛3.0　炮附子3.0　桂枝3.0
人参3.0　黄柏3.0　当帰2.0　蜀椒2.0
JP生姜2.0　黄連7.0　以上細末とし煉蜜にて丸とし、一回2.0gを服用、一日三回

(龍) 烏梅30個　細辛6.0　炮附子6.0　桂枝6.0
人参6.0　黄柏6.0　黄連16.0　当帰4.0　蜀椒4.0
乾姜10.0　まず烏梅を醋の中に一晩つけて核を去り、釜の底に置き、その上に米五合を入れて蒸し、ふけたら取り出して他の薬と蜂蜜適宜を加えて擣《つ》き、0.3の丸剤に作り、食前に十丸を服用。一日三回、漸時増量して二倍にする

(中) 烏梅18　細辛18　乾姜6　当帰9
附子3　蜀椒9　桂枝3　黄柏3　黄連3
人参3　烏梅以外のものを粉末とし、酢につけて核をとった烏梅(梅肉)をもち米とともに蒸しつぶしたものに混ぜ、蜂蜜を少し

和剤局方(巻三)　天台烏薬一百両　沈香五十両　人参三両　甘草爁　四両半　右爲末　毎服半銭　入生姜三片　塩少許　沸騰點服　空心　食前

(柴) **目標**　血気心痛

傷寒論(厥陰)・金匱要略(蚘虫)　烏梅三百枚　細辛六両　乾姜十両　黄連十六両　当帰四両　附子六両炮去皮　蜀椒四両出汗　桂枝去皮六両　人参六両　黄柏六両

(龍) **目標・応用**　胃部圧重感、胸やけ、嘔吐、足の冷え、食欲不振、下痢などを起こす蛔虫、胃病、慢性下痢、血の道症

(中) **目標**　寒熱併用攻補兼施、温臓安蛔

加え丸とする
一丸0.3 一回十丸 一日三回服用

烏梅丹《うばいたん》＝烏梅丸《うばいがん》

烏薬順気散《うやくじゅんきさん》《和剤局方》

㊞般 麻黄2.5～3 陳皮2.5～5 烏薬2.5～5 川芎2～3 白殭蚕1.5～2.5 枳殻1.5～3 白芷1.5～3 甘草1～1.5 桔梗2～3 乾姜1～2.5 生姜1 大棗1～3（生姜・大棗を抜いても可）

㊞経 烏薬2.5 陳皮2.5 白姜蚕2.5 麻黄2.5 川芎2.5 桔梗2.5 枳殻2.0 白芷1.5 甘草1.5 JP生姜1.0

㊞龍 烏薬5.0 陳皮5.0 白姜蚕1.5 乾姜1.5 麻黄3.0 川芎3.0 白芷3.0 桔梗3.0 枳殻3.0 大棗3.0 甘草1.0 JP生姜1.0

和剤局方（巻二） 麻黄去根節 陳皮去瓤 烏薬去木各二両 白姜蚕去絲 嘴炒 川芎 枳殻去瓤麸炒 甘草炒 白芷 桔梗各一両 乾姜炮 半両 以上為細末 毎服三銭 水一盞 姜三片 棗一枚 煎至七分 温服

効能・効果 ㊞湯

㊞般 体力中等度のものの次の諸症：しびれ、筋力の低下、四肢の痛み、肩こり

㊞龍 **目標** 身体痛、関節痛、麻痺、言語障害などの内どれかが主になる

応用 筋肉リウマチ、関節リウマチ、脳溢血、半身不随、脚気、五十肩、四十腕

加減方

中風全麻痺：加人参2.5 白朮 当帰各3.0 麦門冬6.0
片側麻痺：去麻黄 加天麻 羌活当帰各3.0 半夏 天南星各6.0 木香1.0
口眼喎斜：加乾姜 黄連 竹瀝各2.0
羌活 荊芥4.0
全身疼痛：加当帰 桂枝各3.0 乳香没薬各1.5
臂痛：加羌活 防風各4.0 桂枝 白朮各2.5 紫蘇葉2.0
背心痛：加行気香蘇散 白朮3.0 半夏茯苓各6.0
脚膝の浮腫：加牛膝 独活 五加皮各3.0
腰痛：加牛膝3.0 杜仲3.0 角茴香3.0
四肢冷痺：加白河附子1.0 桂枝3.0

烏苓通気湯《うれいつうきとう》 《万病回春》

㊞般 烏薬2～3.5 当帰2～3.5 芍薬2～3.5
香附子2～3.5 山査子2～3.5 陳皮2～3.5
茯苓1～3 白朮1～3 檳榔子1～2
延胡索1～2.5 沢瀉1～2 木香0.6～1
甘草0.6～1 生姜1（ヒネショウガを用いる場合2）

㊞経 当帰3.0 茯苓3.0 朮3.0 烏薬2.5
山査子2.5 香附子2.5 延胡索2.5 芍薬2.0
橘皮2.0 檳榔2.0 沢瀉1.5 JP生姜1.0
木香1.0 甘草1.0

㊞龍 烏薬3.5 当帰3.5 芍薬3.5 香附子3.5
山査子3.5 陳皮3.5 茯苓2.0 白朮2.0
檳榔2.0 玄胡索2.0 沢瀉2.0 木香1.0
甘草1.0 JP生姜1.0

温経湯《うんけいとう》 《金匱要略》

㊞薬 温経湯 K6 ハンゲ5.0 バクモンドウ10.0
トウキ2.0 センキュウ2.0 シャクヤク2.0
ニンジン2.0 ケイヒ2.0 ボタンピ2.0

慢性の麻痺歩行困難：合独活寄生湯
頭痛・回首：加羌活、独活、木瓜、（回首散）《万病回春》
婦人血風：加防風6.0 荊芥4.0 薄荷葉2.0
虚汗：去麻黄加黄耆2.0
㊥ 扇風機やクーラーの風によるしびれ

万病回春（癩疝） 烏薬 当帰 芍薬 香附子 糖毬 陳皮各一銭 茯苓 白朮（去蘆） 檳榔 元胡索 沢瀉各五分 木香 甘草各三分 以上剉一剤生姜三片 水煎服

効能・効果 ㊞湯
㊞般 下腹部の痛み、乳腺の痛み《備考》
注 体力に関わらず、使用できる
㊞龍 **目標** 腹冷痛
応用 疝気、腹痛、冷え腹、ヘルニア、陰嚢または精系腫脹
加減方 悪寒脈沈細のもの：加呉茱萸2.5
【注】 乳腺の痛み〈中田敬吾〉

金匱要略（婦人雑病） 呉茱萸三両 当帰 芎藭 芍薬 人参 桂枝 阿膠 牡丹皮去心 生姜 甘草各二両 半夏半升 麦門冬一升去心

効能・効果 ㊞湯
㊞薬 体力中等度以下で、手足がほてり、唇がかわくものの次の諸症：月経不

カンゾウ2.0　ショウキョウ0.3　ゴシュユ3.0
以上十一味　アキョウ2.0（冲服）
(経) 半夏4.0　麦門冬4.0　当帰3.0　川芎2.0
芍薬2.0　人参2.0　桂枝2.0　阿膠2.0
牡丹皮2.0　甘草2.0　JP生姜1.0　呉茱萸1.0
(龍) 呉茱萸3.0　当帰2.0　川芎2.0　芍薬2.0
人参2.0　桂枝2.0　阿膠2.0　牡丹皮2.0
甘草2.0　半夏8.0　麦門冬10.0　JP生姜1.0　水400mLを以て煮て120mLに煮つめ一日三回に分服
(中) 呉茱萸9（1）　当帰6（3）　白芍6（2）
川芎6（2）　党参6（人参2）　桂枝6（2）
阿膠6（2）（溶解）　牡丹皮6（2）
半夏6（4）　麦門冬9（4）　生姜6（1）
甘草6（2）　水煎服

温清飲《うんせいいん》《万病回春》

(薬) 温清飲 **K7**　トウキ4.0　ジオウ4.0
シャクヤク3.0　センキュウ3.0　オウゴン3.0
サンシシ2.0　オウレン1.5　オウバク1.5　以上八味
(経) 当帰4.0　地黄4.0　芍薬3.0　川芎3.0
黄芩3.0　山梔子2.0　黄連1.5　黄柏1.5
(龍) 当帰4.0　川芎4.0　熟地黄4.0　芍薬4.0
黄芩3.0　黄柏1.0　山梔子1.0　黄連1.0
(中) 黄連5（2）　黄芩5（3）　山梔子5（2）
黄柏5（2）　当帰5（4）　白芍5（3）

順、月経困難、こしけ（おりもの）、更年期障害、不眠、神経症、湿疹・皮膚炎、足腰の冷え、しもやけ、手あれ（手の湿疹・皮膚炎）

(龍) **目標**　瘀血、暮熱、少腹裏急、腹満、手掌煩熱、唇口乾燥、また下腹寒冷、不妊、子宮出血

応用　月経不順、子宮出血、血の道症、更年期障害、卵巣機能不全、不妊症

(中) **目標**　温経散寒、補血調経、活血化瘀、益気和胃

応用　不正性器出血、月経不順、無月経、不妊症、更年期症候群、自律神経失調症、手掌角化症、家婦湿疹などで、下焦虚寒、血瘀、血虚を呈するもの

加減方　痩せてからだの虚弱な婦人が毎月月経過多で、下腹部に力がなく、食が進まないものに、黄連を加う

万病回春（血崩）当帰　白芍　熟地黄　川芎　黄連　黄芩　黄柏　梔子各一銭半

効能・効果 (湯)

(薬) 体力中等度で、皮膚はかさかさして色つやが悪く、のぼせるものの次の諸症：月経不順、月経困難、血の道症、更年期障害、神経症、湿疹・皮膚炎

(龍) **目標**　腸出血、子宮出血、貧血著明、あるいは腰痛浮腫を伴うもの

応用　子宮出血、メトロパチー、子宮癌、痔、膀胱腫瘍、腎臓結核、じんま疹

(中) **目標**　清熱瀉火、解毒、補血活血、止血

湿熱：加蕺菜甘草（どくだみ10・甘草

熟地黄5（4） 川芎5（3） 水煎服

温胆湯《うんたんとう》＝千金温胆湯《せんきんうんたんとう》

(薬) 温胆湯K8 ハンゲ4.0 ショウキョウ1.0 チンピ2.0 キジツ1.5 ブクリョウ4.0 チクジョ2.0 カンゾウ1.0 以上七味

(経) 《千金方》 半夏6.0 茯苓6.0 陳皮2.5 竹茹2.0 枳実1.0 甘草1.0 JP生姜1.0（加味方は黄連1.0 酸棗仁1～2.0を加える）

(龍) 《三因方》 陳皮6.0 茯苓6.0 半夏6.0 枳実2.5 竹茹2.5 甘草1.0 JP生姜各1.0

(中) 《千金方》 製半夏9（6） 陳皮6（3） 茯苓9（6） 炙甘草3（1） 枳実6（1） 竹茹6（2） 大棗3（1） 水煎服

温肺湯《うんぱいとう》《医学正伝》

(龍) 半夏4.0 陳皮4.0 五味子3.0 乾姜3.0 杏仁3.0 桂枝3.0 大棗3.0 細辛2.0 阿膠2.0 甘草2.0 JP生姜1.0

温肺化飲湯《うんぱいかいんとう》(中)＝小青竜湯《しょうせいりゅうとう》 229

3）（山崎正寿・第51回日本東洋医学会臨床セミナー）

千金要方（巻十二）（胆腑） 半夏 竹茹 枳実各二両 橘皮三両 生姜四両 甘草一両

効能・効果 (湯)

(薬) 体力中等度以下で、胃腸が虚弱なものの次の諸症：不眠症、神経症

(龍) **目標** 虚煩不眠、気鬱、心悸亢進、驚きやすい、多夢

応用 不眠症、神経衰弱、ノイローゼ

(中) **目標** 清化熱痰、和胃降逆

応用 自律神経失調症、更年期症候群、不眠症、心臓神経症、脳動脈硬化症、慢性胃炎などで、痰熱上擾を呈するもの

加減方 加味方は黄連1.0 酸棗仁1.0～2.0を加える

【注】 原典千金方では六味、三因方では酸棗仁、黄連、大棗を加えている

医学正伝（巻二）（咳嗽） 半夏泡 陳皮去白 五味子 乾姜 桂心 杏仁去皮炒研各五分 北細辛 阿膠炒成珠 甘草炙各二分半 以上細切加生姜三片大棗二枚水一盞半煎至一盞去相温服

和剤局方（巻四）では阿膠がなく、白芍薬が入っている

(龍) **目標** 肺寒、咳嗽喀痰

応用 感冒、気管支炎

温脾丹《うんぴたん》 ☞ 二陳湯《にちんとう》 376

温脾湯《うんぴとう》

(龍)《本事方》大黄2.0 厚朴2.0 桂枝2.0 甘草2.0 乾姜2.0 白河附子1.0

(中)《千金方》熟附子6 乾姜6 党参9 炙甘草3 大黄9 水煎服

雲南白薬《うんなんびゃくやく》

(中) 三七を主とする成薬。詳細は不詳

雲林参苓《りょう》白朮散《うんりんじんれいびゃくじゅつさん》 《万病回春》

(柴) 人参3.0 白朮3.0 茯苓3.0 砂仁3.0 山薬3.0 藿香2.0 陳皮2.0 乾姜2.0 蓮肉2.0 訶子2.0 肉豆蔻2.0 燈心草2.0 甘草1.0 JP生姜1.0

本事方（臓腑泄滑及諸痢） 厚朴去麁皮姜製 乾姜炮 甘草 桂心去皮不見火 附子生去皮臍各半両 大黄生四銭碎切湯一盞漬半日搦去滓煎湯時和滓下

(龍) **目標** 冷腹、腹痛下痢

応用 急性慢性腸カタル、大腸カタル

(中) **目標** 温補脾陽、瀉下

応用 慢性胃炎、慢性胃腸炎、その他の慢性疾患で、陽虚を呈する便秘、あるいは慢性赤痢、結腸潰瘍、腸結核などの慢性下痢で、陽虚を呈するもの

【注】 腎不全（富山医科薬科大学／漢方診療のレッスン）

(中) **目標** 活血、止血、止痛

応用 各種の出血、外傷、疼痛 中華人民共和国薬典2010収載

万病回春（泄瀉） 肉豆蔻煨去油 甘草炙 人参 白朮去蘆 茯苓去皮 山薬炒 砂仁研 藿香 陳皮 乾姜炒 蓮肉去心皮 訶子煨各等分 以上剉一劑 生姜一片 燈心一團 水煎服

(柴) **目標** 気虚泄瀉、食後泄瀉

え

営実湯《えいじつとう》《本朝経験》

(勿) 営実4.0　大黄1.0　甘草2.5

益胃湯《えきいとう》《温病条弁》

(中) 沙参9　麦門冬15　生地黄15　玉竹5
氷砂糖3　水煎服

益《えき／えっ》**肝煎**《かんせん》＝一貫煎《いっかんせん》8

益《えき／えっ》**気湯**《きとう》＝四君子湯《しくんしとう》182

益《えき／えっ》**気聡明湯**《きそうめいとう》《試効方》

(龍) 黄耆4.0　人参4.0　蔓荊子1.5　甘草3.0
升麻3.0　芍薬3.0　葛根3.0　黄柏1.0

(勿) 蕩滌宿水　此方ハ疎滌ノ効至テ捷ナリ実証ノ水気腹満ニハ即効アリ又疝ヨリ来ル水気ニ宜シ

温病条弁(巻二)　沙参三銭　麦門冬　生地黄各五銭　氷糖一銭　炒玉竹一銭半

(中) **目標**　益胃生津、清虚熱
応用　慢性胃炎、萎縮性胃炎、糖尿病、熱病の回復期などで、胃陰虚を呈するもの

古今方彙(目)　黄耆　人参　甘草各五銭　蔓荊子一銭半　升麻　葛根各三銭　芍薬　黄柏酒炒各一銭

(龍) **目標**　胃腸が弱く疲労しやすく、耳鳴り、耳聾、あるいは弱視のもの
応用　耳鳴り、耳聾、視弱

益《えっ》気内消散《えききないしょうさん》 ☞ 抑気内消散《よくきないしょうさん》 469

益《えっ》気養栄湯《えききようえいとう》 《外科枢要》

㊥ 黄耆2.0 白朮2.0 茯苓2.0 人参2.0
当帰2.0 川芎2.0 芍薬2.0 熟地黄2.0
陳皮2.0 貝母2.0 香附子2.0 柴胡1.5
桔梗1.0 甘草1.0

(龍) 黄耆3.0 白朮3.0 茯苓3.0 人参3.0
当帰3.0 川芎3.0 芍薬3.0 熟地黄3.0
陳皮3.0 貝母3.0 香附子3.0 柴胡2.0
桔梗1.5 甘草1.5

益元散《えきげんさん》 ☞ 六一散《ろくいちさん》 491

益元湯《えきげんとう》 《道三》

(経) 石膏2.0 黄柏6.0 地黄4.0 栝楼根4.0
地骨皮4.0

越鞠丸《えつぎくがん》 《丹渓心法》

㊥ 香附子3 蒼朮3 川芎3 神麹3
山梔子3 水煎服

古今方彙（瘡） 黄耆 白朮 茯苓 人参 当帰 川芎 白芍 熟地黄 陳皮 貝母 香附子各一銭 柴胡六分 桔梗 甘草炙各五分 水煎

加減方

(龍) 膿水には人参、黄耆、当帰を倍加する。婦人気鬱胸膈不利には香附子、貝母を倍加する

目標 気鬱、るいれき、あるいは四肢腫瘍、あるいは潰瘍、あるいは発熱するもの

応用 るいれき、化膿症、潰瘍、気鬱

【注】 衆方規矩の益元湯は同名異方

丹渓心法（巻三） 蒼朮 香附子 川芎 神麹 炒梔子各等量

㊥ **目標** 理気解鬱、清熱化湿

応用 神経性胃炎、慢性胃腸炎、肝炎、自律神経失調症、月経困難症などで、気滞、湿熱を呈するもの

越婢湯《えっぴとう》《金匱要略》

(経) 麻黄6.0　石膏8.0　生姜3.0(JP生姜1.0)　大棗3.0　甘草2.0

(龍) 麻黄6.0　石膏8.0　大棗4.0　甘草2.0　JP生姜1.0　水240 mLを以て麻黄を煮て上沫を去り、他の諸薬を入れて再び煮て120 mLとし一日三回に分服。悪風するものには炮附子一枚(または白河附子1.0)を加える(便法常煎法)

(中) 麻黄6(6)　石膏18(8)(先煎)　生甘草3(2)　JP生姜6(3)　大棗6(3)　水煎服

越婢加朮湯《えっぴかじゅつとう》《金匱要略》

(般) 麻黄4~6　石膏8~10　生姜1(ヒネショウガを使用する場合3)　大棗3~5　甘草1.5~2　白朮3~4(蒼朮も可)

(経) 麻黄6.0　石膏8.0　生姜3.0(JP生姜1.0)　大棗3.0　甘草2.0　朮4.0

(龍) 麻黄6.0　石膏8.0　大棗4.0　甘草2.0　白朮4.0　JP生姜1.0　用法越婢湯に同じ

(中) 麻黄6　石膏18　甘草3　JP生姜9　大棗15　水煎服

金匱要略(水氣病脈證并治第十四)　麻黄六両　石膏半斤　生姜三両　甘草二両　大棗十五枚

(龍) **目標**　風水悪風、脈浮、自汗
応用　急性腎炎、ネフローゼ

(中) **目標**　疏風宣肺、利水
応用　急性腎炎、慢性腎炎、急性発作などで、風水を呈するもの。炎症性浮腫、湿疹、じんま疹、帯状疱疹、関節水腫などにも用いる

加減方

(漢) 越婢加朮苓薏苡仁湯　淋毒性関節炎に応用する

(経) 越婢湯加朮4.0

(龍) 越婢湯加半夏

(龍) 越婢加朮附湯

金匱要略(中風歴節)　麻黄六両　石膏半斤　生姜三両　甘草二両　白朮四両　大棗十五枚

効能・効果 (湯)

(般) 体力中等度以上で、むくみがあり、のどが渇き、汗が出て、ときに尿量が減少するものの次の諸症：むくみ、関節のはれや痛み、関節炎、湿疹・皮膚炎、夜尿症、目のかゆみ・痛み

(龍) **目標**　肉極、汗または体表の分泌過多、脚弱、あるいは浮腫、小便不利、脈沈
応用　実証の急性慢性腎炎、ネフローゼ、脚気、浮腫を伴う疾患、下肢麻痺、化膿症、潰瘍、水虫、湿疹、皮膚病、関節リウマチ、結膜炎

(中) **目標**　行水解表(朮が記載漏れ)

【注】　口渇、小便不利、翼状片、慢性涙嚢炎、ケロイド(漢方概論)

越婢加朮附湯《えっぴかじゅつぶとう》

(般) 麻黄4～6　石膏8～10　白朮3～4（蒼朮も可）　加工ブシ0.3～1　生姜1（ヒネショウガを使用する場合3）　甘草1.5～2　大棗3～4

(龍) 越婢加朮湯に附子1.0を加う

越婢加半夏湯《えっぴかはんげとう》《金匱要略》

(経) 麻黄6.0　石膏8.0　生姜3.0（JP生姜1.0）　大棗3.0　甘草2.0　半夏4.0

(龍) 麻黄6.0　石膏8.0　大棗4.0　甘草2.0　半夏8.0　JP生姜1.0　用法越婢湯に同じ

(中) 越婢湯に半夏を加えたもの

延経散《えんけいさん》＝延経期方《えんけいきほう》

延経期方《えんけいきほう》＝延経散《えんけいさん》

(経) 《方輿輗》　続断3.0　蒲黄3.0　枳実3.0　栝楼仁3.0　紫檀3.0　滑石3.0

(矢) 《周方堂蔵方》　続断3.0　蒲黄3.0

効能・効果 (湯)

(般) 体力中等度以上で、冷えがあって、むくみがあり、のどが渇き、汗が出て、ときに尿量が減少するものの次の諸症：むくみ、関節のはれや痛み、筋肉痛、湿疹・皮膚炎、夜尿症、目のかゆみ・痛み

金匱要略（肺痿肺癰欬嗽上氣）　麻黄六両　石膏半斤　生姜三両　大棗十五枚　甘草二両　半夏半升

(経) 越婢湯加半夏4.0

(龍) **目標**　咳喘上気、脈浮大、目脱状の如きもの

応用　咳激しきもの、百日咳、喘息、急性気管支炎

(中) 感冒、気管支炎などで、激しく連続的に咳込み嘔吐するもの。咳込むと顔赤くなり眼球がぬけそうになったり眼瞼や顔面に浮腫を生じるもの

【注】目脱状の如きものは咳き込んで苦しくなって、顔がむくんだようになっていること（金匱要略講話・大塚敬節）

方輿輗（婦人経閉）　読断　蒲黄炒　枳殻　栝楼仁　紫檀　滑石

(矢) **応用**　月経を延期させる方

枳殻3.0　栝楼実3.0　紫檀3.0　滑石3.0（浅田方函の延経散は紫檀、滑石なし）

延寿屠蘇散《えんじゅとそさん》《肘后方　千金方　本草綱目　医心方》

㊅漢 白朮（蒼朮）　桔梗　山椒　防風　肉桂　大黄（赤小豆、烏頭、菝葜）

延年半夏湯《えんねんはんげとう》《外台》

㊅薬 延年半夏湯 K209　ハンゲ5.0　サイコ3.0　ドベッコウ3.0　キキョウ3.0　ビンロウジ3.0　ニンジン2.0　ショウキョウ1.0　キジツ1.0　ゴシュユ1.0　以上九味

㊅経 半夏5.0　生姜3.0（JP生姜1.0）　桔梗3.0　枳実1.0　呉茱萸1.0　柴胡3.0　別甲3.0　檳榔3.0　人参2.0

㊅龍 半夏3.0　前胡3.0　別甲3.0　呉茱萸2.0　枳実2.0　檳榔子2.0　人参1.0　JP生姜2.0

延齢丹《えんれいたん》《一溪》

㊅経 桂枝30.0　縮砂30.0　丁香30.0　沈香30.0　辰砂30.0　蓽撥3.0　白檀3.0　木香14.0　桔梗14.0　乳香14.0　訶子14.0　甘草18.0　麝香6.0　竜脳5.0

【注】 中国では早くすたれたが、日本では宮中行事から民間に広がった。近世になって曲直瀬玄朔が、毒性の強い薬を抜いて、五味ないし六味としたのが今に続いている（健康と病の民俗誌・宗田一）

外台秘要（巻十二）

効能・効果 ㊅湯

㊅薬 体力中等度で、みぞおちに抵抗感があって、肩がこり、足が冷えるものの次の諸症：慢性胃炎、胃痛、食欲不振

㊅龍 **目標** 腹内から左肋胸背にかけての牽引痛、胸満気急

応用 痃癖、肋間神経痛

加減方

㊅漢 黄疸（心下および脇下に硬結あって発黄するもの）：加鍼砂

【注】 細野史郎口訣

①慢性胃腸障害
②立位時の心窩部圧痛
③左肩こり、左背のこりと圧痛
④足冷え
⑤左腹筋の緊張

牛山方考（巻下）　沈香　肉桂　丁香　砂仁　辰砂　甘草各五分　木香　白檀　乳香　桔梗　蓽撥各三匁　麝香一匁　龍脳八分　東井翁ノ家傳ノ秘方也一切ノ気付痰切諸ノ急証咽喉不利口噤〆薬入ラザル者歯ニスリヌレバ必ズ甦スル

㊅柴 眩暈悶絶・心腹急迫

以上細末とし蜂蜜に和して舐剤とす　一回量0.5

鉛丹散《えんたんさん》《外台》

㊫ 鉛丹2.0　胡粉2.0　栝楼根10.0　甘草10.0　沢瀉5.0　石膏5.0　白石脂5.0　赤石脂5.0　以上八味細末とし一回1.0を服用

方輿輗（丸散）　鉛丹二分熬別研入　栝楼根　甘草炙各十分　胡粉二分　熬研入　沢瀉　石膏　白石脂　赤石脂各五分

治消渇　止小便数兼消中

雄黄熏《おおうくん》《ゆう》《金匱要略》

（経） 雄黄一味末とし筒瓦二枚にてこれを合わせ焼きて肛門に向かって熏ず

王氏清暑益気湯《おうしせいしょえっきとう》《温熱経緯》

（中） 西洋参4.5　西瓜皮30　蓮梗15　黄連3　石斛9　麦門冬9　竹葉6　知母6　甘草6　粳米15　水煎服

王不留行散《おうふるぎょうさん》《金匱要略》

（龍） 王不留行10　ソクズ細葉10　桑白皮10　甘草18　川椒3　黄芩2　乾姜2　芍薬2　厚朴2　以上の内桑白皮までの薬を黒焼にし、以上の割合に混ぜ一回量2.0を内服、または瘡面に撒布する

応鐘散《おうしょうさん》《東洞》＝芎黄円 87　芎黄散《きゅうおうさん》

（薬） 応鐘散料 K11　ダイオウ1.0　センキュウ2.0　以上二味

（薬） 応鐘散 K11①　ダイオウ1.0

金匱要略（百合狐惑陰陽毒）　雄黄右一味爲末　筒瓦二枚合之燒　向肛熏之

（中） **目標**　清暑益気、養陰生津

金匱要略（瘡癰腸癰浸淫）　王不留行十分八月八日採　蒴藋細葉十分七月七日採　桑東南根白皮十分三月三日採　甘草十八分　川椒三分除目及閉口去汗　黄芩二分　乾姜二分　芍薬　厚朴各二分

（龍） **目標・応用**　外傷、打撲

勿誤（丸散）　川芎　大黄各二両

効能・効果 （散湯）

（薬） 体力中等度以上のものの次の諸症：便秘、便秘に伴うのぼせ・肩こり

（矢） **応用**　苓桂朮甘湯に加え、血圧亢進などに起こる上気、肩こり、めまい、

センキュウ2.0　以上散剤とし頓用一回分

黄耆湯《おうぎとう》

(経)《直指方》　黄耆1.5　人参1.5　蝦蟆1.5　使君子1.5　別甲2.0　陳皮2.0　川芎2.0　芍薬2.0　生姜2.0（JP生姜1.0）　柴胡2.5　当帰3.0　地黄3.0　茯苓3.0　半夏3.0

(中)《外台》　黄耆30　麦門冬15　生地黄15　天花粉18　茯苓6　五味子5　甘草5　水煎服

黄耆桂枝五物湯《おうぎけいしごもつとう》《金匱要略》

(薬)　黄耆桂枝五物湯K193　オウギ3.0　シャクヤク3.0　ケイヒ3.0　ショウキョウ1.5　タイソウ4.0　以上五味

(経)　黄耆3.0　芍薬3.0　桂枝3.0　大棗3.0　生姜6.0（JP生姜1.5）

(龍)　黄耆3.0　芍薬3.0　桂枝3.0　大棗3.0　生姜6.0（JP生姜2.0）　水240mLを以て煮て80mLに煮つめ一日三回に分服（便法　水半量常煎法）

黄耆建中湯《おうぎけんちゅうとう》《金匱要略》

(薬)　黄耆建中湯K9　ケイヒ3.0　タイソウ3.0

頭痛、動悸、便秘などに用いる
〈漢方業務指針の手引き〉結膜炎

(勿)　黄耆　人参　別甲　当帰　地黄　茯苓　橘皮　川芎　芍薬　蝦蟆　半夏　柴胡　使君子　生姜　治痟労　回春云　痟労　喘咳　虚汗　骨蒸　渇而腹瀉　小食者

(中)　**目標**　滋陰益気
応用　糖尿病、慢性胃炎、慢性気管支炎、その他の慢性疾患で、気陰両虚を呈するもの

金匱要略（血痺虚労）　黄耆三両　芍薬三両　桂枝三両　生姜六両　大棗十二枚

効能・効果　(湯)
(薬)　体力中等度以下のものの次の諸症：身体や四肢のしびれ、顔面・口腔内のしびれ、湿疹・皮膚炎

(龍)　**目標**　血痺、身体不仁
応用　知覚麻痺

金匱要略（血痺虚労）　於小建中湯内加黄耆一両半餘依上法

(経)　小建中湯加黄耆4.0

効能・効果　(湯)

シャクヤク6.0　カンゾウ3.0
ショウキョウ1.0　オウギ1.5　以上六味
コウイ20.0（冲服）

(経) 桂枝4.0　生姜4.0（JP生姜1.0）　大棗4.0
黄耆4.0　芍薬6.0　甘草2.0　以上法のごとく
煎じ滓を去り膠飴20.0を加え再び火に上せ煮
沸すること五分間にて止め温服

(龍) 黄耆1.5　桂枝3.0　大棗3.0　甘草3.0
芍薬6.0　水飴20.0　JP生姜1.0　水280mLを以て
煮て120mLに煮つめ、滓を去り、水飴を加
え、一日三回に分服（便法　常煎法）

(中) 《金匱要略》小建中湯に黄耆18～30（4）
を加える

黄耆芍薬桂枝苦酒湯《おうぎしゃくやくけいしくしゅとう》 《金匱要略》

＝耆芍桂枝苦酒湯《ぎしゃくけいしくしゅとう》 84

(経) 黄耆5.0　芍薬3.0　桂枝3.0
苦酒（酢にてよし）30.0

黄耆茯苓湯《おうぎぶくりょうとう》 《千金方》

(勿) 黄耆4.0　茯苓5.0　当帰4.0　川芎3.0
桂枝3.0　芍薬4.0　白朮4.0　地黄6.0　人参3.0
甘草3.0

(薬) 体力虚弱で、疲労しやすいものの次の諸症：虚弱体質、病後の衰弱、ねあせ、湿疹・皮膚炎、皮膚のただれ、腹痛、冷え症

(龍) **目標**　虚労裏急諸不足、あるいは自汗盗汗体表の分泌物

応用　疲労性疾患、盗汗、潰瘍、中耳炎、痔漏

加減方　人参2.0を加えたものもある

気短胸満：加JP生姜0.5

腹満：去大棗、加茯苓1.5

肺虚損：加半夏

(中) **目標**　補気固表、緩急止痛、温中補虚

応用　小建中湯に準じるが気虚の程度が強いものに適する。このほか、アレルギー性鼻炎、慢性中耳炎、皮膚潰瘍などにも用いる

【注】　汗出瀉スルハ同方加人参香薷（提耳談）

金匱要略（水気）　黄耆五両　芍薬三両　桂枝三両　以上三味以苦酒一升水七升相和煮取三升温服一升黄汗病

(勿) 治男婦諸虚不足　一切病後不如舊

黄耆鼈《おうぎべっこうとう》(別)甲湯《和剤局方》

㊞経 桑白皮1.0 半夏1.0 甘草1.0 人参1.0 桂枝1.0 桔梗1.0 地骨皮1.5 知母1.5 秦艽1.5 紫苑1.5 柴胡2.0 黄耆2.0 芍薬2.0 別甲2.0 地黄2.0 天門冬2.5 茯苓2.5

黄解丸《おうげがん》《湯本求真》

=黄連解毒湯加大黄《おうれんげどくとうかだいおう》34

㊞経 黄連3.0 黄芩3.0 黄柏3.0 大黄4.0 山梔子2.0 以上の割にて丸とし一回量2.0ｇを服用

㊞龍 黄連3 黄芩3 黄柏3 大黄4 山梔子2 以上の割合で丸薬とし、一回量2.0ｇ

黄解散《おうげさん》《南涯》

=黄連解毒湯《おうれんげどくとう》34

㊞経 黄連3.0 黄芩2.0 黄柏2.0 山梔子1.0 以上末とし一回量1.0一日三回冷水にて服用

㊞龍 黄連3 黄芩2 黄柏2 山梔子1 以上の割合で粉末とし2.0を頓服

和剤局方(上五巻) 桑白皮炙半夏煮 甘草熖 紫苑去蘆各二両半 秦艽去蘆 黄耆蜜炙 知母去蘆焙 赤芍薬洗 白茯苓焙 生乾地黄洗焙乾 地骨皮去土 柴胡洗各三両三銭 苦桔梗 肉桂去麁皮不見火 人参各一両陸銭半 別甲醋浸去裙炙酥 天門冬各五両去心焙 一木作地黄三両肉桂二両陸銭半

㊞矢 **目標** 労咳、骨蒸熱、風労(初期感冒にかかり、摂養を怠り、漸次肺結核に移行)、熱が続き咳嗽を伴うもの

応用 慢性の咳嗽、胸部疾患に伴う弛張熱、稽留熱、消耗熱、慢性気管支炎、慢性マラリア

㊞龍 **目標・応用** 便秘、のぼせ

㊞勿 (丸散) 黄連三両 黄芩 黄柏各二両 梔子一両

㊞龍 **目標・応用** 喀血、吐血、鼻血

黄芩湯《おうごんとう》《傷寒論》＝天物黄芩湯《てんもつおうごんとう》

㊫ 黄芩湯 K10 オウゴン4.0 シャクヤク3.0 カンゾウ3.0 タイソウ4.0 以上四味
(経) 黄芩4.0 大棗4.0 甘草3.0 芍薬3.0
(龍) 黄芩3.0 大棗3.0 芍薬2.0 甘草2.0
㊥ 黄芩9（4） 白芍6（3） 生甘草6（3） 大棗6（4） 水煎服

黄芩加半夏生姜湯《おうごんかはんげしょうきょうとう》《傷寒論》

(経) 黄芩4.0 大棗4.0 甘草3.0 芍薬3.0 生姜3.0（JP生姜1.0） 半夏5.0
(龍) 黄芩3.0 大棗3.0 芍薬2.0 甘草2.0 半夏8.0 JP生姜1.0 水400mLを以て煮て120mLに煮つめ三回に分服（便法 常煎法）

黄土湯《おうどとう》《金匱要略》

(経) 黄土7.0 地黄3.0 朮3.0 阿膠3.0 黄芩3.0 甘草2.0 附子1.0
(龍) 甘草3.0 乾地黄3.0 白朮3.0 白河附子3.0 阿膠3.0 黄芩3.0 黄土（一名伏竜肝）8.0 水320mLを以て煮て120mLに煮つめ二回に分服（便法 常煎法）
㊥ 伏竜肝30（7）（煎じて残渣を取り除き、これを水の代わりとする） 生地黄9（3）

傷寒論（太陽下） 黄芩三両 芍薬二両 甘草二両炙 大棗十二枚擘（太陽と少陽の合病の場合）

効能・効果 (湯)
㊫ 体力中等度で、腹痛、みぞおちのつかえがあり、ときにさむけ、発熱などがあるものの次の諸症：下痢、胃腸炎
(龍) **目標** 発熱腹痛下痢
応用 急性腸炎、腹痛
㊥ **目標** 清熱止痢、和中止痛
【注】 胃腸型感冒（ウイルスによる）

傷寒論（太陽下） 黄芩三両 芍薬二両 甘草二両炙 大棗十二枚擘 半夏半升洗 生姜一両半一方三両切
(経) 黄芩湯加半夏5.0 生姜3.0（JP生姜1.0）
(龍) **目標** 下痢嘔吐、あるいは発熱あるいは腹痛
応用 急性腸炎
㊥ **応用** 急性腸炎、細菌性下痢、赤痢などで、大腸湿熱を呈するもの

金匱要略（驚悸吐衄下血胸満瘀血） 甘草 乾地黄 白朮 附子炮 阿膠 黄芩各三両 竈中黄土半斤
(龍) **目標・応用** 下血、吐血、鼻血、不眠
㊥ **目標** 収渋止血、温陽健脾、養血
応用 下血、血尿、子宮出血、鼻出血、吐血などで、陽虚を呈するもの

阿膠9（3）（冲服）　炮附子9（1）
白朮9（3）　炙甘草6（2）　黄芩6（3）
水煎服

黄竜湯《おうりゅうとう》《傷寒六書》＝参帰承気湯《じんきじょうきとう》

（中）大黄9（後下）　芒硝10（冲服）　厚朴10
枳実10　人参6　当帰12　桔梗10　甘草3
生姜3　大棗10　水煎服

黄連湯《おうれんとう》《傷寒論》

（薬）黄連湯**K14**　オウレン3.0　カンキョウ3.0
ケイヒ3.0　ハンゲ5.0　カンゾウ3.0
ニンジン3.0　タイソウ3.0　以上七味

（経）黄連3.0　甘草3.0　乾姜3.0　人参3.0
桂枝3.0　大棗3.0　半夏6.0

（龍）黄連3.0　甘草3.0　乾姜3.0　桂枝3.0
大棗3.0　人参2.0　半夏8.0　水400mLを以て煮て240mLに煮つめ滓を去り昼三回夜二回に分服（便法　常煎法）

（中）黄連6（3）　半夏9（6）　乾姜6（3）
桂枝6（3）　人参9（3）（党参15）
大棗12（3）　炙甘草9（3）　水煎服

黄連阿膠湯《おうれんあきょうとう》《傷寒論》

（中）**目標**　瀉下熱結、補気血
応用　大承気湯に準じ、気血両虚の症候を伴うもの
加減方
体力低下：去芒硝増人参、当帰
気陰両虚：加玄参、麦門冬、生地黄、海参（新加黄竜湯・新加参帰承気湯）

傷寒論（太陽下）傷寒　胸中有熱　胃中有邪気　腹中痛　欲嘔吐者　黄連三両　甘草三両炙　乾姜三両　桂枝三両去皮　人参二両　半夏半升洗　大棗十二枚擘

（薬）**効能・効果**（湯）
体力中等度で、胃部の停滞感や重圧感、食欲不振があり、ときにはきけや嘔吐のあるものの次の諸症：胃痛、急性胃炎、二日酔、口内炎

（龍）**目標**　胸熱胃寒、腹痛嘔吐
応用　急性胃カタル、急性胃腸カタル、胃酸過多症、胆石症

（中）**目標**　和胃降逆、消痞止痛、止瀉、清熱、調和腸胃
応用　半夏瀉心湯に準じる

（漢）11・4・74
【注】食傷の時は加茯苓がよい（木村博昭談）
【注】目標に厚い白黄苔・上腹部の痛みを加える

（薬）**効能・効果**（湯）
体力中等度以下で、冷えやすくのぼ

㊩ 黄連阿膠湯 K12　オウレン4.0　オウゴン2.0　シャクヤク2.0　以上四味　アキョウ3.0（冲服）（卵黄一個）

㊧ 黄連3.0　芍薬2.5　黄芩2.0　以上法のごとく煎じて滓を去り、これに阿膠3.0を入れ再び火にのせ、阿膠の溶解し尽すを度とし、火より下し少しく冷ゆる時鶏子黄一個を入れ、よく攪拌して混和せしめこれを温服

㊧ 黄連4.0　黄芩2.0　芍薬2.0　阿膠3.0　鶏卵黄一個　水240mLを以て黄連、黄芩、芍薬を煮て80mLに煮つめ滓を去り、阿膠を加えて溶かし、少し冷まして卵黄を加えてかきまぜる。三回に分服（便法常　煎法）

㊥ 黄連3（3）　黄芩9（2）　白芍9（3）　阿膠9（3）（溶解）　鶏子黄2個（1個）（後下）　水煎服

黄連温胆湯《おうれんうんたんとう》《六因条辨》

㊥ 黄連3　半夏6　陳皮6　茯苓9　甘草3　生姜2　竹茹6　枳実6　水煎服

黄連橘皮湯《おうれんきっぴとう》《外台》

《実際》 黄連1.5　橘皮3.0　杏仁3.0　麻黄3.0　葛根5.0　枳実2.0　厚朴3.0　甘草1.0

せ気味で胸苦しく不眠の傾向のあるものの次の諸症：鼻血、不眠症、かさかさした湿疹・皮膚炎、皮膚のかゆみ

㊧ **目標**　心中煩、不得臥
応用　不眠症、煩躁、吐血、喀血

㊥ **目標**　滋陰降火、安神除煩

㊩ 用法に、煎液に添付のアキョウを溶かしこみ、少し冷えてから卵黄1個を入れるとなっている

【注】 少陰の瀉心湯と言われている

雑病源流犀燭（巻七）（臟腑門）　黄芩二両　黄連　生地黄　知母各一両　甘草五銭

雑病源流犀燭（巻二十三）（内傷外感門）　姜黄連　甘草　生地黄　当帰尾　赤芍薬　木通　連翹　防風　荊芥

㊥ **目標**　燥湿化痰、清熱理気

㋑ 療冬温未即病　至春被積寒所折　不得發　至夏得熱　其春寒解　冬温毒始發出肌中　斑爛隱疹　如錦文　而咳心悶　嘔吐清汁　眼赤　口瘡　下部亦生瘡　已自得下利

黄連解毒湯《おうれんげどくとう》

(薬) 黄連解毒湯 **K13** オウレン1.5 オウゴン3.0 オウバク3.0 サンシシ3.0 以上四味

(薬) 黄連解毒散 **K13①** オウレン1.0 オウゴン1.5 オウバク1.0 サンシシ1.0 以上四味を散剤とし一日分(三包)

(経)《外台》 黄連1.5 黄柏1.5 黄芩3.0 山梔子2.0

(龍)《万病回春》 黄連2.0 山梔子2.0 黄芩3.0 柴胡3.0 黄柏1.5 連翹1.5

(中)《外台》 黄連9(2) 黄芩9(3) 黄柏9(2) 山梔子9(2) 水煎服

万病回春(上巻)(傷寒)

効能・効果 (散)(湯)

(薬)体力中等度以上で、のぼせぎみで顔色赤く、いらいらして落ち着かない傾向のあるものの次の諸症:鼻出血、不眠症、神経症、胃炎、二日酔、血の道症、めまい、動悸、更年期障害、湿疹・皮膚炎、皮膚のかゆみ、口内炎

(龍)**目標** 煩悶、乾嘔口燥、呻吟、錯語、不眠、出血

応用 急性熱病、皮膚病、吐血、喀血、発狂喜笑

(中)**目標** 清熱瀉火、解毒、清熱化湿、止血

応用 急性感染症(インフルエンザ、日本脳炎、流行性脳脊髄膜炎、敗血症など)、皮膚化膿症などで、熱盛を呈するもの

各種の炎症性出血や発疹

急性肝炎、急性胃腸炎、細菌性下痢、尿路感染症、急性胆嚢炎などで、湿熱を呈するもの

自律神経失調症、更年期障害、神経症、不眠症、高血圧症、口内炎、歯痛、神経性胃炎などで、心火旺、肝胆火旺、胃熱を呈するもの

注 本方は苦寒性が強いので熱証以外に用いてはならない

加減方

(漢)喀血、衄血:加地黄

(矢)高血圧症の不眠、のぼせ、顔面紅潮、気分の不安定:加釣藤鈎、黄耆、魚腥草

(中)食道、胃粘膜などにびらんがあるとき:加大黄

(中)加桔梗石膏合小柴胡湯 肺化膿症、化膿性気管支炎、気管支拡張症などに用いる

(経)加大黄(黄解丸**30**)

【注】 加甘草2.5~3.0:口内炎(大塚敬節流)

黄連地黄湯《おうれんじおうとう》《万病回春》

(柴) 黄連2.0 五味子2.0 甘草2.0 竹葉2.0
地黄3.0 栝楼根3.0 当帰3.0 人参3.0
茯苓3.0 麦門冬3.0 大棗3.0 葛根4.0
JP生姜1.0

黄連消毒飲《おうれんしょうどくいん》《寿世保元》

(経) 黄連1.5 羌活1.5 黄芩1.5 黄柏1.5
藁本1.5 防已1.5 桔梗1.5 当帰1.5 地黄1.5
知母1.5 独活1.5 防風1.5 黄耆1.5 連翹1.5
人参1.0 甘草1.0 陳皮1.0 蘇木1.0 沢瀉1.0

黄連竹茹湯《おうれんちくじょとう》《万病回春》

(柴) 黄連3.0 山梔子3.0 竹茹3.0 人参1.5
白朮1.0 茯苓1.0 陳皮1.0 芍薬1.0
麦門冬1.0 甘草1.0 炒米5.0 烏梅1.5
大棗3.0

黄連二陳湯《おうれんにちんとう》

(中) 二陳湯に黄連を加えたもの

【注】 喜笑（漢方の臨床第50巻10号29頁）

万病回春（消渇） 黄連去鬚 生地黄 天花粉 五味子去梗 川当帰 人参去蘆 乾葛 白茯苓去皮 麦門冬 甘草各一銭 右剉一剤 生姜一片 棗一枚 竹葉十片 水二鍾 煎去渣温服

(龍) **目標** 三焦の渇
応用 糖尿病
上焦渇者加山梔子桔梗、中焦渇者加黄芩、頭眩渇不止者加石膏、下焦渇者加黄柏知母

古今方彙（附骨疽） 黄連 羌活各一銭 黄芩 黄柏 藁本 防已 桔梗 帰尾各五分 生地黄 知母 独活 防風 連翹各四分 黄耆 人参 甘草 陳皮各三分 蕪木 沢瀉各二分

万病回春（巻上）（嘔吐） 黄連姜汁炒 山梔炒黒 竹茹各一銭 人参五分 白朮去蘆 茯苓去皮 陳皮 白芍炒 麦門冬去心 甘草三分 炒米一撮 発熱加柴胡 右剉一剤 烏梅一個 棗一枚 水煎徐徐温服

(柴) **目標** 胃熱、嘔吐、煩喝

☞ 二陳湯《にちんとう》376

乙字湯《おつじとう》

(薬) 乙字湯 K15 トウキ6.0 サイコ5.0
オウゴン3.0 カンゾウ2.0 ダイオウ0.5
ショウマ1.5 以上六味

(経)《南陽》 大黄1.0 柴胡5.0 升麻1.5
甘草2.0 黄芩3.0 当帰6.0

(龍)《南陽》 唐大黄1.0～3.0 柴胡4.0 升麻1.5
甘草3.0 黄芩3.0 当帰5.0

(中)《方函口訣》 当帰6 柴胡5 升麻1
黄芩3 大黄0.5 炙甘草2 水煎服

(中)《叢桂亭蔵方》 柴胡5 升麻2 黄芩3
炙甘草3 大棗3 生姜2 大黄1 煎服

乙字湯去大黄《おつじとうきょだいおう》

(般) 当帰4～6 柴胡4～6 黄芩3～4
甘草1.5～3 升麻1～2

遠志湯《おんじとう》《証治準縄》

(中) 遠志5 黄耆5 当帰5 麦門冬5
酸棗仁5 石斛5 党参9 茯神2
甘草1.5 水煎服

医事小言（原南陽・蔵方） 柴胡 黄芩各七分 升麻 大黄各四分 甘草三分 大棗四分 生姜二分

(薬) **効能・効果** (湯)
体力中等度以上で、大便がかたく、便秘傾向のあるものの次の諸症：痔核（いぼ痔）、きれ痔、便秘、軽度の脱肛

(中) **目標・応用** 実証の痔、脱肛、痔出血
目標 升提、緩急、清熱化湿
応用 脱肛、痔核脱出、痔出血、陰部湿疹など

(矢) 乙字湯去大黄加桃仁牡丹皮どくだみ（大塚敬節）

(般) **効能・効果** (湯)
体力中等度又はやや虚弱なものの次の諸症：痔核（いぼ痔）、きれ痔、軽度の脱肛

古今方彙（驚悸） 遠志 黄耆 当帰 麦門冬 酸棗 石斛各一両半 人参 茯神各七分 甘草五分

(中) **目標** 補血安神

か

化食養脾湯《かしょくようひとう》 《証治大還》

㊪ 化食養脾湯K16　ニンジン4.0　ビャクジュツ4.0　ブクリョウ4.0　ハンゲ4.0　チンピ2.0　タイソウ2.0　シンキク2.0　バクガ2.0　サンザシ2.0　シュクシャ1.5　ショウキョウ1.0　カンゾウ1.0　以上十二味

㊖ 人参4.0　白朮4.0　茯苓4.0　半夏4.0　陳皮2.0　大棗2.0　神麹2.0　麦芽2.0　山査子2.0　縮砂1.5　JP生姜1.0　甘草1.0

化毒丸《かどくがん》 《東洋》

㊖ 乳香10.0　軽粉1.0　大黄3.0　雄黄3.0　乱髪霜3.0　以上糊丸、辰砂を衣とす、一回量2.0　一日一回

加減葳蕤湯《かげんいずいとう》 《通俗傷寒論》＝加減玉竹湯《かげんぎょくちくとう》

㊥ 玉竹12　淡豆豉9　葱白15　薄荷6（後下）　白薇6　桔梗6　炙甘草3　大棗2　水煎服

効能・効果 ㊫

㊪ 体力中等度以下で、胃腸が弱く、食欲がなく、みぞおちがつかえ、疲れやすいものの次の諸症：胃炎、胃腸虚弱、胃下垂、消化不良、食欲不振、胃痛、嘔吐

㊖ 六君子湯方内に縮砂1.5　神麹2.0　麦芽2.0　山査子2.0を加う

㋡ 治癰毒沈深　及偏枯一切癇毒腹痛等

通俗傷寒論（第二章六経方薬）　萎蕤二～三銭　葱白二～三本　桔梗　薄荷一銭～一銭半　白薇五分～一銭　豆豉三～四銭　炙甘草五分　大棗二個

㊥ **目標**　発汗解表、滋陰清熱

応用　感冒、インフルエンザ、気管支炎などで、陰虚の表証を呈するもの。慢性疾患、産後、出血のあとなどで、陰虚を呈するものの感冒によい

加減胃苓湯《かげんいれいとう》《万病回春》
(経) 猪苓2.5　陳皮2.5　茯苓2.5　沢瀉2.5
白朮2.5　蒼朮2.5　甘草1.5　神麹1.5　厚朴1.5
木瓜1.5　檳榔1.5　大腹皮1.5　香附子1.5
山査子1.5　縮砂1.5　JP生姜1.0　燈心草1.0

加減玉竹湯《かげんぎょくちくとう》＝㊥加減葳蕤湯《かげんいずいとう》 37

加減瀉白散《かげんしゃはくさん》《東垣》
(経) 桑白皮3.0　地骨皮1.0　知母1.0　陳皮1.0
桔梗1.0　青皮2.0　細辛2.0　黄芩2.0　甘草2.0

加減潤燥湯《かげんじゅんそうとう》《万病回春》
(柴) 天南星2.5　半夏2.5　白朮2.5　茯苓2.5
天麻2.5　防風2.0　桃仁2.0　黄芩2.0　薄桂2.0
白芍2.0　酸棗仁2.0　羌活2.0　牛膝2.0
熟地黄2.0　生地黄2.0　川芎2.0　陳皮2.0
紅花1.0　黄柏1.0　甘草1.0　当帰4.0
JP生姜0.5　竹瀝汁

本方は陰虚の体質のものだけに適応する。無汗であっても、強い悪寒、脈浮緊を呈する表寒には用いてはならない

万病回春（水腫）　蒼朮米泔製一銭半　陳皮去白一銭　厚朴姜製八分　猪苓去皮　赤茯苓去皮　沢瀉　白朮去蘆各一銭　大腹皮六分　神麹炒八分　甘草炙三分　山査子去核七分　香附子姜炒六分　木瓜一銭　檳榔八分　砂仁七分　右剉一剤水二鍾生姜三片燈心一團

(柴) **目標**　水腫

衆方規矩（喘嗽）　桑白皮　地骨皮　知母　陳皮　桔梗各五分　青皮　細辛　黄芩　甘草各二分
咳シテ口乾キ煩熱シ胸膈利セズ気喘スルヲ治ス

万病回春（真中風證）　当帰一銭二分　川芎一銭　白芍酒炒二銭　生地黄酒炒八分　熟地黄姜汁炒八分　白朮去蘆一銭　白茯苓去皮一銭　天南星姜汁炒一銭　半夏姜汁炒一銭　陳皮鹽水洗八分　桃仁去皮六分　紅花酒洗四分　天麻一銭　羌活六分　防風六分　黄芩酒炒八分　酸棗仁炒八分　黄柏去皮酒炒三分　薄桂六分　甘草炙四分　牛膝去蘆酒洗八分　右剉一剤水煎入竹瀝姜汁少許温服

(柴) **目標**　中風、左半身、瘀血

加減除湿湯《かげんじょしつとう》《万病回春》

(柴) 人参3.0 当帰3.0 白朮3.0 茯苓3.0 陳皮3.0 半夏3.0 桔梗2.0 防風2.0 枳殻2.0 蒼朮2.0 川芎2.0 白芷2.0 烏薬2.0 羌活2.0 赤芍2.0 黄芩1.0 黄連1.0 甘草1.0 JP生姜0.5

加減小柴胡湯《かげんしょうさいことう》《万病回春》

(経) 柴胡2.0 黄芩2.0 山梔子2.0 柿蒂2.0 縮砂2.0 半夏2.0 陳皮2.0 藿香1.0 茴香1.0 沈香1.0 木香1.0 JP生姜1.0 甘草1.0 烏梅1.5 竹茹1.5

加減逍遙散《かげんしょうようさん》

(龍)《寿世保元、咳血門》牡丹皮4.0 白朮4.0 当帰3.0 芍薬3.0 桃仁3.0 貝母3.0 山梔子2.0 黄芩2.0 桔梗1.5 青皮1.5 甘草1.0

(柴)《寿世保元、発熱門》当帰2.0 川芎2.0 芍薬2.0 乾地黄2.0 熟地黄2.0 陳皮2.0 桃仁2.0 紅花1.0 羌活1.0 黄芩1.0

手の不遂には黄芩、薄桂を倍し、足の不遂には黄柏、牛膝を倍す

万病回春（真中風證） 人参去蘆八分 白朮去蘆一銭二分 白茯苓去皮 当帰酒洗一銭 川芎八分 赤芍一銭 陳皮去白一銭 半夏姜製一銭 蒼朮米泔製一銭 烏薬一銭 枳殻麩炒一銭 白芷九分 桔梗八分 黄連酒炒一銭 黄芩酒炒一銭 羌活一銭 防風八分 甘草五分 右剉一剤生姜三片

(柴) **目標** 中風、右半身、気虚

身痛には姜黄を加え、脚痛には牛膝、防已、威霊仙を加う

万病回春（呃逆の小柴胡湯） 柴胡 黄芩 山梔子 柿蒂 砂仁 半夏 姜汁炒 竹茹各一銭 藿香八分 木香三分 茴香五分 甘草三分 沈香三分 陳皮一銭 右剉一剤 姜一片烏梅一個水煎磨沈木香温服

寿世保元（咳血） 清咳湯 当帰 白芍 桃仁去皮 貝母各一銭 白朮去蘆 牡丹皮 黄芩 梔子炒各八分 青皮去穣 桔梗各五分 甘草三分 右剉一剤水煎服

寿世保元（発熱門） 当帰二銭 白芍二銭 白朮一銭五分 茯苓三銭 柴胡八分 甘草八分 胡黄連六分 麦門冬二銭 黄芩二銭 地骨皮三銭 秦艽三銭 木通二銭 車前子三銭 燈草十根 右剉水煎服

(龍)《寿世保元、咳血門》

酸棗仁1.0　黄柏1.0　桂枝1.0　甘草1.0
牛膝1.0　JP生姜0.5

加減腎気円《かげんじんきえん》《済生》

(漢) 山茱萸　白茯苓　牡丹皮　熟地黄
五味子　沢瀉　鹿角　山薬　沈香　官桂
末となし煉蜜にて梧桐子大の円となす。毎服70円、塩湯にて服用

加減蒼朮石膏知母湯《かげんそうじゅつせっこうちもとう》《経験方》

(中) 蒼朮9　赤芍9　石膏30(先煎)
鴨跖草30　知母9　防已9　羌活9
独活9　生甘草9　西河柳15　水煎服

加減八物湯《かげんはちもつとう》《万病回春》

(経) 当帰2.0　芍薬2.0　川芎2.0　地黄2.0
人参2.0　白朮2.0　茯苓2.0　山薬2.0　杜仲2.0
香附子2.0　甘草1.0　烏梅1.0　大棗1.0
JP生姜1.0

目標・応用　熱性の吐血喀血

(柴)《寿世保元、発熱門》
目標　子午潮熱
【注】 (柴)には、灯心草が抜けている
【注】 (柴)清咳湯と似ている

(漢) 弱はなはだしきは：加附子
7・3・7・62
【注】 八味丸去附子加五味子鹿角沈香

(中) **目標**　清熱祛湿、祛風湿
応用　白虎加蒼朮湯に準じる
【注】 石膏知母湯＝白虎湯

万病回春(帯下)　当帰　川芎　白芍酒炒　生地黄　人参去蘆　白朮去蘆　茯苓去皮　山薬　杜仲酒炒　香附子各等分炒　甘草減半　烏梅一個　右剉一剤姜棗煎食前温服　帯下門　肥人には半夏を加え、痩人には黄柏を加う。飽悶せば人参を去り砂仁を加う。腹痛には小茴香、玄胡索を加え人参を去る。冬には煨乾姜少し許りを加う
(柴) **応用**　赤白帯下
【注】 八物湯は四物湯合四君子湯のこと

加減復脈湯《かげんふくみゃくとう》《温病条弁》＝三甲復脈湯

(中) 炙甘草18　生地黄18　白芍18　麦門冬15
阿膠9　麻子仁9　水煎服

加減茯苓半夏湯《かげんぶくりょうはんげとう》《万病回春》

(柴) 藿香2.0　茴香1.5　丁香1.5　桂皮1.5
砂仁1.5　甘草1.5　沈香1.0　木香1.0　陳皮3.0
柿蒂3.0　茯苓3.0　半夏3.0　厚朴3.0　乾姜1.5
JP生姜0.5

加減利膈湯《かげんりかくとう》＝利膈湯加味《りかくとうかみ》 474

(漢) 山梔子3.0　半夏5.0　乾姜1.0　附子0.5
甘草1.0

加減涼膈散《かげんりょうかくさん》《浅田》

(般) 連翹3　黄芩3　山梔子3　桔梗3

温病条弁(巻三)　炙甘草　乾地黄　白芍薬各六銭　麦門冬五銭　阿膠　火麻仁各三銭

(中) **目標**　滋陰養液、清虚熱

応用　発熱性疾患の後期で傷陰がみられるもの、あるいは痙攣を生じるもの

加減方

(中) 下痢：去麻子仁(一甲復脈湯《温病条弁》)
痙攣、動悸：加牡蛎別甲(二甲復脈湯)
滋陰、鎮痙をより強める：加牡蛎　別甲　亀板(三甲復脈湯)
気虚の強いもの：加炙甘草人参
陰虚の強いもの：加生地黄、麦門冬　白芍

万病回春(呃逆)　茯苓　半夏姜汁炒　厚朴姜汁炒各一銭　乾姜炒　丁香　官桂　砂仁各五分　陳皮三分　藿香八分　柿蒂一銭　茴香七分　沈香　木香　甘草二分　右剉一剤姜一片水煎磨沈香木香同服

(柴) **目標**　水寒停胃、吃逆

(漢) 咽喉痞塞、飲食快下せず、少腹より脚部まで不仁、宛も上下別人の如し
1・1・4・60

効能・効果 (湯)

(般) 体力中等度以上で、胃腸の調子がすぐれないものの次の諸症：口内炎、口

薄荷2　甘草1　大黄1　石膏10

の中の炎症

加減涼膈散《かげんりょうかくさん》《万病回春》＝涼膈散加減《りょうかくさんかげん》

(経) 連翹2.0　黄芩2.0　山梔子2.0　桔梗2.0
黄連2.0　薄荷2.0　当帰2.0　枳殻2.0　芍薬2.0
地黄2.0　甘草1.5

(龍) 連翹3.0　黄芩3.0　桔梗3.0　当帰3.0
枳殻3.0　芍薬3.0　乾または熟地黄3.0
山梔子1.5　黄連1.5　薄荷葉1.5　甘草1.5

万病回春(口舌)　連翹　黄芩　山梔子
桔梗　黄連　薄荷　当帰　生地黄　枳
殻去穣　芍薬　甘草各等分

(龍) **目標・応用**　口内炎、舌炎

【注】　万病回春では涼膈散加減

加減涼膈散一方《かげんりょうかくさんいっぽう》《万病回春》

(経) 大黄2.5　黄芩2.5　桔梗2.5　石膏4.0
薄荷葉1.5　甘草1.5　山梔子1.5　連翹1.5

(柴) **目標**　口内炎、便秘

加味胃苓湯《かみいれいとう》《類萃》

(龍) 白朮3.0　猪苓3.0　沢瀉3.0　蒼朮3.0
香附子6.0　茯苓6.0　厚朴2.5　橘皮2.5
木香1.5　紫蘇葉1.5　JP生姜1.5

(勿) 蒼朮　茯苓　猪苓　沢瀉　厚朴　橘
皮　紫蘇葉　莎草　木香　白朮　生姜

(龍) **目標**　浮腫、腹水

応用　腎臓炎、脚気、心臓病、肝臓
病　結核性腹膜炎の腹水

加味烏沈湯《かみうちんとう》《奇効良方》

(柴) 香附子4.0　甘草3.0　烏薬2.0　縮砂2.0
木香2.0　玄胡2.0　当帰3.0　紅花1.0　没薬1.0
生姜1.0

(柴) **応用**　月経痛

【注】　玄胡は延胡索

加味温胆湯《かみうんたんとう》《万病回春》

㊧薬 加味温胆湯K22 ハンゲ5.0
ブクリョウ4.0 チンピ3.0 チクジョ3.0
サンソウニン2.0 ゲンジン2.0 オンジ2.0
ニンジン2.0 ジオウ2.0 タイソウ2.0
キジツ2.0 ショウキョウ2.0 カンゾウ2.0
以上十三味

㊧経 竹茹3.0 枳実3.0 人参3.0 麦門冬3.0
半夏3.5 茯苓3.5 酸棗仁3.5 黄連2.0
当帰2.0 地黄2.0 甘草2.0 山梔子2.0
JP生姜1.0 辰砂1.0

加味益気湯《かみえっきとう》《寿世保元》

㊧柴 黄耆2.0 人参1.5～2.0 茵蔯蒿3.0 蒼朮3.0
山梔子3.0 猪苓3.0 沢瀉3.0 黄連1.0
茯苓3.0 滑石3.0 白朮3.0 陳皮2.0 柴胡1.0
升麻1.0 甘草1.0 JP生姜1.0 当帰3.0

加味帰脾湯《かみきひとう》《済生方》

㊧薬 加味帰脾湯K23 ニンジン3.0
ブクリョウ3.0 リュウガンニク3.0
トウキ2.0 サイコ3.0 カンゾウ1.0
タイソウ2.0 ショウキョウ0.5
ビャクジュツ3.0 サンソウニン3.0
オウギ3.0 オンジ2.0 サンシシ2.0

万病回春（虚煩） 半夏泡七次三銭半 竹茹 枳実 麸炒各一銭半 陳皮一銭二分 茯苓 甘草各一銭一分 酸棗仁炒 遠志 五味子 人参 熟地黄各一銭 右剉一剤姜棗煎服

㊧薬 **効能・効果** ㊧湯
体力中等度以下で、胃腸が虚弱なものの次の諸症：神経症、不眠症

【注】 万病回春の虚煩の項に加味温胆湯がある。これは本方と一味の違いがあって、玄参の代わりに五味子がはいっている。玄参の入っている加味温胆湯は、「医療衆方規矩大成」に出ている（薬局製剤実践マニュアル）

㊧経 の内容は万病回春（痰飲）の加減温胆湯と思われる

万病回春（傷寒） 黄耆 人参各一銭 白朮七分 陳皮七分 当帰七分 柴胡一銭 升麻三分 黄柏酒炒七分 羌活一銭半 防風 甘草五分 右剉一剤生姜三片水煎熱服

㊧柴 **応用** 慢性肝炎、黄疸

衆方規矩（補・帰脾湯の項） 虚熱 柴牡梔加「加味皈脾湯名」

㊧経 帰脾湯方内に柴胡3.0 山梔子2.0を加う

㊧薬 **効能・効果** ㊧湯
体力中等度以下で、心身が疲れ、血色が悪く、ときに熱感を伴うものの次の諸症：貧血、不眠症、精神不安、神経症

㊧龍 **目標** 貧血不眠、発熱盗汗、あるい

モッコウ1.0　ボタンピ2.0　以上十五味
(経) 黄耆2.0　当帰2.0　山梔子2.0　人参3.0
朮3.0　茯苓3.0　酸棗仁3.0　竜眼肉3.0
柴胡3.0　遠志1.5　大棗1.5　甘草1.0
JP生姜1.0　木香1.0
(龍) 黄耆3.0　人参3.0　白朮3.0　柴胡3.0
茯苓3.0　酸棗仁3.0　竜眼肉3.0　当帰2.0
山梔子2.0　遠志2.0　甘草1.0　木香1.0
JP生姜1.0　大棗3.0
(中) 帰脾湯に柴胡5(3)、山梔子5(2)を加える

加味荊黄湯《かみけいおうとう》 《医学入門》

(柴) 荊芥5.0　大黄1.0　牛蒡子1.0　甘草1.0

加味解毒湯《かみげどくとう》 《寿世保元》

(薬) 加味解毒湯K210　オウレン2.0
オウゴン2.0　オウバク2.0　サンシシ2.0
サイコ2.0　インチンコウ2.0　リュウタン2.0
モクツウ2.0　カッセキ3.0　ショウマ1.5
カンゾウ1.5　トウシンソウ1.5　ダイオウ1.5
以上十三味
(経) 黄芩2.0　黄連2.0　黄柏2.0　山梔子2.0
柴胡2.0　茵蔯蒿2.0　竜胆2.0　木通2.0
滑石3.0　升麻1.5　甘草1.5　燈心草1.5
大黄1.5

は思慮過度、健忘、胸さわぎ、驚悸、あるいは嗜臥少食、あるいは憂鬱微熱、あるいは肢体疼痛、便秘、あるいは月経不順、暮方発熱、あるいはリンパ腺腫脹などですべて熱候をおびたもの

応用　神経衰弱、不眠症、盗汗、健忘症、神経性心悸亢進症、胃弱、熱病回復期、月経不順、血の道症

古今方彙(眼目)　荊芥　大黄各五銭　牛蒡　甘草各一分

(柴) **応用**　めばちこ

古今方彙(疸)　黄芩　黄連　黄柏　梔子　柴胡　茵蔯　龍膽　木通　滑石　升麻　甘草　燈心草　水煎

効能・効果 (湯)

(薬) 比較的体力があり、血色がよいものの次の諸症：小便がしぶって出にくいもの、痔疾(いぼ痔、痔痛、痔出血)

【注】 この処方は『寿世保元』の「疸(黄疸)」門に記載されている。「痔」門にも同名の処方があり、しばしば、混同されて使われてきた。どちらも血熱を冷ます黄連解毒湯が基になっている。升麻・柴胡は乙字湯にも使われていて升提作用があることから、脱肛ぎみの人には痔門の加味解毒湯より本方のほうがよい。

(大) 黄連4.0 黄芩4.0 黄柏4.0 梔子4.0 芍薬4.0 連翹2.0 枳実2.0 防風2.0 甘草2.0 大黄1.0

(般) 大黄のない場合も可

加味香蘇散《かみこうそさん》《医学心悟》

(中) 香蘇散に防風3、秦艽3、荊芥3、川芎3、蔓荊子3を加える

(中) **目標** 理気解表
応用 感冒、インフルエンザなどで、表寒、脾胃気滞を呈するもの。あるいは頭痛など
☞香蘇散**147**

加味犀角地黄湯《かみさいかくじおうとう》《万病回春》

(経) 犀角3.0 牡丹皮3.0 当帰3.0 地黄4.0 芍薬4.0 黄連2.0 黄芩2.0

万病回春(失血) 犀角一銭半 牡丹皮一銭半 生地黄二銭 赤芍薬一銭半 当帰一銭 黄連一銭 黄芩一銭 右剉一剤水煎熱入茅根汁磨京墨調服 治一切吐血衄血咳血喀血唾血

加味柴苓湯《かみさいれいとう》《重慶市第一中医医院》

(中) 柴胡15 黄芩12 半夏9 茯苓12 沢瀉9 滑石18 甘草6 忍冬藤30 金銭草30 水煎服

(中) **目標** 清熱通淋、和解半表半裏
応用 腎盂炎などで、熱淋と半表半裏証を呈するもの

加味滋陰散《かみじいんさん》《寿世保元》

(柴) 当帰1.5 芍薬1.5 川芎1.5 熟地黄1.5 陳皮1.5 半夏1.5 茯苓1.5 甘草1.5 升麻1.5 柴胡3.0 白朮3.0 牛膝3.0 知母3.0 黄柏3.0 蒼朮3.0

古今方彙(淋) 当帰 川芎 芍薬 熟地黄 陳皮 半夏 茯苓 甘草各五分 升麻 柴胡 白朮 牛膝 知母酒 黄柏同 蒼朮各一銭 治諸淋久不止者

加味四君子湯《かみしくんしとう》《三因方》

（柴）人参4.0　白朮4.0　茯苓4.0　甘草2.0
黄耆3.0　白扁豆3.0（一方、五味子あって甘草なし）

加味四七湯《かみししちとう》《寿世保元》

（柴）半夏6.0　茯苓3.0　厚朴3.0　紫蘇葉3.0
桔梗3.0　大棗3.0　枳実2.0　甘草1.0
JP生姜1.0

加味四物湯《かみしもつとう》《医学正伝》

（薬）加味四物湯K195　トウキ3.0
センキュウ3.0　シャクヤク3.0　ジオウ3.0
ソウジュツ3.0　バクモンドウ5.0
ニンジン2.0　ゴシツ2.0　オウバク1.5
ゴミシ1.5　オウレン1.5　チモ1.5
トチュウ1.5　以上十三味
（経）当帰3.0　川芎3.0　芍薬3.0　熟地黄3.0
蒼朮3.0　麦門冬5.0　人参2.0　牛膝2.0
黄柏1.5　五味子1.5　黄連1.5　知母1.5
杜仲1.5
（龍）当帰2.5　黄柏2.5　麦門冬2.5　白朮2.5
熟地黄8.0　芍薬2.0　杜仲2.0　川芎2.0
人参1.5　黄連1.5　知母1.0　牛膝1.0
五味子1.0

古今方彙（五疸）　人参　白朮　白茯苓
白芍薬　黄耆　扁豆炒各二銭　甘草炙
一銭　水二鍾生姜五片　紅棗二枚煎一
鍾服
治色疸及不愈
（柴）**応用**　下血、痔出血

古今方彙（諸気）　半夏五両　茯苓四両
厚朴三両　紫蘇　桔梗　枳実各二両
甘草一両　姜棗煎
（柴）**目標**　梅核気

（勿）当帰　麦門冬　黄柏　蒼朮　地黄
芍薬　川芎　五味子　人参　黄連　知
母　牛膝　杜仲
（薬）**効能・効果**（湯）
体力虚弱で、血色がすぐれないもの
の次の諸症：下肢の筋力低下、神経
痛、関節の腫れや痛み
（龍）**目標**　諸萎、四肢軟弱、麻痺
応用　麻痺、筋萎縮、脊椎カリエス

加味四物湯《かみしもつとう》《万病回春》

〈医典〉当帰2　黄柏2　知母2　川芎2　天花粉2　桔梗4　甘草4　地黄3　芍薬3

加味小陥胸湯《かみしょうかんきょうとう》《証治大還》

(経) 半夏6.0　栝楼仁3.0　枳実2.0　山梔子2.0　黄連1.5

(龍) 半夏8.0　栝楼仁3.0　枳実2.0　山梔子2.0　黄連1.5

加味消渇湯《かみしょうかつとう》《矢数格》

〈医典〉茯苓3　白朮3　沢瀉3　地黄3　芍薬3　蒼朮3　陳皮3　甘草0.5

加味小柴胡湯《かみしょうさいことう》

(漢)[1] 小柴胡湯に竹茹、麦門冬、黄連、滑石、茯苓を加える

(漢)[2] 《切要方義》　小柴胡湯に山梔子、牡丹皮を加える

加味承気湯《かみじょうきとう》《万病回春》

(経) 大黄3.0　枳実3.0　厚朴3.0　当帰3.0

〈医典〉原方には竹瀝があるが、今これを入れない。咽喉痛に用いる

【注】 万病回春〈咽喉〉では煎液に竹瀝を入れる

(勿) 即小陥胸湯方中加枳実梔子

(龍) **目標**　胸やけ、胃部疼痛
応用　胃酸過多症、胃痛、胃潰瘍、胆石症

(漢)[1] **目標**　暑疫、協熱痢〈肺結核に下痢を伴う者で体力の消衰甚しからざる場合〉

(漢)[2] **目標**　肝胆の経の風熱耳の前後腫痛、あるいは結核焮痛、あるいは寒熱晡熱、あるいは経候調わざる

万病回春〈腹痛〉　大黄　朴硝各三銭　枳実　厚朴　当帰　紅花各一銭　甘草五分　病急者不用　右剉一剤　酒水各

芒硝5.0　紅花2.0　甘草2.0

加味逍遙散《かみしょうようさん》＝㊥丹梔逍遙散《たんししょうようさん》

(薬)加味逍遙散料 **K24** トウキ3.0
ビャクジュツ3.0　サイコ3.0　サンシシ2.0
ショウキョウ1.0　シャクヤク3.0
ブクリョウ3.0　ボタンピ2.0　カンゾウ1.5
ハッカ1.0　以上十味

(経)《和剤局方》当帰3.0　芍薬3.0　白朮3.0
茯苓3.0　柴胡3.0　甘草2.0　牡丹皮2.0
山梔子2.0　JP生姜1.0　薄荷1.0

(龍)《女科撮要》当帰3.0　芍薬3.0　白朮3.0
陳皮3.0　牡丹皮3.0　柴胡3.0　薄荷葉1.5
甘草1.5　山梔子1.5　JP生姜1.0

㊥《内科摘要》逍遙散に牡丹皮6（2）
山梔子6（2）を加える

加味逍遙散《かみしょうようさん》加地骨皮《かじこっぴ》荊芥《けいがい》

☞加味逍遙散《かみしょうようさん》48

二錘　煎至一錘　温服

【注】治瘀血内停、胸腹脹満痛或大便不通等症

効能・効果 (湯)

(薬)体力中等度以下で、のぼせ感があり、肩がこり、疲れやすく、精神不安やいらだちなどの精神神経症状、ときに便秘の傾向のあるものの次の諸症：冷え症、虚弱体質、月経不順、月経困難、更年期障害、血の道症、不眠症

(龍)**目標**　逍遙散証**244**で熱候または上部に充血症状があるもの

応用　逍遙散に同じ

㊥**目標**　疏肝解鬱、健脾補血、調経、清熱涼血

応用　逍遙散に準じるが、高血圧症、動脈硬化症、骨盤内炎症、慢性の微熱、出血などにも用い、肝鬱化火で気血両虚を呈するものに適している

参考　慢性肝炎には、平肝流気飲を基本に加減する。エキス剤では、加味逍遙散、小柴胡湯合当帰芍薬散を基本にし、症状によって合方して応用するとよい

加減方

(矢)手掌角皮症・水虫：加地骨皮、荊芥各2.0（加味逍遙散加地骨皮荊芥）

【注】更年期障害、加桃仁、葛根（矢数道明使用）

加味逍遙散合四物湯《かみしょうようさんごうしもつとう》《和剤局方》

(薬) 加味逍遥散料加川芎地黄(加味逍遙散合四物湯) K25 トウキ3.0 シャクヤク3.0 サイコ3.0 ブクリョウ3.0 ビャクジュツ3.0 センキュウ3.0 ジオウ3.0 カンゾウ1.5 ボタンピ2.0 サンシシ2.0 ショウキョウ1.0 ハッカ1.0 以上十二味

(経) 当帰3.0 芍薬3.0 白朮3.0 茯苓3.0 柴胡3.0 川芎3.0 熟地黄3.0 甘草2.0 牡丹皮2.0 山梔子2.0 JP生姜1.0 薄荷1.0

加味升陽除湿湯《かみしょうようじょしつとう》《濟世全書》

(勿) 防風4.0 芍薬4.0 茯苓5.0 葛根4.0 甘草2.0 紫蘇葉3.0 山査子1.5 独活1.5 木香2.0 乾姜2.0 桂枝3.0 生姜2.0 白朮2.0

加味清胃散《かみせいいさん》《寿世保元》

(柴) 当帰尾3.0 生地黄3.0 牡丹3.0 升麻1.5 麻黄1.5 防風2.0 荊芥2.0 石膏5.0 黄連1.5

加味大承気湯《かみだいじょうきとう》《天津市南開医院》

(中) 厚朴15～30 炒莱菔子15～30 枳殼15 桃仁9 赤芍15 大黄15 芒硝9～15

(経) 加味逍遥散と四物湯との合方

(薬) **効能・効果** (湯) 体力中等度以下で、皮膚があれてかさかさし、ときに色つやが悪く、胃腸障害はなく、肩がこり、疲れやすく精神不安やいらだちなどの精神神経症状、ときにかゆみ、便秘の傾向のあるものの次の諸症：湿疹・皮膚炎、しみ、冷え症、虚弱体質、月経不順、月経困難、更年期障害、血の道症

(勿) 濕熱ヨリ來ル處ノ類痢ニテ裏急後重スル者ニ効アリ

古今方彙(牙歯) 当帰尾 生地黄 牡丹 升麻 黄連 加防風 荊芥 石膏各等分

(柴) **応用** 歯痛

【注】 当帰尾は当帰の支根または根の先端

(中) **目標** 苦寒瀉下、行気活血

水煎服

加味導痰湯《かみどうたんとう》《寿世保元》

（柴）陳皮3.0　半夏3.0　茯苓3.0　白朮3.0
香附子3.0　青皮2.0　黄芩2.0　栝楼仁2.0
黄連1.0　砂仁1.0　甘草1.0　JP生姜1.0

加味如神散《かみにょしんさん》《済世全書》

（柴）破胡紙2.0　茴香2.0　玄胡2.0　牛膝4.0
当帰4.0　杜仲4.0　黄柏3.0　桂枝3.0　知母3.0
JP生姜1.0

加味寧向湯《かみねいかんとう》

〈実際〉沈香2.0　縮砂2.0　香附子3.0　甘草1.5
呉茱萸2.0　黄連1.0　橘皮3.0　茯苓4.0

加味八脉散《かみはちみゃくさん》《浅田家方》

（経）猪苓3.0　沢瀉3.0　茯苓3.0　木通3.0
地黄3.0　杏仁3.0　藁本2.0　山梔子2.0
知母2.0　黄柏2.0
（龍）猪苓3.0　沢瀉3.0　茯苓3.0　木通3.0
熟地黄3.0　杏仁3.0　藁本2.0　山梔子2.0
知母2.0　黄柏2.0

古今方彙（噯気）陳皮　半夏　茯苓　白朮　香附子　青皮　黄芩　黄連　栝楼　砂仁　甘草　生姜水煎
（柴）**応用**　爽痰、卒中

（柴）**応用**　腰痛
【注】　玄胡は延胡索

（勿）猪苓　沢瀉　茯苓　木通　地黄　藁本　梔子　杏仁　知母　黄柏
（龍）**目標**　鼻悪臭、鼻塞、嗅覚障害
応用　蓄膿症、臭鼻症

加味八仙湯《かみはっせんとう》《万病回春》

(経) 当帰2.5　川芎2.5　熟地黄2.5　半夏2.5
茯苓3.0　芍薬3.0　陳皮3.0　人参2.0　牛膝2.0
秦艽2.0　防風1.5　羌活1.5　白朮4.0　柴胡1.0
桂枝1.0　甘草1.0

(中) 当帰　川芎　白芍　地黄　人参　白朮
茯苓　甘草　陳皮　半夏　桂枝　防風
秦艽　羌活　牛膝　柴胡　生姜　大棗（牛膝の代わりに車前子を配合したものもある）

万病回春（麻木）　当帰酒浸洗　川芎七分　白芍八分　熟地黄酒浸七分　人参六分　白朮酒浸四銭　茯苓去皮一銭　陳皮八分　半夏姜製七分　桂枝三分　柴胡四分　羌活五分　防風五分　秦艽六分　牛膝六分　甘草炙四分　右剉一剤姜棗煎

(矢) **応用**　手足のしびれ感、運動麻痺、脳溢血の麻痺と疼痛、顔面神経麻痺、顔面神経痙攣

参考

(中) 本方は手足のしびれ感に対する主方である。水肥りのものに顕著で、長く座っているとしびれる（縄でしばったときにも同じようになる）ものや、運動麻痺、知覚異常に用いる。山椒などを食したあとの舌のしびれで味が分からないときによいと書いた古書もある。扇風機やクーラーの風によるしびれには、烏薬順気散や五積散がよい

【注】　難聴にもよし

加味平胃散《かみへいいさん》《医方考》

(薬) 加味平胃散料 K211　ビャクジュツ4.0
チンピ3.0　ショウキョウ0.5　シンキク2.0
サンザシ2.0　コウボク3.0　カンゾウ1.0
タイソウ2.0　麦芽2.0　以上九味

(経) 蒼朮4.0　厚朴3.0　橘皮3.0　JP生姜1.0
甘草1.0　大棗2.0　神麴2.0　麦芽2.0

(龍) 白朮3.0　厚朴3.0　陳皮3.0　茯苓3.0
猪苓3.0　沢瀉3.0　神麴2.0　大棗2.0　麦芽2.0
JP生姜1.5　甘草1.0

古今方彙（呑酸）　蒼朮　厚朴　陳皮
神麴　麦芽　甘草炙　生姜水煎

(薬) **効能・効果** (湯)
体力中等度で、胃がもたれて食欲がなく、ときに胸やけがあるものの次の諸症：急・慢性胃炎、食欲不振、消化不良、胃腸虚弱、腹部膨満感

(龍) **目標**　水様性下痢、あるいは胃部つかえ、食欲不振、呑酸

応用　胃カタル、腸カタル、胃弱

(般) 山査子2～3（山査子はなくても可）

加味補中益気湯《かみほちゅうえっきとう》《寿世保元》

(柴) 黄耆4.0 白朮4.0 茯苓4.0 人参3.0
蘿蔔子3.0 厚朴3.0 当帰3.0 芍薬3.0
陳皮2.0 炙甘草2.0 枳実1.5 柴胡1.5
升麻1.5 JP生姜1.0

古今方彙（水腫） 黄耆 白朮 茯苓各二銭 人参 蘿蔔 厚朴 当帰各一銭 白芍一銭半 陳皮八分 枳実五分 柴胡四分 升麻三分 甘草炙二分 生姜 水煎

(柴) **目標** 水腫、八味丸兼用

加味麻杏甘石湯《かみまきょうかんせきとう》

☞麻杏甘石湯《まきょうかんせきとう》450

加味理中湯《かみりちゅうとう》

(柴)[1]《千金方》 人参4.0 白朮4.0 甘草2.0
麦門冬6.0 茯苓6.0

(柴)[2]《万病回春》 人参2.0 茯苓2.0 白朮2.0
乾姜2.0 陳皮2.0 半夏2.0 藿香2.0 丁香2.0
砂仁2.0 桂枝2.0 烏梅2.0 JP生姜1.0

(勿) 即理中湯方中加麦門茯苓

(柴)[1] **目標** 煩渇、水腫

(柴)[2] **目標** 嘔噦寒吐

【注】 (柴)[2]は万病回春（嘔吐）の理中湯である

加味六君子湯《かみりっくんしとう》《万病回春》

(龍) 香附子6.0 茯苓3.5 白朮3.5 陳皮3.5
半夏3.5 木香1.5 縮砂1.5 大棗2.0 人参2.0
甘草1.0 JP生姜1.0

万病回春（類中風）に六君子湯として載る

(龍) **目標** 胃弱、食欲不振、倦怠、あるいは微熱疲労、あるいは咳痰、あるいは下痢、あるいは嘔吐

応用 胃アトニー、胃カタル、腸カタル、胃拡張、胃下垂、疲労、低血圧症

加味涼膈散《かみりょうかくさん》

〈医典〉（ジフテリアの項）加味涼膈散加竹葉 咽頭腫痛に含嗽薬として用いる

〈医典〉黄芩3　桔梗3　石膏10　薄荷2
連翹3　山梔子3　大黄1　甘草1

瓜子仁湯《かしにんとう》《外科枢要》＝腸癰湯《ちょうようとう》334

(経) 薏苡仁9.0　桃仁6.0　牡丹皮4.0　瓜子3.0
(龍) 薏苡仁7.0　桃仁3.5　牡丹皮3.5　栝楼仁3.5

瓜子仁桔梗湯《かしにんききょうとう》

(漢) 薏苡仁9.0　桃仁6.0　牡丹皮4.0　瓜子3.0
桔梗4.0

瓜蒂散《かていさん》《傷寒論》

(経) 瓜蒂、赤小豆等分細末とす。まず香豉5.0を取り、これに熱湯200mLを加え煮て稀粥状となし、滓を去りこれに右散末2.0を入れて頓服

瓜呂湯《かろうとう》(矢)＝栝楼湯《かろうとう》54

河車大造丸《かしゃだいぞうがん》

(中)[1]《呉球方》紫河車1個　亀板60
熟地黄75　人参30　天門冬36　麦門冬36

古今方彙（癰）　薏苡仁四銭　桃仁　牡丹皮　栝楼仁各一銭

(龍) **目標**　骨盤内器官の化膿、発熱疼痛
応用　急性虫垂炎、骨盤腹膜炎、腸腰筋炎、急性付属器炎

【注】瓜子と栝楼仁の差あり

(漢) 膝関節炎で化膿の場合のもの
23・9・4・29

【注】瓜子仁湯加桔梗

傷寒論（太陽下）　瓜蒂一分熬黄　赤小豆一分
病如桂枝証頭不痛項不強寸脈微浮胸中痞硬気上衝咽喉不得息者此為胸有寒也当吐之

景岳全書（巻五七）（古方八陣）　紫河車一個　亀板二両　黄柏　杜仲各一・五両　牛膝　天門冬　麦門冬各一・二両　熟地黄二・五両

(中)[1] **目標**　滋補肺腎、清熱補気

牛膝36　杜仲45　黄柏45　粉末を蜂蜜で丸とし、一日二回9～12を服用

(中)[2]《扶寿精方》河車大造丸《呉球方》に茯苓、縮砂を加えたもの

香川解毒剤《かがわげどくざい》《香川》

(経) 山帰来4.0　木通4.0　茯苓5.0　川芎3.0　忍冬3.0　甘草1.0　大黄1.0

栝楼湯《かろうとう》《千金方》

＝千金栝楼湯《せんきんかろうとう》　(矢)瓜呂湯《かろうとう》

(経) 栝楼実3.0　生姜3.0（JP生姜1.0）　半夏6.0　薤白4.0　枳実2.0

(矢) 栝楼実4.0　桂枝4.0　半夏4.0　橘皮3.0　厚朴3.0　薤白3.0　桔梗2.0　枳実2.0　JP生姜1.0

栝楼薤白湯《かろうがいはくとう》《細野方》

(般) 栝楼仁2　薤白10　十薬6　甘草2　桂皮4　防已4

(細) 栝楼仁2　薤白10　十薬6　甘草2　桂枝4　防已4

応用　慢性気管支炎、喘息あるいは慢性疾患で、肺腎陰虚、気虚の症候を呈するもの

(中)[2] 消化吸収促進の効能が加わる

(勿) 遺糧　川芎　大黄　茯苓　木通　忍冬　甘草

(矢) **応用**　梅毒による諸症状、諸皮膚疾患、淋病

(矢) **目標**　痛みが胸から背をとおって、呼吸促迫の甚だしいもの　**応用**　狭心症およびその類似症

(細) 狭心症および胸部の痛み

(般) **効能・効果** (湯) 背部にひびく胸部・みぞおちの痛み、胸部の圧迫感《備考》注　体力に関わらず、使用できる

【注】「漢方の臨床」第12巻3号14頁に細野史郎「細野家方」とある。処方分量は細野方による

栝楼薤白白酒湯《かろうがいはくはくしゅとう》 《金匱要略》

(般) 栝楼実2～5(栝楼仁も可) 薤白4～9.6 白酒140～700(日本酒も可)

(経) 栝楼実2.0 薤白6.0 以上を白酒(濁醪を用う)400mLに入れ150mLに煎じ右一日量を三回に分服

(龍) 栝楼実4.0 薤白8.0 日本酒140 水を入れずに煮て40mLに煮つめ、二回に分服(便法 水100mL 酒100mLで煮て100mLに煮つめ三回に分服)

(中) 栝楼仁12(2) 薤白9(6) 白酒30～60mL まず2薬を煎じ、煎汁に白酒を入れて温服

栝楼薤白半夏湯《かろうがいはくはんげとう》 《金匱要略》

(経) 栝楼実3.0 薤白4.0 半夏6.0 以上三味に酢40mL 水400mLを加えて煮て200mLに煎じ詰め三回に分服

(龍) 栝楼実4.0 薤白3.0 半夏8.0 日本酒200.0 水を入れずに煮て80mLに煮つめ三回に分服(便法 水100mL 酒100mLで煮て100mLに煮つめ三回に分服)

(中) 栝楼仁15 薤白12 半夏6 白酒15mL 水煎服

金匱要略(胸痺心痛短気) 栝楼実一枚搗 薤白半斤 白酒七升

効能・効果 (湯)

(般) 背部にひびく胸部・みぞおちの痛み、胸部の圧迫感《備考》注 体力に関わらず、使用できる

(龍) **目標** 胸背痛、心下部疼痛、あるいは喘息短気咳唾

応用 肋間神経痛、肺炎、喘息、胃痛、胆石、狭心症

(中) **目標** 理気祛痰、通陽散結

応用 冠不全、狭心症、肋膜炎、肋間神経痛などで、湿痰の胸痺を呈するもの

(一) 白酒の量は個人によって考慮する

(二) 肺熱、肺陰虚など熱証を呈する胸痺には禁忌である

(三) 狭心症、冠不全には発作時に短期間の使用にとどめ、痰湿を生じる根本的原因に対する治療を行うべきである

【注】 栝楼仁でも十分にきく白酒はニゴリ酒でも酢でもよい〈藤平健〉

金匱要略(胸痺心痛短気) 栝楼実一枚 薤白三両 半夏半斤 白酒一斗

(龍) **目標** 胸痺痛して臥すことを得ず、心痛背に徹す

(中) **目標** 通陽散結、豁痰下気

(矢) **応用** 狭心症、心臓不全、心臓神経症、心臓調節異常、心臓性喘息、心筋梗塞症、肋間神経痛

栝楼枳実湯《かろうきじつとう》《万病回春》

㊎ 当帰3.0　茯苓3.0　貝母3.0　栝楼仁2.0
桔梗2.0　陳皮2.0　黄芩2.0　JP生姜1.0
砂仁1.0　木香1.0　甘草1.0　山梔子1.0
枳実1.0　竹茹1.0

㊣ 当帰1.5　縮砂1.5　木香1.5　甘草1.0
JP生姜1.0　山梔子3.0　黄芩3.0　陳皮3.0
栝楼仁3.0　枳実3.0　桔梗3.0　茯苓3.0
貝母3.0

栝楼瞿麦丸《かろうくばくがん》《金匱要略》

㊎ 栝楼根2.0　茯苓3.0　薯蕷3.0　附子1.0
瞿麦1.0　以上五味細末とし煉蜜にて丸とし
一回1.0を一日三服

栝楼桂枝湯《かろうけいしとう》《金匱要略》

㊎ 桂枝4.0　芍薬4.0　大棗4.0
生姜4.0（JP生姜1.0）　甘草2.0　栝楼根2.0

㊣ 栝楼根2.0　甘草2.0　桂枝3.0　芍薬3.0

万病回春（痰飲）　栝楼去殻　枳実麸炒　桔梗去蘆　茯苓去皮　貝母去心　陳皮　片芩去朽（注：黄芩の片にしたもの。朽ちた所を去る）　山梔各一銭　当帰六分　砂仁　木香各五分　炙甘草三分　右剉一剤生姜三片水煎入竹瀝姜汁少許同服

㊣ **目標**　実証の粘痰喀出困難、胸痛、胸部満悶、あるいは熱気

応用　急性慢性気管支炎、肺炎、肋間神経痛、胃酸過多症、心痛、咳嗽、喫煙家

加減方

竹瀝、生姜汁を加える方もある

気喘：加桑白皮3.0　紫蘇子1.5

㊍ ①四十〜五十才以上で従来多量の喫煙を嗜み、②皮膚は汚穢暗褐色で、血色に乏しく、やや弛緩して枯燥の気味があり、③脈は硬く触れ、脈管硬化を察す。④腹筋は枯燥拘急し、殊に心下部には直腹筋を触れる。以上の目標による慢性咳嗽に用いてよい（木村長久）

金匱要略（消渇小便利淋病）　栝楼二両　茯苓三両　薯蕷三両　附子一枚炮　瞿麦一両

小便不利者、有水気、其人若渇主之

金匱要略（病脉證第二）（痓湿暍）　栝楼根二両　桂枝三両　芍薬三両　甘草二両　生姜三両　大棗十二枚

㊎ **目標**　桂枝湯方内に栝楼根2.0を加う

㊣ 身体強り脈沈遅

応用　痓病、痓性麻痺

大棗3.0　JP生姜1.0　水360mLを以て煮て120mLとし三回に分服

栝楼根湯《かろうこんとう》《方輿輗》

〈実際〉栝楼根3.0　百合3.0　知母3.0
栝楼仁3.0　薏苡仁10.0　柴胡5.0　黄芩3.0
甘草1.0

栝楼牡蛎散《かろうぼれいさん》《金匱要略》

(経) 栝楼根　牡蛎各等分以上細末とし一回1.5を一日三服

夏枯草膏《かごそうこう》《医宗金鑑》

㊥ 夏枯草700　甘草9　桔梗9　当帰15
白芍15　紅花6　陳皮9　川芎9　昆布9
玄参15　香附子30　浙貝母15　白姜蚕15
烏薬15煎汁に蜂蜜250を加えて膏とする。
一日二回9～15gを食す

夏枯草湯《かごそうとう》《方輿輗》

(経) 夏枯草5.0　甘草1.5

〈実際〉帯下を治する方。柴胡剤を用いるような腹証の患者で、のぼせる傾向があって、下半身が冷えて、帯下のあるもの
〈方輿輗〉当帰四逆とは寒熱上下の分あり

金匱要略（百合狐惑陰陽毒）　栝楼根
牡蠣熬等分
百合病渇不差者

医宗金鑑（第六四章）　京夏枯草一斤半
当帰　白芍酒炒　黒参　烏薬　浙貝母
去心　姜蚕（炒）各五銭　昆布　桔梗
陳皮　撫芎　甘草各三銭　香附子酒炒
一両　紅花二銭

㊥ **目標**　軟堅、化痰、散結

方輿輗（眼目）（瘰癧）
是ハ目ノ玉ノ痛ニ用…赤眼痛ニハ効ノ
ナキ方ナリ

夏檳湯《かびんとう》《木村家》

㊇経 半夏2.0 朮2.0 檳榔1.2 橘皮1.2 木瓜1.2

華蓋散《かがいさん》《和剤局方》

経 麻黄4.0 杏仁4.0 茯苓5.0 橘皮2.0 桑白皮2.0 紫蘇子2.0 甘草1.0

龍 紫蘇子3.5 茯苓3.5 陳皮3.5 桑白皮3.5 麻黄3.5 杏仁3.5 甘草2.0

中 麻黄12 杏仁12 茯苓15 橘皮6 桑白皮6 紫蘇子6 甘草3 水煎服

訶梨勒散《かりろくさん》《金匱要略》

経 訶梨勒一味を散とし粥に和して3.0を服用

回首散《かいしゅさん》《万病回春》

〈医典〉烏薬順気散加木瓜3

回春茵蔯散《かいしゅんいんちんさん》《万病回春》＝茵蔯散《いんちんさん》9

経 茵蔯3.0 山梔子3.0 茯苓3.0 猪苓3.0 沢瀉3.0 蒼朮3.0 枳実3.0 黄連3.0 厚朴3.0 滑石3.0 燈心草2.0

安西安周著の「漢方の臨床と処方(乳児脚気)」には、半夏0.5 白朮0.5 橘皮0.5 木瓜0.6 檳榔0.6とある(量は初生児。水も10分の1にする)

和剤局方(痰飲) 麻黄去根節 紫蘇子隔紙炒 桑白皮炙 杏仁去皮尖炒 赤茯苓去皮 陳皮去白各一両 甘草炙半両

龍 **目標** 発熱咳嗽上気、胸満、肩や首すじが強くこる、めまい、鼻がつまる、声が出にくい

応用 感冒、流感、気管支喘息

中 **目標** 辛温解表、化痰

金匱要略(嘔吐噦下痢) 訶梨勒十枚煨(熱灰の上をころがす) 気利、訶梨勒散主之

万病回春(頭痛) 烏薬順氣散加羌活獨活木瓜方

【注】〈医方口訣集〉では、烏薬順気散加羌活 独活 木瓜

☞烏薬順気散《うやくじゅんきさん》16

万病回春(五疸) 茵蔯 梔子 赤茯苓 猪苓 沢瀉 蒼朮 枳実 黄連 厚朴 滑石各等分 右剉一剤 燈心草一團 水煎服

治湿熱発黄

【注】 万病回春(五疸)に「茵陳散」で載る

回生散《かいせいさん》《華岡》

(経) 香附子24.0 紫檀24.0 人参24.0 白檀12.0 鬱金0.6 甘草0.6 胡椒8.0 以上細末とし一回1.0を服用

海藻玉壺湯《かいそうぎょっことう》《医宗金鑑》

(中) 海藻9 浙貝母9 連翹6 昆布9 法半夏6 青皮3 海浮石9 当帰6 川芎3 海帯9 水煎服

疥癬浴薬方《かいせんよくやくほう》《大阪小山忠兵衛伝》

(経) 大黄38.0 当帰38.0 独活19.0 柴胡19.0 蒼朮19.0 厚朴19.0 山帰来19.0 桂枝15.0 忍冬90.0 湯花225.0 紫蘇葉57.0 芍薬150.0 浴剤とす(以上和し適宜量を用う)

開結舒経湯《かいけつじょけいとう》《万病回春》

(柴) 紫蘇2.5 陳皮2.5 香附子2.5 烏薬2.5 川芎2.5 蒼朮2.5 羌活2.5 天南星2.5 半夏2.5 当帰2.5 桂枝1.0 甘草1.0

解急蜀椒湯《かいきゅうしょくしょうとう》《外台》

(般) 蜀椒1~2 加工ブシ0.3~1

医宗金鑑(巻七二) 海藻洗 陳皮 貝母去心 連翹去心 昆布 半夏制 青皮 独活 川芎 当帰 甘草各一銭 海帯洗五分

(中) **目標** 消痰結、散癭瘤 甲状腺腫

万病回春(麻木) 紫蘇 陳皮 香附子 烏薬 川芎 蒼朮米泔製 羌活 南星姜製 半夏 当帰各八分 桂枝 甘草各四分 右剉一剤生姜三片水煎臨服入竹瀝姜汁少許同服

(柴) **目標** 麻木、婦人手足痺

(勿) 即大建中湯附子粳米湯合方 本無人参 今従大建中湯

効能・効果 (湯)

粳米7～8　乾姜1.5～4　半夏4～8　膠飴20　大棗3　甘草1～2　人参2～3
（膠飴はなくても可）
(経) 蜀椒2.0　甘草1.5　乾姜1.5　人参3.0　大棗3.0　附子1.0　粳米8.0　半夏5.0
(龍) 乾姜4.0　人参2.0　蜀椒1.0　炮附子0.3（または白河附子1.0）　半夏8.0　甘草1.0　大棗3.0　玄米7.0

解労散《かいろうさん》《楊氏》

(薬) 解労散料 **K194**　シャクヤク4.0　サイコ5.0　ドベッコウ3.0　キジツ2.0　カンゾウ1.5　ブクリョウ3.0　ショウキョウ1.0　タイソウ2.0　以上八味
(経) 芍薬6.0　柴胡4.0　別甲4.0　枳殻4.0　甘草2.0　茯苓2.0　大棗2.0　JP生姜1.0
(龍) 柴胡6.0　別甲2.0　枳実2.0　芍薬4.0　甘草3.0　茯苓3.0　大棗3.0　JP生姜1.0

槐花散《かいかさん》《本事方》

(中) 炒槐花米12　側柏葉12　荊芥炭9　枳殻9　水煎服

槐角丸《かいかくがん》《和剤局方》

(般) 体力中等度以下で、腹部が冷えて痛み、あるいは腹が張って、ときに嘔吐を伴うものの次の諸症：冷え腹、急性胃腸炎、腹痛
(龍) **目標** 心腹劇痛、嘔吐、腹鳴
応用 寒疝、腹痛、イレウス
【注】 腹痛が主の大建中湯証には本方を用いる〈藤平健〉

(勿) 即四逆散方中加別甲茯苓
効能・効果 (湯)
(薬) 体力中等度又はやや虚弱で、胸腹部に重苦しさがあり、ときに背中に痛みがあるものの次の諸症：慢性の発熱、腹痛、胃痛
(龍) **目標** 腹部腫塊、背部に牽引痛、あるいは発熱
応用 結核性腹膜炎、胆石症、胆嚢炎、胃潰瘍

本事方（腸風瀉血痔漏臓）　槐花炒　柏葉爛杵焙　荊芥穂　枳殻去穣細切麸炒黄
(中) **目標** 清熱止血、理気
応用 痔核、大腸炎、直腸ポリープなどで、熱証を呈する下血

和剤局方（巻八）　槐角去枝梗炒一斤　地楡　当帰酒浸一宿焙　防風去蘆　黄

㊥ 槐角9 地楡12 当帰6 防風炭6
黄芩3 枳殻3 水煎服

潰堅湯《かいけんとう》

(柴)[1]《万病回春》当帰4.0 芍薬4.0 白朮4.0
柴胡4.0 茯苓4.0 麦門冬3.0 黄芩3.0
地骨皮3.0 秦艽3.0 木通3.0 胡黄連2.0
甘草2.0 車前子2.0

(柴)[2]《蘭室秘蔵》＝広茂潰堅湯《こうもかいけんとう》
厚朴3.0 黄芩3.0 益智3.0 半夏3.0 広茂3.0
草豆蔻2.0 柴胡2.0 沢瀉2.0 神麹2.0
陳皮2.0 当帰4.0 升麻1.0 甘草1.0
呉茱萸1.0 紅花1.0 黄連1.0 青皮1.0
JP生姜0.5

艾附暖宮丸《がいぶだんきゅうがん》《仁斉直指》

㊥ 艾葉9 香附子9 呉茱萸6 当帰9
川芎6 熟地黄15 白芍15 黄耆15
肉桂6 続断9 粉末を米醋で丸とし、一回6gを服用

咳奇方《がいきほう》《東郭》

(勿) 麦門冬4.0 阿膠4.0 百合4.0 乾姜2.0
白朮3.0 地黄4.0 五味子1.5 甘草2.5

芩 枳殻去瓤麸炒各半斤
㊥ **目標** 清熱止血、理気活血
応用 槐花散に準じる

万病回春(積聚) 当帰 白朮去蘆 半夏姜汁炒 陳皮 枳実麸炒 山査肉 香附子 厚朴姜炒 砂仁 木香各等分 右剉一剤姜一片水煎磨木香調服
(柴)[1] **目標** 五積六聚、腹部腫瘍
(柴)[2] **目標** 中満腹脹
【注】 蘭室秘蔵・中満腹脹門には広茂潰堅湯の名で収載(広茂は莪朮のこと)

仁斎藤指方論(巻二十六) 香附子六両 艾葉 当帰各三両 黄耆 呉茱萸 川芎 白芍薬各二両 地黄一両 官桂五銭 続断一両半
㊥ **目標** 温経散寒、補気血
応用 無月経、月経不順、不正性器出血、冷え性などで、下焦虚寒、気血両虚のもの

(勿) 台州方鈐名加味百合地黄湯醫法問要久咳方亦同 此方ハ東郭ノ経験ニテ肺痿ノ咳嗽ヲ治ス若熱ニ属スル者ハ聖濟人參養榮湯ニ宜シ此方ト景岳ノ四陰煎ハ伯仲ノ方トスヘシ

桔梗4.0

藿香正気散《かっこうしょうきさん》《和剤局方》

(薬) 藿香正気散料 **K17** ビャクジュツ3.0
ブクリョウ3.0 チンピ2.0 ビャクシ1.0
カッコウ1.0 タイソウ2.0 カンゾウ1.0
ハンゲ3.0 コウボク2.0 キキョウ1.5
ソヨウ1.0 ダイフクヒ1.0 ショウキョウ1.0
以上十三味

(経) 白朮3.0 半夏3.0 茯苓3.0 厚朴2.0
陳皮2.0 大棗2.0 桔梗1.5 大腹皮1.0
藿香1.0 白芷1.0 甘草1.0 JP生姜1.0
紫蘇葉1.0

(龍) 大腹皮4.0 藿香4.0 白芷4.0 茯苓4.0
厚朴3.0 白朮3.0 陳皮3.0 桔梗3.0 半夏3.0
紫蘇葉3.0 大棗3.0 甘草1.5 JP生姜1.0

(中) 藿香12(1) 半夏9(3) 白朮9(3)
茯苓6(3) 厚朴6(2) 白芷6(1)
陳皮6(2) 桔梗3(2) 大腹皮3(1)
大棗3(2) 生姜3(1) 紫蘇葉6(1)
水煎服

和剤局方(巻二)

効能・効果 (湯)

(薬) 体力中等度以下のものの次の諸症：感冒、暑さによる食欲不振、急性胃腸炎、下痢、全身倦怠

(龍) **目標** 発熱頭痛悪寒あるいは嘔吐下痢腹痛

応用 感冒その他の急性熱病、急性胃腸炎

加減方

外感：加蒼朮羌活各3.0 去白朮
内傷重きもの：加縮砂2.5 神麴3.0
腹痛：加芍薬5.0
寒痛：加桂枝3.0 冷甚しきもの加乾姜3.0
飲食不消化心下痞悶：加香附子6.0 縮砂2.0
米穀不消化：加神麴2.0 麦芽3.0
肉食不消化：加山査子3.0
心下痞：加枳実2.5 青皮3.0
発熱：加麦門冬8.0 竹筎2.5
口渇下利小便不利：加五苓散
湿熱が一緒になった霍乱転筋煩渇悶乱：加黄連霍香
心腹絞痛：木香1.5
裏急後重：加枳殻2.0

(中) **目標** 芳香化湿、理気和中、解表、止瀉

適応症 表寒を伴う湿困脾胃：悪心、嘔吐、腹痛、下痢、腹部膨満感、胸苦しい、身体が重だるい、食欲不振、味がない、口が粘るなどの湿困脾胃の症候に、悪寒、発熱、頭痛などの表寒の症候を伴う。舌苔は白膩、脈は軟緩

藿香平胃散《かっこうへいいさん》《かく》 《医学正伝》

(龍) 陳皮3.5　神麹1.5　縮砂1.5　厚朴3.5
藿香3.5　古立蒼朮4.0

藿朴夏苓湯《かっぼくかりょうとう》 《医源》

(中) 藿香9　半夏9　茯苓9　杏仁9
淡豆鼓9　薏苡仁12　猪苓6　沢瀉6
白豆蔻4.5　厚朴4.5　水煎服

廓清飲《かくせいいん》 《景岳》

(勿) 厚朴2.5　大腹3.0　沢瀉4.0　茯苓4.0
橘皮2.0　枳実4.0　白芥子3.0　蘿蔔子3.0

楽令建中湯《がくれいけんちゅうとう》《らく》 《和剤局方》＝千金黄耆湯《せんきんおうぎとう》

(勿) 黄耆3.0　芍薬3.0　桂枝3.0　麦門冬3.0
橘皮2.0　甘草2.0　当帰3.0　細辛2.0　人参3.0
柴胡4.0　茯苓4.0　半夏2.0　大棗4.0　生姜2.0

活血解毒湯《かっけつげどくとう》 《浅田家方》

(経) 山帰来4.0　木通4.0　茯苓5.0　当帰5.0
川芎3.0　忍冬3.0　荊芥1.5　甘草1.0　大黄1.0
紅花1.0

(龍) **目標**　飲食停滞、嘔吐
応用　食傷、胃カタル、胃下垂、胃拡張

(中) **目標**　和胃利湿、解表
応用　三仁湯174に準じ、表証が強いもの

(勿) 治三焦壅滞氣道不清　小便不利　通身腫脹　此方ハ導水茯苓湯ヨリ簡ニ〆効多シ蓋三子養親湯ノ症ニ〆中焦壅實スル者ヲ治ス

(勿) 治藏府虚損　身體痩　潮熱　自汗　將勞瘵　退虚熱　千金云　治虚勞不足　四肢煩疼　不欲食々即脹汗出

(経) 香川解毒方中に当帰5.0　紅花1.0　荊芥1.5を加う
(勿) 此方ハ解毒剤ノ症ニ〆血燥ヲ帯ル者ニ用ユ

活血散瘀湯《かっけつさんおとう》《外科正宗》

(経) 川芎2.5 当帰2.5 芍薬2.5 牡丹皮2.5
瓜子2.5 桃仁2.5 蘇木2.0 枳殻2.0 檳榔2.0
大黄2.0

(龍) 川芎3.0 当帰3.0 防風3.0 芍薬3.0
蘇木3.0 連翹3.0 天花粉3.0 皂刺3.0
黄芩3.0 枳殻3.0 紅花1.0 大黄1.0

活絡流気飲《かつらくりゅうきいん》《會元》

(勿) 木通4.0 羌活3.0 柴胡5.0 升麻3.0
白芷4.0 桔梗4.0 薄荷2.0 当帰4.0 川芎4.0
紅花2.0 甘草2.5 連翹4.0 丞角刺2.5
木鱉子2.5 威霊仙2.5

葛花解醒湯《かっかかいせいとう》《弁惑論》

(経) 白豆蔲6.0 縮砂6.0 葛花6.0 木香1.5
青皮1.0 茯苓2.0 陳皮2.0 猪苓2.0 人参2.0
白朮(あるいは蒼朮)3.0 神麹3.0 沢瀉3.0
乾姜1.0

(龍) 白豆蔲6.0 縮砂6.0 葛花6.0 木香1.5
青皮1.0 茯苓2.0 陳皮2.0 猪苓2.0 人参2.0
白朮3.0 神麹3.0 沢瀉3.0 乾姜3.0

外科正宗(腸癰主治方) 川芎 帰尾 赤芍 蘇木 牡丹皮 枳殻 栝楼仁去殻 桃仁去皮尖各一銭 檳榔六分 大黄酒炒二銭

外科正宗(臀癰主治方) 川芎 当帰 防風 赤芍 蘇木 連翹 天花粉 丞角 紅花 黄芩 枳殻各一銭 大黄二銭

(龍) **目標・応用** 臀部癰あるいは肛囲炎の初期で発赤腫脹疼痛便秘のもの

加減方
便通あるもの:去大黄加乳香1.0

【注】 (経)は腸癰論 (龍)は臀癰論の同名異方

(勿) 治流注塊或痛或不痛者 或發乍寒乍熱 亦曰流注風

古今方彙(飲食傷) 白豆蔻 砂仁 葛花各五銭 木香五分 青皮三分 白茯 陳皮 猪苓 人参各一銭半 白朮 神麹 沢瀉 乾姜各二銭

(龍) **目標** 飲酒過多、嘔吐、心神煩乱、胸膈痞塞 手足戦揺 飲食減少、小便不利

応用 酒の飲み過ぎ、二日酔

葛根湯《かっこんとう》《傷寒論》

(薬) 葛根湯K20 カッコン8.0 マオウ4.0 ショウキョウ1.0 タイソウ4.0 ケイヒ3.0 シャクヤク3.0 カンゾウ2.0 以上七味

(経) 葛根8.0 麻黄4.0 生姜4.0(JP生姜1.0) 大棗4.0 桂枝3.0 芍薬3.0 甘草2.0

(龍) 葛根4 麻黄3.0 大棗3.0 桂枝2.0 芍薬2.0 甘草2.0 JP生姜1.0 水400mLを以て葛根 麻黄を煮て80mLを減じ白沫を去り他の諸薬を加えて再び煮て120mLに煮つめ、滓を去り三回に分服(便法 常煎法)

(中) 葛根9(8) 桂枝6(3) 麻黄6(4) 白芍6(3) 炙甘草5(2) 生姜6(4) 大棗5(4) 水煎服

葛根湯加芎黄《かっこんとうかきゅうおう》＝葛根加川芎大黄湯《かっこんかせんきゅうだいおうとう》67

(漢) 葛根湯に川芎2.0 大黄0.5を加える

傷寒論(太陽中)

効能・効果 (湯)

(薬) 体力中等度以上のものの次の諸症：感冒の初期(汗をかいていないもの)、鼻かぜ、鼻炎、頭痛、肩こり、筋肉痛、手や肩の痛み

(龍) **目標** 発熱悪風項背強るもの、あるいは実証の化膿症で発熱悪寒するもの、あるいは脈浮緊肩凝り頭部または顔面湘痛するもの

応用 感冒、流感、急性大腸炎、脊髄疾患、フルンケル、カルブンケル、皮下膿瘍、筋炎、リンパ腺炎、中耳炎、扁桃腺炎、面疔、蓄膿症、歯痛、結膜炎

(中) **目標** 辛温解表、生津、舒筋 適応症 表寒、表実(麻黄湯)参照で項背部のこわばりを伴うもの

加減方

(中) 急性、慢性の扁桃炎、中耳炎、副鼻腔炎、癤、癰などで身体上部の炎症に本方加桔梗石膏、本方加石膏

咳嗽、きれにくい痰：加杏仁、款冬花、紫苑

熱感、口渇、咽痛：加桔梗、石膏

鼻閉、鼻炎、副鼻腔炎：加川芎、辛夷

(矢) 高血圧：加黄連

肥厚性鼻炎：加川芎、黄芩、桔梗、辛夷、石膏

応用 夜尿、三叉神経痛、顔面麻痺、横なで症(鼻の下が赤くなる)

(漢) 耳だれ、中耳炎

1・1・4・62

葛根湯加川芎辛夷《かっこんとうかせんきゅうしんい》

㊥薬 葛根湯加川芎辛夷 K21 カッコン4.0 マオウ4.0 ショウキョウ0.3 タイソウ3.0 ケイヒ2.0 シャクヤク2.0 カンゾウ2.0 センキュウ3.0 シンイ3.0 以上九味

薬 **効能・効果** 湯 比較的体力があるものの次の諸症：鼻づまり、蓄膿症（副鼻腔炎）、慢性鼻炎

葛根湯加川芎黄芩桔梗辛夷石膏《かっこんとうかせんきゅうおうごんききょうしんいせっこう》

☞葛根湯《かっこんとう》65

葛根黄芩黄連湯《かっこんおうごんおうれんとう》

＝葛根黄連黄芩湯《かっこんおうれんおうごんとう》

葛根黄連黄芩湯《かっこんおうれんおうごんとう》

《傷寒論》＝葛根芩連湯《かっこんごんれんとう》

薬 葛根黄連黄芩湯 K18 カッコン6.0 オウレン3.0 オウゴン3.0 カンゾウ2.0 以上四味

経 葛根6.0 黄連3.0 黄芩3.0 甘草2.0

龍 葛根8.0 甘草3.0 黄芩3.0 黄連3.0 水320 mLを以てまず葛根を煮て240 mLに煮つめ、他の諸薬を加えて再び煮て80 mLに煮つめ、滓を去り二回に分服

中 葛根9（6） 黄芩9（3） 黄連6（3） 生甘草3（2） 水煎服

傷寒論（太陽中） 葛根半斤 甘草二両炙 黄芩二両 黄連三両

薬 **効能・効果** 湯 体力中等度のものの次の諸症：下痢、急性胃腸炎、口内炎、舌炎、肩こり、不眠

龍 **目標** 表熱下利、脈促、喘、汗出
応用 急性腸炎、喘息、肩凝、歯痛

中 **目標** 清熱化湿、解肌透表、止痢
応用 急性腸炎、細菌性下痢、赤痢、腸チフスなどで、大腸湿熱を呈するもの

葛根加朮附湯《かっこんかじゅつぶとう》《方機》

㊒龍 葛根4.0　麻黄3.0　大棗3.0　白朮3.0　桂枝2.0　芍薬2.0　甘草2.0　炮附子0.3（または白河附子1.0）　JP生姜1.0

㊥ 葛根湯に蒼朮4、附子1を加える

葛根加川芎大黄湯《かっこんかせんきゅうだいおうとう》＝葛根湯加芎黄《かっこんとうかきゅうおう》

㊒龍 葛根4.0　麻黄3.0　大棗3.0　川芎3.0　桂枝2.0　芍薬2.0　甘草2.0　大黄1.0〜3.0　JP生姜1.0

葛根加半夏湯《かっこんかはんげとう》《傷寒論》

㊒経 葛根6.0　麻黄3.0　大棗3.0　桂枝2.5　芍薬2.5　甘草2.0　半夏4.0　JP生姜1.0

㊒龍 葛根4.0　麻黄3.0　大棗3.0　桂枝2.0　芍薬2.0　甘草2.0　半夏8.0　JP生姜1.0　用法は葛根湯に同じ

葛根紅花湯《かっこんこうかとう》《方輿輗》

㊒薬 葛根紅花湯 K19　カッコン3.0　ジオウ3.0

方機（葛根湯の項にあり）　若悪寒劇起脹甚而一身腫脹或湘痛者葛根加朮附湯紫圓主之於本方内加朮附子各四分

㊒龍 **目標**　実証の身体の麻痺、疼痛、分泌、化膿症

応用　四肢の麻痺、湘痛、五十肩、四十腕、筋肉リウマチ、神経痛、フルンケル、カルブンケル、リンパ腺炎、中耳炎、蓄膿症、発疹性疾患、湿疹、潰瘍

㊥ **目標**　散寒祛湿、止痙、解表

応用　朮附湯に準じる

感冒、インフルエンザにも用いる

㊒龍 **目標**　頭部炎症、発赤疼痛、のぼせ、便秘

応用　蓄膿症、結膜炎、頭背部フルンケルまたは湿疹、歯痛

㊒龍 便法　常煎法

目標　葛根湯の証で嘔くもの

応用　発熱頭痛嘔吐、あるいは葛根湯を飲むと吐き気を催すもの

方輿輗（鼻）　大黄　黄連　梔子　葛根　芍薬　生地黄　紅花各二銭　甘草三分

療酒査鼻者

シャクヤク3.0　オウレン1.5　サンシシ1.5
コウカ1.5　カンゾウ1.0　ダイオウ1.0　以上
八味

(経) 葛根3.0　芍薬3.0　地黄3.0　黄連1.5
山梔子1.5　紅花1.5　大黄1.0　甘草1.0

葛根芩連湯《かっこんごんれんとう》＝葛根黄連黄芩湯《かっこんおうれんおうごんとう》66

滑石白魚散《かっせきはくぎょさん》《金匱要略》

(経) 滑石　乱髪霜　白魚　等分　以上末とし
一回1.0を一日三回服用

膈下逐瘀湯《かっかちくおとう》《医林改錯》

(中) 桃仁9　紅花9　赤芍9　当帰9
川芎6　五霊脂6　牡丹皮6　香附子9
烏薬9　延胡索6　枳殻6　甘草3
水煎服

膈気散《かっきさん》《和剤局方》

(柴) 三稜3.0　莪朮3.0　檳榔3.0　陳皮3.0
枳殻3.0　益智3.0　肉桂3.0　乾姜1.5　厚朴1.5
木香1.5　青皮1.5　肉豆蔲1.5　甘草1.5
大棗1.5　JP生姜0.5

(薬) **効能・効果** (湯)
体力中等度以上で、便秘傾向のもの
の次の諸症：あかはな（酒さ）、しみ

金匱要略（消渇小便利淋病）　滑石二分
乱髪二分焼　白魚二分
小便不利

(中) **目標**　活血化瘀、理気止痛、消痞塊
応用　血府逐瘀湯124に準じ、気滞血
瘀の症候が強いものに適する

和剤局方（巻三）　京三稜炮　蓬莪茂炮
檳榔　陳皮去白　益智仁　枳殻去穣麸
炒　肉桂去麁皮各十両　乾姜炮　厚朴
去麁皮　生姜汁製炒　木香　甘草爁
青橘皮去穣　肉豆蔲各五両
(柴) **目標**　積聚胸膈痞満痛

豁胸湯《かっきょうとう》《東郭》

㊑ 桑白皮6.0 茯苓6.0 呉茱萸2.0 犀角0.5
㊥ 桑白皮 犀角 呉茱萸 茯苓

豁痰湯《かったんとう》《万病回春》

㊑ 半夏4.0 山梔子3.0 海桐皮3.0 陳皮3.0
枳殻3.0 桔梗2.8 芍薬2.8 蒼朮2.8
香附子2.8 茯苓2.5 川芎2.0 姜黄2.0
甘草1.0

甘遂半夏湯《かんずいはんげとう》《金匱要略》

㊎ 甘遂1.0 半夏6.0 芍薬5.0 甘草2.5 以上四味を水400mLに入れ100mLに煎じ滓を去り、蜂蜜100mLを加え煮て160mLとし頓服

甘草湯《かんぞうとう》《傷寒論》＝㊌忘憂湯《ぼうゆうとう》 独勝散《どくしょうさん》

㊔ 甘草湯 **K28** カンゾウ5.0 以上一味
㊎ 甘草6.0
㊒ 甘草2.0 水120mLを以て煮て60mLに煮つめ二回に分服
㊥ 甘草6 水煎服

㊊ 即桑白皮湯方中加犀角茯苓
㊥ **応用** 湿脚気、脚気衝心で虚弱者及び左心室不全のもの：沈香降気湯を合方
㊑ 胸痛：沈香降気湯に合方

万病回春（背痛） 半夏製 梔子炒各一銭 陳皮 海桐皮 枳殻各八分 桔梗 赤芍 蒼朮製 香附子各七分 茯苓去皮六分 川芎 姜黄各五分 甘草二分 右剉一剤生姜煎
㊑ **目標** 肩背疼痛

金匱要略（痰飲咳嗽） 甘遂大者三枚 半夏十二枚 以水一升煮取半升去滓 芍薬五枚 甘草加指大一枚炙 右四味、以水二升、煮取半升、去滓、以蜜半升、和薬汁煎取八合、頓服之
類聚方広義 治芍薬甘草湯證而心下痞満嘔者

㊔ **効能・効果** ㊇㊐㊈
（内用）激しいせき、咽喉痛、口内炎、しわがれ声、（外用）痔・脱肛の痛み《備考》注 体力に関わらず、使用できる
㊒ **目標** 咽痛
応用 のどの使い過ぎ、嗄声、咽痛
㊥ **目標** 清熱解毒、潤肺止咳、解痙止痛
応用 咽喉炎、口内炎、気管支炎、痙攣性疼痛、中毒、アナフィラキシーなどに、頓服的に用いる

甘草黄連石膏湯《かんぞうおうれんせっこうとう》《東洞》＝鵲石散《しゃくせきさん》 212

(勿) 甘草4.0 黄連1.5 石膏10.0

甘草乾姜湯《かんぞうかんきょうとう》《傷寒論》＝二神湯《にしんとう》

(般) 甘草4～8 乾姜2～4

(経) 甘草4.0 乾姜2.0

(龍) 甘草4.0 乾姜2.0 水120mLを以て煮て60mLに煮つめ二回に分服（便法 水半量で一日三回に分服）

甘草乾姜茯苓白朮湯《かんぞうかんきょうぶくりょうびゃくじゅつとう》＝苓姜朮甘湯《りょうきょうじゅつかんとう》 483

甘草乾姜茯苓朮湯《かんぞうかんきょうぶくりょうじゅつとう》＝苓姜朮甘湯《りょうきょうじゅつかんとう》 483

甘草瀉心湯《かんぞうしゃしんとう》《傷寒論》

(薬) 甘草瀉心湯 K27 ハンゲ5.0 カンキョウ2.5 ニンジン2.5 タイソウ2.5 オウゴン2.5 カンゾウ3.5 オウレン1.0 以上七味

【注】 胃痙攣〈漢方処方応用の実際〉

(勿) 傷寒發狂或棄衣奔走踰垣上屋

効能・効果 (湯)

(般) 体力虚弱で、手足が冷え、薄い唾液が口に溜まるものの次の諸症：頻尿、尿もれ、唾液分泌過多、鼻炎、しゃっくり、めまい

(龍) **目標** 足冷、咽中乾、煩躁吐逆、あるいは肺痿、涎沫を吐し遺尿、小便数 **応用** 煩躁、唾液分泌過多症、夜尿症、遺尿、気管支喘息

【注】 鼻炎、アレルギー性鼻炎

効能・効果 (湯)

(薬) 体力中等度で、みぞおちがつかえた感じがあり、ときにイライラ感、下痢、はきけ、腹が鳴るものの次の諸症：胃腸炎、口内炎、口臭、不眠症、神経症、下痢

(経) 半夏瀉心湯方内に甘草1.0を加う

(龍) **目標** 下痢、腹中雷鳴、心下痞硬

(経) 半夏5.0　黄芩2.5　乾姜2.5　人参2.5　大棗2.5　黄連1.0　甘草3.5

(龍) 甘草4.0　半夏8.0　黄芩3.0　乾姜3.0　人参3.0　大棗3.0　黄連1.0　水400 mLを以て煮つめ滓を去り、再び煮て120 mLに煮つめ三回に分服

甘草附子湯《かんぞうぶしとう》《傷寒論》

(般) 甘草2～3　加工ブシ0.5～2　白朮2～6　桂皮3～4

(経) 甘草2.0　朮6.0　桂枝3.5　附子1.0

(龍) 甘草2.0　白朮2.0　炮附子0.6（または白河附子1.0）　桂枝4.0　水240 mLを以て煮て120 mLに煮つめ滓を去り一日三回に分服（便法　水半量　常煎法）

甘草粉蜜湯《かんぞうふんみつとう》《金匱要略》

(経) 甘草2.0　白米粉1.0　蜂蜜4.0

(龍) 甘草2.0　米粉1.0　蜂蜜4.0　水120 mLを以て甘草を煮て80 mLに煮つめ滓を去り、他の2薬を加えて攪拌し、再び煮て薄い粥の如くし一回分40 mLを服用

満、乾嘔、心煩、あるいは黙々として眠らんと欲するも目を閉じることができず、臥起安からず、飲食を欲せず、声嗄するもの

応用　胃カタル、腸カタル、胃弱、胃拡張、幽門狭窄、神経性下痢、食傷、イレウス、慢性腸狭窄症、吐血、胃酸過多症、胃潰瘍、ノイローゼ、神経衰弱、不眠症、ヒステリー、嗄声

効能・効果　(湯)

(般) 体力虚弱で、痛みを伴うものの次の諸症：関節のはれや痛み、神経痛、感冒

(龍) **目標**　関節激しく疼煩して屈伸することができず、汗出で短気、小便不利、悪風あるいは身微腫などあるもの

応用　急性関節炎、ひょう疽、神経痛、化膿症

【注】　アレルギー性鼻炎

岩崎勲「麻黄を使えない人」（漢方の臨床第47巻11号24頁）

方極　治吐涎吐蟲　心痛發作有時者

(経) 甘草を煮て滓を去り白米粉、蜂蜜を入れる

(龍) **目標・応用**　腹痛

(勿) 諸薬を服して嘔逆止まざる

甘草麻黄湯《かんぞうまおうとう》《金匱要略》＝麻黄甘草湯《まおうかんぞうとう》

(経) 甘草1.5　麻黄3.0　以上一回量を煎じて頓服

甘竹茹湯《かんちくじょとう》《千金方》

(勿) 竹茹4.0　黄芩4.0　人参4.0　茯苓5.0　甘草2.5

甘麦大棗湯《かんばくたいそうとう》《金匱要略》

(薬) 甘麦大棗湯K29　カンゾウ5.0　タイソウ6.0　小麦20.0　以上三味

(経) 甘草5.0　大棗6.0　小麦20.0

(龍) 甘草3.0　小麦14.0　大棗2.5　水240mLを以て煮て120mLに煮つめ三回に分服(便法　水半量　常煎法)

(中) 炙甘草9(5)　浮小麦15(20)　大棗8(6)　水煎服

甘連湯《かんれんとう》《松原方函》

(柴) 甘草1.0　黄連1.0　紅花1.0　大黄1.0

方極　治喘急迫　或自汗　或不汗者

(矢) **目標**　喘息で全身、または上半身に浮腫を伴い、呼吸困難のもの

【注】 方極には麻黄甘草湯で記載

(勿) 治産後　内虚煩熱　短気

効能・効果 (湯)

(薬) 体力中等度以下で、神経が過敏で、驚きやすく、ときにあくびが出るものの次の諸症：不眠症、小児の夜泣き、ひきつけ

(龍) **目標**　婦人悲傷、欠伸、あるいは脾気弱きもの

応用　ヒステリー、憂鬱症、精神分裂病、夜鳴き、胃アトニー

(中) **目標**　養心安神、健脾緩中

応用　不眠症、自律神経失調症、更年期症候群、小児の夜驚症、ヒステリー発作、てんかん発作などで、心血虚、脾虚を呈するもの

(勿) 右ノ腋下臍傍ノアタリニ拘攣ヤ結塊ノアル処ヘ用フ

(柴) **応用**　初生児の胎毒

【注】 方輿輗には紅花なし。(勿)には紅花あり☞まくり445

甘連梔子湯《かんれんししとう》《大塚氏経験方》

㊕ 甘草4.0　黄連2.0　山梔子2.0

甘連大黄湯《かんれんだいおうとう》《本朝経験》

㊖ 甘草2.0　黄連2.0　大黄2.0
㊗ 甘草2.0　黄連2.0　大黄2.0

甘連大黄加石膏湯《かんれんだいおうかせっこうとう》《本朝経験》

㊖ 甘草2.0　黄連2.0　大黄1.0　石膏10.0

甘露飲《かんろいん》《和剤局方》

㊘ 熟地黄2～3　乾地黄2～2.5　麦門冬2～3　枳実1～2.5　甘草2～2.5　茵蔯蒿2～2.5　枇杷葉2～2.5　石斛2～2.5　黄芩2～3　天門冬2～3
㊖ 枇杷葉2.0　石斛2.0　黄芩2.0　枳実2.0　天門冬2.0　麦門冬2.0　乾地黄2.0　熟地黄2.0　茵蔯蒿2.0　甘草2.0
㊥ 生地黄　熟地黄　麦門冬　天門冬　枳殻　枇杷葉　石斛　黄芩　茵蔯蒿　炙甘草　等分を粗末とし、1回15～30を水煎服

㊕ **目標**　空腹時または食後の上腹部痛、心下部不快、胸やけなどがあり、潜血反応陽性のもの
応用　胃潰瘍、十二指腸潰瘍、胃酸過多症、慢性胃炎

㊗ **目標・応用**　結膜炎で充血羞明著しきもの。癇家鬱々として不眠、心悸亢進、心下痞するもの
☞甘連湯**72**　まくり**445**

【注】　甘連大黄湯と甘草黄連石膏湯**70**を参考

効能・効果　㊫
㊘ 体力中等度以下のものの次の諸症：口内炎、舌の荒れや痛み、歯周炎
㊥ **目標**　滋陰和胃、清熱化湿
応用　慢性歯周炎、歯槽のうろう、口内炎、咽喉炎、慢性胃炎などで、胃陰虚、湿熱を呈するもの

甘露消毒丹《かんろしょうどくたん》《温熱経緯》

㊥ 滑石15 茵蔯蒿15 黄芩9 菖蒲3 木通6 川貝母6 射干9 連翹9 薄荷9 白豆蔻3 藿香6 粉末を糊丸とし、1回9gずつ服用

冠心Ⅱ号方《かんしんにごうほう》《中国医学科学院》

㊥ 赤芍15 川芎15 紅花12 丹参24 降香12 水煎服

陥胸湯《かんきょうとう》 = 千金陥胸湯《せんきんかんきょうとう》 283

〈実際〉大黄1.0 黄連2.0 甘草1.0 栝楼実3.0

乾葛湯《かんかつとう》《医学入門》

(柴) 乾葛4.0 枳殻4.0 半夏4.0 生地黄4.0 杏仁4.0 黄芩2.0 甘草2.0 黒豆10.0 JP生姜1.0 茯苓4.0 白梅2.0

乾姜黄芩黄連人参湯《かんきょうおうごんおうれんにんじんとう》 = 乾姜黄連黄芩人参湯《かんきょうおうれんおうごんにんじんとう》

㊥ **目標** 清熱解毒、利湿
応用 伝染性肝炎、胆道感染症、腎盂炎、胃腸炎、インフルエンザ、日本脳炎、腸チフスなどで、湿温を呈するもの

㊥ **目標** 活血化瘀、止痛
応用 狭心症、冠不全、心筋梗塞の初期、脳血栓や脳栓塞の初期などで、血瘀を呈するもの
製剤 「冠元顆粒」一日分9g中(エキス4.5g中)川芎2.25 芍薬2.25 紅花2.25 木香1.125 丹参4.5 香附子1.125
【注】 認知症

(勿) 治胸中心下結積飲食不消
此方ハ大陥胸湯ト小陥胸湯トノ間ノ薬也

古今方彙(痔) 乾葛 枳殻 半夏 茯苓 生地黄 杏仁 黄芩 黒豆 生姜 白梅 甘草 姜棗蜜水煎
(柴) **応用** 酒客の痔

乾姜黄連黄芩人参湯《かんきょうおうれんおうごんにんじんとう》《傷寒論》

＝乾姜黄芩黄連人参湯《かんきょうおうごんおうれんにんじんとう》

(経) 乾姜3.0　黄連3.0　黄芩3.0　人参3.0

(龍) 乾姜3.0　黄芩3.0　黄連3.0　人参3.0

水240 mLを以て煮て80 mLに煮つめ、滓を去り二回に分服（便法　水半量　常煎法）

乾姜人参半夏丸料《かんきょうにんじんはんげがんりょう》《金匱要略》

(薬) 乾姜人参半夏丸料 K26　カンキョウ3.0　ニンジン3.0　ハンゲ6.0　以上三味

(薬) 乾姜人参半夏丸 K26① カンキョウ3.0　ニンジン3.0　ハンゲ6.0　生姜汁と米糊で120個とする。成人一回20個一日3回

(経) 乾姜3.0　人参3.0　半夏6.0

(龍) 乾姜人参半夏丸　乾姜1　人参1　半夏2　生姜汁を加えて0.3の糊丸とし30丸を三回に分服

乾姜附子湯《かんきょうぶしとう》《傷寒論》

(経) 乾姜2.0　附子1.0

(龍) 乾姜1.0　生附子0.5（または白河附子0.5）

水120 mLを以て煮て40 mLに煮つめ頓服（便法　乾姜3.0　白河附子1.0を水200 mLで煮て100 mLに煮つめ三回に分服）

傷寒論（厥陰）　乾姜　黄芩　黄連　人参各三両

方極　治心煩　心下痞鞕　而吐下者

(柴) **目標**　寒格吐下

応用　急性胃腸カタル

〈実際〉怪我のあとや手術のあとで、悪心、嘔吐があって、薬も食事ものどを通らないものには乾姜黄連黄芩人参湯を与えると、嘔吐が止むものである

金匱要略（婦人妊娠病）　乾姜　人参各一両　半夏二両

方極　治嘔吐不止　心下痞鞕者

効能・効果 (散)(湯)

(薬) 体力中等度以下で、はきけ・嘔吐が続きみぞおちのつかえを感じるものの次の諸症：つわり、胃炎、胃腸虚弱

(龍) **目標・応用**　妊娠悪阻、嘔吐

【注】 丸より料として用いるとよい〈藤平健〉

【注】 太陰虚に用いる（陽虚には小半夏加茯苓湯）

傷寒論（太陽中）　乾姜一両　附子一枚生用去皮切八片

類聚方広義　治下利煩躁而厥者

(龍) **目標**　昼日煩躁夜安静

応用　煩躁、じんま疹、皮膚病

乾姜苓朮湯《かんきょうりょうじゅつとう》 (中) ＝ 苓姜朮甘湯《りょうきょうじゅつかんとう》 483

乾地黄湯《かんじおうとう》《良方》

(勿) 地黄4.0 大黄1.0 黄連1.5 黄芩4.0
柴胡5.0 芍薬4.0 甘草2.5

寒六合湯《かんろくごうとう》 (中) ☞ 四物湯《しもつとう》 184

寛快湯《かんかいとう》《直指方》

(勿) 莎草4.0 烏薬3.0 枳実4.0 縮砂2.5
甘草2.5 橘皮2.0 木香2.0 紫蘇子

寛中湯《かんちゅうとう》

(経) 《東郭》 半夏6.0 茯苓6.0 厚朴2.0
紫蘇子1.5 甘草1.5 乾姜1.0

(龍) 寛中散《和剤局方》 香附子6.0 厚朴4.0
陳皮1.5 丁香1.5 縮砂1.5 白豆蔻0.5
甘草1.0 木香1.0 JP生姜1.0

緩痃湯《かんげんとう》《高階家》＝柴胡姜桂湯加芍別《さいこきょうけいとうかしゃくべつ》 160

(経) 柴胡6.0 桂枝3.0 栝楼根3.0 黄芩3.0

(勿) 婦人傷寒差後 猶有餘熱不去 謂之
遺熱 此方ハ大柴胡湯ノ變方

(勿) 治気不下降 大府渋滞
莎草：香附子

(龍) **目標** 気鬱、胃弱、胸つかえ、脹る
応用 食道狭窄、気鬱、胃アトニー

【注】 東郭方は半夏厚朴湯の蘇葉を紫蘇子に替え、甘草乾姜湯を合したもの

(勿) 柴胡 桂枝 乾姜 栝楼根 黄芩
牡蛎 甘草

(経) 柴胡姜桂湯161に別甲3.0、芍薬3.0を加う

牡蛎3.0　別甲3.0　芍薬3.0　乾姜2.0　甘草2.0

緩中湯《かんちゅうとう》《肘后方》＝茯苓緩中湯《ぶくりょうかんちゅうとう》420

(勿) 桂枝3.0　芍薬4.0　甘草2.0　生姜2.0
大棗6.0　黄芩4.0　茯苓6.0　枳実4.0

還魂湯《かんこんとう》《金匱要略》

(経) 麻黄3.0　杏仁3.0　甘草2.0

還睛丸《かんせいがん》《証治準縄》

(柴) 川芎3.0　蒺藜子3.0　木賊3.0　白朮3.0
羌活3.0　兎絲子3.0　熟地黄3.0　甘草1.0

還睛散《かんせいさん》《証治準縄》

(柴) 川芎3.0　草竜胆3.0　草決明3.0　石決明3.0
荊芥2.0　枳実2.0　炙甘草2.0　菊花1.5
麻子仁4.0　白茯苓4.0

【注】 痃癖①臍の両傍がすじばる②肩項の強痛

(勿) 此方ハ小建中ノ變方ニテ能中氣ヲユルメ積聚ヲ和スルノ力ラアリ

金匱要略（雑療方）　麻黄三両去節　杏仁去皮尖七十箇　甘草一両炙　救卒死客忤死

和剤局方（七巻）　白朮生用　菟絲子酒浸別研　青葙子去土　防風去蘆　甘草炙　羌活去苗　白蒺藜炒去尖　密蒙花木賊去節

(柴) **応用**　結膜炎

(柴) **応用**　翼状片

き

奇良附湯《きらぶとう》《華岡》

(勿) 遺糧4.0　人参3.0　附子0.2　桔梗4.0
桂枝3.0　乾姜2.0　当帰4.0　黄耆4.0　甘草2.5

枳朮湯《きじゅつとう》《金匱要略》

(経) 枳実6.0　朮2.0

(龍) 枳実3.5　白朮2.0　水200mLを以て煮て120mLとし三回に分服(便法　水半量　常煎法)

枳実薤白桂枝湯《きじつがいはくけいしとう》《金匱要略》

(経) 枳実2.0　厚朴2.0　薤白6.0　桂枝1.0
栝楼実1.0

(龍) 枳実3.0　厚朴4.0　薤白8.0　桂枝1.0
栝楼実2.0　水200mLを以て枳実厚朴を煮て80mLとし、滓を去り他の諸薬を入れて数回沸騰させ、三回に分服

(中) 枳実6　厚朴6　薤白12　桂枝3
栝楼仁3　水煎服

枳実梔子湯《きじつししとう》《傷寒論》＝枳実梔子豉湯《きじつしししとう》79

(勿) 治黴毒一切痼疾　身體羸痩虚弱　不可與峻劑者

金匱要略(水気病)　心下堅、大如盤、辺如旋盤、水飲所作
方極　治心下堅満小便不利者

(龍) **目標**　水飲、心下堅
応用　腎炎、ネフローゼ、脚気

金匱要略(胸痺)　枳実四枚　厚朴四両
薤白半斤　桂枝一両　栝楼実一枚擣

(龍) **目標**　胸満痛、心中痞気
応用　肋間神経痛、心痛、狭心症、胆石症、胃痛

(中) **目標**　通陽散結、豁痰下気

枳実梔子豉湯《きじつしししとう》《傷寒論》＝枳実梔子湯《きじつししとう》

(経) 枳実2.0　山梔子4.0　香豉8.0

(龍) 枳実2.0　山梔子1.4　香豉14.0　水280mLを空煮して160mLとし、枳実　山梔子を入れて煮て80mLに煮つめ、香豉を加えて再び煮て五・六回沸騰させ、滓を去り二回に分服

（便法　水半量　常煎法）

枳実梔子大黄湯《きじつししだいおうとう》

＝(経)梔子大黄湯《ししだいおうとう》192　枳実梔子大黄豉湯《きじつししだいおうしとう》

枳実梔子大黄豉湯《きじつししだいおうしとう》《傷寒論》

＝梔子大黄湯《ししだいおうとう》

(経) 山梔子2.0　大黄1.0　枳実1.0　香豉6.0

枳実芍薬散《きじつしゃくやくさん》《金匱要略》

(経) 枳実　芍薬各等分　二味細末とし一回1.0を服用一日三回

(龍) 枳実　芍薬等分　粉末6.0を三回に分服、麦粥で服用

傷寒論（陰陽易）　枳実三枚炙　梔子十四箇擘　豉一升綿裹

(龍) **目標・応用**　大病差後労復、あるいは微熱、あるいは不眠、あるいは食欲不振、あるいは胸苦しきもの

加減方

宿食あるもの：加大黄1.0

【注】 傷寒論の成本、玉函本は「枳実梔子豉湯」。宋本、康平本は「枳実梔子湯」

傷寒論（陰陽易の枳実梔子湯方の文末にあり）　若有宿食者、内大黄如博碁子五六枚、服之愈

(龍) **目標**　枳実梔子豉湯の証で宿食のあるものに用いる

金匱要略（婦人産後）　枳実焼令黒勿太過　芍薬等分

(龍) **目標・応用**　産後の腹痛煩満、あるいは化膿症疼痛、あるいはしこり

【注】 これに桔梗を加えたものが排膿散である

【注】「産後の腹痛煩満」とは虚して熱をもつため

枳実大黄湯《きじつだいおうとう》《宝鑑》

(経) 大黄4.0 羌活2.0 当帰1.5 枳実1.0

枳実導滞丸《きじつどうたいがん》《内外傷弁惑論》

(中) 枳実9 大黄9 黄芩9 黄連9
白朮9 茯苓9 沢瀉6 神麹12 水煎服

枳縮二陳湯《きしゅくにちんとう》《万病回春》

(般) 枳実1～3 縮砂1～3 半夏2～3
陳皮2～3 香附子2～3 木香1～2
草豆蔻1～2 乾姜1～2 厚朴1.5～2.5
茴香1～2.5 延胡索1.5～2.5 甘草1
生姜1～1.5（ヒネショウガを使用する場合）
茯苓2～3

(経) 枳実1.5 縮砂1.5 半夏3.0 茯苓3.0
陳皮2.0 香附子2.0 厚朴2.0 延胡索2.0
茴香1.0 木香1.0 草豆蔻1.0 JP生姜1.0
甘草1.0

(龍) 枳実3.0 縮砂3.0 半夏3.0 陳皮3.0
香附子3.0 厚朴2.5 小茴香2.5 延胡索2.5
木香2.0 草豆蔻2.0 乾姜2.0 甘草1.0

帰耆建中湯《きぎけんちゅうとう》《華岡》

(薬) 帰耆建中湯 K31 トウキ4.0 ケイヒ4.0

【注】 大黄 枳実から小承気湯の類と考えられる

(中) **目標** 消食導滞、清熱利湿、補脾
応用 急性消化不良症、胃腸炎、細菌性下痢などで、食滞、脾胃湿熱を呈するもの

万病回春（心痛） 枳実麵炒 砂仁 半夏姜汁炒 陳皮 香附子各二銭 木香 草豆蔻 乾姜炒各五分 厚朴姜汁炒 茴香酒炒 元胡索 甘草各八分 右剉一剤 生姜三片 水煎入竹瀝磨木香同服

効能・効果 (湯)
(般) 体力中等度以下で、胃腸が弱いものの次の諸症：悪心、嘔吐、胃痛、胃部不快感、胸痛

(龍) **目標** 痰飲性の腰背痛、吃逆、嘔吐
応用 胃痛、慢性胃炎、背痛、肋間神経痛、胸痛、腰痛、狭心症、心臓ノイローゼ、留飲症

瘍科方筌（華岡・癰疽） 黄耆 当帰 桂枝 芍薬 甘草 大棗 生姜

効能・効果 (湯)

ショウキョウ1.0　タイソウ4.0　シャクヤク5.0　カンゾウ2.0　オウギ2.0　以上七味

(経) 当帰4.0　桂枝4.0　生姜4.0（JP生姜1.0）　大棗4.0　芍薬5.0　甘草2.0　黄耆2.0（大虚のときは飴を用う）

(龍) 黄耆2.0　当帰4.0　桂枝3.0　大棗3.0　甘草3.0　芍薬6.0　JP生姜1.0

(中) 当帰建中湯に黄耆を加える

帰耆六君子湯《きぎりっくんしとう》《森田》

(柴) 当帰3.0　黄耆3.0　半夏4.0　白朮4.0　茯苓4.0　人参4.0　陳皮2.0　大棗2.0　甘草1.0　JP生姜1.0

帰荊湯《きけいとう》《易簡方》

(勿) 当帰4.0　荊芥4.0　以上二味、酒水煎

帰地二陳湯《きじにちんとう》＝金水六君煎《きんすいりっくんせん》97

帰芎異功散《きしゃくいこうさん》☞帰芎六君子湯《きしゃくりっくんしとう》

(薬) 体力虚弱で、疲労しやすいものの次の諸症：虚弱体質、病後・術後の衰弱、ねあせ、湿疹・皮膚炎、化膿性皮膚疾患

(龍) 当帰建中湯方中に黄耆2.0を加う
目標 肉芽悪く分泌薄く治りにくい化膿症
応用 潰瘍、漏孔、皮膚病、慢性中耳炎、蓄膿症、痔漏

(中) **目標** 気血双補、生肌、緩急止痛、温中補虚
応用 黄耆建中湯、当帰建中湯に準じ、気血両虚を呈するもの
このほか、慢性中耳炎、カリエス、慢性骨髄炎、慢性皮膚化膿症などの慢性炎症で、気血両虚を呈するものにも用いる

(柴) **応用** 萎縮性歯槽膿漏

(勿) 治風痙　昏迷　吐沫抽掣　背脊強直　産後痙通用

帰芍六君子湯《きしゃくりっくんしとう》《和剤局方》＝健脾柔肝湯《けんぴじゅうかんとう》

(中) 六君子湯に当帰6 白芍3を加える

(中) **目標** 補気健脾、理気化痰、補血
応用 六君子湯とほぼ同じで、血虚の症候を伴うもの
加減方
舌質紅、少苔、痰湿の症状ないとき：去半夏(帰芍異功散)

帰脾湯《きひとう》《済生方》

(薬) 帰脾湯 K32 ニンジン2.0 ブクリョウ2.0 トウキ2.0 カンゾウ1.0 タイソウ1.5 ビャクジュツ2.0 オウギ2.0 オンジ1.0 モッコウ1.0 ショウキョウ0.5 リュウガンニク2.0 サンソウニン2.0 以上十二味

(経) 黄耆2.0 当帰2.0 人参3.0 朮3.0 茯苓3.0 酸棗仁3.0 竜眼肉3.0 甘草1.0 JP生姜1.0 木香1.0 遠志1.5 大棗1.5

(龍) 黄耆4.0 人参4.0 白朮4.0 茯苓4.0 酸棗仁4.0 竜眼肉4.0 当帰2.0 遠志2.0 大棗2.0 甘草1.0 木香1.0 JP生姜1.0

(中) 黄耆9(2) 党参9(人参3) 白朮9(3) 当帰6(2) 茯神9(茯苓3) 竜眼肉9(3) 酸棗仁9(3) 遠志3(2) 炙甘草5(1) 木香1.5(1)(後下) 大棗5(2) 生姜3(1) 水煎服

万病回春(健忘) 人参 白朮 黄耆炒 白茯苓去皮 龍眼肉 当帰 遠志 甘草炮去心 酸棗仁炒各等分 木香 右剉一剤 生姜三片 棗一枚 水煎服

効能・効果 (湯)
(薬) 体力中等度以下で、心身が疲れ、血色が悪いものの次の諸症：貧血、不眠症、神経症、精神不安

(龍) **目標** 不眠発熱盗汗 あるいは思慮過度、あるいは健忘、胸さわぎ、驚悸、あるいは嗜臥食欲不振、あるいは憂思発熱、あるいは体痛大便調わず、あるいは月経不順、暮方に発熱、あるいは頸腺腫脹
応用 神経衰弱、健忘症、ノイローゼ、神経性心悸亢進症、食欲不振、胃アトニー、胃下垂、貧血、吐血、肛門出血、血尿、月経不順、子宮出血、遺精

(中) **目標** 気血双補、補脾、養心安神
応用 自律神経失調症、更年期症候群、心臓神経症、不安神経症、不眠症、健忘症、貧血症、低タンパク血症、血小板無力症、慢性胃腸炎、神経性胃炎、不正性器出血などで心脾両虚を呈するもの
加減方
(中) 心脾両虚・血虚の強いもの：加熟地黄15(黒帰脾湯)

帰母苦参丸《きぼくじんがん》《金匱要略》 =当帰貝母苦参丸《とうきばいもくじんがん》360

(漢) 当帰 苦参 貝母

桔梗湯《ききょうとう》

(薬) 桔梗湯 K30 キキョウ2.0 カンゾウ3.0 以上二味

(経)《傷寒論》 桔梗2.0 甘草3.0 以上一日量を法のごとく煎じ一日二回に服用

(経)《外台秘要》 桔梗3.0 地黄4.0 当帰4.0 木香1.0 甘草2.0 敗醤2.0 桑白皮2.0 薏苡仁8.0

(龍)《傷寒論》 桔梗1.0 甘草2.0 水120mLを以て煮て40mLとし二回に分服(便法 桔梗1.5 甘草3.0として水半量 常煎法)

(中) 桔梗3 生甘草3 水煎服

桔梗解毒湯《ききょうげどくとう》《方輿輗》

(経) 山帰来3.0 川芎3.0 芍薬3.0 桔梗3.0 大黄1.0 黄耆2.0 甘草1.5

桔梗解毒湯去黄耆甘草加石膏木通《ききょうげどくとうきょおうぎかんぞうかせっこうもくつう》 =咽疳解毒湯《いんかんげどくとう》9

金匱要略(婦人妊娠病) 当帰 貝母 苦参各四両
妊娠小便難。飲食如故

(漢) **応用** 尿閉、小便頻数、尿道狭窄
19・7・7・61

傷寒論(少陰) 桔梗一両 甘草二両

(勿) 桔梗 木香 地黄 甘草 敗醤 薏苡 桑白 当帰 療肺癰 経時不差

(薬) **効能・効果** (湯)
体力に関わらず使用でき、のどがはれて痛み、ときにせきがでるものの次の諸症：扁桃炎、扁桃周囲炎
目標・応用 咽痛、咽頭カタル

(中) **目標** 清熱解毒、祛痰排膿
応用 扁桃、咽喉、気道の炎症に対する補助薬として使用する
加減方
炎症が強く発熱、口渇あるもの：去生甘草、加石膏(桔梗石膏湯)

方輿輗(黴瘡) 仙遺糧八銭或十銭二十銭至五十銭 桔梗一銭 甘草 川芎 餘容各三分 黄耆 大黄各二分

(柴) **目標** 咽喉結毒

桔梗石膏湯《ききょうせっこうとう》☞小柴胡湯加桔梗石膏

桔梗白散《ききょうはくさん》《金匱要略》＝(矢)白散《はくさん》

(経) 桔梗3分　貝母3分　巴豆1分（外皮を去り熬りて後乳鉢にて研和し脂の如くす）　以上細末として混和し一回量0.5を温湯にて頓服

耆芍桂枝苦酒湯《ぎしゃくけいしくしゅとう》＝黄耆芍薬桂枝苦酒湯《おうぎしゃくやくけいしくしゅとう》29

(漢) 黄耆5.0　芍薬3.0　桂枝3.0　以上三味酢2勺と水1合4勺とを混ぜたるものにて煮て6勺に煮つめ三回に分けて温服

起癈丸《きはいがん》《和田啓十郎》

(経) 乾漆1.0　桃仁1.0　伯州散1.0　大黄2.0　以上一日三回に分服

亀板湯《きばんとう》《本朝経験》

(経) 亀板4.0　芍薬4.0　川芎4.0　石決明4.0　当帰5.0　地黄5.0

【注】 咽の痛い時に、小柴胡湯、葛根湯などに加える
剤　桔梗4部　石膏10部

金匱要略（肺痿肺癰欬嗽上気）　桔梗　貝母各三分　巴豆一分去皮熬研如脂
(矢) **応用**　肺壊疽の初期、急性肺炎の初期、咽喉ジフテリア、喘息発作時、ただし虚弱者には用いられない
【注】 本方は劇剤である。もし服用後瀉下やまぬときは冷水一杯を飲むとただちに止まる（巴豆剤）

金匱要略（水気）　黄耆五両　芍薬三両　桂枝三両　右三味　以苦酒一升　水七升　相和煮取三升　温服一升　當心煩　服至六七日乃解
方極　治身体腫、発熱汗出、汗沾衣、色正黄如蘗汁者
(漢) **応用**　桂枝加黄耆湯で効あるも十分でなかった耳病に用う
8・3・12・52

〈医典〉では、上記量を米粉で丸として一日量とし、三回分服と記載している
☞伯州散390

(勿)（本朝経験）　亀板　芍薬　川芎　当帰　地黄　石決明
(龍) **目標**　腰脚麻痺、腰抜け、いざり
応用　麻痺、小児麻痺、脊髄脊椎疾患

(龍) 当帰6.0　熟地黄6.0　亀板4.0　芍薬4.0
川芎4.0　石決明4.0

葵子茯苓散《きしぶくりょうさん》《金匱要略》

(経) 葵子5.0　茯苓3.0　二味を杵きて細末とし
一回1.0を服用

菊花茶調散《きっかちゃちょうさん》 ☞ 川芎茶調散《せんきゅうちゃちょうさん》 285

橘皮湯《きっぴとう》《金匱要略》

(経) 橘皮3.0　生姜6.0（JP生姜1.5）

橘皮枳実生姜湯《きっぴきじつしょうきょうとう》《金匱要略》

(経) 橘皮3.0　枳実2.0　生姜6.0（JP生姜1.5）
(龍) 橘皮16.0　枳実3.0　生姜8.0　水200 mLを以て
煮て80 mLとし二回に分服（便法　橘皮8.0
枳実1.5　ひね生姜4.0　水半量　常煎法）

橘皮大黄朴硝湯《きっぴだいおうぼくしょうとう》《金匱要略》

(経) 橘皮2.0　大黄2.0　芒硝3.0

金匱要略（婦人妊娠）　葵子一斤　茯苓
三両
(経) 妊娠中にむくみがあらわれ、小便の
量が減じ、ぞくぞくとさむけがして起
きあがるとめまいがする

金匱要略（嘔吐噦下痢）　橘皮四両　生
姜半斤
【注】 しゃっくり、からえづき

金匱要略（胸痺）　橘皮一斤　枳実三両
生姜半斤
(龍) **目標** 胸痛、胸中ふさがり息が切れ
るもの
応用 肋間神経痛、喘息、肺気腫
合茯苓杏仁甘草湯
〈漢方処方応用の実際　山脇東洋〉

金匱要略（禽獣魚蟲禁忌）　橘皮一両
大黄二両　朴消二両
方極　治心胸間有宿滞而結者

橘皮竹茹湯《きっぴちくじょとう》《金匱要略》

(経) 橘皮4.0 竹茹2.0 大棗6.0
生姜6.0（JP生姜1.5） 甘草3.0 人参1.5
(龍) 橘皮16.0 竹茹2.0 大棗7.0 ひね生姜8.0
甘草5.0 人参1.0 水400mLを以て煮て120mLと
し三回に分服（便法 常煎法）
(中) 橘皮12 竹茹6 大棗18 JP生姜3
炙甘草9 人参4 水煎服

橘皮半夏湯《きっぴはんげとう》《医通》

(経) 柴胡3.0 橘皮3.0 杏仁3.0 桔梗3.0
半夏4.0 茯苓4.0 香附子4.0 桑白1.0
紫蘇子1.0 JP生姜1.0
(龍) 柴胡3.0 橘皮3.0 杏仁3.0 桔梗3.0
半夏6.0 茯苓6.0 香附子6.0 桑白皮1.5
紫蘇子1.5 JP生姜1.0

逆挽湯《ぎゃくばんとう》《名古屋玄医》

(経) 白朮3.0 桂枝3.0 人参3.0 茯苓3.5
JP生姜1.5 枳実2.0 甘草2.5

九仙散《きゅうせんさん》《医学正伝》

(中) 人参6 款冬花6 桔梗3 桑白皮6

金匱要略（嘔吐噦下利） 橘皮二升 竹茹二升 大棗三十枚 生姜半斤 甘草五両 人参一両
(龍) **目標・応用** しゃっくり、百日咳
(中) **目標** 理気降逆、補気清熱

(勿) 柴胡 紫蘇子 橘皮 半夏 茯苓 莎草 桑白 杏仁 桔梗 生姜
(龍) **目標** 咳嗽あるいは微熱を伴う
応用 感冒、咽頭カタル、喫煙家

医方問余（名古屋玄医・痢疾） 蒼朮 肉桂各一銭 松腴 乾姜各八分 枳殻五分 人参六分 甘草少 生姜一銭水煎服
(柴) **目標** 裏急後重、血便
桂枝人参湯加枳実茯苓

医学正伝（巻二） 人参 款冬花 桑白皮 桔梗 阿膠炒成珠子 五味子各一銭 烏梅一個 貝母半銭 罌粟殻去穣

五味子4　阿膠9　川貝母6　罌粟殻4
水煎服

九痛丸《きゅうつうがん》《金匱要略》
(経) 附子3.0　生狼牙1.0　巴豆1.0　人参1.0
乾姜1.0　呉茱萸1.0　以上細末とし煉蜜にて
丸とし一回1.0を酒にて服用

芎黄円《きゅうおうえん》《楊氏》＝(薬)応鐘散《おうしょうさん》27　芎黄散《きゅうおうさん》
(龍) 川芎　大黄各等分　蜂蜜で0.3の丸薬とし
て6.0～9.0を三回に分服

芎黄散《きゅうおうさん》＝(薬)応鐘散《おうしょうさん》27　芎黄円《きゅうおうえん》

芎帰湯《きゅうきとう》《千金方》
(経) 川芎4.5　当帰6.0

芎帰膠艾湯《きゅうききょうがいとう》《金匱要略》
＝大膠艾湯《だいきょうがいとう》　膠艾湯《きょうがいとう》　膠艾四物湯《きょうがいしもつとう》
(薬) 芎帰膠艾湯K33　センキュウ3.0
カンゾウ3.0　トウキ4.0　シャクヤク4.0
ジオウ5.0　ガイヨウ3.0　以上六味

蒂蓋蜜炙二銭　右細切作一服加生姜三
片水二盞煎至一盞温服
(中) **目標**　補養気陰、斂肺止咳

金匱要略（胸痺心痛短気）　附子三両炮
生狼牙一両炙香　巴豆一両去皮心熬研
如脂　人参　乾姜　呉茱萸各一両　治
九種心痛

(勿) 川芎　大黄
(龍) **目標・応用**　便秘、頭痛、のぼせ
(柴) **応用**　頭瘡、耳鳴りには葛根湯、苓
桂朮甘湯に合方する

和剤局方（巻九）　当帰去蘆洗焙　芎藭
各等分
(柴) **応用**　月経痛、産前後の危急

金匱要略（婦人妊娠）　芎藭　阿膠　甘
草各二両　艾葉　当帰各三両　芍薬
乾地黄各四両　右七味以水五升清酒三
升合煮取三升去滓内膠令消尽温服一升
日三服
効能・効果 (湯)
(薬) 体力中等度以下で、冷え症で、出血
傾向があり胃腸障害のないものの次の

アキョウ3.0（冲服）
(経) 川芎3.0　甘草3.0　艾葉3.0　当帰4.5　芍薬4.5　乾地黄6.0　以上法のごとく煎じ滓を去り阿膠3.0を加え再び火にのせ溶解しつくすを度としこれを温服
(龍) 川芎2.0　阿膠2.0　甘草2.0　艾葉3.0　当帰3.0　芍薬4.0　乾地黄4.0　水200mLと日本酒80mLを以て阿膠以外の薬を煎て120mLに煮つめ滓を去り、阿膠を入れて溶解し、三回に分服（便法　日本酒を省き常煎法）
(中) 熟地黄18（6）　白芍9（4）　当帰9（4）　阿膠9（3）（溶解）　艾葉5（3）　川芎5（3）　炙甘草5（3）　水煎服

芎帰合甘草乾姜湯《きゅうきごうかんぞうかんきょうとう》

(龍)* 川芎4.0　甘草4.0　当帰5.0　乾姜2.0

芎帰調血飲《きゅうきちょうけついん》《万病回春》

(薬) 芎帰調血飲K34　トウキ2.0
センキュウ2.0　ジオウ2.0　ビャクジュツ2.0
ブクリョウ2.0　チンピ2.0　コウブシ2.0
ボタンピ2.0　タイソウ1.5　カンゾウ1.0
ショウキョウ1.0　ウヤク2.0　ヤクモソウ1.5
以上十三味
(経) 当帰2.0　川芎2.0　熟地黄2.0　朮2.0　茯苓2.0　陳皮2.0　烏薬2.0　香附子2.0

諸症：痔出血、貧血、月経異常・月経過多・不正出血、皮下出血
(龍) **目標・応用**　子宮出血、血尿、肛門出血、腰脚冷え、あるいは下腹痛
(中) **目標**　補血止血、調経安胎
応用　不正性器出血、月経過多、切迫流産、産後の子宮収縮不全による出血、血小板減少性紫斑病などで、血虚の症候を呈するもの
(柴) 大膠艾湯《千金方》　芎帰膠艾湯に乾姜を加う

(龍)* **目標・応用**　月経痛、分娩後の下腹痛

万病回春（産後）　当帰　川芎　白朮去蘆　白茯苓去皮　熟地黄　陳皮　烏薬　香附子童便炒　乾姜炒黒　益母草　牡丹皮　甘草　右剉一剤　生姜一片　棗一枚　水煎温服
(薬) **効能・効果**　(湯)
体力中等度以下のものの次の諸症。ただし産後の場合は体力に関わらず使用できる。：月経不順、産後の神経症・体力低下
(龍) **目標**　産後の諸病、気血虚、胃弱、悪露、貧血、出血過多、飲食不調、発熱悪寒、自汗口乾、心煩喘息、心腹疼

牡丹2.0　益母草1.5　大棗1.5　乾姜1.0
甘草1.0

(龍) 当帰3.5　川芎3.5　白朮3.5　茯苓3.5
熟地黄3.5　陳皮3.5　烏薬3.5　香附子3.5
牡丹皮3.5　乾姜2.0　益母草2.0　大棗2.0
JP生姜1.0

(中) 当帰2　川芎2　熟地黄2　白朮2
茯苓2　陳皮2　烏薬2　香附子2
牡丹皮2　益母草2　大棗2　乾姜1
炙甘草1　水煎服

芎帰調血飲第一加減《きゅうきちょうけついんだいいちかげん》《一貫堂》

(薬) 芎帰調血飲第一加減 K35　トウキ2.0
ジオウ2.0　ブクリョウ2.0　ウヤク2.0
ボタンピ2.0　タイソウ1.5　ショウキョウ1.0
センキュウ2.0　ビャクジュツ2.0　チンピ2.0
コウブシ2.0　ヤクモソウ1.5　カンゾウ1.0
トウニン1.5　コウカ1.5　キジツ1.5
ケイヒ1.5　ゴシツ1.5　モッコウ1.5
エンゴサク1.5　シャクヤク1.5　以上二十一味

(中) 芎帰調血飲に白芍3　桃仁3　紅花2
牛膝2　枳殻2　木香2　延胡索3
肉桂1を加える。水煎服

痛、脇肋脹満、眩暈、耳鳴り、口噤不語、昏迷など

応用、産後の貧血、ノイローゼ、血の道症、月経不順

(中) **目標** 活血化瘀、補血、理気健脾

応用 産後の衰弱や悪露停滞、月経不順、骨盤内血腫やうっ血、外傷後遺症などで、血瘀に気血両虚を伴うもの

【注】 万病回春（産後門）には、芎帰調血飲はなく、同じ生薬構成で芎帰補血飲がある

効能・効果 (湯)

(薬) 体力中等度以下のものの次の諸症。ただし産後の場合は体力に関わらず使用できる。：血の道症、月経不順、産後の体力低下

(中) **目標** 活血化瘀、理気止痛、補血健脾、温裏祛寒

応用 月経不順、月経困難症、無月経、骨盤内うっ血、骨盤内炎症、子宮筋腫、外傷後遺症などで、血瘀、気血両虚で寒証を呈するもの

芎帰補中湯《きゅうききほちゅうとう》《万病回春》

(経) 黄耆2.5　人参2.5　白朮2.5　当帰2.5
芍薬2.5　川芎2.5　阿膠1.5　乾姜1.0　杜仲1.0
木香1.0　甘草1.0　五味子0.6

芎芷散《きゅうしさん》《医学入門》

(柴) 白芷1.0　紫蘇葉1.0　甘草1.0　菖蒲2.0
陳皮2.0　細辛2.0　厚朴2.0　半夏2.0　木通2.0
桂枝2.0　川芎2.0　蒼朮2.0　JP生姜1.0　葱白

芎芷香蘇散《きゅうしこうそさん》《済生方》

(経) 川芎2.0　白芷2.0　香附子2.0　陳皮2.0
葱白2.0　羌活2.0　JP生姜1.0　薄荷1.0
紫蘇葉1.0　甘草1.0

宮外孕方《きゅうがいようほう》《山西医学院》

(中) ［Ⅰ号方］丹参15　赤芍9　桃仁9
乳香9　没薬9　水煎服
(中) ［Ⅱ号方］Ⅰ号方に三稜6　莪朮6を加える。水煎服

救逆湯《きゅうぎゃくとう》

＝桂枝去芍薬加蜀漆竜骨牡蛎救逆湯《けいしきょしゃくやくかしょくしつりゅうこつぼれいきゅうぎゃくとう》（傷寒論のみ）

万病回春（妊娠）　黄耆蜜炙　人参　白朮　当帰　川芎　白芍酒炒　乾姜煨炒　阿膠　五味子　杜仲酒炒　木香　甘草
(柴) **応用**　妊娠虚弱流産癖

古今方彙（耳）　白芷　菖蒲　蒼朮　陳皮　細辛　厚朴　半夏　甘草　木通　紫蘇　辣桂各二分半　川芎二分　姜葱煎服
(柴) **目標**　風寒耳鳴
【注】 (柴)に葱白の分量不明

衆方規矩（感冒・香蘇散）　頭痛ニハ芎芷ヲ加テ芎芷香蘇散ト名クモッハラ気鬱ノ頭痛ヲ治ス
☞香蘇散《こうそさん》147

(中) **目標**　活血破瘀、消癥痛
応用　子宮外妊娠
【注】 専門家以外が安易に使用すべきでない

傷寒論（太陽中）　桂枝三両去皮　甘草二両炙　生姜三両切　大棗十二枚擘　牡蛎五両熬　蜀漆三両洗去腥　龍骨四

(経)《傷寒論》 桂枝4.0 生姜4.0（JP生姜1.0）
大棗4.0 蜀漆4.0 甘草2.0 牡蛎6.0 竜骨5.0

(龍)《傷寒論》 桂枝3.0 大棗3.0 生姜3.0
蜀漆3.0 牡蛎5.0 竜骨4.0 甘草2.0 水480mL
を以て蜀漆を煮て400mLに煮つめ、他の諸薬を入れて再び煮つめ、滓を去り、三回に分服（便法蜀漆を去り常煎法）

㊥《温病条弁》 加減復脈湯41の麻子仁を去り竜骨、牡蛎を加えたもの

挙元煎《きょげんせん》《張景岳方》

㊥ 黄耆24 人参6 白朮9 炙甘草3
升麻6 水煎服

去杖湯《きょじょうとう》 ＝ 芍薬甘草湯《しゃくやくかんぞうとう》 210

祛風懊明丸料《きょふうおうめいがんりょう》《証治準縄》

(柴) 大胡麻3.0 蒼朮3.0 牛膝3.0 石菖蒲3.0
苦参3.0 何首烏3.0 栝楼根3.0 威霊仙3.0
当帰2.0 川芎2.0 甘草1.0

祛風清熱散《きょふうせいねつさん》《寿世保元》

(柴) 当帰3.0 川芎3.0 芍薬3.0 地黄3.0

両
(龍) **目標** 火邪、亡陽驚狂、臥起不安、虚証で腹動のぼせひどきもの
応用 火傷、灸などの火熱による誤治後、高血圧症や脳溢血でのぼせるもの
㊥ **目標** のぼせ、いらいら、動悸などの興奮症状を鎮める
【注】 傷寒論方と温病条弁方は同名異方。桂枝去芍薬加蜀漆竜骨牡蛎救逆湯の名称は、傷寒論方のみ

景岳全書（巻五十一）（新方八陣） 人参
炙黄耆各三～五銭 炙甘草一～二銭
炒升麻五～七分 炒白朮一～二銭
㊥ **目標** 補気健脾、升陽挙陥
応用 補中益気湯に準じる
中気下陥

(柴) **目標** 白屑風、ふけ

古今方彙（目） 帰尾 赤芍 川芎 生地黄 黄連 黄芩 梔子 連翹 薄荷 防風 荊芥 羌活 桔梗 枳殻 白芷

黄芩2.0　連翹2.0　防風2.0　羌活2.0　桔梗2.0
燈心草2.0　黄連1.0　山梔子1.0　薄荷1.0
荊芥1.0　枳殻1.0　白芷1.0　甘草1.0

(柴)応用　結膜炎
甘草　燈心草水煎

祛風敗毒散《きょふうはいどくさん》《寿世保元》

(柴) 枳殻1.5　赤芍1.5　前胡1.5　柴胡1.5
荊芥2.0　薄荷2.0　牛旁子2.0　蒼朮2.0
独活2.0　白姜蚕2.0　連翹2.0　川芎2.0
羌活2.0　蝉退1.0　甘草1.0　JP生姜1.0

古今方彙（臁瘡）枳殻　赤芍　前胡　柴胡各五分　荊芥　薄荷　牛子　蒼朮　各六分　獨活　姜蚕　連翹　各七分　川芎　羌活各八分　蝉退　甘草各三分　生姜水煎

(柴)**応用**　湿疹、皮膚炎、SLE

【注】麻黄・地黄を受けつけず黄連・黄芩で効かないもの

祛風補腎湯《きょふうほじんとう》

(漢) 当帰　芍薬　川芎　生地黄　甘草　黄芩
燈心草　荊芥　薄荷　桔梗　連翹　羌活
枳殻　防風　白芷

(漢)**応用**　胃アトニー、胃下垂
21・8・2・22

杏蘇散《きょうそさん》

(薬) 杏蘇散料 K37　ソヨウ3.0　ゴミシ2.0
キョウニン2.0　ダイフクヒ2.0　ウバイ2.0
シオン1.0　キキョウ1.0　ソウハクヒ1.0
カンゾウ1.0　チンピ1.0　マオウ1.0　以上十
一味　アキョウ1.0（冲服）

(経)《直指方》紫蘇葉3.0　五味子2.0　大腹皮2.0
烏梅2.0　杏仁2.0　陳皮1.5　桔梗1.5　麻黄1.5
桑白皮1.5　阿膠1.5　紫苑1.5　甘草1.0

衆方規矩（咳嗽）紫蘇七分　五味子　大腹皮　烏梅　杏仁各五分　陳皮　桔梗　麻黄　桑白皮　阿膠各二分半　紫苑三分　甘草二分

効能・効果 (湯)
(薬) 体力中等度以下で、気分がすぐれず、汗がなく、ときに顔がむくむものの次の諸症：せき、たん、気管支炎

(中)**目標**　辛温解表、宣肺、化痰止咳
応用　感冒、気管支炎などで、涼燥の表証を呈するもの。慢性気管支炎、気管支拡張などで、痰湿の咳嗽を呈するもの

㊥《温病条弁》紫蘇葉6　製半夏6　前胡6
桔梗6　杏仁6　茯苓9　枳殻3　陳皮3
炙甘草3　生姜2　大棗2　水煎服

杏仁五味子湯《きょうにんごみしとう》《家方》

(勿) 杏仁4.0　五味子0.5　茯苓5.0　甘草2.5

杏酪湯《きょうらくとう》《朝鮮傳》

(勿) 杏仁3.0　麦門冬4.0　氷糖6.0

姜桂湯《きょうけいとう》 ＝柴胡桂枝乾姜湯《さいこけいしかんきょうとう》160

羌活勝湿湯《きょうかつしょうしつとう》《内外傷弁惑論》

㊥ 羌活9（3）　独活9（3）　防風9（3）
藁本9（3）　蔓荊子9（3）　川芎6（2）
炙甘草3（1）　水煎服

羌活附子湯《きょうかつぶしとう》《証治準縄》

(柴) 麻黄3.0　羌活3.0　黄耆3.0　防風3.0

(勿) 此方ハ茯苓杏仁甘草湯ノ症ニ〆咳嗽甚者ヲ治ス高年乃虚羸ノ人厚薬ニ堪ヘカタキ者ニテ意外ニ効ヲ奏ス
【注】家方とは(勿)の著者の浅田家のこと

(勿) 清俗供客必用云　暑月最佳　今借治咳嗽　此方ハ本飲料ナレドモ肺痿労嗽甚他咳嗽甚者ニ兼用〆宜シ

古今方彙（中湿）　羌活　独活各一銭　藁本　防風　川芎各五分　蔓荊三分　甘草五分　生姜水煎　如身重腰沈…加酒洗防已五分。軽者附子五分重者川烏

㊥ **目標**　辛温解表、祛風湿、止痛
応用　感冒、インフルエンザ、寝ちがい、頸肩腕症候群、腰痛症、坐骨神経痛、慢性関節リウマチなどで、風湿の表証を呈するもの

古今方彙（牙歯）　麻黄去節　附子各三分　羌活　蒼朮各五分　黄耆一分　防風　甘草　升麻　姜蚕　黄柏　白芷各三分　佛耳草

蒼朮4.0 升麻1.5 白姜蚕1.5 黄柏1.5
白芷1.5 甘草1.5 附子1.0 仏耳草1.5

羌活愈風湯《きょうかつゆふうとう》
〈医典〉蒼朮2.0 石膏2.0 地黄2.0 羌活1.2
防風1.2 当帰1.2 蔓荊1.2 川芎1.2 細辛1.2
黄耆1.2 枳殻1.2 人参1.2 麻黄1.2 白芷1.2
甘菊1.2 薄荷1.2 枸杞子1.2 柴胡1.2
知母1.2 地骨皮1.2 独活1.2 杜仲1.2
秦艽1.2 黄芩1.2 芍薬1.2 甘草1.2 桂枝1.2
生姜3

強神湯《きょうしんとう》 《本朝経験》
(経) 紅花1.5 白姜蚕3.0 棕櫚葉2.0 甘草1.0

膠艾湯《きょうがいとう》 (矢) = 芎帰膠艾湯《きゅうききょうがいとう》 87

膠艾四物湯《きょうがいしもつとう》 (中) = 芎帰膠艾湯《きゅうききょうがいとう》 87

翹玄湯《ぎょうげんとう》 《南陽》
(勿) 連翹 玄参 独活 木通 升麻 甘草
梔子 薫陸

(柴) **目標** 大寒歯痛

(矢) **目標** 中風、口眼喎斜、半身不随、喜欠流涎する者
応用 脳溢血
(勿) に「或有桑寄生」と記載

(勿) 瘰瀝及上部ノ腫物ニテ寒熱瘵状ニ似タル者ニ用レハ能鬱火ヲ散シ氣血ヲ通スルナリ

響声破笛丸《きょうせいはてきがん》《万病回春》

(薬) 響声破笛丸料 K36 レンギョウ2.5 カンゾウ2.5 キキョウ2.5 ハッカ4.0 アセンヤク2.0 シュクシャ1.0 センキュウ1.0 ダイオウ1.0 カシ1.0 以上九味

(薬) 響声破笛丸 K36① レンギョウ2.5 カンゾウ2.5 キキョウ2.5 ハッカ4.0 アセンヤク2.0 シュクシャ1.0 センキュウ1.0 ダイオウ1.0 カシ1.0を末とし、ハチミツを結合剤として丸剤175個とする。一回20個一日数回

(経) 連翹2.5 桔梗2.5 甘草2.5 大黄1.0 縮砂1.0 川芎1.0 訶子1.0 阿仙薬2.0 薄荷4.0

(龍) 連翹2.5 桔梗2.5 甘草2.5 大黄1.0 縮砂1.0 川芎1.0 訶子1.0 阿仙薬2.0 薄荷葉4.0 以上の割合で卵白を加えて丸薬とし一回2.0～3.0

行気香蘇散《ぎょうきこうそさん》＝行気香蘇散《こうきこうそさん》140

行湿補気養血湯《ぎょうしつほきようけつとう》＝行湿補気養血湯《こうしつほきようけつとう》140

万病回春（咽喉） 連翹二両半 桔梗二両半 川芎一両半 砂仁一両 訶子一両炒 百薬二両 薄荷四両 大黄一両 甘草二両半 右為細末雞子清為丸……臨臥噙化。徐徐嚥下

効能・効果 (散)(湯)

(薬) しわがれ声、咽喉不快

(龍) **目標・応用** 歌や演説で声がつぶれたもの

玉女煎《ぎょくじょせん》《景岳全書》
＝養陰清胃煎《よういんせいいせん》　石膏熟地煎《せっこうじゅくじせん》

㊥ 生石膏30（先煎）　知母9　麦門冬9
熟地黄24　牛膝9　水煎服

玉枢丹《ぎょくすうたん》《片玉心書》＝紫金錠《しきんじょう》

㊥ 雄黄6　朱砂12　麝香9　五倍子30
紅芽大賞45　山慈姑60　続随子肉30
千金子霜60　細末として一回0.3～0.6を白湯で服用

玉穂湯《ぎょくすいとう》《養寿院方》

㊎ 荊芥3.0　橘皮3.0　山査子3.0

玉屛風散《ぎょくへいふうさん》《世医得効方》

㊥ 黄耆18　白朮12　防風9　水煎服。散剤にして一日二～三回ずつ服用してもよい

玉露散《ぎょくろさん》《牛山活套》

㊎ 当帰3.0　芍薬3.0　桔梗3.0　川芎3.0

景岳全書（巻五十一）（新方八陣）　石膏三～五銭　熟地黄三銭～一両　麦門冬二銭　知母　牛膝各一・五銭

㊥ **目標**　清胃瀉火、滋陰補腎
応用　歯周炎、歯槽膿漏、口内炎、舌炎、慢性胃炎などで、胃熱、腎陰虚を呈するもの

外科正宗（巻二）　山慈菇　五倍子各二両　朱砂　麝香　雄黄各三銭　続随子仁一両　紅芽大戟一・五両

㊥ **目標**　食物中毒、解毒辟穢

衆方規矩（薬方国字類聚）　黄耆　防風各中　白朮大

㊥ **目標**　益気固表、止汗
応用　多汗症、アレルギー性鼻炎、慢性鼻炎、感冒にかかりやすいもの、その他の慢性疾患で、衛表不固を呈するもの

【注】市販品　黄耆6　白朮2　防風2

茯苓3.0　栝楼根3.0　木通3.0　穿山甲3.0

近效方朮附湯《きんこうほうじゅつぶとう》《金匱要略》

=白朮附子湯《びゃくじゅつぶしとう》408

㊢ 白朮2.0　大棗2.0　附子1.0　JP生姜1.0　甘草1.0

金匱腎気丸《きんきじんきがん》㊥ =八味地黄丸《はちみじおうがん》395

金鎖固精丸《きんさこせいがん》《医方集解》

㊥ 連鬚9　潼蒺藜9　芡実12　竜骨24　牡蛎15　蓮子9　丸薬とし一回5～9gを服用

金鎖匙《きんさひ》《外科正宗》

㊢ 消石15.0　硼砂5.0　竜脳1.0　青黛1.0　白姜蚕1.0　辰砂1.0　雄黄3.0　黄柏3.0　以上の割に八味を散とし、適宜の水で溶かし、筆で口中に塗る。一日に七回ぐらい

金水六君煎《きんすいりっくんせん》《景岳全書》=帰地二陳湯《きじにちんとう》

㊥ 当帰9　熟地黄12　製半夏6　陳皮5　茯苓9　炙甘草3　水煎服

金匱要略（痙湿暍病）白朮附子湯を参照

桂枝附子湯去桂加朮

㊥ **目標**　固腎渋精

遺精、白色帯下、頻尿

外科正宗（咽喉主治方）焔硝一両五銭

硼砂五銭　片脳一字　白姜蚕一銭　雄黄二銭

治喉閉口噤不開

㊥ **目標**　滋陰、化痰燥湿

応用　慢性気管支炎、気管支拡張症、気管支喘息の緩解期などで、肺腎陰虚の痰湿を呈するもの

金沸草散《きんふっそうさん》《類証活人書》

㊥ 金沸草9　前胡9　半夏9　茯苓9　荊芥6　細辛3　生姜3　炙甘草3　大棗2　水煎服

銀翹散《ぎんぎょうさん》《温病条弁》

㊥ 金銀花12　連翹12　薄荷6　淡豆豉9　荊芥6　淡竹葉9　蘆根15　牛旁子9　桔梗6　生甘草3　水煎服（数回沸騰させるだけでよい）

衆方規矩（薬方国字類聚）　旋覆花　前胡　細辛中　荊芥大　茯苓中　半夏　甘草各小　生姜　大棗　鶏峯普済方には細辛がなく、麻黄である

㊥ **目標**　発散風寒、化痰止咳

応用　小青竜湯に準じる

温病条弁（巻一）　金銀花　連翹各一両　桔梗　薄荷　牛蒡子各六銭　竹葉　荊芥穂各四銭　豆豉　甘草各五銭　末にし毎回六銭を、生鮮蘆根の湯で煎じ、よい香りが出たら取って服用する

㊥ **目標**　辛涼解表、清熱解毒

応用　感冒、インフルエンザ、咽喉炎、扁桃炎、流行性耳下腺炎、急性気管支炎、肺炎、日本脳炎、流行性脳脊髄膜炎、急性腎炎の初期、麻疹、化膿症の初期などで、表熱を呈するもの

加減方

天津感冒片《天津中薬製薬廠》

銀翹散の蘆根を羚羊角にかえたもの

九味羌活湯《くみきょうかつとう》《此事難治》

(中) 防風9(3)　羌活6(2)　白芷6(2)
蒼朮6(2)　川芎6(2)　黄芩6(2)
生地黄9(3)　炙甘草3(1)　細辛2(1)
生姜2(1)　葱白2(1)　水煎服

九味柴胡湯《くみさいことう》《枢要》

(経) 柴胡5.0　半夏4.0　黄芩3.0　山梔子3.0
竜胆2.0　当帰2.0　芍薬2.0　甘草1.0

九味柴胡湯《くみさいことう》《枳園》

(勿) 柴胡5.0　黄芩4.0　木通4.0　当帰4.0
梔子1.5　沢瀉4.0　地黄4.0　車前子4.0
甘草2.5

九味清脾湯《くみせいひとう》《済生方》

(経) 青皮2.0　厚朴2.0　柴胡3.0　黄芩3.0
半夏3.0　朮3.0　茯苓4.0　大棗1.5　草果1.5
JP生姜1.0　甘草1.0

古今方彙(感冒)　羌活　蒼朮各二銭
防風　川芎各一銭半　白芷　生地黄
黄芩各二銭　細辛　甘草各三分　生姜
葱白水煎

(中) **目標**　辛温解表、祛風湿、清熱
応用　感冒、インフルエンザ、寝ちがい、頸肩腕症候群、腰痛症、坐骨神経痛などで、風寒湿の表証と裏熱を呈するもの

古今方彙(疳疾)　柴胡　黄芩各五分
人参　山梔　半夏　龍胆　当帰　芍薬
各三分　甘草二分

(柴) **目標**　瘡癧、寒熱あるもの

【注】 (経)に人参なし

(勿) 治黴毒爲勞状者　此方ハ高階枳園ノ自製ニテ濕勞ノ主方トス其實ハ樞要ノ柴胡湯ト龍膽瀉肝湯ヲ取捨シタル者ナリ余濕勞ヲ治スルニ四等ノ別アリ寒熱止マス羸痩スル者ヲ此方トス

古今方彙(瘧疾)　青皮　厚朴　白朮
半夏　柴胡　黄芩　茯苓　草果　甘草
各等分　生姜水煎

(柴) **目標**　熱不寒の瘧

九味半夏湯《くみはんげとう》《飲病論》

(経) 半夏3.0 橘皮3.0 甘草3.0 柴胡3.0
猪苓3.0 沢瀉4.0 茯苓4.0 JP生姜1.0
升麻1.0

九味檳榔湯《くみびんろうとう》《浅田家方》

(般) 檳榔子4 厚朴3 桂皮3 橘皮3
蘇葉1~2 甘草1 大黄0.5~1 木香1
生姜1(ヒネショウガを使用する場合3)
(大黄を去り、呉茱萸1、茯苓3を加えても可)

(経) 檳榔4.0 厚朴3.0 桂枝3.0 橘皮3.0
生姜3.0(JP生姜1.0) 大黄1.0 木香1.0
甘草1.0 紫蘇葉1.5

(龍) 檳榔4.0 厚朴3.0 桂枝3.0 橘皮3.0
大黄1.0 木香1.0 紫蘇葉2.0 JP生姜1.0

(中) 檳榔子4(粗末冲服) 厚朴4 陳皮3
桂枝3 紫蘇葉1.5 木香1 生姜1
炙甘草1 大黄0.5~1 水煎服

苦酒湯《くしゅとう》《傷寒論》=半夏苦酒湯《はんげくしゅとう》 400

(勿) 半夏3.0 雞子白1個 苦酒100

(勿) 半夏 升麻 猪苓 橘皮 沢瀉 茯苓 柴胡 甘草 生姜

(矢) **応用** 留飲、肥満体質者

(柴) **応用** 水飲による眩暈、肥満

【注】 療治経験筆記(津田玄仙)にくわしい

効能・効果 (湯)

(般) 体力中等度以上で、全身倦怠感があり、とくに下肢の倦怠感が著しいものの次の諸症:疲労倦怠感、更年期障害、動悸、息切れ、むくみ、神経症、胃腸炎、関節のはれや痛み

(勿) 檳榔 大黄 厚朴 桂枝 橘皮 木香 蘇葉 甘草 生姜

(龍) **目標・応用** 脚気浮腫、息切れおよび心腹痞積、ふくらはぎの緊張
加減方 便秘せず小便不利するには大黄を去り呉茱萸2.5、茯苓6.0を加える

(中) **目標** 理気降逆、逐水瀉下

(勿) 此方ハ纏喉風咽中秘塞飲食薬汁下ルコト能ハス語言出テサル者ニ用テ奇効アリ一關門ヲ打破スルノ代針ト云フヘシ喜多村栲窓翁ハ傷生瘡ヲ金創ニ鶏卵ヲ用ルノ意ニテ凡テ咽中ニ創ヲ生スル者ニ用テ効アリト云

苦参湯《くじんとう》《金匱要略》

(薬) 苦参湯 K 38 クジン10.0 以上一味、煎液外用

(経) 苦参6.0 以上一味水500mLに入れ煮て300mLとし滓を去り洗滌剤、湿布剤として外用

駆邪湯《くじゃとう》《医方問余》

(勿) 桂枝3.0 乾姜2.0 蒼朮4.0 半夏2.5 附子0.2 柴胡6.0 甘草2.0

駆風解毒湯《くふうげどくとう》(散《さん》)《万病回春》

(薬) 駆風解毒湯 K 39 ボウフウ3.0 ゴボウシ3.0 レンギョウ5.0 ケイガイ1.5 キョウカツ1.5 カンゾウ1.5 キキョウ3.0 セッコウ5.0 以上八味

(経) 防風3.0 牛蒡3.0 荊芥1.5 羌活1.5 甘草1.5 連翹5.0

(龍) 防風5.0 連翹5.0 荊芥1.5 羌活1.5 甘草1.5 牛蒡子3.0

金匱要略(百合狐惑陰陽毒) 苦参一升 以水一斗 煎取七升 去滓熏洗 日三服

(薬) **効能・効果** (外) ただれ、あせも、かゆみ

(勿) 此方ハ瘧邪陰分ニ陥リテ數十日解セス瘧勞ノ状ヲ為ス者ヲ治ス此方ノ症ニ〆一等虚候ヲ帯ル者ハ醫王湯加附子ニ宜シ

万病回春(咽喉) 防風 荊芥 羌活 連翹 牛蒡子 甘草各等分

(薬) **効能・効果** (湯) 体力に関わらず使用でき、のどがはれて痛むものの次の諸症：扁桃炎、扁桃周囲炎

(龍) **目標・応用** 扁桃腺炎で咽喉腫塞痛のもの

(漢) 駆風解毒湯加桔梗石膏 4・2・5・67

【注】 のどにあたるようゆっくり服用する

駆風触痛湯《くふうしょくつうとう》《寿世保元》

(経) 麦門冬6.0 黄芩4.0 羌活3.0 独活3.0
防風3.0 蒼朮3.0 当帰3.0 川芎3.0 白芷3.0
蔓荊子2.0 藁本1.5 細辛1.0 甘草1.0

瞿麦湯《くばくとう》《証治準縄》

(柴) 瞿麦5.0 当帰3.0 羌活3.0 射干3.0
木通3.0 牽牛子2.5 延胡索2.5 大腹皮2.5
黄連1.0 枳実1.0 大黄1.0 桔梗3.0

空倉痘方《くうそうずほう》

(勿) 川芎4.0 黄耆4.0 白芷4.0 牛蒡3.0
桂枝3.0 当帰4.0 鹿茸4.0 地黄4.0 白朮4.0
穿山甲4.0

(経)に清上蠲痛湯に同じとあるも、多少異なる
☞清上蠲痛湯《せいじょうけんつうとう》 272

(柴) **目標** 妊婦の淋症、心煩悶乱

(勿) 此方ハ大保元湯參蓍鹿茸湯ヨリハ其力ヲ一等強ク〆痘瘡氣血不足灌膿スル能ハサル者ヲ治ス若毒壅ヲ兼ル者ハ透膿散加反鼻ヲ興フベシ
去白芷牛蒡地黄白朮加附子升麻、名再造飲子

化痰清火湯《けたんせいかとう》《万病回春》

(柴) 天南星2.0 半夏2.0 陳皮2.0 知母2.0
石膏2.0 蒼朮2.0 白朮2.0 黄連2.0 黄芩2.0
山梔子2.0 芍薬2.0 甘草1.5 生姜1.0

下瘀血丸《げおけつがん》《金匱要略》＝下瘀血湯《げおけつとう》

(経) 大黄16.0 桃仁7.0 䗪虫21.0 以上細末とし
蜂蜜にて丸とし一回1.0を服用

(中) 大黄9 桃仁6 䗪虫9 粉末を蜂蜜で
丸とし、一日一回3g ずつ服用

下瘀血湯《げおけつとう》《金匱要略》＝下瘀血丸《げおけつがん》

(龍)* 大黄3.0 桃仁3.0 䗪虫6.0 蜂蜜で四丸に
作り、酒40mLで煮て30mLに煮つめ頓服

解鬱湯《げうつとう》《医学入門》

(柴) 柴胡3.0 黄芩3.0 黄耆3.0 地骨皮3.0
地黄3.0 芍薬3.0 黄連1.0

万病回春（嘈雑） 南星姜汁炒 半夏姜汁炒 陳皮 知母 石膏 蒼朮米泔浸 白朮去蘆 黄連 黄芩 梔子 白芍各等分 甘草一銭半 右剉一剤生姜三片 水煎服

(柴) **目標** 嘈雑有痰

(中) **目標** 破血逐瘀
応用 大黄䗪虫丸**303**に準じる

金匱要略（婦人産後） 大黄二両 桃仁二十枚 䗪虫二十枚熬去足 右三味、末之、煉蜜和爲四丸、以酒一升、煎一丸、取八合、頓服之

(龍)* **目標・応用** 瘀血性腹痛、月経不順

古今方彙（衄血） 柴胡 黄連 黄芩 黄耆 地骨 生地 熟地 白芍各等分 水煎服

(柴) **目標** 鼻血

解肌湯《げきとう》《外台》
(勿) 葛根6.0 麻黄3.0 桂枝4.0 芍薬4.0
甘草2.5 大棗6.0 生姜2.0 黄芩4.0

解語湯《げごとう》《永類鈴方》
(龍) 桂枝3.0 独活3.0 防風3.0 天麻2.0
羚羊角末0.5 甘草1.0 白河附子1.0
酸棗仁6.0

解毒剤《げどくざい》《香川》
(経) 山帰来4.0 木通4.0 川芎3.0 忍冬3.0
大黄1.0 甘草1.0 茯苓5.0

解毒済生湯《げどくさいせいとう》《観聚方 外科正宗》
(柴) 当帰3.0 川芎3.0 知母3.0 天花粉3.0
茯苓3.0 金銀花2.0 麦門冬2.0 遠志2.0
柴胡2.0 黄芩2.0 犀角0.5 紅花1.0 升麻1.0
牛膝1.0 甘草1.0

外台四物湯加味《げだいしもつとうかみ》＝四物湯《しもつとう》(外台《げだい》)加味《かみ》 187
(般) 桔梗3 紫苑1.5 甘草2 麦門冬9
人参1.5 貝母2.5 杏仁4.5

(勿) 葛根湯方中加黄芩
主治天行病二三日 頭痛壮熱者

(勿) 桂枝 防風 独活 附子 羚羊 甘
草 酸棗 天麻
(龍) **目標** 虚証の言語障害、舌不自由、
流涎
応用 脳出血後の言語障害

(勿) 香川 遺糧 川芎 大黄 茯苓 木
通 忍冬 甘草
療黴瘡 便毒 下疳 結毒 発漏 筋
骨湘痛諸壊証 及癬臁瘡諸悪瘡 膿淋

外科正宗(脱疽) 川芎 当帰 黄柏
知母 天花粉 金銀花 麦門冬 遠志
柴胡 黄芩 犀角 茯神各一銭 甘草
紅花 升麻(手指加) 牛膝(足趾加)各
五分
(柴) **目標** 脱疽

【注】 和剤局方の四物湯とは別処方
効能・効果 (湯)
(般) のどが痛くて声が出ない感冒《備
考》注 体力に関わらず、使用できる

桂蓍湯《けいぎとう》《彙言》

㊙勿 桂枝3.0　芍薬4.0　甘草2.5　生姜2.0
大棗6.0　黄耆4.0　人参4.0　柴胡5.0

桂姜棗草黄辛附湯《けいきょうそうそうおうしんぶとう》《金匱要略》

＝桂枝去芍薬加麻黄附子細辛湯《けいしきょしゃくやくかまおうぶしさいしんとう》

(般) 桂皮3　生姜1（ヒネショウガを使用する場合3）　甘草2　大棗3～3.5　麻黄2
細辛2　加工ブシ0.3～1

(経) 桂枝3.0　生姜3.0（JP生姜1.0）　大棗3.0
甘草2.0　麻黄2.0　細辛2.0　附子1.0

(龍) 桂枝3.0　大棗3.0　甘草2.0　麻黄2.0
細辛2.0　JP生姜1.0　炮附子0.3（または白河附子1.0）　水280mLを以て麻黄を煮て上沫を去り他の諸薬を入れて煮つめ三回に分服
（便法　常煎法）

桂香散《けいこうさん》《医学入門・耳門》

(柴) 桂枝2.0　川芎2.0　当帰2.0　細辛2.0
菖蒲2.0　蒺藜2.0　木通2.0　麻黄2.0　紫蘇1.0
木香1.0　白芷1.0　天南星3.0

桂枝湯《けいしとう》《傷寒論》＝陽旦湯《ようたんとう》

(薬) 桂枝湯 K50　ケイヒ3.0　シャクヤク3.0

(勿) 桂枝湯方中加黄耆柴胡人参　治傷寒裏虚表実　行発散薬　邪汗不出　身熱煩燥　六脈空数

金匱要略（水気病）　桂枝　生姜各三両　甘草二両　大棗十二枚　麻黄　細辛各二両　附子一枚炮

効能・効果 (湯)

(般) 体力中等度以下で、さむけを訴えるものの次の諸症：感冒、気管支炎、関節のはれや痛み、水様性鼻汁を伴う鼻炎、神経痛、腰痛、冷え症

(龍) **目標**　手足身冷え、悪寒骨疼、腹満腸鳴、麻痺、あるいは浮腫、あるいは咳、難病の動かし難きもの

応用　浮腫、麻痺、疼痛、腹水、腎臓病、舌腫瘍、蓄膿症、肝硬変症

【注】　アレルギー性鼻炎、ヘルペス後遺症

古今方彙（耳）　辣桂　川芎　当帰　細辛　菖蒲　木香　木通　蒺藜　麻黄　甘草各二分半　南星　白芷各四分　紫蘇一分　葱水煎服

(柴) **応用**　風虚耳聾、ストマイ聾

傷寒論（太陽上）　桂枝三両去皮　芍薬三両　甘草二両炙　生姜三両切　大棗十二枚擘

タイソウ4.0　ショウキョウ1.0　カンゾウ2.0
以上五味

(経) 桂枝4.0　芍薬4.0　大棗4.0　生姜4.0(JP生姜1.0)　甘草2.0

(中) 桂枝9(4)　白芍9(4)　炙甘草5(2)　生姜6(4)　大棗5(4)　水煎服

桂枝加黄耆湯《けいしかおうぎとう》《金匱要略》

(薬) 桂枝加黄耆湯 **K41**　ケイヒ3.0　シャクヤク3.0　タイソウ4.0　ショウキョウ1.0　カンゾウ2.0　オウギ3.0
以上六味

(経) 桂枝4.0　芍薬4.0　大棗4.0　生姜4.0(JP生姜1.0)　甘草2.0　黄耆3.0

(龍) 桂枝3.0　芍薬3.0　大棗3.0　甘草2.0　黄耆2.0　JP生姜1.0　水280mLを以て120mLとし三回に分服(便法　常煎法)

桂枝加葛根湯《けいしかかっこんとう》《傷寒論》

(薬) 桂枝加葛根湯 **K42**　ケイヒ3.0　シャクヤク3.0　タイソウ3.0　ショウキョウ1.0　カンゾウ2.0　カッコン6.0
以上六味

(経) 桂枝4.0　芍薬4.0　大棗4.0

類聚方広義　上衝頭痛発熱汗出悪風腹拘攣

効能・効果 (湯)

(薬) 体力虚弱で、汗が出るものの次の症状：かぜの初期

(中) **目標**　辛温解肌、調和営衛

応用　感冒、インフルエンザ、その他の感染症で、表寒、表虚を呈するもの。寒冷じんま疹、皮膚瘙痒症、湿疹、神経痛、筋肉痛などにも応用してよい

金匱要略(水気)　桂枝三両　芍薬三両　甘草二両　生姜三両　大棗十二枚　黄耆二両

効能・効果 (湯)

(薬) 体力虚弱なものの次の諸症：ねあせ、あせも、湿疹・皮膚炎

(経) 桂枝に黄耆3.0を加う

(龍) **目標**　両脛冷え、汗出で発熱、身甲錯あるいは悪瘡、あるいは身瞤、胸中痛、腰から上に汗が出て腰痛し、激しいものは食すことができず、身疼痛煩躁小便不利する。あるいは黄疸脈浮

応用　盗汗、汗多きもの、皮膚病、おでき、潰瘍、中耳炎、蓄膿症、腰痛、黄疸、浮腫

傷寒論(太陽上)　葛根四両　麻黄三両去節　芍薬二両　生姜三両切　甘草二両炙　大棗十二枚擘　桂枝二両去皮

効能・効果 (湯)

(薬) 体力中等度以下で、汗が出て、肩こりや頭痛のあるものの次の症状：かぜの初期

(経) 桂枝湯に葛根6.0を加う

(龍) **目標**　葛根湯の虚証、項背がこり、

生姜4.0（JP生姜1.0）　甘草2.0　葛根6.0
(龍) 桂枝3.0　芍薬3.0　大棗3.0　甘草2.0　JP生姜1.0　葛根4.0　水360 mLを以て葛根を煮て80 mLを煮べらし、他の諸薬を加えて煮直して120 mLに煮つめ三回に分服（便法　常煎法）

桂枝加桂湯《けいしかけいとう》 《傷寒論》

〈実際〉桂枝湯の桂枝を6.0とする

桂枝加厚朴杏仁湯《けいしかこうぼくきょうにんとう》 《傷寒論》

＝桂枝《けいし》加厚朴杏子湯《かこうぼくきょうしとう》

(薬) 桂枝加厚朴杏仁湯 K43　ケイヒ3.0　シャクヤク3.0　タイソウ3.0　カンゾウ2.0　コウボク2.0　キョウニン3.0　ショウキョウ1.0　以上七味
(経) 桂枝4.0　芍薬4.0　大棗4.0　生姜4.0（JP生姜1.0）　杏仁4.0　甘草2.0　厚朴1.0
(龍) 桂枝3.0　芍薬3.0　大棗3.0　杏仁3.0　甘草2.0　厚朴2.0　JP生姜1.0　水280 mLを以て煮て120 mLとし三回に分服（便法　常煎法）

桂枝加厚朴杏子湯《けいしかこうぼくきょうしとう》 ＝桂枝加厚朴杏仁湯《けいしかこうぼくきょうにんとう》

汗が出るもの
応用　感冒、肩こり

〈実際〉頭痛。桂枝湯を用いるような場合で、気の上衝の激しいもの
〈方極〉桂枝湯証而上衝劇者

傷寒論（太陽上）　喘家　作桂枝湯加厚朴　杏子佳

効能・効果 (湯)
(薬) 体力虚弱なものの次の諸症：せき、気管支炎、気管支ぜんそく
(経) 桂枝湯に厚朴1.0　杏仁4.0を加う
(龍) **目標**　虚症の表熱と喘咳
応用　感冒、気管支喘息

桂枝加芍薬湯《けいしかしゃくやくとう》《傷寒論》

（薬）桂枝加芍薬湯 **K46** ケイヒ3.0
タイソウ3.0 ショウキョウ1.0
シャクヤク6.0 カンゾウ2.0 以上五味

（経）桂枝4.0 生姜4.0（JP生姜1.0） 大棗4.0
甘草2.0 芍薬6.0

（龍）桂枝3.0 大棗3.0 甘草2.0 芍薬6.0
JP生姜1.0 水280mLを以て120mLとし三回に分服（便法；常煎法）

（中）小建中湯の膠飴を除いたもの

桂枝加芍薬附子湯《けいしかしゃくやくぶしとう》《類》

桂枝加芍薬湯108下段参照

桂枝加芍薬朮附湯《けいしかしゃくやくじゅつぶとう》《類》

桂枝加芍薬湯108下段参照

桂枝加芍薬生姜人参湯《けいしかしゃくやくしょうきょうにんじんとう》《傷寒論》

（薬）桂枝加芍薬生姜人参湯 **K44** ケイヒ3.0
タイソウ3.0 シャクヤク4.0
ショウキョウ1.5 カンゾウ2.0 ニンジン3.0
以上六味

（経）桂枝4.0 大棗4.0 生姜4.0（JP生姜1.5）
人参4.0 甘草2.0 芍薬6.0

傷寒論（太陰） 桂枝三両去皮 芍薬六両 甘草二両炙 大棗十二枚擘 生姜三両切

（薬）**効能・効果**（湯）
体力中等度以下で、腹部膨満感のあるものの次の諸症：しぶり腹、腹痛、下痢、便秘

（龍）**目標** 腹痛、あるいは下痢
応用 急性慢性腸炎、腹痛、急性慢性虫垂炎、結核性腹膜炎、痔

（中）**応用** 小建中湯に準じるが、膠飴のもつ鎮痙、栄養の効果が削除される

類聚方広義
加附子 同証而悪寒、腰痛脚攣急
加朮附洛几湿、痛几、脚気微蒼…

傷寒論（太陽上） 桂枝三両去皮 芍薬四両 甘草二両炙 人参三両 大棗十二枚擘 生姜四両 発汗後身疼痛脈沈遅者

（薬）**効能・効果**（湯）
体力虚弱なものの次の諸症：みぞおちのつかえ、腹痛、手足の痛み

（経）桂枝湯に芍薬 生姜各1.5（JP生姜0.5） 人参4.0を加う

（龍）**目標・応用** 身痛、脈沈遅のもの

(龍) 桂枝3.0　大棗3.0　人参3.0　芍薬4.0
甘草2.0　JP生姜1.5　水480 mLを以て煮て120 mL
に煮つめ三回に分服（便法　常煎法）

桂枝加芍薬大黄湯《けいしかしゃくやくだいおうとう》《傷寒論》

＝桂枝加大黄湯《けいしかだいおうとう》

(薬) 桂枝加芍薬大黄湯 K45　ケイヒ4.0
シャクヤク6.0　タイソウ4.0
ショウキョウ1.0　カンゾウ2.0　ダイオウ1.0
以上六味
(経) 桂枝4.0　生姜4.0（JP生姜1.0）　大棗4.0
甘草2.0　芍薬6.0　大黄1.0

傷寒論（太陰）　桂枝三両去皮　大黄二両　芍薬六両　生姜三両切　甘草二両炙　大棗十二枚擘

(薬) **効能・効果** (湯)
体力中等度以下で、腹部膨満感、腹痛があり、便秘するものの次の諸症：便秘、しぶり腹

桂枝加朮附湯《けいしかじゅつぶとう》《東洞》

(薬) 桂枝加朮附湯 K47　ケイヒ4.0
シャクヤク4.0　タイソウ4.0
ショウキョウ1.0　カンゾウ2.0
ビャクジュツ4.0　ブシ0.5　以上七味
(経) 桂枝4.0　芍薬4.0　大棗4.0
生姜4.0（JP生姜1.0）　蒼朮4.0　甘草2.0
附子1.0
(龍) 桂枝3.0　芍薬3.0　大棗3.0　生姜3.0
白朮4.0　甘草2.0　白河附子1.0
(中) 桂枝湯に蒼朮4　附子1を配合する

(薬) **効能・効果** (湯)
体力虚弱で、汗が出、手足が冷えてこわばり、ときに尿量が少ないものの次の諸症：関節痛、神経痛
(経) 桂枝湯に蒼朮4.0　附子1.0を加う
(龍) **目標** 麻痺、疼痛
応用 神経痛、リウマチ、小児麻痺、脊椎カリエス、脊椎脊髄腫瘍、半身不随
(中) **目標** 散寒祛湿、止痙、解表
応用 朮附湯に準じる。感冒、インフルエンザにも用いる
(般) 白朮、蒼朮のどちらも可
【注】 類聚方広義　桂枝加附子湯の頭注にあり

桂枝加朮附合強神湯《けいしかじゅつぶごうきょうしんとう》《本朝経験》

(龍) 桂枝3.0　芍薬3.0　大棗3.0　白姜蚕3.0
白朮4.0　甘草2.0　棕櫚葉2.0　紅花1.5
白河附子1.0　JP生姜1.0

桂枝加朮苓湯《けいしかじゅつりょうとう》《東洞》

(経) 桂枝4.0　生姜3.0(JP生姜1.0)　大棗3.0
芍薬3.0　甘草1.5　茯苓5.0　蒼朮5.0

桂枝加朮苓附湯《けいしかじゅつりょうぶとう》《東洞》

＝桂枝加苓朮附湯《けいしかりょうじゅつぶとう》

(経) 桂枝4.0　芍薬4.0　大棗4.0
生姜4.0(JP生姜1.0)　蒼朮4.0　茯苓4.0
甘草2.0　附子1.0

桂枝加大黄湯《けいしかだいおうとう》《傷寒論》

＝桂枝加芍薬大黄湯《けいしかしゃくやくだいおうとう》 109

(経) 桂枝4.0　生姜4.0(JP生姜1.0)　大棗4.0
甘草2.0　芍薬6.0　大黄1.0

(龍) 桂枝3.0　大棗3.0　甘草2.0　芍薬6.0
大黄1.0～2.0　JP生姜1.0　水280mLを以て煮て120mLに煮つめ滓を去り一日三回に分服(便法　常煎法)

(龍) **目標・応用**　半身不随
応用　脳出血、脳血栓

(経) 桂枝湯に蒼朮　茯苓各4.0　附子1.0を加う
【注】 類聚方広義　桂枝加附子湯の頭注にあり
【注】 神経痛・筋肉痛・尿利減少・動悸・筋肉のピクツキ

傷寒論(太陰)　桂枝三両去皮　大黄二両　芍薬六両　生姜三両切　甘草二両炙　大棗十二枚擘
(経) 桂枝加芍薬湯に大黄1.0を加う
(龍) **目標**　虚証の腹満腹痛、便秘。または下痢
応用　急性慢性腸カタル、大腸カタル、腹痛、急性慢性虫垂炎、常習便秘、痔

桂枝加附子湯《けいしかぶしとう》 《傷寒論》

(経) 桂枝4.0　芍薬4.0　大棗4.0
生姜4.0（JP生姜1.0）　甘草2.0　附子1.0

(龍) 桂枝3.0　芍薬3.0　大棗3.0　甘草3.0
炮附子0.3（または白河附子1.0）　JP生姜1.0
水280 mLを以て煮て120 mLに煮つめ、滓を去り、一日三回に分服（便法　常煎法）

傷寒論（太陽上）　桂枝三両去皮　芍薬三両　甘草三両炙　生姜三両切　大棗十二枚擘　附子一枚炮去皮破八片

(経) 桂枝湯に附子1.0を加う

(龍) **目標**　発汗過多、悪風、小便難、四肢微急

応用　発汗過多、知覚障害、神経痛、化膿症、皮膚病、下痢

桂枝加竜骨牡蛎湯《けいしかりゅうこつぼれいとう》 《金匱要略》

(薬) 桂枝加竜骨牡蛎湯 **K48**　ケイヒ3.0
シャクヤク3.0　タイソウ3.0
ショウキョウ1.0　カンゾウ2.0
リュウコツ2.0　ボレイ3.0　以上七味

(経) 桂枝4.0　芍薬4.0　大棗4.0
生姜4.0（JP生姜1.0）　甘草2.0　竜骨3.0
牡蛎3.0

(龍) 桂枝3.0　芍薬3.0　大棗3.0　竜骨3.0
牡蛎3.0　甘草2.0　JP生姜1.0　水280 mLを以て煮て120 mLとし三回に分服（便法　常煎法）

(中) 桂枝9（4）　竜骨30（3）（先煎）
牡蛎30（3）（先煎）　白芍9（4）
生姜6（4）　炙甘草6（2）　大棗12（4）
水煎服

金匱要略（血痺虚労）　桂枝　芍薬　生姜各三両　甘草二両　大棗十二枚　龍骨　牡蛎各三両

効能・効果 (湯)

(薬) 体力中等度以下で、疲れやすく、神経過敏で、興奮しやすいものの次の諸症：神経質、不眠症、小児夜泣き、夜尿症、眼精疲労、神経症

(経) 桂枝湯に龍骨　牡蛎各3.0を加う

(龍) **目標**　煩驚、腹動、下腹直腹筋緊張、神経質、夢精、遺精、興奮性疲労

応用　神経衰弱、性的神経衰弱、遺精、陰茎強直症、夜尿症、頭髪脱毛、脳溢血、高血圧症

(中) **目標**　安神、通陽、補気血、調和営衛

応用　自律神経失調症、不眠症、発作性頻脈、夢精などで、気血不足、虚陽浮越を呈するもの

桂枝加苓朮附湯《けいしかりょうじゅつぶとう》《東洞》

＝桂枝加朮苓附湯《けいしかじゅつりょうぶとう》110

㊫ 桂枝加苓朮附湯 K49 ケイヒ4.0
シャクヤク4.0 タイソウ4.0
ショウキョウ1.0 カンゾウ2.0
ビャクジュツ4.0 ブシ0.5 ブクリョウ4.0
以上八味

桂枝越婢湯《けいしえっぴとう》《本朝経験》

㊞ 桂皮4 芍薬4 甘草2 麻黄5
生姜1（ヒネショウガを使用する場合2.5）
大棗3 石膏8 蒼朮4 加工ブシ1
㊞ 桂枝4 芍薬4 甘草2 麻黄5
生姜2.5 大棗3 石膏8 蒼朮4 附子1

桂枝甘草湯《けいしかんぞうとう》《傷寒論》

㊞ 桂枝4.0 甘草2.0

桂枝甘草竜骨牡蛎湯《けいしかんぞうりゅうこつぼれいとう》《傷寒論》

㊞ 桂枝4.0 甘草2.0 竜骨2.0 牡蛎2.0
㊞ 桂枝1.0 甘草2.0 牡蛎2.0 竜骨2.0 水200mLを以て煮て100mLとし三回に分服（便法水半量 常煎法）

㊫ **効能・効果** ㊞
体力虚弱で、手足が冷えてこわばり、尿量が少なく、ときに動悸、めまい、筋肉のぴくつきがあるものの次の諸症：関節痛、神経痛

㊞ **効能・効果** ㊞
体力中等度以下のものの次の諸症：関節のはれや痛み
㊞ リウマチ、痛風、関節の腫脹、関節痛、体力が弱い人の感冒（中田敬吾談）
原典：和漢治療要解（鵜飼禮堂著）
出典：細野史郎「越婢加朮湯と桂枝越婢湯の話」（漢方の臨床第25巻11号193頁）

傷寒論（太陽上） 桂枝四両去皮 甘草二両炙
類聚方広義 治上衝急迫者
【注】 発汗過多・心下悸・気逆甚

傷寒論（太陽中） 桂枝一両去皮 甘草二両炙 牡蛎二両熬 龍骨二両
㊞ **目標** 興奮、煩躁腹動
応用 灸または加熱療法後、興奮

桂枝去桂加茯苓(白)朮湯《けいしきょけいかぶくりょう(びゃく)じゅつとう》 《傷寒論》

㊗経 芍薬4.0　大棗4.0　生姜4.0(JP生姜1.0)
茯苓4.0　朮4.0　甘草2.0

㊗龍 芍薬3.0　大棗3.0　茯苓3.0　白朮3.0
甘草2.0　JP生姜1.0　水320 mLを以て煮て120 mL
とし三回に分服(便法　常煎法)

傷寒論(太陽上)　芍薬三両　甘草二両炙　生姜切　白朮　茯苓各三両　大棗十二枚擘

㊗龍 **目標**　頭痛項強、発熱、心下満微痛、尿利減少
応用　汗下後、腎炎、ネフローゼ、むち打症

桂枝去芍薬湯《けいしきょしゃくやくとう》 《傷寒論》

㊗経 桂枝4.0　大棗4.0　生姜4.0(JP生姜1.0)
甘草2.0

傷寒論(太陽上)　桂枝三両去皮　甘草二両炙　生姜三両切　大棗十二枚擘

㊗経 桂枝湯より芍薬を去る

㊗柴 **目標**　表証、胸満

桂枝去芍薬加蜀漆竜骨牡蛎湯《けいしきょしゃくやくかしょくしつりゅうこつぼれいとう》 《傷寒論》
＝桂枝去芍薬加蜀漆竜骨牡蛎救逆湯《けいしきょしゃくやくかしょくしつりゅうこつぼれいきゅうぎゃくとう》

㊗経 桂枝4.0　生姜4.0(JP生姜1.0)　大棗4.0
蜀漆4.0　甘草2.0　牡蛎6.0　竜骨5.0

桂枝去芍薬加蜀漆竜骨牡蛎救逆湯《けいしきょしゃくやくかしょくしつりゅうこつぼれいきゅうぎゃくとう》
《傷寒論》＝救逆湯《きゅうぎゃくとう》 90

㊗経 桂枝4.0　生姜4.0(JP生姜1.0)　大棗4.0
蜀漆4.0　甘草2.0　牡蛎6.0　竜骨5.0

傷寒論(太陽中)　桂枝三両去皮　甘草二両炙　生姜三両切　大棗十二枚擘　牡蛎五両熬　蜀漆三両洗去腥　龍骨四両

類聚方広義　治桂枝去芍薬湯證而腹動劇者

桂枝去芍薬加麻黄附子細辛湯《けいしきょしゃくやくかまおうぶしさいしんとう》

《傷寒論》＝桂姜棗草黄辛附湯《けいきょうそうそうおうしんぶとう》105

(経) 桂枝3.0 生姜3.0（JP生姜1.0） 大棗3.0
甘草2.0 麻黄2.0 細辛2.0 附子1.0

桂枝五物湯《けいしごもつとう》《東洞》

(経) 桂枝4.0 黄芩4.0 地黄4.0 茯苓8.0
桔梗3.0

(龍) 桂枝3.0 桔梗3.0 黄芩3.0 茯苓4.0
乾地黄4.0

(勿) 桂枝 茯苓 桔梗 黄芩 地黄

(龍) **目標** のぼせ、咽喉痛、あるいは歯痛、あるいは舌痛

応用 咽喉炎、アンギーナ、歯齦炎、舌炎、口内炎

加減方

有熱便秘には大黄2.0を加える
伏熱・便秘なきものは石膏12.0を加える

桂枝芍薬知母湯《けいししゃくやくちもとう》《金匱要略》

＝桂芍知母湯《けいしゃくちもとう》

(般) 桂皮3～4 芍薬3～4 甘草1.5～2
麻黄2～3 生姜1～2（ヒネショウガを使用する場合3～5） 白朮4～5（蒼朮も可） 知母2～4 防風3～4
加工ブシ0.3～1

(経) 桂枝3.0 知母3.0 防風3.0
生姜3.0（JP生姜1.0） 芍薬3.0 麻黄3.0 朮4.0
甘草1.5 附子1.0

(龍) 桂枝4.0 知母4.0 防風4.0 芍薬3.0
甘草2.0 麻黄2.0 白朮5.0 炮附子0.6（または白河附子1.0～2.0） 水280mLを以て煮て

金匱要略（中風歴節） 桂枝四両 芍薬三両 甘草二両 麻黄二両 生姜五両 白朮五両 知母四両 防風四両 附子二両炮

効能・効果 (湯)

(般) 体力虚弱で、皮膚が乾燥し、四肢あるいは諸関節のはれが慢性に経過して、痛むものの次の諸症：関節のはれや痛み、関節炎、神経痛

(龍) **目標** 四肢あるいは関節疼痛、痩せて脚が腫れ力が抜け、あるいは関節だけが腫れてこぶのようになり、頭眩、息切れ、むかつくもの

応用 関節炎、奇形性関節炎

(中) **目標** 散寒祛湿、止痙止痛、清熱

応用 多発性関節炎、関節炎、変形性関節症、慢性関節リウマチなどで、寒湿痺と局所の発赤、熱感を呈するもの

80mLに煮つめ滓を去り一日三回に分服(便法　常煎法)

(中) 桂枝9(3)　白芍9(3)　防風9(3)　白朮9(4)　知母9(3)　附子6(1)(先煎)　麻黄6(3)　炙甘草6(2)　生姜3(3)　水煎服

桂枝生姜枳実湯《けいししょうきょうきじつとう》《金匱要略》

(経) 桂枝6.0　生姜6.0(JP生姜1.5)　枳実3.0

(龍) 桂枝3.0　生姜3.0　枳実5.0　水240mLを以て煮て120mLとし三回に分服(便法　水半量常煎法)

桂枝桃仁湯《けいしとうにんとう》《婦人良方》

(経) 桂枝4.0　芍薬4.0　大棗4.0　生姜4.0(JP生姜1.0)　地黄4.0　甘草2.0　桃仁5.0

桂枝二麻黄一湯《けいしにまおういっとう》《傷寒論》

(経) 桂枝4.5　芍薬3.0　生姜3.0(JP生姜1.0)　大棗3.0　麻黄1.5　杏仁1.5　甘草2.5

(龍) 桂枝1.7　芍薬1.25　麻黄0.75　生姜1.25　杏仁0.7　甘草1.1　大棗1.75　水200mLを以て麻黄を煮て一・二回沸騰させ上沫を去り他の諸薬を入れて再び煮て80mLに煮つめ滓を去

金匱要略(胸痺心痛短気病)　桂枝　生姜各三両　枳実五枚

(龍) **目標**　心中痞、諸逆、心懸痛

応用　肋間神経痛、胸痛、心臓病、胆石症、胃痛

(勿) 即桂枝湯方中加桃仁地黄　治経道不通　繞臍疝痛

(経) 桂枝湯に桃仁5.0　地黄4.0を加う

傷寒論(太陽上)　桂枝一両十七銖去皮　芍薬一両六銖　麻黄十六銖去節　生姜一両六銖切　杏仁十六箇去皮尖　甘草一両二銖炙　大棗五枚擘

(龍) **目標**　汗がたくさん出た後で脈洪大瘧の如きもの

応用　発汗後、感冒、急性熱病

【注】 湿疹、寒冷蕁麻疹

り二回に分服(便法　桂枝3.0　大棗3.0　芍薬2.5　JP生姜1.0　麻黄1.5　杏仁1.5　甘草2.0　常煎法)

桂枝二越婢一湯《けいしにえっぴいっとう》《傷寒論》

(般) 桂皮2.5～3.5　芍薬2.5～3.5　麻黄2.5～3.5　甘草2.5～3.5　大棗3～4　石膏3～8　生姜1(ヒネショウガを使用する場合2.8～3.5)

(経) 桂枝2.5　芍薬2.5　甘草2.5　麻黄2.5　生姜3.5(JP生姜1.0)　大棗3.0　石膏3.0

(龍) 桂枝0.75　芍薬0.75　麻黄0.75　甘草0.75　大棗1.0　石膏1.0　JP生姜0.5　水200mLを以て麻黄を煮て一・二回沸騰させ上沫を去り他の諸薬を入れて再び煮て80mLに煮つめ、二回に分服(便法　桂枝2.0　芍薬2.0　甘草2.0　麻黄2.0　大棗2.5　石膏2.0　JP生姜1.5　常煎法)

傷寒論(太陽上)　桂枝去皮　芍薬　麻黄　甘草各十八銖炙　大棗四枚擘　生姜一両二銖切　石膏二十四銖碎綿裹

効能・効果　(湯)

(般) 体力中等度で、のどが渇き、汗が出るものの次の諸症：感冒、頭痛、腰痛、筋肉痛、関節のはれや痛み

(龍) **目標**　発熱多く悪寒少なく脈微弱のもの

応用　急性熱病

桂枝二越婢一湯加朮附《けいしにえっぴいっとうかじゅつぶ》

(般) 桂皮2.5　芍薬2.5　甘草2.5　麻黄2.5　生姜1(ヒネショウガを使用する場合3.5)、大棗3　石膏3　白朮3(蒼朮も可)　加工ブシ0.5～1

効能・効果　(湯)

(般) 体力中等度以下で、冷えがあって、のどが渇き、汗が出て、ときに尿量が減少するものの次の諸症：関節のはれや痛み、筋肉痛、腰痛、頭痛

桂枝人参湯《けいしにんじんとう》《傷寒論》

(薬) 桂枝人参湯 **K51** ケイヒ4.0 ニンジン3.0 ビャクジュツ3.0 カンゾウ3.0 カンキョウ2.0 以上五味

(経) 桂枝4.0 甘草3.0 朮3.0 人参3.0 乾姜2.0

(龍) 桂枝4.0 甘草4.0 白朮3.0 人参3.0 乾姜3.0 水360mLを以て桂枝以外の諸薬を煮て200mLとし、桂枝を入れて煮直して120mLに煮つめ、日中二回夜一回に分服(便法 常煎法)

(中) 人参湯に桂枝9(4)を加える。水煎服

傷寒論(太陽下) 桂枝四両別切 甘草四両炙 白朮三両 人参三両 乾姜三両

効能・効果 (湯)

(薬) 体力虚弱で、胃腸が弱く、ときに発熱・悪寒を伴うものの次の諸症：頭痛、動悸、慢性胃腸炎、胃腸虚弱、下痢、消化器症状を伴う感冒

(龍) **目標** 頭痛、悪風などの発熱症と下痢、または腹に冷えがあるもの

応用 急性腸カタル、感冒

(中) **目標** 温中散寒、健脾益気、辛温解表

応用 人参湯とほぼ同じであるが、脾胃虚寒の感冒にも用いる

桂枝は上衝を治す

【注】 頭痛発作時、こめかみの血管怒張して発汗

加減方：加枳実茯苓(逆挽湯**86**)

桂枝白虎湯《けいしびゃっことう》

(中)=白虎加桂枝湯《びゃっこかけいしとう》**407**

桂枝茯苓丸《けいしぶくりょうがん》《金匱要略》

=催生湯《さいせいとう》 奪命丹《だつめいたん》(丸《がん》)

(薬) 桂枝茯苓丸料 **K52** ケイヒ4.0 ブクリョウ4.0 ボタンピ4.0 トウニン4.0 シャクヤク4.0 以上五味

(薬) 桂枝茯苓丸 **K52①** ケイヒ4.0 ブクリョウ4.0 ボタンピ4.0 トウニン4.0 シャクヤク4.0 以上、末とし、ハチミツを結合剤として丸剤200個とする。一回20～30

金匱要略(婦人妊娠) 桂枝 茯苓 牡丹去心 桃仁去皮尖熬 芍薬各等分

効能・効果 (散)(湯)

(薬) 比較的体力があり、ときに下腹部痛、肩こり、頭重、めまい、のぼせて足冷えなどを訴えるものの次の諸症：月経不順、月経異常、月経痛、更年期障害、血の道症注)、肩こり、めまい、頭重、打ち身(打撲症)、しもやけ、しみ、湿疹・皮膚炎、にきび

(龍) **目標** 実証で顔面口唇などが鬱血性で、肩こり頭痛めまいなどののぼせ症状があり、下腹痛、月経不順、子宮出血などあるもの

個一日三回

(経) 桂枝茯苓丸料　桂枝4.0　茯苓4.0　牡丹皮4.0　桃仁4.0　芍薬4.0

(経) 桂枝　茯苓　牡丹皮　桃仁　芍薬各等分　以上煉蜜にて丸となし一回量3.0を用う。一日三回

(龍) 桂枝　茯苓　牡丹皮　桃仁　芍薬各等分　蜂蜜で0.3の丸剤として毎食前に1.0を服す。効かなければ3.0にまで増量する

(中) 桂枝12（4）　茯苓15（4）　桃仁9（4）　牡丹皮9（4）　赤芍12（4）　水煎服　粉末を蜂蜜で丸とし、一日三回9gずつ服用してもよい

桂枝茯苓丸加薏苡仁《けいしぶくりょうがんかよくいにん》

(薬) 桂枝茯苓丸料加薏苡仁 K53　ケイヒ4.0　ブクリョウ4.0　ボタンピ4.0　トウニン4.0　シャクヤク4.0　ヨクイニン10.0　以上六味

桂枝附子湯《けいしぶしとう》《傷寒論》

(経) 桂枝4.0　附子1.0　生姜3.0（JP生姜1.0）　大棗3.0　甘草2.0

(龍) 桂枝4.0　炮附子0.9（または白河附子1.0）　大棗3.0　甘草2.0　JP生姜1.0（便法　常煎法）

応用 月経不順、月経困難症、子宮出血、子宮内膜炎、付属器炎、子宮筋腫、流産後、婦人肥満症、血の道症、ヒステリー、卵巣機能不全、急性慢性虫垂炎、高血圧症、打撲症、痔、凍傷、蓄膿症

(中) **目標** 活血化瘀、消癥

応用 自律神経失調症、更年期症候群、高血圧症、月経困難症、不正性器出血、月経不順、無月経、子宮内膜炎、子宮復古不全、胎盤残留、死胎、骨盤内炎症、子宮筋腫や卵巣嚢腫の初期などで、下焦の血瘀を呈するもの

効能・効果 (湯)

(薬) 比較的体力があり、ときに下腹部痛、肩こり、頭重、めまい、のぼせて足冷えなどを訴えるものの次の諸症：にきび、しみ、手足のあれ（手足の湿疹・皮膚炎）、月経不順、血の道症

【注】 室賀昭三氏はこれに大黄と土別甲を加えて子宮筋腫に使っている。（漢方の臨床55巻6号）

傷寒論（太陽下）　桂枝四両去皮　附子三枚炮去皮破　生姜三両切　大棗十二枚擘　甘草二両炙

(龍) **目標** 身体疼煩、脈浮虚

応用 神経痛、筋肉または関節リウマチ、麻痺、化膿症

(中) **目標** 祛風湿、散寒止痛

㊥ 桂枝6 甘草3 生姜2 大棗6
附子3 水煎服

桂枝附子去桂加朮湯《けいしぶしきょけいかじゅつとう》 = 白朮附子湯《びゃくじゅつぶしとう》 408

桂枝麻黄各半湯《けいしまおうかくはんとう》 《傷寒論》 = 桂麻各半湯《けいまかくはんとう》

㊧経 桂枝3.5 芍薬2.0 生姜2.0（JP生姜1.0）
甘草2.0 麻黄2.0 大棗2.0 杏仁2.5

桂芍知母湯《けいしゃくちもとう》 = 桂枝芍薬知母湯《けいししゃくやくちもとう》 114

桂附四物湯《けいぶしもつとう》 ☞ 四物湯《しもつとう》 184

桂附八味丸《けいぶはちみがん》 = 八味丸《はちみがん》 394 八味地黄丸《はちみじおうがん》 395

桂附理中湯《けいぶりちゅうとう》 ☞ 人参湯《にんじんとう》 379

桂麻各半湯《けいまかくはんとう》 《傷寒論》 = 桂枝麻黄各半湯《けいしまおうかくはんとう》

㊧薬 桂麻各半湯 K56 ケイヒ3.5
シャクヤク2.0 ショウキョウ1.0

傷寒論（太陽上） 桂枝一両十六銖去皮 芍薬 生姜切 甘草炙 麻黄各一両去節 大棗四枚擘 杏仁二十四枚湯浸去皮及両仁者
方極 治桂枝湯麻黄湯二方證相半者

効能・効果 ㊓湯
㊧薬 体力中等度又はやや虚弱なものの次の諸症：感冒、せき、かゆみ
㊧龍 **目標** 表証があっても発汗しがたく、顔赤く身がかゆいもの
応用 急性熱病、皮膚病、じんま疹

カンゾウ2.0　マオウ2.0　タイソウ2.0
キョウニン2.5　以上七味
(龍) 桂枝1.7　芍薬1.0　生姜1.0　甘草1.0
麻黄1.0　大棗1.0　杏仁1.0　水200mLを以て麻黄を煮て一・二回沸騰させ上沫を去り他の諸薬を入れて煮直して70mLに煮つめ三回に分服(便法　桂枝3.0　芍薬2.0　甘草2.0　麻黄2.0　大棗2.0　杏仁2.0　JP生姜1.0　常煎法)

桂苓五味甘草湯《けいれいごみかんぞうとう》 (龍) = 苓桂味甘湯《りょうけいみかんとう》 485

荊芥連翹湯《けいがいれんぎょうとう》

(薬) 荊芥連翹湯 K40 《一貫堂》 トウキ1.5
ケイガイ1.5　シャクヤク1.5　ボウフウ1.5
センキュウ1.5　ハッカ1.5　ジオウ1.5
キジツ1.5　オウレン1.5　カンゾウ1.0
オウゴン1.5　ビャクシ1.5　オウバク1.5
キキョウ1.5　サンシシ1.5　サイコ1.5
レンギョウ1.5　以上十七味
(経)《万病回春》 荊芥2.0　連翹2.0　防風2.0
当帰2.0　川芎2.0　芍薬2.0　柴胡2.0　枳殻2.0
黄芩2.0　山梔子2.0　白芷2.0　桔梗2.0
甘草1.5
(経)《一貫堂》 当帰1.5　芍薬1.5　川芎1.5
地黄1.5　黄連1.5　黄芩1.5　黄柏1.5

【注】子供の発熱の常套手段(漢方の口伝)

万病回春(耳) 荊芥 蓮翹 防風 当帰 川芎 白芍 柴胡 枳殻 黄芩 山梔 白芷 桔梗各等分 甘草減半 両耳腫痛するは腎経に風熱あるなり

効能・効果 (湯)
(薬) 体力中等度以上で、皮膚の色が浅黒く、ときに手足の裏に脂汗をかきやすく腹壁が緊張しているものの次の諸症：蓄膿症(副鼻腔炎)、慢性鼻炎、慢性扁桃炎、にきび

(龍) **目標** 体質的に浅黒く手足の裏に油汗多く、脈腹ともに緊張あるもの
応用 急性中耳炎、蓄膿症、肥厚性鼻炎、扁桃腺炎、鼻血、にきび、青年期腺病質改造

(中) 一般に青年の耳、鼻、咽喉、肺の慢性炎症を目的とするが、青年にこだわる必要はない

【注】万病回春 耳病門、癰疽門の生薬構成は(経)で、その他は一貫堂の処方である。また、鼻病門の生薬構成は、耳

山梔子1.5　連翹1.5　防風1.5　薄荷1.5
荊芥1.5　甘草1.5　枳殻1.5　柴胡2.0　白芷2.0
桔梗2.0
㊢《一貫堂》当帰1.5　芍薬1.5　川芎1.5
熟地黄1.5　黄連1.5　黄芩1.5　黄柏1.5
山梔子1.5　連翹1.5　防風1.5　薄荷葉1.5
荊芥1.5　甘草1.5　枳殻1.5　柴胡2.0　白芷2.5
桔梗2.5
㊥《一貫堂》黄連2　黄芩2　黄柏2
山梔子2　当帰2　川芎2　熟地黄2
白芍2　連翹2　荊芥2　薄荷2　防風2
柴胡2　白芷2　桔梗2　枳殻2
炙甘草2　水煎服

荊防敗毒散《けいぼうはいどくさん》

㊔ 荊防敗毒散料 K55　ブクリョウ1.5
ニンジン1.5　ケイガイ1.5　ボウフウ1.5
サイコ1.5　レンギョウ1.5　キキョウ1.5
キジツ1.5　センキュウ1.5　カンゾウ1.5
ショウキョウ1.0　キョウカツ1.5
ドクカツ1.5　ゼンコ1.5　キンギンカ1.5　以
上十五味
㊎《万病回春》荊芥2.0　防風2.0　羌活2.0
独活2.0　柴胡2.0　前胡2.0　薄荷2.0　連翹2.0
桔梗2.0　枳殻2.0　川芎2.0　金銀花2.0
茯苓2.0　甘草1.0
㊢《万病回春》荊芥2.0　防風2.0　独活2.0

病門の構成から枳殻を去り、生地黄を加えている
大便通ぜざれば大黄、芒硝を加え、熱甚だしく痛み極まらば黄芩、黄連を加う

万病回春（癰疽）防風　荊芥　羌活　独活　柴胡　前胡　薄荷　連翹　桔梗　枳殻　川芎　茯苓　金銀花　甘草

効能・効果 ㊓

㊔ 比較的体力があるものの次の諸症：急性化膿性皮膚疾患の初期、湿疹・皮膚炎

㊢ **目標**　化膿症で悪寒発熱頭痛湘痛するもの

応用　フルンケル、カルブンケル、乳腺炎、リンパ腺炎、皮下膿瘍、筋炎

㊥ **目標**　辛温解表、祛風湿、止咳化痰、止痛

応用　感冒、インフルエンザ、流行性耳下腺炎、気管支炎、慢性関節リウマチ、寝ちがい、頸肩腕症候群、寒冷じんま疹、湿疹、化膿症の初期などで、風寒湿の表証を呈するもの

柴胡2.0　前胡2.0　薄荷葉2.0　枳殻2.0
川芎2.0　桔梗2.0　金銀花2.0　連翹2.0
茯苓2.0　甘草1.0　JP生姜1.0

(中)《摂生衆妙方》　荊芥9（3）　防風9（3）
羌活6（2）　独活6（2）　柴胡9（3）
前胡6（2）　川芎6（2）　桔梗3（1）
枳殻6（2）　茯苓9（3）　炙甘草3（1）
生姜3（1）　薄荷3（1）（後下）　水煎服

啓脾湯《けいひとう》《万病回春》

(薬) 啓脾湯 K54　ニンジン3.0
ビャクジュツ4.0　ブクリョウ4.0
レンニク3.0　サンヤク3.0　サンザシ2.0
チンピ2.0　タクシャ2.0　カンゾウ1.0　以上
九味

(経) 人参3.0　蓮肉3.0　山薬3.0　朮4.0　茯苓4.0
山査子2.0　陳皮2.0　沢瀉2.0　甘草1.0

(龍) 人参2.0　白朮2.0　蓮肉2.0　山薬2.0
山査子1.0　陳皮1.0　沢瀉1.0　甘草1.0
大棗1.0　JP生姜0.5（小児量）　水200mL（1合）を以て煮て60mL（3勺）に煮つめ一日三回に分服

(中) 人参3　白朮4　茯苓4　蓮子3
山薬3　山査子2　陳皮2　沢瀉2
生姜1　大棗1　炙甘草1　水煎服　粉末を重湯で服用してもよい

万病回春（小児泄瀉）　人参　白朮去蘆炒　白茯苓去皮　山薬炒　蓮肉去心各一両　山査肉　陳皮　沢瀉　甘草炙各五銭

効能・効果 (散)(湯)（(薬)は(湯)のみ）

(薬) 体力虚弱で、痩せて顔色が悪く、食欲がなく、下痢の傾向があるものの次の諸症：胃腸虚弱、慢性胃腸炎、消化不良、下痢

(般) 人参3　白朮3～4（蒼朮も可）　茯苓3～4　蓮肉3　山薬3　山査子2　陳皮2　沢瀉2　大棗1　生姜1（ヒネショウガを使用する場合3）　甘草1（大棗、生姜はなくても可）　一回1～2g　一日三回

(龍) **目標・応用** 消化不良、慢性胃腸カタル、腸結核

(中) **目標** 補気健脾、理気化湿、止瀉
応用 参苓白朮散に準じる

【注】 万病回春　小児泄瀉には、啓脾丸として収載。各生薬の末を練蜜にて丸とし、梧桐子大とす

瓊玉膏《けいぎょくこう》《洪氏集験方》

(中) 沙参9　茯苓9　生地黄15　蜂蜜30　水煎服あるいは膏として服用

鶏肝丸《けいかんがん》《浅田家方》

(般) 鶏肝1具をとりゆでて乾燥し、山薬末（鶏肝の乾燥した量の二～三倍量を目安とする）を和しつつ細末とし糊丸とする

(経) 鶏肝1具をとり、これをゆでて乾燥し、薯蕷末を和しつつ細末とし糊丸とする。一回量2.0　一日三回

鶏蘇散《けいそさん》《傷寒標本》☞六一散《ろくいちさん》**491**

鶏鳴散《けいめいさん》《時方歌括》

(経) 檳榔4.0　木瓜3.0　生姜3.0（JP生姜1.0）　橘皮2.5　桔梗2.5　紫蘇葉1.0　呉茱萸1.0

(龍) 檳榔子4.0　木瓜3.0　橘皮2.5　桔梗2.5　紫蘇葉1.5　呉茱萸1.5　JP生姜1.0

洪氏集験方（巻一）　高麗参二十四両　生地黄汁十六斤　茯苓四十九両　白蜜十斤

(中) **目標**　滋陰潤肺

【注】 現在市販されている製剤は人参、茯苓、麦門冬、地黄、蜂蜜、天門冬、地骨皮

効能　滋養強壮

(勿) （丸散）鶏肝一具

効能・効果 (丸)

(般) 体力虚弱なものの次の症状：虚弱体質

(勿) 檳榔　橘皮　木瓜　呉茱萸　紫蘇葉　桔梗　生姜

(龍) **目標**　脚痛浮腫

応用　脚気

加減方　小便不利には茯苓4.0を加える。

【注】 千金鶏鳴散**283**とは異方

鶏鳴散加茯苓《けいめいさんかぶくりょう》《時方歌括》

(薬) 鶏鳴散料加茯苓 K57 ビンロウジ4.0 ブクリョウ4.0 モッカ3.0 キッピ2.0 キキョウ2.0 ゴシュユ1.0 ソヨウ1.0 ショウキョウ1.0 以上八味

(経) 檳榔3.0 木瓜3.0 橘皮2.5 桔梗2.5 呉茱萸1.0 紫蘇葉1.0 生姜2.0(JP生姜1.0) 茯苓6.0

雞屎白散《けいしはくさん》《金匱要略》

(龍)* 雞屎白2.0 末とし水25.0で頓服

月々紅散《げつげつこうさん》(経) = 乱髪霜《らんぱつそう》 473

血府逐瘀湯《けっぷちくおとう》《医林改錯》

(中) 生地黄9 桃仁12 当帰9 紅花9 川芎4.5 赤芍6 牛膝9 柴胡3 枳殻6 桔梗4.5 甘草3 水煎服

(薬) **効能・効果** (湯)
体力中等度のものの次の諸症：下肢の倦怠感、ふくらはぎの緊張・圧痛

(龍)* **目標** 臂や胸がつれるもの、あるいは腹水腹壁静脈蛇行のもの
応用 こむら返り、腹水、浮腫
古訓医伝 腹がふくらんで青筋がみえる。瀉下作用があるので津液不足には使うべきでない

医林改錯(上巻)
(中) **目標** 活血化瘀、理気止痛、補血
応用 狭心症、冠不全、慢性頭痛、偏頭痛、不眠症、胸痛、肋間神経痛、脳血管障害、脳外傷後遺症、眼底出血、アレルギー性紫斑病、慢性肝炎、肝硬変症、慢性胆嚢炎、尿路結石、胃・十二指腸潰瘍、血栓性静脈炎、月経困難症、無月経、産後の胎盤残留、不正性器出血、出血性メトロパチー、骨盤内血腫、打撲による血腫、DICなど

決勝膏《けっしょうこう》

㊡ 蘆薈2銭　麒麟血2銭　乳香2銭
没薬2銭　硫黄4銭

結毒喉癬一方《けつどくこうせんいっぽう》《広筆記》

㊙ 桔梗4.0　甘草2.5　竜胆2.5　射干3.0
遺糧4.0　山豆根4.0

元陰湯《げんいんとう》《本朝経験》

㊙ 地黄8.0　山茱萸4.0　山薬4.0　沢瀉4.0
牡丹皮4.0　茯苓2.0　黄連1.5　白芥子1.5

元戎四物湯《げんじゅうしもつとう》㊥＝桃紅四物湯《とうこうしもつとう》364

玄参升麻湯《げんじんしょうまとう》《証治準縄》

㊩ 玄参2.0　赤芍4.0　升麻1.0　犀角1.0
桔梗3.0　黄芩3.0　管衆3.0　甘草2.0
JP生姜0.5

華岡青洲(春林軒膏方)　左突　麒麟血
乳香　没薬　硫黄
㊡ 8・3・11・85
諸瘡出血、痛むもの
【注】麒麟血とは血竭のこと

㊙ 送下牛黄　青洲名喉癬湯　腐爛及鼻中者　加辛夷兼用鼴鼠丸　咽喉結毒(梅毒)

㊙ 六味地黄丸方中加黄連白芥子　治傷寒壊証　舌上黒胎乾裂　精神恍惚　津液枯竭　熱劇不可奈者

㊩ **応用**　小児口内炎

玄武湯《げんぶとう》(矢)＝真武湯《しんぶとう》253

建中湯《けんちゅうとう》《活幼》＝建理湯《けんりとう》

(幼) 人参4.0 黄耆4.0 白朮4.0 当帰4.0
川芎3.0 附子0.2 乾姜2.0 桂枝3.0 丁香2.0
甘草3.5

建理湯《けんりとう》(漢)＝建中湯☞小建中湯《しょうけんちゅうとう》223

建瓴丸《けんれいがん》《方輿輗》

(経) 甘藁 大黄各等分 以上二味細末とし糊にて丸とし一回1.0を服す

建瓴湯《けんれいとう》《衷中参西録》

(中) 牛膝30 竜骨24（先煎） 牡蛎24（先煎）
代赭石24（先煎） 生地黄18 白芍15
柏子仁12 山薬30 水煎服

(幼) 治痘淡白 頂陥 腹鳴下利 寒顫咬牙者
痘毒内陥シテ下利寒戦（中略）
瘭疽 諸瘍及ビ産後ノ下痢止マズ寒戦スル者

小建中湯合人参湯

方輿輗（丸散方） 甘藁擇新近者 黄良各等分
水腫、脹満、痛風

【注】 甘藁（かんこう）＝甘遂

医学衷中参西録 生山薬 懐牛膝各一両 代赭石八銭 生龍骨 生牡蛎 生地黄各六銭 白芍薬 柏子仁各四銭 鉄銹水で煎服

(中) **応用** 鎮肝熄風湯338とほぼ同じであるが、亀板、玄参、天門冬にかえて生地黄、柏子仁を加え、青蒿、川楝子、麦芽による理気の効果を除き滋潤健脾の山薬を加えたもので、鎮肝熄風湯よりも滋潤に重きをおいている
高血圧、高血圧脳症、めまい、ふらつき、頭痛、のぼせ、耳鳴、ふるえ

健脾益気湯《けんぴえききとう》 ㊥ = 四君子湯《しくんしとう》 182

健脾化痰湯《けんぴけたんとう》 ㊥ = 六君子湯《りっくんしとう》 476

健脾柔肝湯《けんぴじゅうかんとう》 ㊥ = 帰芍六君子湯《きしゃくりっくんしとう》 82

健脾和胃湯《けんぴわいとう》 ㊥ = 香砂六君子湯《こうしゃりっくんしとう》 145

牽正散《けんせいさん》 《楊氏》

㊥ 白附子6　白姜蚕5　全蝎3　水煎服

堅中湯《けんちゅうとう》 《千金方》

(薬) 堅中湯 **K58** ハンゲ5.0　ブクリョウ5.0
ケイヒ4.0　タイソウ3.0　シャクヤク3.0
カンゾウ1.5　カンキョウ1.0　以上七味

(経) 半夏5.0　茯苓5.0　桂枝4.0　芍薬3.0
大棗3.0　JP生姜1.0　甘草1.0

蠲痺湯《けんぴとう》

㊥[1]《百一選方》 羌活6　防風6　姜黄6
当帰9　赤芍6　黄耆12　炙甘草3

㊥ **応用** 祛風痰、止痙攣

千金方(巻十八雑病)　糖三斤　芍薬
半夏洗　生姜各三両切　大棗五十枚擘

効能・効果 (湯)
(薬) 体力虚弱で、ときに胃部に水がたまる感じのするものの次の諸症：慢性胃炎、腹痛

楊氏家蔵方(巻四)　酒当帰　羌活　姜黄　炙黄耆　防風各一・五両　炙甘草　〇・五両

医学心悟(巻三)　羌活　秦艽　独活各

生姜3　水煎服

㊥[2]《医学心悟》海風藤12　独活3　羌活3　桂心1.5　当帰9　川芎2.5　桑枝9　乳香2.5　木香2.5　炙甘草1.5　水煎服

一銭　桑枝　当帰各三銭　川芎七分　炙甘草　桂心各五分　海風藤二銭　乳香　木香各八分

㊥**目標**　祛風湿、補気血、活血

応用　寝ちがい、頸肩腕症候群、肩関節周囲炎、腰痛症などで、血虚の風湿痺を呈するもの

㊥[2]**目標**　祛風湿

本方の重点は祛風湿の独活、羌活、秦艽、海風藤、桑枝で、身体の老化はなく風寒湿の外因を受けて発症した四肢や軀幹の筋肉、関節の疼痛、運動障害に適している。寒冷や湿気によって悪化し、温めると楽になり、関節の発赤や局所の熱感がみられないものによい

古今録験続命湯《こころくけんぞくめいとう》《金匱要略》

(経) 杏仁4.0　麻黄3.0　桂枝3.0　当帰3.0
人参3.0　乾姜2.0　甘草2.0　川芎2.0　石膏6.0

杞菊地黄丸《こぎくじおうがん》《医級》

(薬) 杞菊地黄丸料 K196　ジオウ5.0
サンシュユ3.0　サンヤク3.0　タクシャ3.0
ブクリョウ3.0　ボタンピ3.0　クコシ5.0
キクカ3.0　以上八味

(中) 枸杞子12　菊花9　熟地黄15　茯苓9
山薬12　沢瀉9　山茱萸9　牡丹皮6
水煎服

固本丸《こほんがん》《張氏医通》

(中) 生地黄30　熟地黄30　天門冬18
麦門冬18　人参6　水煎服

金匱要略（中風歴節）　麻黄　桂枝　当帰　人参　石膏　乾姜　甘草各三両　芎藭一両　杏仁四十枚
治中風痱、身体不能自収、口不能言、冒昧不知痛處、或拘急不得転側

(中) 六味丸加菊花枸杞子
効能・効果 (散)(湯)（(薬)は(湯)のみ）
(薬) 体力中等度以下で、疲れやすく胃腸障害がなく、尿量減少又は多尿で、ときに手足のほてりや口渇があるものの次の諸症：かすみ目、つかれ目、のぼせ、頭重、めまい、排尿困難、頻尿、むくみ、視力低下
(般) 地黄8　山茱萸4　山薬4　沢瀉3　茯苓3　牡丹皮3　枸杞子5　菊花3　一回2g一日三回
目標　滋補肝腎、清肝火、明目
応用　中心性網膜炎、視神経萎縮、球後視神経炎などの眼疾患、あるいは高血圧症、自律神経失調症などで、肝腎陰虚、肝火旺の症候を呈するもの

(中) **目標**　滋陰益気
応用　糖尿病、慢性胃炎、慢性気管支炎、肺結核、その他の慢性疾患で、気陰両虚の症候を呈するもの

固本還晴丸《こほんかんせいがん》《証治準縄》

(柴) 天門冬2.0　麦門冬2.0　乾地黄2.0　茯苓1.5
枸杞子1.5　人参1.5　山薬1.5　牛膝1.5
石斛1.5　草決明1.5　杏仁1.5　兎絲子1.5
菊花1.5　枳殻1.5　羚羊角0.5　烏犀角0.5
青葙子3.0　防風3.0　五味子1.0　炙甘草1.0
蒺藜子1.0　川芎1.0　黄連1.0　熟地黄2.0

固陽湯《こようとう》《万病回春》

(柴) 黄耆4.0　人参4.0　白朮3.0　茯苓3.0
厚朴2.0　良姜2.0　附子1.0　乾姜1.0　姜蚕1.0

虎翼飲《こよくいん》《産論》

(経) 半夏8.0　生姜4.0　茯苓4.0　橘皮3.0
伏竜肝15.0

琥珀散《こはくさん》

〈実際〉琥珀2.0　海金砂2.0　滑石3.0　以上粉末として混和し、一回2.0ずつ一日三回服用

琥珀湯《こはくとう》

(経)[1]《方輿輗》　沢瀉5.0　猪苓3.0　茯苓3.0

(柴) **応用**　網膜症
草決明→決明子
青葙（セイソウ）：ヒユ科ノゲイトウの地上部

万病回春（痼冷）　黄耆二銭　人参二銭　白朮去蘆四銭　茯苓四銭　乾姜八銭　良姜三銭腹痛倍用　白姜八銭　厚朴三銭姜汁炒　大附子炮四銭
(柴) **目標**　痼冷厥逆

産論（巻一）　病候曰、心下逼而嘔吐者治法曰虎翼飲以伏龍肝汁煎服　半夏八銭　茯苓四銭　青皮一銭　生姜一銭半

(勿)（山脇）　琥珀　商陸　反鼻　猪苓　丁香
(経)[1] 五苓散加琥珀反鼻（方輿輗・水腫）
(龍)* **目標・応用**　産後の浮腫、および諸

朮3.0　桂枝2.0　琥珀3.0　反鼻1.0

(経)[2]《山脇家》　琥珀3.0　商陸3.0　反鼻1.0
丁香1.0

(龍)*《山脇家方》　琥珀3.0　商陸3.0　反鼻1.5
丁香1.5

五加減正気散《ごかげんしょうきさん》　《温病条弁》

(中)　藿香梗6　陳皮4.5　茯苓9　厚朴6
大腹皮4.5　穀芽3　蒼朮6　水煎服

五虎湯《ごことう》　《万病回春》

(薬)　五虎湯 K65　マオウ4.0　キョウニン4.0
セッコウ10.0　カンゾウ2.0　ソウハクヒ3.0
以上五味

(経)　麻黄4.0　杏仁4.0　甘草2.0　石膏10.0
桑白皮1.0

(龍)　杏仁3.5　麻黄3.5　石膏6.0　甘草1.5
桑白皮2.0　JP生姜0.5

五虎二陳湯《ごこにちんとう》　《万病回春》

(柴)　半夏4.0　茯苓4.0　陳皮4.0　麻黄4.0
杏仁4.0　石膏8.0　甘草2.0　桑白皮2.0

血毒腫

(中)　五加減正気散は、腹部膨満、水様便に対するもので、大腹皮、蒼朮で下痢を止め蠕動を調整し、穀芽で消化を強める

目標　運脾燥湿

万病回春（喘息）　麻黄三銭　杏仁去皮尖炒三銭　石膏五銭　甘草一銭　細茶一撮　桑白皮一銭　有痰加二陳湯　右剉一剤生姜三片葱白三根煎熱服

(経)　麻杏甘石湯に桑白皮を加えたもの

効能・効果　(湯)
(薬)　体力中等度以上で、せきが強くでるものの次の諸症：せき、気管支ぜんそく、気管支炎、小児ぜんそく、感冒、痔の痛み

(龍)　**目標・応用**　感冒咳嗽、気管支喘息、気管支炎
〈実際〉原方には細茶があるが、一般には入れない

万病回春（哮吼）　麻黄　杏仁各一銭　陳皮　半夏姜汁炒　茯苓去皮各一銭　石膏二銭　人参八分　細茶一撮　沈香　木香各五分另水磨入　右剉一剤生姜三片葱白三根水煎服

(柴)　**応用**　喘息

【注】　麻杏甘石湯加半夏、陳皮、茯苓、

五香湯《ごこうとう》《千金方》

(勿) 藿香0.4　木香0.1　乳香0.3　丁香0.1
沈香0.4　右五味　或加反鼻0.02　或加大黄0.1

五更四物湯《ごこうしもつとう》

(柴) 当帰4.0　川芎4.0　芍薬4.0　乾地黄4.0
香附子3.0　山梔子3.0　貝母3.0　黄連1.5

五積散《ごしゃくさん》《和剤局方》

(薬) 五積散料 K67　ブクリョウ2.0
ビャクジュツ3.0　チンピ2.0　ハンゲ2.0
トウキ2.0　シャクヤク1.0　センキュウ1.0
コウボク1.0　ビャクシ1.0　キジツ1.0
キキョウ1.0　ショウキョウ1.3　ケイヒ1.0
マオウ1.0　タイソウ1.0　カンゾウ1.0　以上
十六味

(経) 蒼朮2.0　陳皮2.0　茯苓2.0　朮2.0　半夏2.0
当帰2.0　厚朴1.0　芍薬1.0　川芎1.0　白芷1.0
枳殻1.0　桔梗1.0　乾姜1.0　桂枝1.0　麻黄1.0
甘草1.0　大棗1.0

(龍) 当帰3.0　川芎3.0　芍薬3.0　白朮3.0
厚朴3.0　陳皮3.0　茯苓3.0　半夏3.0　白芷3.0
枳殻3.0　桔梗3.0　乾姜1.5　桂枝1.5　麻黄2.5

桑白皮（五虎湯加半夏　陳皮茯苓）

(勿) 治熱毒気　卒腫痛　結作核　或似癰疽而非　使人頭痛寒熱　気急者数日不除殺人

(柴) 森田済生方四物湯加味に同じ
目標　空腹時心下痛、胃潰瘍

和剤局方（巻二）
効能・効果 (湯)
(薬) 体力中等度又はやや虚弱で、冷えがあるものの次の諸症：胃腸炎、腰痛、神経痛、関節痛、月経痛、頭痛、更年期障害、感冒
(龍) **目標**　悪寒あるは発熱、頭痛、身痛、項強拘急、嘔吐腹痛あるいは無熱胸上腹膨満感、あるいは腰脚痛、あるいは月経不順
応用　神経痛、リウマチ、腰痛、冷え症、疝気、血の道、胃カタル、婦人病
加減方
脚の浮腫には五加皮　大腹皮各4.0を加える
発熱を伴う麻痺には羌活　独活各3.0　防風4.0を加える
腰痛には牛膝　杜仲各3.0　小茴香2.0を加える
手足の攣縮には檳榔子　牛膝　木瓜各3.0を加える

甘草1.0　大棗2.0
㊥ 白芷9　川芎9　炙甘草9　茯苓9　当帰9　肉桂9　白芍9　半夏9　陳皮18　枳殻18　麻黄18　蒼朮72　桔梗36　乾姜12　厚朴12を粉末とし、一回9gを生姜の煎湯で服用する。適量を水煎服用してもよい

五蒸湯《ごじょうとう》《外台》

(勿) 茯苓5.0　葛根4.0　知母4.0　黄芩4.0　石膏12.0　竹葉2.0　地黄4.0　粳米(重湯を用う)　甘草2.5　人参4.0

五仁丸《ごにんがん》《世医得効方》

㊥ 郁李仁12　桃仁9　杏仁9　柏子仁9　松子仁9　陳皮9　粉末を蜜丸とし一回15g服用

五皮散《ごひさん》**(飲**《いん》**)**《中蔵経》

㊥ 桑白皮9　陳皮9　生姜皮9　大腹皮6　茯苓皮12　水煎服

五磨飲《ごまいん》《医方集解》

㊥ 烏薬9　檳榔9　沈香3　木香6

咳嗽には桑白皮　杏仁各3.0を加える
全身疼痛には乳香　没薬各1.0　細辛2.0を加える

㊥ **目標**　温中散寒、理気化湿、補血活血、辛温解表、通絡調経
応用　急性胃腸炎、感冒、冷え症、腰痛症、冷房病、月経困難症、関節リウマチなどで、寒湿の症候を伴うもの

(勿) 解五蒸熱　按入門有麦門冬治男婦諸虚煩熱蒸痿自汗等症

㊥ **目標**　潤腸通便
応用　麻子仁丸に準じる

㊥ **目標**　理気化湿、利水消腫
応用　突発性浮腫、妊娠浮腫、急性腎炎の初期などで、皮水を呈するもの
参考　医方集解(利湿)　五加皮　地骨皮　茯苓皮　大腹皮　生姜皮

五磨飲は医方集解(利気)四磨湯の項にあり　四磨湯去人参加枳実木香白酒磨服

㊥ **目標**　下気降逆、開閉

枳実9　砕いたものに白酒を加えてすりつぶして濃汁とし湯煎で温めて服用

五物解毒散《ごもつげどくさん》《本朝経験》

(薬) 五物解毒散料 K70　センキュウ5.0　ジュウヤク2.0　ケイガイ1.5　ダイオウ1.0　キンギンカ2.0　以上五味

(経) 川芎5.0　金銀花2.0　蕺菜2.0　大黄1.0　荊芥1.5

五物大黄湯《ごもつだいおうとう》《東洞》

(経) 大黄1.0　桂枝4.5　地黄6.0　川芎5.0　甘草1.5

(龍) 大黄2.0　甘草3.0　桂枝3.0　川芎3.0　乾地黄6.0　常煎法　内服あるいは局所洗剤とす

五拗湯《ごようとう》《おう》

〈漢方処方応用の実際〉

麻黄4.0　杏仁3.0　甘草2.0　荊芥2.0　桔梗2.0　生姜3.0

五淋散《ごりんさん》《和剤局方》

(薬) 五淋散料 K71　ブクリョウ5.0　トウキ3.0

(薬) **効能・効果** (湯)
体力中等度以上のものの次の諸症：かゆみ、湿疹・皮膚炎

(勿) 大黄　桂皮　地黄　川芎　甘草

(龍) **目標・応用**　瘰癧、痔、脱肛

〈漢方処方応用の実際〉かぜをひいて鼻閉、声嗄れ、咳、痰があり咽喉痛の激しいもの

和剤局方（巻六）　赤茯苓六両　当帰去蘆　甘草生用各五両　山梔子仁　赤芍薬去蘆剉各二十両

オウゴン3.0　カンゾウ2.0　シャクヤク2.0
サンシシ2.0　以上六味
(経) 芍薬2.0　山梔子2.0　茯苓6.0　当帰3.0
甘草3.0　黄芩3.0　あるいは地黄3.0　沢瀉3.0
木通3.0　滑石3.0　車前子3.0を加える
(龍) 茯苓6.0　芍薬1.5　山梔子1.5　当帰3.0
甘草3.0　黄芩3.0
(中) 茯苓6　沢瀉3　車前子3　滑石3
木通3　山梔子3　黄芩3　当帰3
赤芍3　甘草3　水煎服

五苓散《ごれいさん》《傷寒論》

(薬) 五苓散料 K72　チョレイ3.0
ブクリョウ4.0　タクシャ4.0　ケイヒ2.5
ビャクジュツ3.0　以上四味
(薬) 五苓散 K72①　チョレイ末1.1
ブクリョウ末1.1　タクシャ末1.9
ケイヒ末0.8　ビャクジュツ末1.1　以上五味
散剤一日分(三回分)
(経) 沢瀉5分　猪苓3分　茯苓3分　朮3分
桂枝2分　以上細末とし一回量1.0を重湯または白湯にて服用
(経) 五苓湯　沢瀉6.0　猪苓4.5　茯苓4.5　朮4.5
桂枝3.0
(龍) 猪苓3　茯苓3　白朮3　沢瀉5
桂枝2　以上の割合で散剤とし一回2.0を重

効能・効果 (湯)
体力中等度のものの次の諸症：頻尿、排尿痛、残尿感、尿のにごり
(龍) **目標**　膀胱に熱があり、小便淋瀝、排尿困難、あるいは血尿、膿尿、泥膏状の尿を出すもの
応用　尿道炎、膀胱炎、膀胱結石
加減方
一方に沢瀉　木通各4.0　滑石　車前子各2.0を加える
淋病で尿が出渋り痛み尿黄色く脈遅のものは黄芩を去る
(中) **目標**　清熱利水、活血止痛
応用　急性および慢性の尿道炎、膀胱炎、腎盂炎、尿路結石の炎症などで、熱淋を呈するもの

傷寒論　猪苓十八銖去皮　沢瀉一両六銖　白朮十八銖　茯苓十八銖　桂枝半両去皮
効能・効果 (散)(湯)
(薬) 体力に関わらず使用でき、のどが渇いて尿量が少ないもので、めまい、はきけ、嘔吐、腹痛、頭痛、むくみなどのいずれかを伴う次の諸症：水様性下痢、急性胃腸炎(しぶり腹のものには使用しないこと)、暑気あたり、頭痛、むくみ、二日酔
(龍) **目標**　口渇、尿利減少、あるいは嘔吐、あるいは下痢、あるいは浮腫、あるいは発熱頭痛等の発熱症状を伴う
応用　急性腸カタル、消化不良、腎炎、ネフローゼ、胃拡張、胃アトニー、糖尿病、急性膀胱炎、陰嚢水腫、結膜炎、てんかん、心臓病、頭痛
(中) **目標**　利水滲湿、通陽、解表
応用　急性胃腸炎、周期性嘔吐症、仮性コレラ、クインケ浮腫、寒冷じんま疹、急性腎炎の初期、陰嚢水腫など

湯に混ぜて一日三回服用（便法　五苓散5.0重湯末1.0を混合し三回に分服。茯苓4.0　沢瀉4.0　猪苓3.0　白朮3.0　桂枝2.5　以上常煎法）

㊥茯苓9（5）　猪苓9（5）　沢瀉9（6）　白朮6（5）　桂枝3（3）　水煎服

牛黄清心圓《ごおうせいしんえん》《和剤局方》

㊫牛黄1.5　麝香1.0　竜脳1.0　羚羊角1.0　雄黄1.0　蒲黄2.5　犀角2.0　以上糊丸、金箔を衣とす、一回量0.2を一日に三回

牛黄清心丸《ごおうせいしんがん》《痘疹世医新法》

㊥牛黄0.75　朱砂4.5　黄連15　黄芩9　山梔子9　鬱金6　蜜丸（1丸3g）とし、一回1丸服用。小児は減量。成薬

で、水湿を呈するもの
あるいは肝硬変の腹水、ネフローゼ症候群、慢性腎炎などの水腫に対して補助的に用いる

【注】㊆五苓散の重湯末は以前粉ミルク調製用として売られていた
梔子、枳実を加えガングリオンに用いる（永井良樹）
脳水腫、脳腫瘍、ヘルペス、ストロフルス（漢方の口伝）、気圧の変化に伴う頭痛（安井廣迪）
帯状疱疹（漢方の口伝）

和剤局方（巻一）　牛黄一両二銭研　麝香研　羚羊角末　龍脳研各一両　当帰去蘆頭　防風去苗叉枝　黄芩　白朮　麦門冬去心　白芍薬各一両半　柴胡去苗　白茯苓去皮　桔梗　杏仁去皮尖并雙仁者麸炒黄別研　芎藭各一両二銭半　肉桂去麄皮　阿膠砕炒　大豆黄巻砕炒各一両七銭半　蒲黄炒　神麹研炒　人参去蘆各二両半　雄黄捌銭飛研　甘草剉炒伍両　白歛　乾姜炮各七銭半　犀角末二両　金箔一千二百片内四百片為衣　大棗一百枚蒸熟去皮核　研乳成膏　乾山薬七両

㊥**目標**　清熱解毒、安神開竅
応用　安宮牛黄丸に準じ、意識障害が軽度のもの

【注】成剤（北京市中薬廠）
牛黄　当帰　川芎　甘草　芍薬　人参　桂皮　防風　蜂蜜　羚羊角　阿膠　金箔（茯苓、白朮）

牛膝散《ごしつさん》

(薬) 牛膝散料 K66 ゴシツ3.0 ケイヒ3.0 シャクヤク3.0 トウニン3.0 トウキ3.0 ボタンピ3.0 エンゴサク3.0 モッコウ1.0 以上八味

(経) 牛膝3.0 桂枝3.0 芍薬3.0 桃仁3.0 当帰3.0 牡丹皮3.0 延胡索3.0 木香1.0

(中)《医学入門》 桂枝3 桃仁3 牡丹皮3 赤芍3 牛膝3 当帰3 延胡索3 木香1 水煎服

(薬) **効能・効果** (湯)
比較的体力があるものの次の諸症：月経困難、月経不順、月経痛

(中) **目標** 活血化瘀、理気止痛
応用 桂枝茯苓丸に準じる

牛車腎気丸《ごしゃじんきがん》《済生方》

＝済生腎気丸《さいせいじんきがん》 牛車八味丸《ごしゃはちみがん》

(薬) 牛車腎気丸料 K68 ジオウ6.0 サンシュユ3.0 サンヤク3.0 タクシャ3.0 ブクリョウ3.0 ボタンピ3.0 ケイヒ1.0 ゴシツ3.0 シャゼンシ3.0 ブシ0.5 以上十味

(経) 地黄5.0 山茱萸3.0 薯蕷3.0 牛膝3.0 沢瀉3.0 茯苓3.0 牡丹皮3.0 車前子2.0 桂枝1.0 附子1.0

(龍) 牛車腎気丸料 熟地黄6.0 茯苓4.0 山茱萸2.0 桂枝2.0 車前子2.0 牛膝2.0 沢瀉3.0 山薬3.0 牡丹皮3.0 白河附子1.0

(中) 八味地黄丸に牛膝15（3） 車前子15（2）を加えて蜜丸とする。水煎服してもよい

(経) 八味地黄湯加牛膝3.0 車前2.0

(薬) **効能・効果** (散)(湯)（(薬)は(湯)のみ）
体力中等度以下で、疲れやすくて、四肢が冷えやすく尿量減少し、むくみがあり、ときに口渇があるものの次の諸症：下肢痛、腰痛、しびれ、高齢者のかすみ目、かゆみ、排尿困難、頻尿、むくみ、高血圧に伴う随伴症状の改善（肩こり、頭重、耳鳴り）

(般) 地黄5〜8 山茱萸2〜4 山薬3〜4 沢瀉3 茯苓3〜4 牡丹皮3 桂皮1〜2 加工ブシ0.5〜1 牛膝2〜3 車前子2〜3 一回2g 一日三回

(龍) **目標** 腎虚、腰重脚腫、小便不利
応用 腰痛、腎臓病、脚気、麻痺

(中) **目標** 温補腎陽、利水
応用 慢性腎炎、ネフローゼ症候群、老人、その他の慢性疾患で、腎陽虚の水腫を呈するもの

牛車八味丸《ごしゃはちみがん》＝牛車腎気丸《ごしゃじんきがん》137

牛蒡芩連湯《ごぼうごんれんとう》《万病回春》

（柴） 黄芩3.0　桔梗3.0　防風3.0　羌活3.0
連翹3.0　牛蒡3.0　黄連1.0　大黄1.0　甘草1.0
荊芥2.0　玄参2.0　石膏5.0

牛蒡子湯《ごぼうしとう》《外科正宗》

（柴） 山梔子3.0　黄芩3.0　牛蒡子3.0　金銀花3.0
栝楼仁3.0　栝楼根3.0　連翹3.0　土茯苓5.0
陳皮2.0　甘草2.0　皂角刺2.0　柴胡2.0
青皮2.0

呉茱萸湯《ごしゅゆとう》《傷寒論》

（薬） 呉茱萸湯 K69　ゴシュユ4.0　ニンジン3.0
タイソウ3.0　ショウキョウ2.0　以上四味

（経） 呉茱萸3.0　人参2.0　大棗4.0
生姜4.0（JP生姜1.0）

（龍） 呉茱萸4.0　人参3.0　大棗3.0　生姜6.0（必ずひね生姜）水280mLを以て煮て80mLに煮つめ三回に分服（便法　水半量　常煎法）

（中） 呉茱萸9（3）　人参9（2）　（党参18）
生姜（15）4　大棗8（4）　水煎服

万病回春（温疫）　黄芩酒炒二銭半　黄連酒炒一銭半　桔梗一銭半　連翹　牛蒡子別研　玄参各一銭　大黄　荊芥　防風　羌活各三分　石膏一銭半　甘草一銭　右剉一剤生姜一片井水煎

（柴） **応用**　耳下腺炎

外科正宗（巻三）（下部癰毒門）（乳癰）
陳皮　牛蒡子　山梔　金銀花　甘草　栝楼仁　黄芩　天花粉　連翹　角針各一銭　柴胡　青皮各五分

（柴） **応用**　乳癰

傷寒論（陽明）　呉茱萸一升洗　人参三両　生姜六両切　大棗十二枚擘

（薬） **効能・効果**（湯）
体力中等度以下で、手足が冷えて肩がこり、ときにみぞおちが膨満するものの次の諸症：頭痛、頭痛に伴うはきけ・嘔吐、しゃっくり

（龍） **目標**　嘔吐、下痢あるいは頭痛、あるいは煩躁、手足冷、あるいは涎沫、芍甘が効かぬ生理痛

応用　急性胃炎、腸炎、肝炎、習慣性頭痛嘔吐、尿毒症、蛔虫

（中） **目標**　散寒止嘔、温胃止痛、健脾益気、シャックリ、肩こり

応用　慢性胃炎、急性胃炎、胃十二指腸潰瘍、肝炎、妊娠嘔吐、偏頭痛、

胡麻散料《ごまさんりょう》《寿世保元》

(柴) 胡麻3.0　当帰3.0　何首烏2.0　防風2.0　威霊仙2.0　川芎2.0　牛旁子2.0　蒺藜子2.0　黄芩2.0　芍薬2.0　白芷1.0　荊芥1.0　菊花1.0　苦参1.0　升麻1.0　蔓荊子1.0　薄荷1.0　黄連1.0

メニエル症候群その他で、胃寒、寒飲による嘔吐や頭痛を呈するもの

(柴) **応用**　白斑

広済奔豚湯《こうさいほんとんとう》《外台　腹証奇覧》

(漢) 李根皮1銭6分　半夏1銭4分　乾姜8分　桂心8分　茯苓6分　炙甘草4分　人参4分　炮附子2分

腹証奇覧(続)　李根皮一銭六分　半夏一銭四分　乾姜　桂心各八分　茯苓六分　炙甘草　竹節人参各四分　炮附子二分

(漢) 2・1・5・19

矢数有道「神経質の漢方医学的治療法」

広茂潰堅湯《こうもかいけんとう》＝潰堅湯《かいけんとう》《蘭室秘蔵》61

甲字湯《こうじとう》《南陽》

(薬) 甲字湯 K59　ケイヒ4.0　ブクリョウ4.0　ボタンピ4.0　トウニン4.0　シャクヤク4.0　カンゾウ1.5　ショウキョウ1.0　以上七味

(経) 桂枝　茯苓　牡丹皮　桃仁　芍薬各等分　甘草1.5　生姜3.0(JP生姜1.0)

(龍) 茯苓4.0　桂枝3.0　牡丹皮3.0　桃仁3.0

医事小言(七巻蔵方)　茯苓一銭二分　桃核　芍薬各七分　牡丹皮四分　桂枝六分　甘草　生姜各二分

効能・効果　(湯)

(薬) 比較的体力があり、ときに下腹部痛、肩こり、頭重、めまい、のぼせて足冷えなどを訴えるものの次の諸症：月経不順、月経異常、月経痛、更年期障害、血の道症、肩こり、めまい、頭重、打ち身(打撲症)、しもやけ、しみ

(経) 桂枝茯苓丸料に甘草1.5　生姜3.0(JP

甘草1.5　JP生姜1.0

甲字湯加大黄《こうじとうかだいおう》《南陽》

(経) 桂枝　茯苓　牡丹皮　桃仁　芍薬各等分
甘草1.5　生姜3.0（JP生姜1.0）　大黄2.0

交泰丸《こうたいがん》《韓氏医通》

(中) 黄連3　肉桂1.5　粉末を丸とし、就寝三時間前に服用。二回に分けて午前、午後に服用してもよい

行気香蘇散《こうきこうそさん》《医鑑》＝行気香蘇散《ぎょうきこうそさん》

(経) 香附子2.5　紫蘇葉2.5　陳皮2.5　烏薬2.5
羌活2.5　川芎2.5　麻黄2.0　枳殻2.0
JP生姜1.0　甘草1.0

(龍) 紫蘇葉3.0　香附子3.0　麻黄3.0　陳皮2.5
柴胡2.5　白朮2.5　川芎2.5　羌活2.5　枳殻2.5
甘草1.0　JP生姜1.0

行湿補気養血湯《こうしつほきようけつとう》《万病回春》

(経) 人参2.5　朮2.5　茯苓2.5　当帰2.0　芍薬2.0

生姜1.0）を加う

(龍) **目標・応用**　桂枝茯苓丸に同じ
加減方
便秘または熱性あるものは大黄2.0を加える

(経) 桂枝茯苓丸料に甘草1.5　生姜3.0（JP生姜1.0）大黄2.0を加う

(中) **目標**　安神、交通心腎
応用　不眠症、不安神経症などで、心腎不交のもの

万病回春（飲食）　紫蘇　陳皮　香附子　烏薬　川芎　羌活　麻黄　枳殻麸炒　甘草　因溼加蒼朮右剉一剤　生姜三片　水煎温服

(龍) **目標**　生冷厚味堅硬のものを食し、腹満腹痛するもの、あるいは急性熱病で頭痛身熱、関節痛、麻痺、疼痛し、飲食下らず腹痛するもの
応用　食傷、感冒、リウマチ、腹痛
加減方　消化が悪いものは山査子、神麴各2.0を加える

万病回春（鼓脹）　人参　白朮去蘆　茯苓　当帰　川芎　白芍斂脹各一銭　蘇梗　陳皮泄漏、厚朴姜炒　大腹皮斂気

川芎2.0　木通1.5　厚朴1.5　陳皮1.5
大腹皮1.5　蘿蔔子1.5　海金砂1.5　木香1.0
甘草1.0　紫蘇葉1.0
(龍) 人参3.0　白朮3.0　茯苓3.0　当帰3.0
芍薬3.0　川芎3.0　木通2.5　陳皮2.5　厚朴2.5
大腹皮2.5　蘿蔔子2.5　海金砂2.5　紫蘇葉2.5
大棗2.5　甘草1.0　木香1.0　JP生姜1.0

蘿蔔子炒　海金沙木通利水各八分　木香運気　甘草生各三分　右剉一剤生姜三片棗一枚水煎服

(龍) **目標**　気血虚弱、鼓腸、腹満　腹水浮腫

応用　腹水、腹膜炎、肝硬変症

万病回春（鼓脹門）気虚には人参、白朮、茯苓を倍し、血虚には当帰、川芎、白芍薬を倍し、小便短少には猪苓、沢瀉、滑石を加う

行和芍薬湯《こうわしゃくやくとう》

(経)《活方機要》芍薬6.0　当帰3.0　黄連3.0
黄芩3.0　大黄2.0　檳榔1.0　木香1.0　桂枝1.0
(龍) 行和芍薬散《和剤局方》芍薬6.0
当帰3.0　黄連3.0　黄芩3.0　大黄2.0
檳榔子1.5　木香1.5　桂枝1.5　甘草1.5

(龍) **目標・応用**　急性大腸カタルで粘液または血便、腹渋りあるいは裏急後重し、排便後下腹痛むもの

抗熱牛黄丸《こうねつごおうがん》＝安宮牛黄丸《あんぐうごおうがん》2

更衣丸《こういがん》《先醒斉医学広筆記》

(中) 蘆薈21　朱砂15　粉末とし酒にて丸とし
一回3.5gを服用

先醒斎医学広筆記に引用した張選卿の方　朱砂五銭、蘆薈七銭末とし、酒少量で丸にし、毎回一・二銭を、良質な酒で服用する

(中) **目標**　瀉火通便

厚朴湯《こうぼくとう》

(柴) 厚朴4.0　白朮4.0　半夏4.0　枳実2.0

(柴) **応用**　虚秘

紫蘇葉2.0　甘草2.0　JP生姜1.0

厚朴温中湯《こうぼくうんちゅうとう》《内外傷辨惑論》

㊥ 厚朴6　草豆蔲2.5　陳皮6　木香3
茯苓9　乾姜2　甘草3

厚朴三物湯《こうぼくさんもつとう》《金匱要略》

(経) 厚朴5.0　枳実2.5　大黄2.5

(龍) 厚朴8.0　大黄4.0　枳実3.5　水480mLを以て
まず厚朴　枳実を煮て200mLに煮つめ大黄を
加え、煮直して120mLに煮つめ一回分40mLを
服用（便法　常煎法）

㊥ 厚朴15　枳実6　大黄6　水煎服

厚朴七物湯《こうぼくしちもつとう》《金匱要略》

(経) 厚朴5.0　甘草2.0　大黄2.0　大棗1.5
桂枝1.5　枳実3.5　生姜3.0（JP生姜1.0）

(龍) 厚朴8.0　甘草3.0　大黄3.0　大棗2.5
枳実3.5　桂枝2.0　生姜5.0（またはJP生姜2.0）
水400mLを以て煮て160mLに煮つめ三回に分服
（便法　常煎法）

厚朴生姜半夏人参甘草湯《こうぼくしょうきょうはんげにんじんかんぞうとう》《傷寒論》
＝厚朴生姜人参半夏甘草湯《こうぼくしょうきょうにんじんはんげかんぞうとう》

㊥ **目標**　温中祛寒、燥湿

金匱要略（腹満寒疝）　厚朴八両　大黄
四両　枳実五枚

(龍) **目標**　腹痛　便秘　腹満
応用　腹痛　便秘

㊥ **目標**　理気通便

【注】　腹満が主、便秘（傾向）従

金匱要略（腹満寒疝）　厚朴半斤　甘草
大黄各三両　大棗十枚　枳実五枚　桂
枝二両　生姜五両

(龍) **目標・応用**　腹満、脈浮数、飲食平
常通りのもの

加減方
嘔するものは半夏5.0を加える。下痢す
るものは大黄を去る。寒多きものは生
姜を8.0にする

【注】　厚朴三物湯より少し虚している

傷寒論（太陽中）　厚朴半斤炙　生姜半
斤　半夏半升洗　甘草二両炙　人参一
両

(薬) **厚朴生姜半夏人参甘草湯** K64
コウボク3.0　ショウキョウ0.5　ハンゲ4.0
ニンジン2.0　カンゾウ2.0　以上五味
(経) 厚朴3.0　生姜3.0（JP生姜1.0）　半夏4.0
人参1.5　甘草2.5
(龍) 厚朴8.0　生姜8.0（必ずひね生姜）　半夏8.0
甘草2.0　人参1.0　水400mLを以て煮て120mLに
煮つめ三回に分服（便法　常煎法）

厚朴麻黄湯《こうぼくまおうとう》《金匱要略》

(経) 厚朴4.0　半夏4.0　杏仁4.0　麻黄3.0
五味子3.0　石膏10.0　小麦10.0　乾姜1.5
細辛1.5
(龍) 厚朴5.0　半夏5.0　麻黄4.0　杏仁4.0
石膏10.0　乾姜2.0　細辛2.0　小麦14.0
五味子3.0　水480mを以てまず小麦を煮て熟
さしめ、滓を去り他の諸薬を入れて煮直し
て120mに煮つめ三回に分服（便法　常煎法）

紅花当帰散《こうかとうきさん》《寿世保元》

(柴) 当帰6.0　川芎3.0　芍薬3.0　熟地黄3.0
黄芩3.0　香附子3.0　枳殻2.0　玄胡索2.0
茴香1.5　厚朴1.5　柴胡1.5　陳皮1.5　三稜1.5
莪朮1.5　牛膝1.5　紅花1.0　甘草1.0
JP生姜1.0

効能・効果 (湯)
(薬) 体力虚弱で、腹部膨満感のあるものの次の諸症：胃腸虚弱、嘔吐
(龍) **目標・応用** 発汗後虚証の腹脹満開腹手術後、食物を食べると吐くような場合に用いるとよい

金匱要略（肺痿肺癰咳嗽上気病）　厚朴五両　麻黄四両　石膏如鶏子大　杏仁半夏各半升　乾姜　細辛各二両　小麦一升　五味子半升
(龍) **目標** 咳して脈浮のもの
応用 百日咳、気管支炎、喘息

(柴) **応用** 月経痛、月経不順

紅藍花酒湯《こうらんかしゅとう》《金匱要略》

(経) 紅花1.0 一味酒2勺に入れ煮て1勺とし
一日二回に分服

金匱要略（婦人雑） 紅藍花一両 右一味以酒一大升 煎減半 頓服半、末止再服
婦人六十二種風、及腹中血丸刺痛

香葛湯《こうかつとう》《辻本菘庵》

(勿) 紫蘇葉4.0 葛根4.0 香附子6.0 陳皮6.0
桔梗3.0

(勿) **目標・応用** 感冒発熱咳

香芎湯《こうきゅうとう》《儒門》

(経) 石膏12.0 桂枝4.5 川芎5.0 香附子5.0
甘草2.0 薄荷1.0

(龍) 石膏10.0 桂枝3.0 川芎3.0 香附子6.0
薄荷葉2.0 甘草2.0

(龍) **目標・応用** 発熱頭痛、熱性頭痛、偏頭痛

香砂二陳湯《こうしゃにちんとう》 ☞ 二陳湯《にちんとう》376

香砂平胃散《こうしゃへいいさん》《万病回春》

(薬) 香砂平胃散料 K60 ソウジュツ4.0
コウボク3.0 チンピ3.0 コウブシ4.0
タイソウ2.0 ショウキョウ0.5 カンゾウ1.0
シュクシャ1.5 カッコウ1.0 以上九味

(経) 蒼朮4.0 香附子4.0 厚朴3.0 陳皮3.0
大棗2.0 JP生姜1.0 甘草1.0 藿香1.0

効能・効果 (湯)
(薬) 体力中等度で、食べ過ぎて胃がもたれる傾向のあるものの次の諸症：食欲異常、食欲不振、急・慢性胃炎、消化不良

(経) 平胃散に香附子4.0 藿香1.0 縮砂1.5を加う

(龍) **目標** 飲食進み平常の倍も食べるもの。消化せずに胃腸に滞っているもの
応用 食傷、胃酸過多症

縮砂1.5
(龍) 香附子3.0　陳皮3.0　白朮3.0　枳実2.5
藿香2.5　縮砂1.5　木香1.5　甘草1.5
JP生姜1.0

香砂養胃湯《こうしゃよういとう》《万病回春》

(薬) 香砂養胃湯 K61　ビャクジュツ3.0
ブクリョウ3.0　ソウジュツ2.0　コウボク2.0
チンピ2.0　コウブシ2.0　ショウズク2.0
ニンジン2.0　モッコウ1.5　シュクシャ1.5
カンゾウ1.5　タイソウ1.5　ショウキョウ1.0
以上十三味
(経) 朮3.0　茯苓3.0　蒼朮2.0　厚朴2.0　陳皮2.0
香附子2.0　白豆蔲2.0　人参2.0　木香1.5
縮砂1.5　甘草1.5　大棗1.5　JP生姜0.7
(龍) 人参1.5　木香1.5　白朮3.0　陳皮2.5
茯苓2.5　厚朴2.5　古立蒼朮2.5　縮砂2.5
香附子2.5　甘草2.5　白豆蔲2.0　大棗2.0
JP生姜1.0

香砂六君子湯《こうしゃりっくんしとう》《内科摘要》

＝(中)健脾和胃湯《けんぴわいとう》

(薬) 香砂六君子湯 K62　ニンジン3.0

【注】万病回春には、飲食、鬱証、泄瀉、嘔吐、呑酸、嘈雑、腹痛、脇痛の各門に同名で収載され、それぞれ生薬構成は異なる

万病回春（飲食門）　香附子炒　砂仁　蒼朮米泔製炒　厚朴姜汁炒　陳皮各八分　人参五分　白朮去蘆一銭　茯苓去皮八分　木香五分　白豆蔲去殻六分　甘草炙　右剉一剤姜棗煎服

効能・効果　(湯)

(薬) 体力虚弱なものの次の諸症：胃弱、胃腸虚弱、慢性胃腸炎、食欲不振

(龍) **目標**　胃腸障害、食欲不振、味が分からず、胃部がつかえ苦しくて腹がすかぬもの

応用　胃炎、胃下垂、胃拡張、胃アトニー、食欲不振

万病回春（飲食門）　脾胃の塞には乾姜、官桂を加え、肉食して化せざるには山査子、草果を加え、米粉、麺食化せざるには神曲、麦芽を加え、生冷瓜果化せざるには檳榔子、乾姜を加え、胸腹満悶するには枳殻、蘿蔔子、大腹皮を加え、食に傷れて胃口痛めば木香、枳実、益智仁を加え、食に傷れて泄瀉するには乾姜、烏梅、白朮を加える。悪心嘔吐するには藿香、丁香、半夏、烏梅、乾姜を加える

万病回春（飲食門）　香附子一銭　砂仁五分　人参五分　白朮一銭　茯苓去皮　半夏姜製　陳皮各一銭　木香　白豆蔲　厚朴姜汁炒　益智仁　甘草炙各五分　右剉一剤姜棗煎服

効能・効果　(湯)

ビャクジュツ3.0 ブクリョウ3.0 ハンゲ3.0
チンピ2.0 コウブシ2.0 タイソウ1.5
ショウキョウ0.5 カンゾウ1.0
シュクシャ1.0 カッコウ1.0 以上十一味

(経) 人参3.0 朮3.0 茯苓3.0 半夏3.0 陳皮2.0
香附子2.0 大棗1.5 JP生姜1.0 甘草1.0
縮砂1.0 藿香1.0

(龍) 半夏6.0 陳皮3.0 人参3.0 白朮3.0
茯苓3.0 香附子3.0 藿香2.0 縮砂2.0
大棗2.0 生姜2.0 甘草1.5

㊥ 《和剤局方》 六君子湯に木香9(3)
縮砂3(1)を加える

香薷飲《こうじゅいん》《和剤局方》

㊥ 香薷6 白扁豆9 厚朴6 水煎服

(薬) 体力中等度以下で、気分が沈みがちで頭が重く、胃腸が弱く、食欲がなく、みぞおちがつかえて疲れやすく、貧血性で手足が冷えやすいものの次の諸症：胃炎、胃腸虚弱、胃下垂、消化不良、食欲不振、胃痛、嘔吐

(龍) **目標** 胃腸が虚弱で宿食痰気を兼ねて食欲不振、嘔吐悪心、あるいは下痢後胃腸の工合が悪く、あるいは熱病後微熱がとれず咳が止まらず気力が弱いもの、あるいは老人虚弱者などが食後になるといたって眠くなり頭も重く手足がだるく気がふさがるもの、あるいは腹満、噯気、呑酸

応用 胃腸アトニー、病後、食欲不振、胃酸過多症、減酸症

㊥ **目標** 補気健脾、理気化痰、止痛

応用 胃腸神経症、胃十二指腸潰瘍、消化不良症、慢性の下痢、妊娠嘔吐などで、脾胃気虚、痰湿、気滞を呈するもの

和剤局方(巻二) 香薷去土一斤 白扁豆微炒 厚朴去麁皮姜汁塗炙令黄各半斤

㊥ **目標** 祛暑解表、化湿和中

応用 夏期の感冒、急性胃腸炎、インフルエンザなどで、陰暑を呈するもの

加減方

陰暑で口渇、発熱の強いもの：加金銀花12、連翹9(新加香薷飲)

陰暑で口渇、発熱の強いもの：加黄連(四味香薷飲)

陰暑で下痢の強いもの：加茯苓12 炙甘草3(五味香薷飲)

陰暑で気虚を伴うもの：加党参9 白朮9 黄耆12 陳皮3 木瓜3(十味香薷飲)

香蘇散《こうそさん》《和剤局方》

㊮ 香蘇散料 K63 コウブシ3.5 ソヨウ1.5
チンピ3.0 カンゾウ1.0 ショウキョウ1.0
以上五味

㊮ 香蘇散 K63① コウブシ2.1 ソヨウ0.9
チンピ1.8 カンゾウ0.6 ショウキョウ0.6
以上散剤とし一日量分三

㊄ 香附子4.0 紫蘇葉1.0 甘草1.0 陳皮2.5
生姜3.0（JP生姜1.0）

㊧ 紫蘇葉4.0 香附子6.0 陳皮6.0 甘草1.0
JP生姜1.0 葱若干

㊥ 香附子6（4） 紫蘇葉6（1）
陳皮3（2） 炙甘草3（1） 生姜2（3）
水煎服

香朴湯《こうぼくとう》《万病回春》

㊄ 厚朴5.0 木香1.0 附子1.0

香竜湯《こうりゅうとう》《山脇東洋》

ハンピ9.0 丁字1.0

和剤局方（巻二） 陳皮二両不去白 香附子炒香去毛 紫蘇葉各四両 甘草炙一両

効能・効果 散 湯

㊮ 体力虚弱で、神経過敏で気分がすぐれず胃腸の弱いものの次の諸症：かぜの初期、血の道症

㊧ **目標・応用** 感冒その他の熱病で頭痛、発熱、悪寒するもの

加減方

頭痛には川芎、細辛各3.0 白芷2.5を加える

発汗には麻黄、白朮各3.0を加える

咳嗽には杏仁、桑白皮各3.0を加える

㊥ **目標** 理気和胃、理気解表

応用 神経性胃炎、胃炎、胃腸神経症などで、脾胃気滞を呈するもの。あるいは胃腸型感冒

加減・烏薬・乾姜（正気天香湯237）

㊦ 魚中毒（蕁麻疹）

衆方規矩（感冒・香蘇散） 頭痛ニハ芎芷ヲ加テ芎芷香蘇散ト名ツモッハラ気鬱ノ頭痛ヲ治ス

万病回春（鼓脹） 厚朴姜炒一両 大附子泡去皮剤七銭半 木香三銭 右剉一剤姜七片棗一枚水煎服

治老人中寒下虚、心腹膨脹、不喜食、脈浮遅而弱、此名寒脹

夜尿症

香連丸《こうれんがん》《兵部手集方》

㊥ 黄連60(呉茱萸30とともに炒したのち呉茱萸を去る)、木香15を、粉末にして酢で丸とし、一日三回3~6ずつ服用

候氏黒散《こうしこくさん》《金匱要略》

(経) 菊花40分　白朮10分　細辛3分　茯苓3分　牡蛎3分　人参3分　礬石3分　当帰3分　乾姜3分　川芎3分　桂枝3分　桔梗8分　防風10分　黄芩5分　以上細末とし酒にて一回1.0を服用

(龍) 菊花4　白朮1.0　防風1.0　細辛3　茯苓3　牡蛎3　人参3　礬石3　当帰3　乾姜3　川芎3　桂枝3　黄芩5　桔梗8　以上の割合で粉末とし一日一回2.0を酒で服用

高枕無憂散《こうちんむゆうさん》《万病回春》

(経) 陳皮4.0　半夏4.0　茯苓4.0　枳実4.0　竹茹4.0　麦門冬4.0　竜眼肉4.0　石膏4.0　人参1.5　甘草2.5

高良姜湯《こうりょうきょうとう》《千金方》

(経) 高良姜5.0　厚朴2.0　当帰3.0　桂枝3.0

㊥ **目標**　清熱化湿、理気止痛、止痢
応用　急性胃腸炎、細菌性下痢、赤痢などで、大腸湿熱を呈するもの

金匱要略(中風歴節)　菊花四十分　白朮十分　細辛　茯苓　牡蛎各三分　桔梗八分　防風十分　人参　礬石各三分　黄芩五分　当帰　乾姜　芎藭　桂枝各三分
(龍) **目標・応用**　中風、四肢煩重、心中悪寒、あるいは風癲

万病回春(不寝)　陳皮　半夏姜製　白茯苓去皮　枳実麸炒　竹茹　麦門冬去心　龍眼肉　石膏各一銭半　人参五銭　甘草一銭半
(柴) **応用**　不寝

備急千金要方(巻十三)　高良姜五両　厚朴二両　当帰　桂心各三両
(龍) **目標**　急に上腹部が激痛し、両脇が

(龍) 高良姜5.0　厚朴2.0　当帰3.0　桂枝3.0

控涎丹《こうぜんたん》《三因方》＝妙応丸《みょうおうがん》　子竜丸《しりゅうがん》

(経) 甘遂　大戟　白芥子各等分　以上三味各別に細末とし煉蜜を以て混和し丹となす。あるいは糊にて丸となすも佳なり。通常一回1.0ないし3.0を生姜汁にて服用

(中) 甘遂、大戟、白芥子の等量粉末を小豆大の丸薬とし、生姜汁で5～10丸服用

絳礬丸《こうばんがん》《方輿輗》

(経) 緑礬10.0　厚朴5.0　陳皮5.0　三稜5.0　莪朮5.0　黄連5.0　苦参5.0　朮5.0　甘草2.0　水莎15.0　以上細末とし醋糊にて丸とし、一回3.0gを服用

蒿芩清胆湯《こうごんせいたんとう》《重訂通俗傷寒論》

(中) 青蒿10　黄芩10　竹茹10　製半夏6　赤茯苓10　枳殻6　陳皮10　碧玉散（滑石、生甘草、青黛）10（包煎）　水煎服

支満煩悶するもの。あるいは貧血足冷下痢するもの

応用　胆石症、胃痛、腸カタル

(中) **目標**　祛痰逐水

応用　胸水、腹水、浮腫、あるいは気管支炎、肺炎などで喀痰の多いもの、あるいは慢性リンパ節炎、リンパ節結核、寒冷膿瘍、骨結核など

方輿輗（失血・鼓脹・方は別集）絳礬十銭、厚朴　橘皮　三稜　莪朮　黄連　苦参　朮各五銭　甘草二銭　水莎十五銭

異食症、黄胖、黄疸

水莎＝香附子

(中) **目標**　和解半表半裏、清熱化湿、和胃化痰

応用　急性肝炎、胆嚢炎、腎盂炎、胃炎、インフルエンザ、脳炎、夏季熱などで、湿熱による半表半裏証を呈するもの

合壁飲《ごうへきいん》《内科秘録》

(経) 芍薬4.0 黄芩3.0 枳実2.5 厚朴2.0 大黄2.0 大棗2.0 甘草1.0

黒散《こくさん》《千金方》

(勿) 麻黄2.5 杏仁3.0 大黄1.0

黒帰脾湯《こくきひとう》 ☞帰脾湯《きひとう》82

黒膏方《こくこうほう》《肘后方》

㊥ 淡豆豉 鮮地黄

黒錫丹《こくしゃくたん》《和剤局方》

㊥ 黒錫(鉛)60 硫黄60 川楝子30 胡蘆巴30 木香30 附子30肉豆蔲30 補骨脂30 陽起石30 沈香30 茴香30 肉桂65 粉末にして酒糊丸とし一日一回3～9gを服用

黒逍遙散《こくしょうようさん》《女科摘要》

㊥ 逍遙散に生地黄あるいは熟地黄を12g加える

(勿) 治小児変蒸 中挟時行温病 或非変蒸時而時行者

㊥ **目標** 清営涼血

和剤局方(巻五) 金鈴子蒸去皮核 胡蘆巴酒浸炒 木香不見火 附子炮去皮臍 肉豆蔲麪裹煨 破故紙酒浸炒 沈香不見火鈎 茴香舶上者炒 陽起石酒煮一日焙乾研細各一両 肉桂去麄皮不見火半両 黒錫去滓浄秤 硫黄透明者結砂子各二両

㊥ **目標** 温腎陽、散陰寒、鎮逆気、定虚喘

㊥ **目標** 疏肝解鬱、補血健脾、調経
応用 逍遙散に準じ、血虚の程度が強いもの

黒豆湯《こくずとう》《浅田家方》

㋕ 黒豆一合（炒） 桔梗4.0 紅花2.0 大黄1.0
甘草2.5

滾痰丸《こんたんがん》 ＝礞石滾痰丸《もうせきこんたんがん》 460

〈医典〉大黄8.0 黄芩8.0 青礞石1.0 沈香0.5
以上を粉末として米糊で丸とする

㋕ 治黴瘡 服軽粉 口中腐爛 歯齗出血不止者

さ

左帰飲《さきいん》《景岳全書》

(中) 熟地黄15　山薬12　山茱萸9　枸杞子9
茯苓9　炙甘草3　水煎服

景岳全書(巻五十一)(新方八陣)
(中) **目標**　滋補肝腎
応用　大補元煎**313**とほぼ同じ

左帰丸《さきがん》《景岳全書》

(中) 熟地黄24　山薬12　山茱萸12　菟絲子12
枸杞子12　牛膝9　鹿角膠12　亀板膠12
粉末を蜂蜜で丸とし、一日二・三回3～
6gずつ服用

景岳全書(巻五十一)(新方八陣)
(中) **目標**　滋補肝腎　補血益精
応用　老化、慢性疾患、熱病の回復期などで、肝腎陰虚の顕著なもの

左金丸《さきんがん》《丹渓心法》

(中) 黄連6　呉茱萸1　粉末を丸とし、一回
2～3g服用。水煎服でもよい
(勿) 左金丸料　黄連2.0　呉茱萸4.0

丹渓心法(巻一)
(中) **目標**　清肝瀉火、和胃降逆
応用　神経性胃炎、急性および慢性胃炎、消化性潰瘍などで、肝火犯胃を呈するもの
(勿) 治肝蔵火実　左脇作痛

左突膏《さとつこう》《華岡》

(般) 松脂800　黄蝋220　豚脂58　ゴマ油1000
(経) 瀝青800.0　黄蝋220.0　豚脂58.0　胡麻油1000.0
まず胡麻油を煮て水分を去り黄蝋・豚脂を
入れて熔融せしめ、終わりに松脂を入れて

春林軒膏方
効能・効果　(外)
(般) 化膿性のはれもの

溶融し、温に乗じ布にて漉しさらに煮て粘稠性を高める

再造飲子《さいぞういんし》(勿)☞空倉痘方《くうそうずほう》(勿)102

再造散《さいぞうさん》《傷寒六書》

(中) 桂枝6　防風6　羌活6　細辛3　川芎6　生姜6　党参9　黄耆9　熟附子6（先煎）　白芍6　大棗3　炙甘草3　水煎服

柴葛解肌湯《さいかつげきとう》《浅田家方》

(般) 柴胡3～5　葛根2.5～4　麻黄2～3　桂皮2～3　黄芩2～3　芍薬2～3　半夏2～4　生姜1（ヒネショウガを使用する場合1～2）　甘草1～2　石膏4～8

(経) 柴胡4.0　葛根4.0　麻黄2.5　桂皮2.0　黄芩2.0　芍薬2.0　半夏3.0　JP生姜1.0　甘草1.0　石膏6.0

(龍) 柴胡4.0　半夏4.0　葛根4.0　麻黄3.0　桂枝2.0　黄芩2.0　芍薬2.0　甘草1.5　石膏6.0　JP生姜1.0

(中) **目標**　辛温解表、補陽益気

応用　感冒、インフルエンザ、その他感染症の初期で、陽虚の表寒を呈するもの

効能・効果 (湯)

(般) 体力中等度以上で、激しい感冒様症状を示すものの次の諸症：発熱、悪寒、頭痛、四肢の痛み、口渇、不眠、鼻腔乾燥、食欲不振、はきけ、全身倦怠

(龍) **目標・応用**　感冒で頭痛、鼻乾き口渇し不眠、四肢煩疼脈洪数のもの

柴葛湯加川芎辛夷《さいかっとうかせんきゅうしんい》

(般) 柴胡6　半夏3.5　黄芩3　桂皮5
芍薬3　葛根6　麻黄2　竹節人参2
甘草1　大棗1.2　生姜2.5　川芎3　辛夷2

(柴) 柴胡6　半夏3.5　黄芩3　桂皮5
芍薬3　葛根6　麻黄2　竹節人参2
甘草1　大棗1.2　生姜2.5　川芎3　辛夷2

柴陥湯《さいかんとう》《本朝経験》

(薬) 柴陥湯 K73　サイコ7.0　ハンゲ5.0
オウゴン3.0　タイソウ3.0　ニンジン3.0
カンゾウ2.0　ショウキョウ1.0　オウレン1.5
カロニン3.0　以上九味

(経) 柴胡5.0　半夏5.0　黄芩3.0
生姜3.0(JP生姜1.0)　大棗3.0　栝楼仁3.0
甘草1.5　黄連1.5　人参2.0

(龍) 柴胡8.0　半夏8.0　黄芩3.0　人参3.0
大棗3.0　栝楼実3.0　黄連1.0　JP生姜1.0
甘草3.0

(中) 小柴胡湯に黄連3(2)　栝楼仁15(3)を加える(小柴胡湯合小陥胸湯)

柴梗半夏湯《さいきょうはんげとう》《医学入門》

(般) 柴胡4　半夏4　桔梗2～3
杏仁2～3　栝楼仁2～3　黄芩2.5

効能・効果 (湯)

(般) 体力中等度以上のものの次の諸症：慢性に経過した鼻炎、蓄膿症(副鼻腔炎)

【注】 聖光園細野診療所の処方(小柴胡湯合葛根湯加川芎辛夷)

(勿)(本朝経験)　即小柴胡湯小陥胸湯合方

効能・効果 (湯)

(薬) 体力中等度以上で、ときに脇腹(腹)からみぞおちあたりにかけて苦しく、食欲不振で口が苦く、舌に白苔がつき、強いせきが出てたんが切れにくく、ときに胸痛があるものの次の諸症：せき、胸痛、気管支炎

(龍) **目標**　熱性の胸痛、あるいは心下痛、咳嗽
応用　肺炎、胆石症

(中) **目標**　和解半表半裏、清熱化痰
応用　気管支炎、肺炎、肋膜炎、咽喉炎、インフルエンザ、感冒などで、熱痰、半表半裏証を呈するもの

【注】 医学入門三巻に有り

【注】 小陥胸湯は原典では栝楼実を使っている

(勿) 柴胡　桔梗　半夏　黄芩　枳実　青皮　栝楼仁　杏仁　甘草　大棗　生姜

効能・効果 (湯)

(般) 体力中等度以上で、かぜがこじれた

大棗2.5　枳実1.5〜2　青皮1.5〜2
甘草1〜1.5　生姜1.5（ヒネショウガを使用する場合2.5）　以上十一味

(龍) 柴胡4　半夏4　桔梗3　杏仁3
栝楼仁3　黄芩2.5　大棗2.5　枳実2
青皮2　甘草1.5　生姜1.5

柴胡飲子《さいこいんし》《金匱要略》

(勿) 柴胡5.0　白朮4.0　檳榔4.0　橘皮2.0
生姜2.0　桔梗4.0　枳実4.0　甘草2.5

柴胡散《さいこさん》《証治準縄》

(漢) 柴胡2.0　羌活2.0　防風2.0　芍薬1.5
桔梗1.5　荊芥1.0　生地黄1.5　甘草1.0

柴胡湯《さいことう》《千金方》

(勿) 柴胡5.0　芍薬4.0　黄耆3.0　桃仁3.0
乾姜2.0　呉茱萸4.0　当帰4.0　甘草2.5

柴胡加芒硝湯《さいこかぼうしょうとう》《傷寒論》

(柴) 柴胡7.0　半夏5.0　生姜3.0（JP生姜1.0）
黄芩3.0　大棗3.0　人参3.0　甘草2.0　芒硝4.0

(龍) 柴胡2.7　半夏0.8　黄芩1.0　人参1.0

ものの次の症状：腹にひびく強度のせき

(龍) **目標**　発熱咳嗽、胸満脇痛するもの
応用　柴陥湯に同じ

【注】こじれた風邪で脇腹にひびく咳。柴陥湯は胸にひびく咳で胸痛を伴うのが特徴だが、本方は脇腹あるいは腹にひびく咳で鑑別する（中田敬吾談）

(勿) 此方ハ四逆散ノ変方ニ〆時々肌熱ヲ発シ或瘧状ノ如ク二三日苦悶スル者ヲ治ス

【注】金匱要略では「四時加減柴胡飲子」となっている

啓迪集（眼目）　治因風眼眶澁爛

(漢) 1・1・2・94
眼疾

(勿) 治産後　往来寒熱　悪露不尽

傷寒論（太陽中）　柴胡二両十六銖　黄芩一両　人参一両　甘草一両炙　生姜一両切　半夏二十銖本云五枚洗　大棗四枚擘　芒硝二両

(経) 小柴胡湯に芒硝4.0を加う

(龍) **目標**　潮熱、下痢、胸脇満、嘔吐
応用　熱病誤下後

大棗1.0　甘草1.0　芒硝（または硫苦）2.0
JP生姜0.5　水400mLを以て煮て80mLに煮つめ滓を去り芒硝を加えもう一度火にかけ少し沸騰させ二回に分服（便法　常煎法）

柴胡加竜骨牡蛎湯《さいこかりゅうこつぼれいとう》《傷寒論》

(薬) 柴胡加竜骨牡蛎湯 **K74** サイコ5.0　ハンゲ4.0　ブクリョウ3.0　ケイヒ3.0　タイソウ2.5　ニンジン2.5　リュウコツ2.5　ボレイ2.5　ショウキョウ0.5　ダイオウ1.0
以上十味

(薬) 柴胡加竜骨牡蛎湯（黄芩）**K74①**
サイコ5.0　ハンゲ4.0　ブクリョウ3.0　ケイヒ3.0　タイソウ2.5　ニンジン2.5　リュウコツ2.5　ボレイ2.5　ショウキョウ0.5　ダイオウ1.0にオウゴン2.5を加える

(経) 柴胡5.0　半夏4.0　茯苓3.0　桂枝3.0
黄芩2.5　大棗2.5　生姜2.5（JP生姜1.0）
人参2.5　竜骨2.5　牡蛎2.5　大黄1.0

(龍) 柴胡4.0　半夏4.0　竜骨1.5　黄芩1.5
JP生姜1.5　鉛丹1.5　人参1.5　桂枝1.5
茯苓1.5　牡蛎1.5　大棗1.5　大黄2.0　水320mLを以て大黄以外の諸薬を煮て160mLに煮つめ一寸角大に切った大黄を加えて一・二回煮沸し、滓を去り一回分を服用（便法　鉛丹を除き、普通の剉みの大黄を用い常煎法）

(中) 柴胡12（5）　黄芩12（3）　半夏9（4）

傷寒論（太陽中）　柴胡四両　龍骨　黄芩　生姜　鉛丹　人参　桂枝去皮　茯苓各一両半　半夏二合半洗　大黄二両　牡蛎一両半熬　大棗六枚擘

効能・効果 (湯)

(薬) 体力中等度以上で、精神不安があって、動悸、不眠、便秘などを伴う次の諸症：高血圧の随伴症状（動悸、不安、不眠）、神経症、更年期神経症、小児夜泣き、便秘）

(龍) **目標**　実証で胸満胸驚、甚しければ譫語、あるいは小便不利、身重、あるいは麻痺、あるいは浮腫

応用　神経質、ノイローゼ、神経衰弱、ヒステリー、高血圧症、動脈硬化症、脳溢血症、半身不随、腎炎、ネフローゼ、萎縮腎、慢性リウマチ、てんかん

(中) **目標**　清熱安神、補気健脾、化痰止嘔

応用　自律神経失調症、神経症、心臓神経症、発作性頻脈、高血圧症、甲状腺機能亢進症、不眠症などで、心肝火旺、脾気虚、痰湿を呈するもの

加減方

本方は燥性が強いので、痰湿を伴うものに適している。痰湿を伴わない場合には半夏、生姜を除き、疏肝解鬱の効果を強めるために白芍、炙甘草を配合するほうがよい

【注】 肉がキライ、魚好きのテンカン
（松橋俊夫「漢方精神医学入門」）

人参9(3)(党参15) 生姜6(3)
大棗9(3) 桂枝3(3) 茯苓15(3)
竜骨15(3)(先煎) 牡蛎15(3)(先煎)
大黄6(1) 水煎服

柴胡去半夏加栝楼湯《さいこきょはんげかかろうとう》《金匱要略》

(経) 柴胡6.0 人参3.0 黄芩3.0 甘草3.0
大棗3.0 生姜3.0(JP生姜1.0) 栝楼根5.0
(龍) 柴胡6.0 栝楼根4.0 黄芩3.0 人参3.0
大棗3.0 甘草3.0 JP生姜1.0 水480mLを以て
煮て240mLに煮つめ、滓を去り、煮直して
120mLに煮つめ三回に分服(便法 常煎法)

柴胡陥胸湯《さいこかんきょうとう》《通俗傷寒論》

(中) 柴胡9 製半夏6 黄芩9 枳殻9
桔梗9 黄連6 栝楼仁12 水煎服

柴胡枳桔湯《さいこききつとう》《蘊要》

(般) 柴胡4~5 半夏4~5 生姜1
(ヒネショウガを使用する場合3) 黄芩3
栝楼仁3 桔梗3 甘草1~2
枳実1.5~2
(経) 柴胡5.0 半夏5.0 生姜3.0(JP生姜1.0)
黄芩3.0 栝楼実3.0 桔梗3.0 枳実1.5

(薬) 成本「註解傷寒論」に黄芩なしのため
(薬)に二方記載
(龍)に鉛丹が入っている。傷寒論には入っているが現在は入れない

金匱要略(瘧) 柴胡八両 人参 黄芩
甘草各三両 栝楼根四両 生姜二両
大棗十二枚
(龍) **目標** 小柴胡湯の証で渇するもの、あるいは病気がひねびて疲れを生じたもの
応用 腎盂炎、胆嚢炎、肺炎、じんま疹、喘息
⇒小柴胡湯 225

(中) **目標** 清熱化痰、疏利肝胆
応用 滲出性肋膜炎、気管支炎、気管支肺炎、胆嚢炎、急性肝炎などで、熱痰を呈するもの

(勿) 即小柴胡湯方中去人参大棗加栝楼仁枳実桔梗
効能・効果 (湯)
(般) 体力中等度以上のものの次の諸症:せき、たん
(龍) **目標** 脈弦数、口苦く心下硬痛、あるいは胸中硬満、あるいは脇下硬満、あるいは発熱、あるいは暮方に潮熱を発し、あるいは往来寒熱し、耳聾目眩、あるいは咳嗽短気するもの
応用 肺炎、肋間神経痛、胆石症、胆嚢炎

甘草1.0
(龍) 柴胡4.0　半夏4.0　黄芩3.0　桔梗3.0
栝楼仁3.0　枳実2.0　甘草2.0

柴胡枳桔湯五味《さいこききつとうごみ》《細野方》

柴胡3.5　半夏6　生姜2　黄芩1.8
栝楼仁2.4　桔梗3.2　枳実1.8　甘草1
麦門冬6.8　桑白皮3.2　石膏10　黄連0.2
紫蘇子1.5

柴胡枳桔湯加葶藶《さいこききつとうかていれき》《蘊要》

(経) 柴胡5.0　半夏5.0　生姜3.0（JP生姜1.0）
黄芩3.0　栝楼実3.0　桔梗3.0　枳実1.5
甘草1.0　葶藶2.0

柴胡桂姜湯《さいこけいきょうとう》《金匱要略》

＝柴胡桂枝乾姜湯《さいこけいしかんきょうとう》《傷寒論》

柴胡桂枝湯《さいこけいしとう》《傷寒論》

(薬) 柴胡桂枝湯K76　サイコ5.0　ハンゲ4.0
ケイヒ2.0　シャクヤク2.0　オウゴン2.0
ニンジン2.0　タイソウ2.0　カンゾウ1.5
ショウキョウ1.0　以上九味

こじれた風邪のひどい咳

勿誤方函口訣に収載されている柴胡枳桔湯（傷寒蘊要）に麦門冬・桑白皮・石膏・黄連・紫蘇子の五味を加味したもので「漢方の臨床」第2巻6号42頁に「浅田は柴胡枳桔湯に五味を加える」（細野史郎）とある。処方分量は細野方による

(経) 柴胡枳桔湯に葶藶2.0を加う

傷寒論（太陽下）　桂枝去皮　黄芩一両半　人参一両半　甘草一両炙　半夏二合半洗　芍薬一両半　大棗六枚擘　生姜一両半切　柴胡四両

効能・効果 (湯)

(薬) 体力中等度又はやや虚弱で、多くは腹痛を伴い、ときに微熱・寒気・頭痛・はきけなどのあるものの次の諸

（経）柴胡5.0　半夏4.0　桂枝2.5　黄芩2.0
人参2.0　芍薬2.0　生姜2.0（JP生姜1.0）
大棗2.0　甘草1.5

（龍）柴胡4.0　半夏4.0　桂枝1.5　黄芩1.5
人参1.5　芍薬1.5　大棗1.5　甘草1.0
JP生姜0.5　水280 mLを以て煮て120 mLとし一回分40 mLを服用（便法　常煎法）

（中）小柴胡湯に桂枝6（3）　白芍9（2）を加える（小柴胡湯合桂枝湯）

柴胡桂枝乾姜湯《さいこけいしかんきょうとう》《傷寒論》

＝柴胡桂姜湯《さいこけいきょうとう》　柴胡姜桂湯《さいこきょうけいとう》　姜桂湯《きょうけいとう》

（薬）柴胡桂枝乾姜湯K75　サイコ6.0
ケイヒ3.0　カロコン4.0　オウゴン3.0
ボレイ3.0　カンキョウ2.0　カンゾウ2.0　以上七味

（経）柴胡6.0　桂枝3.0　栝楼根3.0　黄芩3.0
牡蛎3.0　乾姜2.0　甘草2.0

（龍）柴胡8.0　桂枝3.0　黄芩3.0　牡蛎3.0
乾姜2.0　甘草2.0　栝楼根4.0　水480 mLを以て煮て240 mLに煮つめ、滓を去り煮直して120 mLに煮つめ三回に分服（便法　常煎法）

（中）柴胡19（6）　黄芩9（3）　桂枝6（3）
乾姜3（2）　天花粉6（3）　牡蛎30（3）

症・胃腸炎、かぜの中期から後期の症状

（龍）**目標**　発熱微悪寒、関節煩湘、微嘔、心下支結、あるいは亡陽譫語、あるいは心腹卒中痛
応用　感冒その他の熱病、肺炎、胆石症、胆嚢炎、胃痛、腹痛、胃酸過多症、関節炎、リウマチ

（中）**目標**　和解半表半裏、解表、疏肝解鬱、補気健脾、和胃止嘔

【注】ニンジンはチクセツでもよい。胃腸症状にはウイキョウ・ボレイを加える。この際のウイキョウはダイウイキョウの方がよいとして使っている人がいる（埴岡博著「改訂5版薬局製剤212方の使い方」）

【注】胸痛・心痛・アレルギー体質

傷寒論（太陽下）　柴胡半斤　桂枝三両去皮　乾姜二両　栝楼根四両　黄芩三両　牡蛎二両熬　甘草二両炙

効能・効果　（湯）

（薬）体力中等度以下で、冷え症、貧血気味、神経過敏で、動悸、息切れ、ときにねあせ、頭部の発汗、口の乾きがあるものの次の諸症：更年期障害、血の道症、不眠症、神経症、動悸、息切れ、かぜの後期の症状、気管支炎

（経）加芍別（緩痃湯76　柴胡姜桂湯加芍別）

（龍）**目標**　胸脇満微結、小便不利、渇あるいは口唇乾燥、頭汗、あるいは盗汗、心煩、あるいは往来寒熱、あるいは腹動、あるいは咳、あるいは喀血
応用　感冒、ノイローゼ、神経質、血の道症、胆嚢炎、胃酸過多症、胃潰瘍、じんま疹、喘息、るいれき、急性腎炎、ネフローゼ

（中）**目標**　和解半表半裏、温裏祛寒、生

(先煎) 炙甘草6(2) 水煎服

柴胡芎帰湯《さいこきゅうきとう》《万病回春》

(矢) 当帰4.0 芍薬4.0 川芎4.0 柴胡4.0
香附子3.0 青皮(または陳皮)3.0 木香3.0
砂仁3.0 竜胆1.0 枳殻1.0 甘草1.0
JP生姜1.0

柴胡解毒湯《さいこげどくとう》=小柴胡湯合黄連解毒湯《しょうさいことうごうおうれんげどくとう》

柴胡姜桂湯《さいこきょうけいとう》《傷寒論》=柴胡桂枝乾姜湯《さいこけいしかんきょうとう》

(経) 柴胡6.0 桂枝3.0 栝楼根3.0 黄芩3.0
牡蛎3.0 乾姜2.0 甘草2.0

津止汗、疏肝解鬱、安神、潤燥、温裏

応用 感冒、インフルエンザ、急性胃炎、肝炎の初期、胆嚢炎、気管支炎などで、半表半裏証、胃寒、津虚を呈するもの

あるいは、自律神経失調症、更年期症候群、不眠症、胃腸神経症などで、肝鬱化火、胃痛を呈するもの

万病回春(脇痛) 柴胡 川芎 白芍 青皮去穣 枳殻麺炒各一銭半 香附子 当帰 龍胆草 木香別研 砂仁 甘草 各五分 右剉一剤姜一片水煎

(矢) **目標** 軽度の胸脇苦満、左右または片側の脇下の痛み

応用 慢性肝炎、肝硬変のある時期、原因不明の脇痛

(柴) **目標** 胸痛

注 本方は万病回春・脇痛門。同名異方が瘧疾門にある

柴胡 桔梗 当帰 川芎 芍薬 人参 厚朴 白朮 乾葛 茯苓 陳皮各一銭 紅花 甘草各三分

(漢) 14・5・11・52

小柴胡湯で下らない少陽の熱

☞小柴胡湯《しょうさいことう》225

柴胡厚朴湯《さいここうぼくとう》《外台》

(経) 柴胡5.0 茯苓5.0 厚朴3.0 陳皮3.0
生姜3.0 檳榔3.0 紫蘇葉1.5

柴胡三白湯《さいこさんはくとう》《浅田家方》

(勿) 柴胡5.0 黄芩4.0 人参4.0 甘草2.0
生姜2.0 大棗6.0 半夏2.0～3.0 白朮4.0
茯苓5.0 芍薬4.0

柴胡四物湯《さいこしもつとう》

＝小柴胡湯合四物湯《しょうさいことうごうしもつとう》 調経湯《ちょうけいとう》

(経) 柴胡7.0 半夏5.0 生姜3.0（JP生姜1.0）
黄芩3.0 大棗3.0 人参3.0 甘草2.0 当帰4.0
川芎4.0 芍薬4.0 熟地黄4.0

柴胡勝湿湯《さいこしょうしつとう》《蘭室秘蔵》

(経) 柴胡3.0 茯苓3.0 当帰2.0 竜胆2.0
沢瀉2.0 甘草2.0 黄柏2.0 羌活2.0
麻黄根2.0 防已2.0 升麻0.5 五味子0.5
紅花0.5

(龍) 柴胡3.0 茯苓3.0 当帰2.0 竜胆2.0
沢瀉2.0 甘草2.0 黄柏2.0 羌活2.0
麻黄根2.0 防已2.0 升麻1.0 五味子0.5
紅花0.5

外台秘要（巻七） 柴胡 炙厚朴各十分
茯苓 橘皮 紫蘇各八分 生姜十二分
檳榔五分

(勿) 小柴胡湯方中加白朮茯苓芍薬

医方集解（和解）
本方（小柴胡湯）一分に四物二分を加え柴胡四物湯と名づけ婦人の日久に虚労し微しく寒熱あるを治す。本方（小柴胡湯）、四物各半し調経湯と名づく

(経) 陰部湿疹

(龍) **目標・応用** 陰嚢湿疹、陰部掻痒症、いんきんたむし

柴胡清肝散《さいこせいかんさん》《一貫堂》

（薬）柴胡清肝湯 K77　サイコ2.0　トウキ1.5　シャクヤク1.5　センキュウ1.5　ジオウ1.5　オウレン1.5　オウゴン1.5　オウバク1.5　サンシシ1.5　カロコン1.5　ハッカ1.5　カンゾウ1.5　レンギョウ1.5　キキョウ1.5　ゴボウシ1.5　以上十五味

（経）当帰1.5　芍薬1.5　川芎1.5　地黄1.5　連翹1.5　桔梗1.5　牛蒡子1.5　栝楼根1.5　薄荷1.5　甘草1.5　黄連1.5　黄芩1.5　黄柏1.5　山梔子1.5　柴胡2.0

（龍）当帰2.5　芍薬2.5　川芎2.5　地黄2.5　連翹2.5　桔梗2.5　牛蒡子2.5　栝楼根2.5　薄荷葉2.5　甘草2.5　黄連1.5　黄芩1.5　黄柏1.5　山梔子1.5　柴胡2.0　以上末とし一日6.0を三回に分服、または以上の割合で常煎法

（中）黄連2　黄芩2　黄柏2　山梔子2　当帰2　川芎2　白芍2　熟地黄2　連翹2　牛蒡子2　薄荷2　柴胡2　天花粉2　桔梗2　炙甘草2　水煎服

柴胡清燥湯《さいこせいそうとう》《温疫論》

（勿）柴胡5.0　黄芩4.0　橘皮2.0　甘草2.5　知母3.0　天花粉4.0　生姜2.0　大棗4.0

効能・効果（散）（湯）

（薬）体力中等度で、疳の強い傾向（神経過敏）にあるものの次の諸症：神経症、慢性扁桃炎、湿疹・皮膚炎、虚弱児の体質改善

（般）散は、柴胡2　当帰1.5～2.5　芍薬1.5～2.5　川芎1.5～2.5　地黄1.5～2.5　黄連1.5、黄芩1.5　黄柏1.5　山梔子1.5　連翹1.5～2.5　桔梗1.5～2.5　牛蒡子1.5～2.5　栝楼根1.5～2.5　薄荷葉1.5～2.5　甘草1.5～2.5　一回2g一日三回

（龍）**目標**　腺病質であるいは炎症あるもの

応用　腺病質、肺門リンパ腺炎、アデノイド、扁桃腺肥大症、るいれき、皮膚病

（中）一般に小児の咽喉、肺などの慢性炎症を目的としている。ただし、小児にこだわる必要はない

【注】温清飲に清熱の連翹、牛蒡子、薄荷、柴胡、桔梗と生津の天花粉および炙甘草を加えている

【注】同名違方が多い

（勿）下痢後（按脱汗後）間服緩剤

柴胡疎肝湯《さいこそかんとう》

(経)《統旨》 柴胡6.0 芍薬3.0 香附子3.0 川芎3.0 枳実2.0 甘草2.0 青皮2.0

(龍)《統旨》 柴胡4.0 芍薬4.0 香附子4.0 甘草3.0 川芎3.0 青皮2.0 枳実2.0

(中) 柴胡疎肝散《景岳全書》 柴胡6(6) 白芍6(3) 枳殻6(2) 香附子6(3) 川芎5(3) 炙甘草3(2) 水煎服

柴胡疎肝湯《さいこそかんとう》《一貫堂》

(経) 当帰3.0 芍薬3.0 川芎3.0 地黄3.0 桃仁3.0 牡丹3.0 柴胡3.0 桂枝3.0 陳皮3.0 枳殻1.5 紅花1.5 甘草1.5 大黄1.5 芒硝1.5

柴胡疎肝散《さいこそかんさん》《医通》

〈医典〉 柴胡4 芍薬4 枳実3 甘草2 香附子2 川芎2 青皮2 梔子3 乾姜1

柴胡鼈(別)甲湯《さいこべっこうとう》《外台》

(勿) 即四逆散方中加莎草 川芎 青皮 医通有梔子 煨姜 名柴胡疎肝散

(龍) **目標・応用** 左脇の痛み、あるいは胸脇痛、あるいは衝逆、頭痛、肩項強急

注 ガスによる胸腹痛

(中) **目標** 疏肝解鬱 理気止痛、活血

応用 四逆散に準じ、疼痛、膨満感の強いもの

【注】 (中)景岳全書は枳実が枳殻になっている

(勿) 即四逆方中加莎草 川芎 青皮 医通有梔子 煨姜 名柴胡疎肝散

効能・効果 (湯)

(般) 体力中等度で、胸腹部に重苦しさがあり、ときに頭痛や肩背がこわばるものの次の諸症：腹痛、側胸部痛、神経痛

〈医典〉脇痛

注 脇痛・頭痛

勿統旨の柴胡疎肝湯の項に「医通の方は瘀血ありて痛みを為す者に宜し」とある

(勿) 柴胡 枳実 芍薬 蒼朮 別甲 檳榔 甘草

（経） 柴胡5.0 朮4.0 芍薬3.0 檳榔3.0 別甲3.0
枳実2.0 甘草1.5

柴胡養栄湯《さいこようえいとう》《温疫論》

（経） 柴胡5.0 黄芩2.5 当帰2.5 芍薬2.5
栝楼根2.5 地黄3.0 知母2.0 大棗2.0
橘皮1.5 甘草1.5 生姜1.0

柴胡抑肝湯《さいこよくかんとう》《寿世保元》

（柴） 柴胡4.0 芍薬3.0 青皮3.0 牡丹皮3.0
蒼朮3.0 香附子3.0 山梔子2.0 地骨皮2.0
神麴2.0 川芎2.0 連翹2.0 地黄2.0 甘草1.0

柴芍六君子湯《さいしゃくりっくんしとう》

（薬） 柴芍六君子湯 K78 ニンジン4.0
ビャクジュツ4.0 ブクリョウ4.0 ハンゲ4.0
チンピ2.0 タイソウ2.0 カンゾウ1.0
ショウキョウ1.0 サイコ3.0 シャクヤク3.0
以上十味
（経） 人参4.0 白朮4.0 茯苓4.0 半夏4.0
柴胡3.0 芍薬3.0 陳皮2.0 大棗2.0
JP生姜1.0 甘草1.0
（龍） 柴胡4.0 半夏4.0 茯苓4.0 芍薬4.0
人参3.0 白朮3.0 陳皮3.0 甘草2.0 大棗2.0

（柴） **応用** 痃癖の喘息

（勿） 柴胡 黄芩 橘皮 甘草 当帰 芍薬 地黄 知母 天花粉 生姜 大棗
治表有余熱 血燥

（柴） **目標** 寡居独陰、如瘧

効能・効果 （湯）
（薬） 体力中等度以下で、神経質であり、胃腸が弱くみぞおちがつかえ、食欲不振、腹痛、貧血、冷え症の傾向のあるものの次の諸症：胃炎、胃腸虚弱、胃下垂、消化不良、食欲不振、胃痛、嘔吐、神経性胃炎
（経） 六君子湯に柴胡 芍薬各3.0を加う
（龍） **目標・応用** 四逆散の証で胃虚を兼ねるもの、肝実脾虚し腹筋拘急して痛み、あるいは胸脇へ引きつるもの
（中） **目標** 補気健脾、理気解鬱、化痰
応用 自律神経失調症、胃腸神経症、慢性胃腸炎、慢性肝炎、過敏性結腸症などで、脾胃気虚、肝気鬱結を呈するもの

JP生姜1.0

(中) 六君子湯に柴胡3、白芍3を加える

柴芍竜牡湯《さいしゃくりゅうぼとう》《重慶中医研》

(中) 柴胡12　白芍24　竜骨24（先煎）　牡蛎24（先煎）　玉竹24　茯苓12　炙甘草6

水煎服

柴蘇飲《さいそいん》《本朝経験》

(薬) 柴蘇飲 K197　サイコ5.0　ハンゲ5.0　オウゴン3.0　ニンジン3.0　タイソウ3.0　コウブシ4.0　ソヨウ1.5　カンゾウ1.5　チンピ2.0　ショウキョウ1.0　以上十味

(柴) 柴胡5.0　半夏5.0　黄芩3.0　人参3.0　大棗3.0　香附子4.0　紫蘇葉1.5　甘草1.5　陳皮2.0　JP生姜1.0

柴白湯《さいはくとう》 ☞小柴胡湯《しょうさいことう》225

柴平湯《さいへいとう》《経験方》

(中) 小柴胡湯に平胃散を配合する

(中) **目標**　疏肝解鬱、鎮驚安神、滋陰

応用　自律神経失調症、神経症、分裂病、ヒステリー、高血圧症、更年期症候群、発作性頻脈、甲状腺機能亢進症などで、肝気鬱結、心火旺を呈するもの

(勿)（本朝経験）即小柴胡湯香蘇散合方

効能・効果 (湯)

(薬) 体力中等度で、ときに脇腹（腹）からみぞおちあたりにかけて苦しく、やや神経質で気鬱傾向を認めるものの次の諸症：耳鳴り、耳閉感

(柴) **応用**　耳聾

【注】 感冒後の耳閉・耳聾

古今方彙（瘧）　柴胡　黄芩　半夏　人参　陳皮　甘草　厚朴　蒼朮　姜棗水煎

(中) **目標**　和解半表半裏、理気化湿

応用　急性および慢性胃炎、急性胃腸炎、急性および慢性肝炎、胆嚢炎、中耳炎などで、半表半裏証、湿困脾胃

柴朴湯《さいぼくとう》＝小柴胡合半夏厚朴湯《しょうさいこごうはんげこうぼくとう》228

㊆ 柴朴湯 K79 サイコ7.0 ハンゲ5.0 ショウキョウ1.0 オウゴン3.0 タイソウ3.0 ニンジン3.0 カンゾウ2.0 ブクリョウ5.0 コウボク3.0 ソヨウ2.0 以上十味

(中)《経験方》小柴胡湯に厚朴6(3) 茯苓6(5) 紫蘇葉6(2)を加える

柴苓湯《さいれいとう》《得効方》

(薬) 柴苓湯 K80 サイコ5.0 ハンゲ4.0 ショウキョウ1.0 オウゴン3.0 タイソウ2.5 ニンジン2.5 カンゾウ2.0 タクシャ5.0 チョレイ3.0 ブクリョウ3.0 ビャクジュツ3.0 ケイヒ2.5 以上十二味

(柴) 柴胡5.0 半夏4.0 沢瀉4.0 生姜4.0(JP生姜1.0) 黄芩2.5 大棗2.5 人参2.5 猪苓2.5 茯苓2.5 朮2.5 甘草2.0 桂枝2.0

(龍) 柴胡4.0 半夏4.0 茯苓4.0 沢瀉4.0 猪苓3.0 白朮3.0 人参2.5 黄芩2.5 甘草2.5 大棗2.5 桂枝2.5 JP生姜1.0

(中) 小柴胡湯に五苓散を加える

を呈するもの

効能・効果 (湯)

(薬) 体力中等度で、気分がふさいで、咽喉、食道部に異物感があり、かぜをひきやすく、ときに動悸、めまい、嘔気などを伴うものの次の諸症：小児ぜんそく、気管支ぜんそく、気管支炎、せき、不安神経症、虚弱体質

(中) **目標** 疏肝解鬱、補気健脾、理気降逆、祛痰止咳、和解半解半表半裏

応用 気管支喘息、気管支炎、上気道炎、胃炎、インフルエンザ、感冒などで、小柴胡湯の適応症に痰湿を伴うもの

(勿) 即小柴胡湯五苓散合方 本有麦門地骨皮 今去之

効能・効果 (湯)

(薬) 体力中等度で、のどが渇いて尿量が少なく、ときにはきけ、食欲不振、むくみなどを伴うものの次の諸症：水様性下痢、急性胃腸炎、暑気あたり、むくみ

(龍) **目標** 小柴胡湯の証で煩渇下利するもの

応用 感冒、急性胃腸炎、腎炎、腎盂炎、ネフローゼ

(中) **目標** 和解半表半裏、通陽利水

応用 急性腎炎、血管運動神経性浮腫、急性胃腸炎、感冒などで、半表半裏証に水湿を伴うもの

崔氏八味丸《さいしはちみがん》＝八味地黄丸《はちみじおうがん》 395

済生腎気丸《さいせいじんきがん》＝牛車腎気丸《ごしゃじんきがん》 137

犀角湯《さいかくとう》《医学綱目》

(龍)* 犀角1.0 茵蔯蒿4.0 茯苓4.0 熟地黄4.0
麦門冬6.0 山梔子2.0 竹葉2.0 生姜2.0

(龍)* **目標・応用** 熱病後余熱が心に伏在して胸さわぎ、驚悸、不眠のもの

犀角飲子《さいかくいんし》《医学入門》

(柴) 菖蒲3.0 木通3.0 玄参3.0 芍薬3.0
小豆3.0 菊花2.0 甘草1.0 犀角1.0
JP生姜1.0

(柴) **応用** 結膜炎

犀角地黄湯《さいかくじおうとう》《千金方》

(経) 犀角1.0 乾地黄8.0 芍薬3.0 牡丹皮2.0
(中) 犀角3（粉末を冲服あるいは先煎）
生地黄30 赤芍12 牡丹皮9 水煎服

備急千金要方（巻十二） 犀角一両 生地黄八両 芍薬三両 牡丹皮二両

(中) **目標** 清熱涼血解毒、定驚
応用 日本脳炎、流行性脳脊髄膜炎、発疹チフス、流行性出血熱、急性黄色肝萎縮、敗血症などで、血分証を呈するもの
血小板減少性紫斑病、血友病などで、血熱妄行を呈するもの

犀角消毒飲《さいかくしょうどくいん》《和剤局方》

(龍)* 牛蒡子4.0 荊芥3.0 防風3.0 甘草1.0

(龍)* **目標** 発熱、咽膈不利、痰涎多く咳し、眼瞼充血、頸腺腫脹、前進発疹するもの

犀角1.0

犀角旋覆花湯《さいかくせんぷくかとう》《千金方》

(勿) 犀角2.5 旋覆花4.0 橘皮2.0 茯苓6.0
生姜2.0 紫蘇葉4.0 香豉（煎汁） 大棗6.0

犀角大黄湯《さいかくだいおうとう》

(勿) 犀角2.5 茯苓5.0 麦門冬4.0 人参3.0
甘草2.5 黄芩4.0 地黄4.0 大黄0.7

犀角麻黄湯《さいかくまおうとう》《千金方》

(龍)* 犀角2.0 麻黄2.0 防風2.0 独活2.0（崔氏は茯苓を用いる） 防已2.0 川芎2.0 白朮2.0 当帰2.0 羚羊角2.0（崔氏は附子を用いる） 黄芩2.0 石膏4.0 生姜3.0 甘草3.0 杏仁3.0（崔氏は細辛を用いる） 桂心3.0

催生湯《さいせいとう》＝桂枝茯苓丸《けいしぶくりょうがん》117

催乳剤《さいにゅうざい》

(柴) 茯苓5.0 薏苡仁5.0 当帰3.0 川芎3.0

応用 各種の発疹性伝染病、例えば麻疹、猩紅熱、丹毒など

(勿) 治脚気腫満或行起渋弱　小便秘渋　喘息気衝喉食嘔不下

(勿) 治剛痙壮熱　頭痛　筋脈不能舒展

(龍)* **目標・応用** 風毒脚気、脚気浮腫、小便赤渋、発熱するもの

(柴) 「出典不明」となっている

酸棗仁3.0　王不留行3.0

催乳方《さいにゅうほう》《牛山活套》

(経) 露蜂房　熟地黄　等分二味を黒焼にして糊丸し梧桐子の大きさにし毎服50丸大麦の煮汁にて用うること二週間

截瘧七宝飲《さいぎゃくしっぽういん》《楊氏》

(中) 常山3　厚朴3　青皮3　陳皮3　檳榔子3　草果3　炙甘草3　水、酒を半々で煎服

刪繁浄府湯《さんぱんじょうふとう》

(漢) 柴胡1.0　半夏1.0　黄芩1.0　甘草0.5　沢瀉1.0　茯苓1.0　莪朮0.5　山査子0.5

三因散聚湯《さんいんさんしゅうとう》《三因方》

(柴) 檳榔3.0　半夏3.0　当帰3.0　杏仁4.0　桂枝4.0　茯苓4.0　川芎2.0　甘草2.0　陳皮3.5　枳殻3.5　厚朴3.5　呉茱萸1.5　附子1.0　JP生姜0.5

牛山活套（乳病）婦人乳汁不出露蜂房熟地黄各等分黒焼糊丸梧桐子大毎服五十丸　大麦煮湯用二七日中乳汁出如涌

(矢) **応用** 乳汁不足

(中) **目標** 截瘧、燥湿化痰
応用 マラリア、腎盂炎、その他で、痰湿の瘧を呈するもの

(漢) 4・2・5・67
蛔虫症

(柴) **応用** 下腹痛、慢性虫垂炎、便秘

三黄丸《さんおうがん》＝三黄瀉心湯《さんおうしゃしんとう》

㊣龍 大黄　黄芩　黄連各等分　0.3の糊丸とし、一回量2.0〜3.0g

三黄散《さんおうさん》＝三黄瀉心湯《さんおうしゃしんとう》

㊣薬 三黄散K81　ダイオウ末4.0　オウゴン末4.0　オウレン末2.0　以上三味　一回0.8一日三回服用

三黄散《さんおうさん》

〈医典〉雄黄　硫黄　黄丹　南星　白礬　密陀僧　粉末とし昇汞水に調製、患者に摩擦する

三黄湯《さんおうとう》＝三黄瀉心湯《さんおうしゃしんとう》　瀉心湯《しゃしんとう》

㊣経 大黄1.0　黄芩1.0　黄連1.0　以上泡剤となす場合はこれに熱湯100mLを加え三分間煮沸し滓を去り頓服

㊣龍 **目標・応用**　三黄瀉心湯に同じ

㊣薬 **効能・効果** ㊣散
体力中等度以上で、のぼせ気味で顔面紅潮し、精神不安、みぞおちのつかえ、便秘傾向などのあるものの次の諸症：高血圧の随伴症状（のぼせ、肩こり、耳なり、頭重、不眠、不安）、鼻血、痔出血、便秘、更年期障害、血の道症

三黄瀉心湯《さんおうしゃしんとう》《金匱要略》
＝三黄湯《さんおうとう》　瀉心湯《しゃしんとう》

(薬) 三黄瀉心湯K82　ダイオウ2.0　オウゴン1.0　オウレン1.0　以上三味

(経) 大黄1.0　黄芩1.0　黄連1.0　以上泡剤となす場合はこれに熱湯100mLを加え三分間煮沸し滓を去り頓服

(中) 黄連9（3）　黄芩9（3）　大黄9（3）　水煎服

三黄石膏湯《さんおうせっこうとう》

〈医典〉黄連解毒湯加石膏10.0　麻黄3.0　知母5.0

三黄知母湯《さんおうちもとう》《本朝経験》

(経) 三黄瀉心湯加知母3.0　石膏10.0　甘草1.5

三加減正気散《さんかげんしょうきさん》《温病条弁》

(中) 藿香（葉と梗）9　茯苓皮9　厚朴6　陳皮4.5　杏仁9　滑石9　水煎服

金匱要略（驚悸吐衄下血胸満瘀血）　大黄二両、黄連、黄芩各一両

効能・効果 (湯)

(薬) 体力中等度以上で、のぼせ気味で顔面紅潮し、精神不安、みぞおちのつかえ、便秘傾向などのあるものの次の諸症：高血圧の随伴症状（のぼせ、肩こり、耳なり、頭重、不眠、不安）、鼻血、痔出血、便秘、更年期障害、血の道症

(中) **目標**　清熱瀉火、解毒、清熱化湿、瀉下、止血

応用　黄連解毒湯に準じる。尿路系炎症に対する効果はやや劣り、瀉下作用が強い

注　止血には冷服

(勿)（本朝経験）即三黄湯方中加知母石膏甘草
治歯痛

温病条弁（巻二）　茯苓皮　杏仁各三銭
厚朴二銭　陳皮一銭半　滑石五銭

(中) **目標**　清熱利湿、理気

応用　本方は、舌苔が黄と熱証がやや強いものに対応し、滑石で消炎、止瀉し、杏仁で熱の発散を強め整腸し、藿香葉によって解熱させる

三脘湯《さんかんとう》＝三和散《さんわさん》177

三禁湯《さんきんとう》(矢)＝小柴胡湯《しょうさいことう》225

三甲復脈湯《さんこうふくみゃくとう》㊥《温病条弁》☞加減復脈湯《かげんふくみゃくとう》41

三合臍生湯《さんごうさいせいとう》《寿世保元》
(柴) 当帰5.0　川芎3.0　枳殻3.0　香附子3.0
紫蘇2.0　大腹皮3.0　甘草1.0

三合復明湯《さんごうふくめいとう》《古今方彙》
(柴) 陳皮3.0　半夏3.0　南星3.0　茯苓3.0
茯神3.0　遠志3.0　酸棗仁3.0　黄連2.0
黄芩2.0　山梔子2.0　大黄(酒製)1.0　枳実1.0
甘草1.0

三子湯《さんしとう》＝三子養親湯《さんしようしんとう》

三子養親湯《さんしようしんとう》＝三子湯《さんしとう》
(経)《皆効方》＝三子湯　紫蘇子2.0　白芥子2.0
蘿蔔子2.0

(柴) **応用**　難産

古今方彙(癲狂)　陳皮　半夏　南星
茯苓　茯神　遠志　酸棗仁　黄連　黄
芩　梔子　大黄酒　枳実　甘草
(柴) **応用**　治癲狂

(勿) 蘇子　白芥子　蘿蔔子
㊥ **目標**　降気化痰、消食
応用　慢性気管支炎、気管支拡張
症、気管支喘息、肺気腫、心臓性喘息

(中)《韓氏医通》＝三子湯　紫蘇子9　白芥子9　莱菔子9　水煎服

(柴)《済生方》　白芥子3.0　蘿蔔子3.0　紫蘇子3.0　南星2.0　半夏4.0　黄芩3.0　茯苓3.0　陳皮3.0　枳実1.0　甘草1.0　JP生姜1.0

三生飲《さんしょういん》《和剤局方》

(経)　天南星6.0　烏頭1.0　附子1.0　木香2.0

三聖丸《さんせいがん》

〈医典〉　蛇黄3.0　禹余糧3.0　鍼砂5.0　以上三味を末とし、米酢2升で煮て乾かし、糊で丸とする

三仁湯《さんにんとう》《温病条弁》

(中)　薏苡仁24　杏仁12　白豆蔲6　厚朴6　通草6　滑石12　製半夏9　淡竹葉9　水煎服

三痺湯《さんぴとう》《婦人良方》

(中)　独活6　防風6　秦艽9　杜仲9　熟地黄15　白芍12　当帰9　牛膝9

などで、湿痰を呈するもの

(柴) **応用**　老人痰嗽

和剤局方(巻一)　南星生用一両　川烏生去皮　附子生去皮各半両　木香一分

治卒中、昏不知人　口眼喎斜　半身不遂　咽喉作聲痰

温病条弁(巻一)　杏仁　半夏各五銭　滑石　薏苡仁各六銭　通草　白蔻仁　竹葉　厚朴各二銭

(中) **目標**　清熱利湿、理気和胃

応用　急性胃腸炎、急性肝炎、インフルエンザ、腎盂炎、腸チフスなどで、湿温の気分証を呈するもの

校註婦人良方(巻三)

(中)　独活寄生湯から桑寄生を除き、黄耆6　続断3　生姜3を加える

目標　祛風湿、散寒、補気血、益肝

川芎6　茯苓9　党参9　細辛3
肉桂1.5（沖服）　炙甘草3　黄耆6　続断3
生姜3

三品一条瘡《さんぴんいちじょうそう》
〈実際〉礬石3.0　砒石1.5　雄黄0.3　乳香0.2
右末とし、壺の中で焼いて粉末とし、うすい糊でねり、線香の状として瘻孔に挿入する

三味湯《さんみとう》《本朝経験》＝神祖袖薬《しんそしゅうやく》　益智飲《やくちいん》
(勿)藿香3.0　益智4.0　木香2.0　擺服《はいふく》（振り出すこと）

三味鷓鴣菜湯《さんみしゃこさいとう》《女科撮要》＝鷓鴣菜湯《しゃこさいとう》**209**
(経)鷓鴣菜3.0　大黄1.0　甘草1.0

三妙散《さんみょうさん》《医学正伝》
(中)黄柏、蒼朮、牛膝の等分の粉末を、一日二・三回6～9gずつ服用

腎、活血止痛
応用　独活寄生湯**368**に準じる

(勿)傷食ヲ治ス

(勿)鷓鴣菜　大黄　甘草
此方ハ駆虫ノ主剤ナリ

医学正伝（巻五）
目標　清熱化湿、活血
応用　感染性末梢神経炎、脊髄神経根炎、結節性紅斑、痛風、慢性関節リウマチ、皮膚炎、湿疹、帯下などで、湿熱下注を呈するもの
本方去牛膝［二妙散《丹渓心法》］三妙散に利湿の薏苡仁を加え、鎮痙作用と利尿による浮腫消退作用を増強［四妙散《伝青主女科》］

三物黄芩湯《さんもつおうごんとう》《金匱要略》

㊫ 三物黄芩湯 K84　オウゴン3.0　クジン3.0　ジオウ6.0　以上三味

㊮ 黄芩3.0　苦参3.0　乾地黄6.0

(龍) 黄芩1.0　苦参2.0　乾地黄4.0　水240mLを以て煮て80mLに煮つめ、一回量40mL(便法水200mLを以て100mLに煮つめ三回に分服)

(中) 生地黄6　黄芩3　苦参3　水煎服

三物備急丸《さんもつびきゅうがん》《金匱要略》 ＝備急円《びきゅうえん》404　備急丸《びきゅうがん》

㊮ 大黄1.0　乾姜1.0　巴豆1.0　三味まず大黄、乾姜を細末としこれに巴豆を入れ研和し散となし蜂蜜にて丸とし一回1.0gを服用

(中) 大黄、乾姜、巴豆霜の等分を粉末にし蜂蜜で丸とし、一回1.5を服用

三拗湯《さんようとう》《和剤局方》

(中) 麻黄3　杏仁9　生甘草3　水煎服

三霊湯《さんれいとう》

(龍)* 香附子6.0　紅花1.5　檳榔子2.5

金匱要略(婦人産後)　黄芩一両　苦参二両　乾地黄四両

効能・効果 (湯)

㊫ 体力中等度又はやや虚弱で、手足のほてりがあるものの次の諸症：湿疹・皮膚炎、手足のあれ(手足の湿疹・皮膚炎)、不眠

(龍) **目標** 四肢苦煩熱
応用 霜やけ、皮膚病、自律神経不安定症

(中) **目標** 滋陰清熱
応用 産褥熱核、肺結核、その他の慢性疾患で、陰虚火旺を呈するもの

【注】 掌蹠膿胞症

金匱要略(雑療方)　大黄一両　乾姜一両　巴豆一両去皮心熬外研如脂

(中) **目標** 温下
応用 腸閉塞の初期で、寒秘を呈するもの

和剤局方(巻二)　麻黄不去根節　杏仁不去皮尖　甘草生用各等分

(中) **目標** 辛温解表、止咳平喘
応用 麻黄湯に準じる

(龍)* **目標・応用** 虫積あるいはコレラ様胃腸炎で嘔吐、下痢、腹痛のもの

三和散《さんわさん》《和剤局方》＝三脘湯《さんかんとう》(矢)

(経) 沈香2.0　紫蘇葉2.0　大腹皮2.0　木香1.5
陳皮1.5　檳榔1.5　木瓜1.5　白朮3.0　川芎3.0
JP生姜1.0　甘草1.0

芟凶湯《さんきょうとう》《本朝経験》

(経) 海人草5.0　大黄1.5　蒲黄1.5　苦楝皮1.5

散腫潰堅湯《さんしゅかいけんとう》《万病回春》

(経) 昆布1.2　海藻1.2　黄柏1.2　知母1.2
栝楼根1.2　桔梗1.2　三稜1.2　莪朮1.2
連翹1.2　黄連1.2　黄芩1.2　芍薬1.2　葛根1.2
升麻1.2　柴胡1.2　当帰1.2　甘草1.2　竜胆1.2
生姜1.2
(龍) 昆布1.5　海藻1.5　黄柏1.5　知母1.5
天花粉1.5　桔梗1.5　三稜1.5　莪朮1.5
連翹1.5　黄連1.5　黄芩1.5　葛根1.5　升麻1.5
柴胡1.5　当帰1.5　甘草1.5　竜胆1.5
JP生姜0.5

滲湿湯《さんしつとう》＝滲湿湯《じんしつとう》 263

和剤局方（巻三）　檳榔麪裏去麪　甘草炙　木香　陳皮去白　芎窮一本三両　白朮各三分　大腹皮炙焦黄　羌活去蘆頭　紫蘇莖葉並用去麁梗　宣州木瓜薄切焙乾

(矢) **目標**　この方は気血留滞して筋脈通利せず、筋攣急、腹満、浮腫、大小便不利、脚気などによい

応用　腸疝痛、脚気、便秘、小便閉、筋痙攣、腰痛、ヘルニア、陰嚢攣痛

【注】　虫下し

蘭室秘蔵（瘡瘍門）
(龍) **目標・応用**　るいれき、頸腺炎、頸腺腫脹

酸棗湯《さんそうとう》《金匱要略》＝酸棗仁湯《さんそうにんとう》

(勿) 酸棗仁4.0　甘草2.5　知母3.0　茯苓5.0
川芎4.0

酸棗仁湯《さんそうにんとう》《金匱要略》＝酸棗湯《さんそうとう》

(薬) 酸棗仁湯K83　サンソウニン15.0　チモ3.0
センキュウ3.0　ブクリョウ5.0　カンゾウ1.0
以上五味

(経) 酸棗仁15.0（5.0）　知母3.0　川芎3.0　茯苓5.0
甘草1.0

(龍) 酸棗仁12.0　甘草1.0　知母2.0　茯苓2.0
川芎2.0　水320mLを以て酸棗仁を煮て240mLに煮つめ、他の諸薬を入れ煮直して120mLに煮つめ三回に分服（便法　水半量　常煎法）

(中) 酸棗仁15（5）　茯苓9（5）　知母9（3）
川芎3（3）　炙甘草3（1）　水煎服

(勿) 千金無川芎有人参桂枝生姜石膏　治虚労　煩擾　奔気在胸中　不得眠

金匱要略（血脾虚労）　酸棗仁二升　甘草一両　知母二両　茯苓二両　芎藭二両　深師有生姜二両

効能・効果 (湯)

(薬) 体力中等度以下で、心身が疲れ、精神不安、不眠などがあるものの次の諸症：不眠症、神経症

(龍) **目標・応用**　虚労の不眠症

(中) **目標**　養心安神、清熱除煩

応用　自律神経失調症、不安神経症、不眠症、高血圧症、心臓神経症などで、心血虚、心肝火旺を呈するもの

【注】 酸棗仁を先煎とする、又は炒って用いる

し——

子竜丸《しりゅうがん》＝控涎丹《こうぜんたん》149

止血粉《しけっふん》《北京中医医院》

㊥ 川貝母30　阿膠90　三七15　細末とし、一日三回3〜6ずつ服用

止嗽散《しそさん》《医学心悟》

㊥ 桔梗9　荊芥9　紫苑9　百部12　白前9　陳皮6　炙甘草3　水煎服

止痛(附)子湯《しつうぶしとう》《秘旨》

(勿) 蒼朮3.0　莎草3.0　黄柏1.5　青皮2.0　益智3.0　桃仁3.0　延胡索3.0　茴香2.0　附子0.2　甘草2.5

止涙補肝湯《しるいほかんとう》《張氏医通》

(経) 四物湯加木賊2.0　蒺藜2.0　夏枯草2.0　防風2.0

㊥ **目標**　止血、止痛
応用　胃十二指腸潰瘍の出血に対症的に用いる

医学心悟(巻三)
㊥ **目標**　化痰止咳、疏風解表
応用　感冒、インフルエンザ、気管支炎、慢性気管支炎の発作、肺結核などで、風寒の咳嗽を呈するもの

(勿) 治諸疝気

銀海精微(上巻)　蒺藜　当帰　熟地黄　白芍薬　川芎　木賊　防風　夏枯草(血虚の者には用いず)各等量
(龍) **目標・応用**　老人涙多きもの、涙嚢炎

(龍) 当帰4.0　芍薬4.0　川芎4.0　熟地黄4.0　防風4.0　木賊2.5　蒺梨2.5　夏枯草2.5

四陰煎《しいんせん》《張景岳》

(経) 地黄5.0　麦門冬4.0　芍薬4.0　百合4.0　縮砂4.0　茯苓3.0　甘草1.5

四加減正気散《しかげんしょうきさん》《温病条弁》

(中) 藿香梗9　厚朴6　茯苓9　陳皮4.5　草果3　山査子15　神麹6　水煎服

四逆散《しぎゃくさん》《傷寒論》

(薬) 四逆散料 K88　サイコ2.0　シャクヤク2.0　キジツ2.0　カンゾウ1.0　以上四味

(薬) 四逆散 K88①　サイコ1.8　シャクヤク1.8　キジツ1.8　カンゾウ0.9　以上散剤とし一日量三回

(経) 柴胡5.0　枳実2.0　芍薬4.0　甘草1.5

(龍) 甘草　枳実　柴胡　芍薬各等分　以上粉末とし一日量6.0を重湯にまぜて三回に分服

(中) 柴胡6(5)　白芍6(4)　枳実6(2)　炙甘草6(2)　水煎服

景岳全書(巻五十一)(新方八陣)　生地黄二～三銭　麦門冬　白芍薬　百合　沙参各二銭　甘草一銭　茯苓一・五銭

(勿) 治陰虚労損　相火熾盛　津枯煩渇咳嗽吐衄　多熱等証

(中) 舌苔が白滑、脈が緩などの寒証を呈するものに対し、温性健胃薬の草果で消化を強め、神麹、山査子で補助する

傷寒論(少陰)　甘草炙　枳実破水漬炙乾　柴胡　芍薬

効能・効果 (散)(湯)

(薬) 体力中等度以上で、胸腹部に重苦しさがあり、ときに不安、不眠などがあるものの次の諸症：胃炎、胃痛、腹痛、神経症

(龍) **目標**　四肢逆冷、咳、悸、小便不利、腹中痛、下痢後重、あるいは直腹筋拘急、あるいは四肢拘急、あるいは怒りやすいなどのもの

応用　胃痛、胃酸過多症、胆石症、腎臓病、半身不随、神経質、腸カタル

加減方

咳するもの、下痢するもの：五味子乾姜各前の半量宛(0.75)を加える

悸するもの：桂枝を前の各薬の半量(0.75)を加える

小便不利するもの：茯苓を前の各薬の半量(0.75)を加える

四逆散加棕呂葉紅花白殭蚕《しぎゃくさんかしゅろようこうかびゃっきょうさん》

〈実際〉四逆散に棕呂葉5.0　紅花3.0　白殭蚕3.0を加える

四逆湯《しぎゃくとう》 《傷寒論》

(般) 甘草2～4.8　乾姜1.5～3.6　加工ブシ0.3～2.4

(経) 甘草3.0　乾姜2.0　附子1.0

(龍) 甘草2.0　乾姜1.5　生附子0.5（または白河附子1.0）ただし強人は大附子1枚乾姜3.0とす。水120mLを以て煮て50mLに煮つめ二回に分服（便法　甘草3.0　乾姜2.0　白河附子1.0　水半量　常煎法）

腹中痛むもの：炮附子1枚（または白河附子0.5）を一日量に加える

泄利下重するもの：水200を以て薤白9.0を水120で煮て滓を去り四逆散末2.0を入れて煮直して60に煮つめ二回に分服

(中) **目標**　疏肝解鬱、理気止痛、透熱

応用　自律神経失調症、神経症、ヒステリー、精神性インポテンツ、更年期症候群、神経性胃炎、胃腸神経症、急性肝炎、慢性肝炎、胆道感染症、胆石症、胆道ジスキネジー、肋膜炎、肋間神経痛、胃十二指腸潰瘍、過敏性結腸症、膀胱神経症、月経不順、月経困難症、月経前期症候群などで、肝気鬱結あるいは熱厥を呈するもの

〈実際〉澼嚢加呉茱萸2.0　牡蛎（曼倩4.0湯）

傷寒論（太陽上）　甘草二両炙　乾姜一両半　附子一枚生用去皮破八片

効能・効果 (湯)

(般) 体力虚弱あるいは体力が消耗し、手足が冷えるものの次の諸症：感冒、急・慢性胃腸炎、下痢、はきけ

(龍) **目標**　手足冷え、下痢腹満、あるいは発熱、悪寒頭痛、身湘痛、脈沈または遅

応用　急性慢性腸炎、感冒

(中) **目標**　回陽救逆、温中散寒

応用　慢性疾患で体力の著しく衰えたものや下垂体、甲状腺、副腎皮質の機能低下症などで、陽虚寒盛を呈する

(中) 熟附子15　乾姜9　炙甘草12　水煎して頓服

四逆加人参湯《しぎゃくかにんじんとう》《傷寒論》

(般) 甘草2～4.8　乾姜1.5～3.6　加工ブシ0.5～2.4　人参1～3

(経) 甘草3.0　乾姜2.0　人参2.0　附子1.0

(龍) 甘草2.0　乾姜1.5　生附子0.5（または白河附子1.0）　人参1.0　水120mLを以て煮て50mLに煮つめ二回に分服(便法　甘草3.0　乾姜2.0　白河附子1.0　人参1.5　水半量　常煎法）

(中) 四逆湯に人参5を加う

四君子湯《しくんしとう》《和剤局方》

＝四味湯《しみとう》　益気湯《えききとう》　健脾益気湯《けんぴえききとう》

(薬) 四君子湯 K89　ニンジン4.0　ビャクジュツ4.0　ブクリョウ4.0　カンゾウ1.0　ショウキョウ0.3　タイソウ1.0　以上六味

(経) 人参4.0　朮4.0　茯苓4.0　生姜1.0　大棗1.0　甘草1.0

(龍) 茯苓4.0　白朮3.0　人参3.0　甘草2.0　大棗2.0　生姜2.0

(中) 党参15（人参4）　白朮12（4）　茯苓9（4）　炙甘草6（1）　水煎服

もの
心不全、心筋梗塞、その他のショックで、亡陽を呈するもの

傷寒論（霍乱）　甘草二両炙　附子一枚生去皮破八片　乾姜一両半　人参一両

効能・効果 (湯)

(般)体力虚弱あるいは体力が消耗し、貧血気味で手足が冷えるものの次の諸症：感冒、急・慢性胃腸炎、下痢、はきけ、貧血

(経)四逆湯に人参2.0を加う
目標・応用　亡血、悪寒、脈微、下痢

和剤局方（巻三）　人参去蘆　茯苓去皮　甘草炙　白朮各等分棗姜煎

効能・効果 (湯)

(薬)体力虚弱で、痩せて顔色が悪くて、食欲がなく、疲れやすいものの次の諸症：胃腸虚弱、慢性胃炎、胃のもたれ、嘔吐、下痢、夜尿症

(龍)**目標**　胃腸無力、心腹脹満、食欲不振、腸鳴下痢、嘔吐吃逆するもの、あるいは脾衰肺損、食欲不振、体痩面黄、皮膚に皺多く抜毛多きもの
応用　胃アトニー、内臓下垂、痔出血、貧血

四時加減柴胡飲子《しじかげんさいこいんし》☞柴胡飲子《さいこいんし》 156

四七湯《ししちとう》《和剤局方》＝七気湯《しちきとう》

(中) 半夏9　厚朴6　茯苓9　紫蘇葉9　生姜2　大棗10　水煎服

四順飲《しじゅんいん》《張氏医通》

(龍)* 当帰4.0　芍薬4.0　大黄2.0　甘草2.0

四順湯《しじゅんとう》《聖済総録》

(経) 貝母3.0　桔梗3.0　紫苑3.0　甘草2.0

四順清涼飲《しじゅんせいりょういん》《外科正宗》

(経) 連翹4.0　芍薬3.0　防風3.0　独活2.0　当帰5.0　山梔子1.5　甘草1.5　大黄1.5

四神丸《ししんがん》《内科摘要》＝腎瀉丸《じんしゃがん》

(中) 補骨脂120　五味子60　肉豆蔲60　呉茱萸30　大棗180　粉末を生姜120と水煎し、麦粉で丸とする。一日二・三回6～

和剤局方（巻四）　紫蘇葉二両　厚朴三両　茯苓四両　半夏五両棗姜煎

(中) **目標**　理気化痰、散結解鬱
注　半夏厚朴湯加大棗

(龍)* **目標**　血熱便秘、脈実のもの
応用　便秘　痔
加減方
腸胃熱下血のものには乾地黄4.0を加える

(勿) 貝母　桔梗　紫苑　甘草右四味　嗽甚加杏仁
治肺癰　吐膿五心煩熱　壅悶咳嗽

外科正宗（巻四）　連翹　赤芍　羌活　防風　当帰　山梔　甘草一銭　大黄炒二銭
(勿) 此方ハ湯火傷ノ内攻ノ実熱アリテ煩躁便秘スル者ニ用ユ

(中) **目標**　温補脾腎、止瀉
応用　慢性胃炎、腸結核、潰瘍性大腸炎、その他の慢性疾患あるいは老人で、脾腎腸虚の水様便のもの

9gずつ服用　適量を水煎服してもよい

四生丸《しせいがん》《婦人良方》

(中) 生側柏葉、生地黄、生荷葉、生艾葉の等分の粉末を丸とし、一回9gずつ服用

四磨飲《しまいん》《済生方》

(中) 党参9　烏薬9　檳榔子6　沈香2　水煎服

四味湯《しみとう》(中)＝四君子湯《しくんしとう》

四妙散《しみょうさん》→三妙散《さんみょうさん》175

四物湯《しもつとう》《和剤局方》

(薬) 四物湯 **K92**　トウキ3.0　シャクヤク3.0　センキュウ3.0　ジオウ3.0　以上四味

(経) 当帰4.0　川芎4.0　芍薬4.0　熟地黄4.0

(龍) 当帰5.0　川芎5.0　芍薬5.0　熟地黄5.0　水半量　常煎法

(中) 熟地黄12（4）　白芍6（4）　当帰9（4）　川芎5（4）　水煎服

校注婦人良方（巻七）

(中) **目標**　涼血止血

応用　十灰散に準じる

古今方彙（諸気）　人参　檳榔　沈香　烏薬各等分

(中) **目標**　下気解鬱、寛胸

和剤局方（巻九）　熟乾地黄浄洗酒酒蒸焙　白芍薬　当帰去蘆酒浸微炒　川芎各等分

効能・効果　(散)(湯)（(薬)は(湯)のみ）

(薬) 体力虚弱で、冷え症で皮膚が乾燥、色つやの悪い体質で胃腸障害のないものの次の諸症：月経不順、月経異常、更年期障害、血の道症、冷え症、しもやけ、しみ、貧血、産後あるいは流産後の疲労回復

(般) 当帰3～5　芍薬3～5　川芎3～5　地黄3～5　一回1.5～2g　一日三

㊣**目標**　貧血、月経不順、腹痛、子宮出血、腹塊、胎動不安、産後悪露不下、下腹堅痛、ときに寒熱をなすものなど

応用　貧血、産婦人科的疾患

加減方

月経前に痛むもの、心腹から腰に連り痛みをなすもの：乾地黄を用い、かつ加黄連　青皮各2.0　香附子4.0　桃仁　玄胡索　牡丹皮　莪朮各2.5　紅花1.5

月経期を過ぎても月経が起こらず痛みをなすもの：加桃仁　肉桂　木通各2.0　紅花　甘草各1.5　香附子4.0　蓬朮　蘇木　木通各2.5

月経期を過ぎてから月経が起こり紫黒の塊が出るもの：生地黄（または乾地黄）6.0を用い、加桃仁　牡丹　玄胡索各3.0　紅花1.5　青皮2.5　甘草1.5　香附子6.0

月経が起こったり止んだり久しく止まず浮腫を発するもの：加白朮　陳皮　厚朴　猪苓　木通　牛膝各3.0　香附子　茯苓　木通各4.0　縮砂　大腹皮　紫蘇子　玄胡索各2.5　木香　甘草各1.5

月経久しくきたらず浮腫するもの：去地黄、加桃仁　牡丹　牛膝　玄胡索各3.0　乾姜　桂皮　厚朴　枳殻各2.0

月経がくる時期より早く起こり色が紫黒で塊があり腰腹痛手足冷痺し口乾き頭眩するもの：乾地黄を用い香附子4.0　黄芩　玄胡索　続断　杜仲　地楡　荊芥各2.0

月経がすんで後痛むもの：四君子湯を合方して乾姜2.5を加える

月経が時期を過ぎて起こり色が淡いもの：陳皮　半夏　茯苓各3.0　生姜2.0　甘草1.5を加える

月経過多で久しく止まらぬもの：乾地黄を用い茯苓　香附子各4.0　白朮　黄芩　楡荊芥各2.5　阿膠　山梔子　荊芥

回各2.0　甘草1.0を加える

結核性消耗熱：地骨皮　知母　柴胡各4.0　黄芩2.5を加える

妊娠胎動不安下血止まざるもの：艾葉阿膠　黄芩各2.0を加える

子宮虚冷、出血過多：阿膠　艾葉各3.0を加える

筋骨肢筋湘痛および頭痛悪寒：羌活防風各3.0　藁本　細辛各2.5を加える

臍中虚冷腹痛腰間痛：玄胡索　川楝子各3.0を加える

月経過多：黄芩2.0　白朮3.0を加える

月経寡少：葵花　紅花各2.0を加える

赤白帯下：香附子4.0　白芷2.5を加える

大便秘渋：大黄2.0　桃仁4.0を加える

虚損不眠：竹葉人参2.0　酸棗仁4.0を加える

鼻血：側柏葉3.0を加える

血尿：五苓散を合方する

口乾・煩渇：麦門冬6.0　葛根4.0　烏梅2.0を加える

頭眩：木香1.5　細辛3.0を加える

飲食を思わざるもの：縮砂2.0　白豆蔻蓮肉各3.0を加える

心気不足恍惚：遠志子3.0　辰砂0.5を加える

発熱心煩不眠：黄連　山梔子各2.0を加える

㊥**目標**　補血活血、調経

応用　栄養不良、自律神経失調症、更年期症候群、視力障害、稀発月経、稀少月経、無月経、子宮発育不全、月経困難症、産後などで、血虚を呈するもの

気血両虚：加黄耆15　人参6（聖癒湯）

腹部の冷え、腹痛、月経の遅延、暗色の月経血など裏寒の症候を伴うもの：加附子　肉桂（桂附四物湯）

寒痺による痛痺：加乾姜　附子（寒六合湯）

四物湯《しもつとう》(外台《げだい》)加味《かみ》《細野方》

(細) 桔梗3　甘草2　紫苑1.5　麦門冬9
人参1.5　貝母2.5　杏仁4.5

四物湯加味《しもつとうかみ》《医学入門》

＝(柴)至哺刺痛湯《しほしつうとう》 189

四物湯加亀《しもつとうかき》板《はん》《ばん》石決明《せっけつめい》《本朝経験》

＝亀板湯《きばんとう》

(経) 亀板4.0　芍薬4.0　川芎4.0　石決明4.0
当帰5.0　地黄5.0

湿痺、着痺：加白朮　茯苓(湿六合湯)
行痺、風痺：加秦艽　羌活(風六合湯)
注　外台四物湯は別処方

【注】 本方と四物湯加味(医学入門)とは別物

(細) 暴咳、喘息、百日咳、嗄声
勿誤方函口訣に外台四物湯が記載されている。それに人参、貝母、杏仁を加味したもの
外台四物は勿誤方函口訣には「卒に暴咳、吐乳、嘔逆を得、昼夜息を得ざるを療す。小児暴に咳嗽を発し、声唖、息を得ざるものを主とす。故に頓嗽(百日咳)の劇症、或いは哮喘(喘息)の急症に用いて効あり。大人一時に咳嗽、声唖するものによろし。肺痿の声唖には効なし」と書かれている
出典：方証吟味　嗄声(外台秘要の四物湯に人参、貝母、杏仁を加えた)

【注】 本方と四物湯(外台)加味とは別物

(勿) 治瘻躄

四物湯脚気加減《しもつとうかっけかげん》《浅田家方》

㊅経 当帰4.0 川芎4.0 芍薬4.0 熟地黄4.0 木瓜4.0 蒼朮4.0 薏苡仁8.0

四物安神湯《しもつあんしんとう》《万病回春》

(柴) 当帰3.0 芍薬3.0 人参3.0 白朮3.0 茯神3.0 酸棗仁3.0 麦門冬3.0 大棗3.0 生地黄2.0 熟地黄2.0 山梔子2.0 竹茹2.0 烏梅2.0 黄連1.0 辰砂0.1 炒米5.0

四物一黄湯《しもついちおうとう》

〈医典〉当帰3.0 芍薬3.0 川芎3.0 地黄3.0 蒲黄5.0

四物竜胆湯《しもつりゅうたんとう》《医学入門》

(柴) 当帰4.0 芍薬4.0 川芎4.0 地黄4.0 防風2.0 竜胆2.0 防已2.0

四苓湯《しれいとう》《温疫論》

(薬) 四苓湯K111 タクシャ4.0 ブクリョウ4.0 ビャクジュツ4.0 チョレイ4.0 以上四味

(経) 沢瀉4.0 茯苓4.0 朮4.0 猪苓4.0

(経) 四物湯に木瓜 蒼朮各4.0 薏苡8.0を加う

(矢) **目標** 産後の血脚気にて両脚痿弱倦怠浮腫のもの

万病回春(怔忡) 当帰酒洗 白芍酒炒 熟地黄 生地黄酒洗 人参去蘆 白朮去蘆 酸棗仁炒 黄連姜炒 茯神去皮 朮 麦門冬去心 竹茹 梔子炒 辰砂研末服時入 烏梅一個 右剉一剤棗二枚炒米一撮

(柴) **目標** 心中無血養故作怔忡

(勿) 即四物湯方中加羌活防風竜胆防已

(柴) **目標** 日赤疼痛

(薬) **効能・効果** (散)(湯)((薬)は(湯)のみ) 体力に関わらず使用でき、のどが渇いて水を飲んでも尿量が少なく、はきけ、嘔吐、腹痛、むくみなどのいずれかを伴うものの次の諸症：暑気あたり、急性胃腸炎、むくみ

(般) 沢瀉4 茯苓4 蒼朮4(白朮も可)

㊥ 四苓散　五苓散去桂枝

至哺刺痛湯《しほしつうとう》＝四物湯加味《しもつとうかみ》《医学入門》

㊗柴 当帰4.0　芍薬4.0　川芎4.0　地黄4.0
黄芩3.0　桃仁3.0　麻子仁3.0　陳皮3.0
甘草1.0

至宝丹《しほうたん》《和剤局方》

㊥ 犀角30　玳瑁30　琥珀30　朱砂30
雄黄30　牛黄15　安息香45　竜脳3
麝香3　蜜丸（1丸3）とし、一回1丸ずつ服用。小児は減量

指迷七気湯《しめいしちきとう》《直指方》

㊗柴 三稜1.5　莪朮1.5　青皮1.5　陳皮1.5
藿香1.5　桔梗1.5　桂枝1.5　益智1.5
香附子1.5　甘草1.5　JP生姜1.0

指迷茯苓丸《しめいぶくりょうがん》

㊥《指迷方》製半夏60　茯苓30　枳殻15
風化朴硝8　粉末にして生姜糊で丸とし、

猪苓4　一回1～1.5g一日二～三回

(勿) 即五苓散方中去桂枝

㊥ 悪風、微熱などの表証がないときには、五苓散より桂枝を除くとよい

㊗柴 **目標** 心下痛、胃潰瘍、朝食甘味夕刻痛

【注】 本方と四物湯（外台）加味とは別物

和剤局方（巻一）生烏犀屑研　生玳瑁屑研　琥珀研　朱砂研細水飛　雄黄研水飛各一両　龍脳研　麝香各一分研　牛黄半両研　安息香一両半（以下略）銀箔五十片研　金箔五十片一半為衣

㊥ **目標** 開竅止痙、清熱解毒

応用 日射病、熱射病、脳卒中、中毒、肝性昏睡、てんかんなどで、意識障害、痙攣を呈するもの

金生指迷方（巻二）三稜　莪朮　青皮　陳皮　香附　桔梗　藿香葉　桂心　益智仁等各一・五両　炙甘草三銭

㊗柴 **応用** 神経的胃腸症状

㊥ **効能** 燥湿行気、消頑痰

毎回2～5gを服用

柿蒂湯《していとう》《済生方》

(薬) 柿蒂湯 **K 91** チョウジ1.5　ショウキョウ1.0　シテイ5.0　以上三味

(経) 丁香1.5　柿蒂5.0　生姜4.0（JP生姜1.0）

梔子乾姜湯《ししかんきょうとう》《傷寒論》

(経) 山梔子2.0　乾姜2.0

(龍) 山梔子1.4　乾姜1.0　水140mLを以て煮て60mLに煮つめ二回に分服（便法　山梔子2.0　乾姜1.5　水半量　常煎法）

梔子甘草豉湯《ししかんぞうしとう》《傷寒論》

(経) 山梔子3.0　香豉5.0　甘草1.0

(龍) 山梔子1.4　甘草1.0　香豉6.5　水160mLを以て山梔子　甘草を煮て100mLに煮つめ各香豉を加えて煮直して60mLに煮つめ二回に分服（便法　山梔子2.0　甘草3.0　香豉9.5　水半量　常煎法）

梔子甘連湯《ししかんれんとう》

〈医典〉山梔子3.0　甘草4.0　黄連1.0

効能・効果 (湯)

(薬) しゃっくり《備考》注　体力に関わらず、使用できる

(勿) 丁香　柿蒂　生姜

傷寒論（太陽中）　梔子十四枚擘　乾姜二両

(龍) **目標**　おおいに下して後、身熱微煩、あるいは不眠のもの

応用　梔子豉湯の証で胃寒または下寒のあるもの、食道狭窄症、皮膚病

傷寒論（太陽中）　章梔子豉湯方内加入甘草二両

(経) 梔子豉湯に甘草1.0を加う

(龍) **目標・応用**　梔子豉湯証で少気するもの

梔子枳実芍薬湯《ししきじつしゃくやくとう》

〈実際〉 梔子3.0　枳実2.0　芍薬4.0

梔子厚朴湯《ししこうぼくとう》 《傷寒論》

(経) 山梔子3.0　厚朴4.0　枳実2.0

(龍) 山梔子1.4　厚朴4.0　枳実3.0　水140 mLを以て煮て60 mLに煮つめ二回に分服(便法　山梔子2.0　厚朴6.0　枳実4.0　水半量　常煎法)

梔子豉湯《しししとう》 《傷寒論》

(般) 山梔子1.4～3.2　香豉2～9.5

(経) 山梔子3.0　香豉4.0

(龍) 山梔子1.4　香豉6.5　水160 mLを以て山梔子を煮て100 mLに煮つめ香豉を加えて煮直して60 mLに煮つめ二回に分服(便法　山梔子2.0　香豉9.5　水半量　常煎法　三回に分服)

(中) 山梔子9　淡豆豉9　水煎服

傷寒論(太陽中)　梔子十四枚擘　厚朴四両炙去皮　枳実四枚水浸去瓤炒

(龍) **目標・応用**　心煩腹満、臥起安からざるもの

傷寒論(太陽中)　梔子十四枚擘　香豉四合綿裹

効能・効果 (湯)

(般) 体力中等度以下で、胸がふさがり苦しく、熱感があるものの次の諸症：不眠、口内炎、舌炎、咽喉炎、湿疹・皮膚炎

(龍) **目標**　虚煩して眠られず、あるいは心中懊憹、あるいは胸中ふさがり、あるいは心中結痛、あるいは煩熱、あるいは頭汗出るもの、あるいは出血

応用　熱病、肺炎、胸痛、不眠症、吐血、喀血、痔出血、瘙痒性皮膚病、胃痛、胃酸過多症、口内炎

(中) **目標**　清熱透表、除煩

応用　感冒、インフルエンザなどで、気分初熱を呈するもの

熱病の回復期にみられる不眠にも用いる

梔子生姜豉湯《しししょうきょうしとう》《傷寒論》

(経) 山梔子3.0　香豉4.0　生姜4.0（JP生姜1.0）

(龍) 山梔子1.4　生姜5.0　香豉6.5　水160 mLを以て山梔子　生姜を煮て100 mLに煮つめ香豉を加え煮直して60 mLに煮つめ二回に分服（便法　山梔子2.0　生姜7.5　香豉9.5　水半量　常煎法）

梔子大黄湯《ししだいおうとう》《金匱要略》

=枳実梔子大黄湯《きじつししだいおうとう》　枳実梔子大黄豉湯《きじつししだいおうしとう》79

(経) 山梔子2.0　大黄1.0　枳実1.0　香豉6.0

(龍) 山梔子1.4　大黄1.0　枳実3.5　香豉10.0　水240 mLを以て煮て80 mLに煮つめ三回に分服（便法　水半量　常煎法）

梔子柏皮湯《ししはくひとう》《傷寒論》

(般) 山梔子1.5～4.8　甘草1～2　黄柏2～4

(経) 山梔子3.0　甘草1.0　黄柏2.0

(龍) 山梔子1.5　甘草1.0　黄柏2.0　水160 mLを以て煮て60 mLに煮つめ、二回に分服（便法　山梔子2.0　甘草1.5　黄柏2.0　水半量　常煎法）

(中) 山梔子9（3）　黄柏9（2）　生甘草3（1）　水煎服

傷寒論（太陽中）章梔子豉湯方内加生姜五両余依前法得吐止後服

(経) 梔子豉湯に生姜4.0を加う

(龍) **目標・応用**　梔子豉湯証で嘔するもの

金匱要略（黄疸）梔子十四枚　大黄一両　枳実五枚　豉一升

(龍) **目標**　心中懊憹、あるいは熱痛、あるいは不眠、あるいは黄疸のもの

応用　黄疸、酒皶鼻、不眠症、肺炎、胃酸過多症

傷寒論（陽明）肥梔子十五箇擘　甘草一両炙　黄蘗二両

(般) **効能・効果** (湯) 体力中等度で、冷えはなく、ときにかゆみがあるものの次の諸症：湿疹・皮膚炎、かゆみ、目の充血

(龍) **目標**　身黄、発熱

応用　黄疸、瘙痒性皮膚病、充血性眼病

(中) **目標**　清熱利湿、退黄

応用　茵蔯蒿湯に準じ、炎症の強いものに用いる

紫雲膏《しうんこう》《華岡》＝㊟潤肌膏《じゅんきこう》 ㊟紫貴雲《しきうん》

㊕ 紫雲膏 K87 シコン120 トウキ60
ゴマ油1000 ミツロウ340 豚脂20 以上五味
以上より軟膏約1370を得る。ゴマ油を煮て、ミツロウ及び豚脂を入れて溶かし、次いでトウキを入れる。トウキの色が焦げるのを度として火力を増し、シコンを入れて2～3沸させ、鮮明な紫赤色になったら速やかに火よりおろし、布でこして冷却して軟膏とする

㊎ 胡麻油1000.0 当帰100.0 紫根100.0 黄蝋380.0 豚脂25.0 まず胡麻油を煮、黄蝋、豚脂を入れて熔融せしめ、ついで当帰を入れ、終わりに紫根を入れ膏の色鮮明なる紫赤色となりたるを度とし、布にて漉し冷凝せしめる

㊞ 胡麻油1000 黄蝋380 豚脂25 当帰100 紫根100 胡麻油を煮て黄蝋、豚脂を加えて溶かし、一たん鍋を火からおろし当帰を入れて狐色になったら網ですくい上げ、また火にかけて熱し、再び鍋から火を下して紫根を入れ、ほどよい紫赤の色が出たら紫根を網ですくい上げ、布でこして放置して冷す

紫圓《しえん》《千金方》

㊎ 巴豆（殻を去る） 赤石脂4.0 代赭石4.0

春林軒膏方 香油四十銭八杯一本作一合四十目 当帰五銭 紫根四銭一本作五銭 蜜蠟百目十本銭或十五銭一本作十五銭 マンテイカ一銭

効能・効果 ㊋
㊕ ひび、あかぎれ、しもやけ、魚の目、あせも、ただれ、外傷、火傷、痔核による疼痛、肛門裂傷、湿疹・皮膚炎

㊞ **目標** 虚証、貧血性乾燥性の外傷や皮膚病
応用 火傷、霜焼け、ひび、あかぎれ、いぼ、潰瘍、外傷、痔漏、水虫、魚の目など

㊟ 紫雲膏中に、薏苡仁、フラシン、水溶性クロロフィルを配合、製剤化したもの（紫貴雲…現在はない）を汗疱（水虫）、いぼ、たこ、魚の目、下腿潰瘍、凍傷、火傷、切創、糜爛に用いた

㊕ ひび、あかぎれ、しもやけ、魚の目、あせも、ただれ、外傷、火傷、痔核による湘痛、肛門裂傷、かぶれ

【注】伯州散10％加え痔漏、蓐瘡

【注】外科正宗の潤肌膏に豚脂を加えたもの

㊟ では紫雲膏の別名に潤肌膏を記している

千金要方（巻五）・千金翼方（巻十二）
代赭石 赤石脂各一両 巴豆三十枚去皮心熬、杏仁五十枚去皮尖熬

杏仁8.0　以上四味赤石脂、代赭石を細末とし巴豆、杏仁を研りて末に合し糊にて小粒の丸とし温湯にて一回0.2ないし0.5～1.0を服用（粟粒大のもの10～30～50粒を服用す。下痢過激なれば冷水を一杯飲むとただちに止まる）

紫苑散《しおんさん》《医学入門》
㊫ 紫苑1.5　知母1.5　貝母1.5　人参1.0
桔梗1.0　茯苓1.0　生姜1.0　阿膠0.5　甘草0.5
五味子0.5

紫貴雲《しきうん》㊕ ☞ 紫雲膏《しうんこう》 193

紫金錠《しきんじょう》㊥ ＝ 玉枢丹《ぎょくすうたん》 96

紫金丹《しきんたん》
㊨ 亀板20銭　石決明6銭　辰砂6銭

紫根牡蛎湯《しこんぼれいとう》《黴癘新書》
㊞ 当帰4～5　芍薬3　川芎3
大黄0.5～2　升麻1～2　牡蛎3～4
黄耆2　紫根3～4　甘草1～2

㊕ **目標**　胸膜充満し、実証のものの頓服用下剤
応用　食餌性中毒、急性胃腸炎、赤痢、小児吐乳、小児夜啼、胎毒、頭瘡
【注】 巴豆剤は、下痢過激なれば冷水を服用すれば止まる

古今方彙（肺癰）紫苑　知母　貝母各一銭半　人参　桔梗　茯苓各一銭　阿膠甘草各五分　五味十粒　姜煎服
治虚労咳嗽見膿血肺痿変癰

㊨ 眼梅毒

㊇ 当帰　芍薬　川芎　大黄　升麻　牡蛎　黄耆　甘草　忍冬　紫根

㊞ **効能・効果** ㊏
体力中等度以下のもので、消耗性疾患などに伴うものの次の諸症：乳腺の痛み、痔の痛み、湿疹・皮膚炎、貧

忍冬1.5～2

(経) 当帰5.0 芍薬3.0 川芎3.0 紫根3.0
大黄1.5 忍冬1.5 黄耆2.0 牡蛎4.0 升麻1.0
甘草1.0

紫雪丹《しせつたん》《和剤局方》

(中) 石膏50 寒水石50 磁石100 滑石50
犀角15 羚羊角15 木香15 沈香15
玄参50 升麻50 生甘草25 丁香50
芒硝100 硝石100 麝香3 朱砂9 細末にして、一回1～1.5服用

紫蘇飲《しそいん》＝紫蘇和気飲《しそわきいん》

紫蘇香附湯《しそこうぶとう》《万病回春》

(柴) 紫蘇3.0 香附子3.0 青皮3.0 烏薬3.0
半夏3.0 厚朴3.0 桔梗3.0 茯苓3.0 柴胡2.0
防風2.0 羗活2.0 甘草1.0

紫蘇子湯《しそしとう》《千金方》

(経) 半夏4.0 紫蘇子3.0 当帰3.0 桂枝3.0

血、疲労倦怠

(矢) **目標** 皮膚やリンパ腺の頑固な疾患で、諸治効なしというもの、虚証に陥り、貧血、疲労の傾向のあるもの

応用 乳癌、乳腺症、全身リンパ腺の腫瘤、梅毒性皮膚疾患

(柴) **応用** 乳癌、乳癧

和剤局方(巻六) 黄金一伯両 寒水石 磁石 石膏 滑石各三斤 羚羊角屑 犀角屑 青木香擣砕 沈香擣砕各五斤 ○一本作各五両 丁香一両擣砕 玄参 洗焙擣砕 升麻各一斤 甘草炙捌両 朴消精者十斤 消石四升如闕芒硝亦得 毎升重七両七銭半 麝香當門子一両二銭半研 朱砂飛研三両

(中) **目標** 清熱解毒、鎮痙開竅

応用 急性熱病による痙攣、高熱、意識障害

(柴) **応用** 右のるいれき

【注】 万病回春の瘰癧に無名方で記載されている

(勿) 蘇子 厚朴 半夏 柴胡 甘草 当帰 橘皮 桂枝
治脚弱上気

厚朴3.0 柴胡3.0 陳皮3.0 杏仁2.5
桑白皮2.5 甘草1.5

紫蘇子杏桑湯《しそしきょうそうとう》

〈実際〉蘇子4.0 厚朴4.0 半夏4.0 柴胡4.0
甘草1.5 当帰3.0 橘皮3.0 桂枝3.0 杏仁3.0
桑白皮4.0

紫蘇和気飲《しそわきいん》《本事方》＝紫蘇飲《しそいん》

(中) 紫蘇葉 陳皮 香附子 大腹皮 当帰
白芍 川芎 甘草 大棗 生姜 葱白
(柴) 当帰4.0 川芎4.0 芍薬4.0 人参2.0
紫蘇2.0 陳皮2.0 大腹皮2.0 甘草2.0
JP生姜1.0

紫陽散《しようさん》《方輿輗》

(経) 旧暦六月土用前に紫陽花（アジサイ）の葉を採って陰乾とし用うるに臨み末となし、1.0を発作なき夜一服し発作のある日早朝に白湯にて一服す。多くはしばらくして悪心嘔吐を催し、または瀉下して癒ゆるものなり

本事方（巻十）（婦人諸疾） 大腹皮 人参去蘆 川芎洗 陳橘皮去白 白芍薬各半両 当帰洗去蘆薄切三銭 紫蘇茎葉一両 甘草一銭炙

(中) 補中益気湯434 低タンパク血症や貧血の立ちくらみ、耳鳴り、心悸亢進、あるいは妊娠浮腫、妊娠腎、妊娠中毒症などの予防と治療に、補中益気湯とともに用いる

(柴) 妊娠時の胃痛腹痛

常山ノ粗品ヲ用ルヨリハ紫陽花カヨキ之
（方輿輗 瘧の項・常山飲の文中）

資生湯《しせいとう》《先醒斉医学広筆記》

(中)人参15　茯苓10　白朮15　山薬10
薏苡仁8　蓮子10　芡実8　炙甘草5
陳皮10　麦芽10　神麹10　白豆蔻4
桔梗5　藿香5　黄連2　縮砂8
白扁豆4　山査子8　沢瀉10　粉末にして
一日9を水煎服

地黄丸《じおうがん》＝六味地黄丸《ろくみじおうがん》492

地陣丸《じじんがん》

(漢)甘草を炙ぶりて稀糊にて丸となし、麻子大とする

滋陰降火湯《じいんこうかとう》《万病回春》

(薬)滋陰降火湯K85　トウキ2.5
シャクヤク2.5　ジオウ2.5　テンモンドウ2.5
バクモンドウ2.5　チンピ2.5
ビャクジュツ3.0　チモ1.5　オウバク1.5
カンゾウ1.5　以上十味
(経)当帰2.5　芍薬2.5　地黄2.5　天門冬2.5
麦門冬2.5　陳皮2.5　朮3.0　知母1.5　黄柏1.5
甘草1.5
(龍)当帰4.5　芍薬5.0　熟地黄3.5　天門冬3.5

(中)**目標**　補気健脾、理気化湿、消導止瀉、止嘔
応用　消化不良症、慢性胃腸炎、その他の慢性疾患で、脾胃気虚による消化不良の症候を呈するもの

(漢)2・1・7・46
苦寒の薬剤を服用したため腹痛止まざるもの。心悸、小児尿血

万病回春（虚労）　甘草炙五分　当帰酒洗一銭三分　白芍酒洗二銭三分　生地黄八分　熟地黄姜汁炒　天門冬去心　麦門冬去心　白朮去蘆各一銭　陳皮七分　黄柏去皮蜜水炒　知母各七分　右剉一剤生姜三片大棗一枚水煎入竹瀝童便姜汁各少許同服
万病回春では火証、呃逆、虚労、失血、眩暈、濁証、遺溺、小便閉、消渇の各門に夫々異る加減方が記載されている

(薬)　**効能・効果**　(湯)
体力虚弱で、のどにうるおいがなく、たんが切れにくくてせきこみ、皮膚が浅黒く乾燥し、便秘傾向のあるも

麦門冬3.5　白朮3.5　乾地黄2.0　陳皮2.5
黄柏2.0　知母2.0　甘草2.0

㊥当帰4　白芍7　生地黄3　熟地黄3
天門冬3　麦門冬3　白朮3　陳皮2
黄柏2　知母2　炙甘草2　生姜2
大棗2　水煎服

のの次の諸症：気管支炎、せき

(龍)**目標**　陰虚火動し発熱咳嗽、吐痰喘息、盗汗口乾、あるいは喉痛喉瘡、あるいは皮膚浅黒く大便硬く粘痰乾性ラッセルのもの

応用　急性気管支炎、糖尿病、性的神経衰弱、膀胱尿道炎

加減方

咳嗽喀痰呼吸促迫するには桑白皮　黄芩各3.0　紫苑2.5　竹瀝1.0を加える

咳嗽喀痰中に血を交るものは黄芩　牡丹皮　阿膠　紫苑各3.0　山梔子2.0　犀角　竹瀝各1.0

乾咳および喉痛瘡を出し声が出ぬものは黄芩　貝母　桑白皮各2.5　五味子　山梔子　紫苑　栝楼仁各2.0

痰に熱を帯び煩躁不安、あるいは胸さわぎ嘈雑するには酸棗仁6.0　黄芩　黄連　竹茹各2.0　竹瀝　辰砂各1.0を加える

血虚し下肢筋萎縮し無力のものには黄耆2.0　牛膝　防已　杜仲各3.0を加え天門冬を去る

夢精遺精のものには山薬4.0　牡蛎　杜仲　牛膝　破胡紙各3.0を加え天門冬を去る

煩渇して飲むこと多く小便脂のごときものは芍薬　天花粉　白朮各3.0　葛根4.0　山梔子　黄連　烏梅各1.5を加える

痩せた人が濁尿、血尿を患うものは芍薬を去り白朮3.0　山梔子　扁蓄各2.0を加える

虚怯の人で小便不利するには猪苓　牛膝各3.0　沢瀉　木通各4.0を加える

㊥**目標**　滋補肺腎、清熱

応用　慢性気管支炎、気管支拡張症、肺結核などで、肺腎陰虚を呈するもの

滋陰至宝湯《じいんしほうとう》《万病回春》

(薬) 滋陰至宝湯**K86** トウキ3.0
シャクヤク3.0 ビャクジュツ3.0
ブクリョウ3.0 チンピ3.0 サイコ3.0
チモ3.0 コウブシ3.0 ジコッピ3.0
バクモンドウ3.0 バイモ2.0 ハッカ1.0
カンゾウ1.0 以上十三味

(経) 当帰3.0 芍薬3.0 白朮3.0 茯苓3.0
陳皮3.0 知母3.0 香附子3.0 地骨皮3.0
麦門冬3.0 貝母1.0 薄荷1.0 柴胡1.0
甘草1.0

(中) 柴胡6(1) 白芍6(3) 当帰6(3)
麦門冬6(3) 白朮6(3) 茯苓6(3)
知母6(3) 地骨皮6(3) 川貝母3(1)
香附子3(3) 陳皮3(3) 炙甘草3(1)
薄荷2(1) 水煎服

万病回春(虚労) 当帰酒洗 白朮去蘆 白芍酒炒 白茯苓去皮 陳皮 知母生用最能瀉虚中之火 貝母去心 香附童便炒 地骨皮去骨 麦門冬去心各八分 薄荷 柴胡酒炒 甘草各三分 右剉一剤用煨姜三片

効能・効果 (湯)

(薬) 体力虚弱なものの次の諸症:慢性のせき、たん、気管支炎

(中) **目標** 疏肝解鬱、滋陰清熱、理気健脾、潤燥化痰

応用 慢性気管支炎、肺結核、気管支拡張症、その他の慢性疾患で、肺陰虚と肝気鬱結、気血両虚を呈するもの

注 外感の後微熱が去らず衰弱の傾向のあるもの

滋血潤腸湯《じけつじゅんちょうとう》《統旨》

(般) 当帰4.0 地黄4.0 桃仁4.0 芍薬3.0
枳実2〜3 韮2〜3 大黄1〜3
紅花1.0

(経) 当帰4.0 地黄4.0 桃仁4.0 芍薬3.0
枳実2.0 韮2.0 大黄1.5 紅花1.0

(龍) 当帰5.0 芍薬3.0 乾地黄3.0 紅花2.0
桃仁2.0 大黄2.0 枳殻2.0

古今方彙(翻胃) 当帰三銭 芍薬 生地各一銭半 紅花 桃仁 大黄 枳殻各一銭 入韮菜汁煎服

効能・効果 (湯)

(般) 体力中等度以下で、皮膚にうるおいがないものの次の諸症:便秘、のぼせ、肩こり

(龍) **目標** 大便硬く出難きもの

応用 常習便秘

滋陰地黄湯《じいんじおうとう》《万病回春》

(柴) 山薬2.0　山茱萸2.0　茯苓2.0　牡丹皮2.0
沢瀉2.0　知母2.0　黄柏2.0　当帰2.0　芍薬2.0
川芎2.0　菖蒲2.0　遠志2.0　地黄4.0

滋陰清火湯《じいんせいかとう》《寿世保元》

(柴) 熟地黄1.5　山薬1.5　黄柏1.5　知母1.5
天門冬1.5　玄参1.5　山茱萸1.5　茯苓1.5
牡丹皮1.5　沢瀉1.5　麦門冬1.5　甘草1.5
桔梗3.0

滋腎通耳湯《じじんつうじとう》《万病回春》

(般) 当帰2.5〜3　川芎2.5〜3　芍薬2.5〜3
知母2.5〜3　地黄2.5〜3　黄柏2.5〜3
白芷2.5〜3　黄芩2.5〜3　柴胡2.5〜3
香附子2.5〜3
(経) 当帰3.0　川芎3.0　芍薬3.0　知母3.0
乾地黄3.0　黄柏3.0　黄芩3.0　柴胡3.0
白芷3.0　香附子3.0
(柴) 当帰3.0　芍薬3.0　川芎3.0　乾地黄3.0
知母3.0　柴胡3.0　黄芩3.0　香附子3.0
黄柏1.5　白芷1.0

滋腎明目湯《じじんめいもくとう》《万病回春》＝腎気明目湯《じんきめいもくとう》262

(柴) **応用**　慢性扁桃腺炎
【注】 万病回春（虚労）に滋陰地黄湯の方が有るが内容は異なっている

(柴) **応用**　亜急性咽頭炎、唖声

万病回春（耳病）　当帰　川芎　白芍　生地黄　知母酒炒　黄柏酒炒　黄芩酒炒　柴胡　白芷　香附子各等分……胸隔不快加青皮枳殻少許。耳左聾者。念怒動膽火也
効能・効果 (湯)
(般)体力虚弱なものの次の諸症：耳鳴り、聴力低下、めまい
(柴) **目標**　腎虚耳鳴

万病回春（眼目）　当帰　川芎　白芍

（般）当帰3〜4　川芎3〜4　熟地黄3〜4
地黄3〜4　芍薬3〜4　桔梗1.5〜2
人参1.5〜2　山梔子1.5〜2　黄連1.5〜2
白芷1.5〜2　蔓荊子1.5〜2　菊花1.5〜2
甘草1.5〜2　細茶1.5　燈心草1〜1.5（燈心草のない場合も可）

（経）当帰3.0　川芎3.0　芍薬3.0　地黄3.0
熟地黄3.0　桔梗1.5　人参1.5　山梔子1.5
黄連1.5　白芷1.5　蔓荊子1.5　菊花1.5
甘草1.5　細茶1.5

（龍）当帰4.0　川芎4.0　乾地黄4.0　熟地黄4.0
芍薬4.0　桔梗2.0　人参2.0　山梔子2.0
黄連2.0　白芷2.0　蔓荊子2.0　菊花2.0
甘草2.0　燈心草1.0

滋燥養営湯《じそうようえいとう》《医方集解》

（中）当帰6　生地黄6　熟地黄3　白芍3
黄芩3　秦艽3　防風2　生甘草2
水煎服

磁朱丸《じしゅがん》《千金要方》＝神麴丸《しんぎくがん》

（中）磁石60　朱砂30　神麴120　粉末を蜂蜜で小豆大の丸とし、一日三回3丸ずつ服用

生地　熟地　以上倍用　桔梗　人参
山梔　黄連　白芷　蔓荊子　菊花　甘草以上減半　右剉剤細茶一撮燈心一團
熱甚加龍胆草柴胡　腎虚加黄柏知母
風熱壅盛加防風荊芥　風熱紅腫加連翹黄芩

効能・効果（湯）
（般）体力虚弱なものの次の諸症：目のかすみ、目の疲れ、目の痛み
（龍）**目標・応用**　血少なく眼痛するものあるいは久病で気力衰え眼精疲労するもの、あるいは閃視、あるいは内障のもの

医方集解（潤燥）　当帰酒洗一銭　生地黄　熟地黄　芍薬炒　黄芩酒炒　秦艽一銭　防風　甘草五分
（中）**目標**　養血潤燥、清熱熄風
応用　当帰飲子に準じる

備急千金要方（巻六）　神麴四両　磁石二両　朱砂一両
（中）**目標**　重鎮安心、清心明目
応用　不眠症、自律神経失調症、神経症、白内障、視神経変性など

耳鳴丸《じめいがん》☞六味地黄丸 492

七気湯《しちきとう》＝㊥四七湯《ししちとう》 183

七賢散《しちけんさん》《外科正宗》

（経）茯苓6.0　地黄5.0　薯蕷3.0　牡丹皮3.0
山茱萸2.0　人参2.0　黄耆2.0

（龍）茯苓4.0　乾地黄4.0　山薬4.0　牡丹皮3.0
山茱萸2.0　人参2.0　黄耆2.0

七成湯《しちせいとう》《温疫論》

（柴）人参3.0　五味子3.0　破胡紙3.0　附子1.0
茯苓8.0　甘草2.0

七味鷓鴣菜湯《しちみしゃこさいとう》《方輿輗》

（経）黄連1.5　大黄1.5　甘草1.5　乾姜1.5
桂枝4.0　半夏6.0　鷓鴣菜3.0

七味清脾湯《しちみせいひとう》《三因方》

（経）厚朴3.0　青皮3.0　半夏5.0　烏梅2.5
草菓2.5　甘草2.0　大棗2.0　良姜0.5　生姜0.5

外科正宗（巻三）　茯苓　山薬　牡丹皮　山茱萸　熟地黄　人参各一銭　黄水二鍾　煨姜三片　大棗二枚

（龍）**目標**　腸癰潰後湘痛分泌止まず、あるいは肉芽不良、あるいは無気力食欲減退、面色痿黄、白汗盗汗、睡臥不安のもの

応用　急性虫垂炎兼限局性腹膜炎、手術後の潰瘍

（勿）人参　附子　茯苓　五味子　甘草　破胡紙

（柴）**応用**　老人の下痢（五更瀉）、脚浮腫

（勿）治嘔吐　腹痛　属蛔者

【注】（勿）では出典は《家方》となっている

（経）衆方規矩（瘧疾）食脾ヲ傷ニ困テ痰飲ヲ停メ発メ寒熱ヲ為ヲ治ス

七気消聚散《しちきしょうじゅさん》《統旨》

(勿) 莎草3.0　青皮2.0　莪朮3.0　三稜3.0
枳実4.0　木香2.0　縮砂2.0　厚朴2.5　橘皮2.0
甘草2.5　右十味

(勿) 治蠱脹　因積聚相攻　或疼或脹

七味白朮湯《しちみびゃくじゅつとう》《小児薬証直訣》

＝銭氏白朮散《せんしびゃくじゅつさん》 288

(経) 人参12.0　白朮4.0　茯苓4.0　葛根4.0
藿香1.0　木香1.0　甘草1.0

㊥ 七味白朮散　四君子湯に木香6（2）
藿香6（2）　葛根9（4）を加える

(勿) 人参　茯苓　白朮　藿香　葛根　木香　甘草

㊥ **目標**　補気健脾、止瀉、解表化湿
応用　慢性胃腸炎、消化不良症、慢性の下痢、胃腸型感冒などで、脾胃気虚を呈するもの

七味良枳湯《しちみりょうきとう》

☞ 苓桂甘棗湯《りょうけいかんそうとう》 483

七物降下湯《しちもつこうかとう》《修琴堂》

(薬) 七物降下湯 K90　トウキ3.0
シャクヤク3.0　センキュウ3.0　ジオウ3.0
オウギ3.0　オウバク2.0　チョウトウコウ4.0
以上七味

(経) 当帰3.0　川芎3.0　芍薬3.0　地黄3.0
黄耆3.0　釣藤鈎4.0　黄柏2.0

㊥ 当帰3　川芎3　白芍3　熟地黄3
黄耆3　釣藤鈎4（後下）　黄柏2　水煎服

効能・効果 (湯)
(薬) 体力中等度以下で、顔色が悪くて疲れやすく、胃腸障害のないものの次の諸症：高血圧に伴う随伴症状（のぼせ、肩こり、耳なり、頭重）

(経) 杜仲3.0を加えて八物降下湯と称す

㊥ **目標**　補気益気、熄風
応用　自律神経失調症、更年期症候群、高血圧症などで、血虚、肝陽化風を呈するもの
一般に、本方は血圧にはこだわらずに血虚の肝陽上亢を目的として用いたほうがよく、気虚が明らかでなければ黄耆は減去すべきものと考えられる
なお、降圧、鎮静作用をもつ補肝腎の

七厘散《しちりんさん》《良方薬》

㊥ 血竭30 乳香5 没薬5 紅花5 朱砂3 阿仙薬7 麝香3.0 竜脳0.3 粉末を丸とし、一回1～1.5を酒で服用

失笑散《しっしょうさん》《和剤局方》

㊥ 蒲黄、五霊脂の等分を粉末とし、一回6gずつ黄酒か米酢で冲服。9gずつを布で包み水煎服してもよい

湿天合湯《しってんごうとう》㊥ ☞ 四物湯《しもつとう》184

湿六合湯《しつろくごうとう》㊥ ☞ 四物湯《しもつとう》184

実脾散《じっぴさん》《厳氏済生方》

〈実際〉厚朴2.0 白朮2.0 木瓜2.0 木香2.0 草果2.0 大腹皮2.0 茯苓2.0 附子0.6 乾姜1.0 甘草1.0

杜仲を加えたものを八物降下湯397という

良方集腋(下巻) 血竭一両 紅花 乳香 没薬各一銭半 児茶二・四銭 麝香 氷片各一・二分 朱砂一・二銭

㊥**目標** 活血化瘀、止痛、止血
応用 打撲、捻挫、外傷など

和剤局方(巻九) 蒲黄炒香 五霊脂酒研淘去砂土各等分 右爲末

㊥**目標** 活血化瘀、止痛、止血
応用 産後の悪露滞留、子宮復古不全、産後の腹痛、狭心症、その他の疼痛で、血瘀の症候を呈するもの

厳氏済生方(巻五) 厚朴 白朮 木瓜 木香 草菓仁 大腹子 附子 白茯苓 乾姜 甘草

実脾湯《じっぴとう》(飲《いん》)

(経)《万病回春》 蒼朮2.5 茯苓2.5 朮2.5 陳皮2.0 厚朴2.0 香附子2.0 猪苓2.0 沢瀉2.0 枳殻1.0 大腹皮1.0 縮砂1.0 木香1.0 JP生姜1.0 燈心草1.0

(柴) 実脾飲 蒼朮2.5 茯苓2.5 朮2.5 陳皮2.0 厚朴2.0 香附子2.0 猪苓2.0 沢瀉2.0 枳殻1.0 大腹皮1.0 縮砂1.0 木香1.0 JP生姜1.0 燈心草1.0

(中)《済生方》実脾飲 熱附子9(先煎) 白朮12 茯苓9 厚朴6 大腹皮6 木瓜6 草豆蔻3 木香3 乾姜3 生姜3 炙甘草3 大棗3 水煎服

柴田方函大寧心湯《しばたほうかんだいねいしんとう》

☞ 大寧心湯《だいねいしんとう》 311

沙参麦門冬湯《しゃじんばくもんどうとう》 《温病条弁》

(中) 沙参15 玉竹12 麦門冬12 桑葉9 生白扁豆9 天花粉15 生甘草3 水煎服

万病回春(水腫) 蒼朮米泔浸 白朮去蘆 厚朴姜汁炒 沢瀉 香附子 砂仁 枳実麸炒 陳皮 大腹皮 木香 茯苓連皮用 猪苓各等分 右剉一剤燈心一団水煎磨木香調服

(経) 分消湯の枳実を枳殻に代えたるもの

(矢) **目標** やや虚証で停水強きもの

(柴) **目標** 虚証の腹水

(中) **目標** 温陽利水、理気健脾

応用 真武湯に準じ、気滞の症候を伴うもの

【注】 万病回春は実脾飲で収載

温病条弁(巻一) 沙参 麦門冬各三銭 玉竹二銭 生甘草一銭 桑葉 白扁豆 天花粉各一銭半

(中) **目標** 清養肺胃、生津潤燥

応用 慢性気管支炎、気管支拡張症、慢性咽喉炎、慢性舌炎、慢性胃炎、萎縮性胃炎、糖尿病、熱病の回復期、手術後などで肺胃陰虚を呈するもの

あるいは乾燥期の気管支炎などで、燥熱犯肺の症候を呈するもの

☞ 養胃湯 464

炙甘草湯《しゃかんぞうとう》《傷寒論　金匱要略》＝復脈湯《ふくみゃくとう》

（薬）炙甘草湯 K93　カンゾウ4.0　ショウキョウ1.0　ケイヒ3.0　タイソウ5.0　ニンジン2.0　ジオウ4.0　バクモンドウ6.0　マシニン3.0　以上八味　アキョウ2.0（冲服）

（経）炙甘草3.0　生姜3.0（JP生姜1.0）　桂枝3.0　麻子仁3.0　大棗3.0　人参3.0　地黄6.0　麦門冬6.0　阿膠2.0

（龍）炙甘草4.0　桂枝3.0　麦門冬5.0　大棗7.5　麻子仁4.0　人参2.0　阿膠2.0　乾地黄4.0　JP生姜1.0　水320 mLと日本酒140 mLを以て阿膠以外の薬を煮て120 mLに煮つめ、滓を去り阿膠を加えて温め溶かし三回に分服（便法　水300 mL　酒100を以て常煎法）

（中）炙甘草9（3）　党参9（人参3）　阿膠6（2）（溶解）　生姜6（2）　桂枝6（3）　麦門冬9（6）　麻子仁9（3）　生地黄15（6）　大棗15（3）　水煎服

金匱要略（血痺虚労）　甘草四両炙　桂枝　生姜各三両　麦門冬半斤　麻仁半斤　人参　阿膠各二両　大棗三十枚　生地黄一斤

効能・効果（湯）

（薬）体力中等度以下で、疲れやすく、ときに手足のほてりなどがあるものの次の諸症：動悸、息切れ、脈のみだれ

（龍）**目標**　心悸亢進、脈結代、あるいは発熱咳痰、皮膚乾燥、盗汗、頬赤、喀血

応用　心臓病、肺結核、肺炎、虚労

（中）**目標**　益気通陽、滋陰補血

応用　上室性および心室性期外収縮、冠不全、房室ブロックの初期、心臓神経症、甲状腺機能亢進症、貧血症、その他の慢性疾患で、心気陰両虚を呈するもの

【注】 応用　バセドウ病

謝導人大黄湯《しゃどうじんだいおうとう》《千金方》

（経）大黄1.5　甘草1.5　細辛1.5　黄芩5.0　芍薬4.0

（勿）療両眼痛　葤菲録云　療眼目腫赤痒痛　或晴腫生雲翳

【注】（勿）では、出典は外台秘要となっている

謝導人大黄湯加味《しゃどうじんだいおうとうかみ》《外台》

（龍）* 大黄4.0　芍薬5.0　細辛4.0　甘草4.0

（龍）* **目標**　眼充血疼痛、あるいは眼腫痒痛、あるいは眼翳

応用　充血性または疼痛性眼病

黄芩2.0

瀉胃湯《しゃいとう》《万病回春》

(経) 当帰2.0 川芎2.0 芍薬2.0 地黄2.0 黄連2.0 牡丹皮2.0 山梔子2.0 防風2.0 荊芥2.0 薄荷2.0 甘草2.0

瀉黄散《しゃおうさん》《証治準蠅》

(柴) 藿香4.0 山梔子4.0 防風4.0 石膏8.0 甘草2.0

瀉心湯《しゃしんとう》《金匱要略》＝三黄瀉心湯《さんおうしゃしんとう》172

(経) 大黄1.0 黄芩1.0 黄連1.0 以上泡剤となす場合はこれに熱湯100mLを加え三分間煮沸し、滓を去り頓服

(龍) 大黄2.0 黄連1.0 黄芩1.0 水120mLを以て40mLに煮つめ頓服(便法 大黄3.0 黄連3.0 黄芩3.0 常煎法)

瀉心導赤湯《しゃしんどうせきとう》《医宗金鑑》

(中) 木通9 生地黄15 黄連3 甘草3 燈心草3 水煎服

加減方
茯苓4.0 滑石 車前子各2.0を加えると効力を増す

万病回春(牙歯) 当帰 川芎 赤芍 生地黄 黄連 牡丹皮 梔子 防風 荊芥 薄荷 甘草

(柴) **応用** 歯痛

(柴) **応用** 小児の口内炎

金匱要略(驚悸吐衄下血胸満瘀血) 大黄二両 黄連一両 黄芩一両

(龍) **目標** 実証ののぼせ、便秘、出血、心下痞

応用 吐血、喀血、鼻血、結膜出血、痔出血、脳出血、脳充血、高血圧症、動脈硬化症、逆上、興奮、便秘、ふけ、不眠症、肩こり、頭痛、発狂、酒皶鼻、眼病、皮膚病

医宗金鑑(巻五十一)(幼科心法要訣) 木通 生地黄 黄連 生甘草 燈心を加えて、水で煎服

(中) **目標** 清熱利水

応用 導赤散に準じる

瀉肺散《しゃはいさん》㊥＝瀉白散《しゃはくさん》

瀉白散《しゃはくさん》＝㊥瀉肺散《しゃはいさん》
(経)《医学正伝》　桑白皮4.0　地骨皮4.0
粳米2.0　甘草2.0　乾姜0.7
㊥《小児薬証直訣》　桑白皮12（4）
地骨皮12（4）　粳米9（2）　生甘草6（2）
水煎服

瀉白湯《しゃはくとう》《医学入門》
(柴)陳皮2.0　竹茹2.0　黄芩2.0　山梔2.0
黄柏2.0　芒硝3.0　茯苓3.0　地黄4.0　大棗3.0
JP生姜1.0

瀉脾湯《しゃひとう》《千金翼》
(経)茯苓5.0　半夏5.0　厚朴2.5　桂枝3.0
生姜3.0（JP生姜1.0）　人参3.0　黄芩3.0
甘草2.0

瀉脾湯加竜骨牡蛎《しゃひとうかりゅうこつぼれい》《千金翼》
(経)茯苓5.0　半夏4.0　桂枝3.0　厚朴2.0

医学正伝（哮喘）　桑白皮一銭　地骨皮一銭　生甘草半銭　右細切作一服加姜水煎服
古今方彙（咳嗽）に瀉白散が四方載っている
銭氏瀉白散
東垣瀉白散
宝鑑瀉白散
加減瀉白散
㊥**目標**　清肺止咳
応用　気管支炎、麻疹の肺炎、肺結核などで、肺熱を呈するもの
古今方彙（口舌）　陳皮　竹筎　黄芩
山梔　黄柏各五分　芒硝　茯苓各一銭
生地三銭　姜棗煎服
(柴)**目標**　腹痛、口舌生瘡
(勿)脾蔵気実　胸中満不能良　又主冷気在脾蔵　走在四肢　手足流腫　亦遂水気
一閑斎は竜骨牡蛎を加えて黄胖に用う

生姜2.0（JP生姜1.0） 黄芩2.0 竜骨2.0
牡蛎2.0 人参1.5 甘草1.5

鷓鴣菜湯《しゃこさいとう》 《撮要方函》＝三味鷓鴣菜湯《さんみしゃこさいとう》175

(薬) 鷓鴣菜湯 **K 95** マクリ5.0 ダイオウ1.5
カンゾウ1.5 以上三味

蛇床子湯《じゃしょうしとう》 《外科正宗》

(薬) 蛇床子湯 **K 212** ジャショウシ10
イレイセン10 トウキ10 クジン10 以上
四味 1,000mLの水をもって700mLに煮つめ、外
用する

芍甘黄辛附湯《しゃくかんおうしんぶとう》 《南涯》

(経) 芍薬5.0 甘草3.0 大黄1.0 細辛1.5
附子0.6
(龍) 芍薬4.0 甘草4.0 細辛2.5 大黄1.0
白河附子1.0

芍薬湯《しゃくやくとう》 《保命集》

(経) 芍薬4.0 黄芩4.0 黄連4.0 木香2.0
当帰2.0 枳実2.0 檳榔2.0 大黄1.0 甘草1.0
(中) 白芍9 黄芩9 当帰9 檳榔子9
黄連5 大黄6（後下） 木香6 生甘草3

効能・効果 (湯)
(薬) 回虫の駆除《備考》体力に関わらず、使用できる

外科正宗（腎嚢風） 蛇床子 当帰尾
威霊仙 苦参各五銭
効能・効果 (外)
(薬) ただれ、かゆみ、たむし

(勿) 即芍薬甘草湯大黄附子湯合方
(龍) **目標** 腹中および四肢の片側がつれ痛むもの
応用 腰痛、坐骨神経痛、腎石

万病回春（痢疾） 芍薬一銭 木香一銭
当帰一銭 枳殻去穣一銭 檳榔一銭
黄芩去核一銭 黄連二銭 甘草五分
(中) **目標** 清熱止痢、理気止痛
応用 急性腸炎、細菌性下痢、赤痢などで、大腸湿熱を呈するもの

肉桂1.5（冲服）　水煎服

芍薬湯加大黄《しゃくやくとうかだいおう》《保命集》

㊎ 芍薬3.0　生姜3.0（JP生姜1.0）　厚朴3.0
当帰5.0　檳榔2.5　甘草1.0　大黄1.0

芍薬甘草湯《しゃくやくかんぞうとう》《傷寒論》＝去杖湯

㊕ 芍薬甘草湯 K94　シャクヤク4.0
カンゾウ4.0　以上二味
㊎ 芍薬4.0〜8.0　甘草4.0〜8.0
㊟ 芍薬4.0　甘草4.0　水120mLを以て煮て60mL
に煮つめ二回に分服
㊥ 白芍30（6）　炙甘草9（6）　水煎服

芍薬甘草附子湯《しゃくやくかんぞうぶしとう》《傷寒論》

㊞ 芍薬3〜10　甘草3〜8
加工ブシ0.3〜1.6
㊎ 芍薬5.0　甘草5.0　附子1.0
㊟ 芍薬3.0　甘草3.0
炮附子0.3（または白河附子1.0）　水200mLを以

傷寒論（太陽上）　白芍薬　甘草各四両
炙

効能・効果 ㊐
㊕ 体力に関わらず使用でき、筋肉の急激なけいれんを伴う痛みのあるものの次の諸症：こむらがえり、筋肉のけいれん、腹痛、腰痛
㊟ **目標**　疼痛、痙攣
応用　四肢湘痛、痙攣、胃痙攣、腹痛
㊥ **目標**　平肝、解痙止痛
応用　消化管の痙攣性湘痛、胆石症の疼痛発作、尿路結石の疼痛発作、筋膜性腰痛、腓腹筋痙攣、坐骨神経痛、肩こり症、ねちがいなどに、頓服として用いる
㊦ 腎臓結石：芍薬甘草湯合猪苓湯

傷寒論（太陽中）　芍薬　甘草各三両炙　附子一枚炮去皮破八片

効能・効果 ㊐
㊞ 体力中等度以下で、冷えを伴うものの次の諸症：こむらがえり、筋肉のけいれん、胃痛、腹痛、腰痛、神経痛
㊟ **目標**　悪寒、あるいは芍薬甘草湯の証で虚寒を帯びたもの
応用　芍薬甘草湯に同じ
㊥ **目標**　解痙止痛、散寒

て煮て60mLに煮つめ三回に分服（便法　水200mLを以て煮て100mLに煮つめ三回に分服）

(中) 芍薬甘草湯に附子5（1）を加える

芍薬四物解肌湯《しゃくやくしもつげきとう》《千金方》＝芍薬四物解毒湯《しゃくやくしもつげどくとう》

(経) 芍薬2.0　黄芩2.0　升麻2.0　葛根2.0

芍薬四物解毒湯《しゃくやくしもつげどくとう》《医典》＝芍薬四物解肌湯《しゃくやくしもつげきとう》

赤小豆湯《しゃくしょうずとう》

(経)[1]《東洋》赤小豆6.0　商陸4.0　麻黄4.0
桂枝4.0　連翹4.0　反鼻1.5　大黄1.5
生姜3.0（JP生姜1.0）

(経)[2]《済生方》赤小豆4.0　当帰4.0　商陸4.0
沢瀉2.0　連翹2.0　芍薬2.0　防已2.0　猪苓2.0
沢漆2.0　桑白皮1.5

赤石脂湯《しゃくせきしとう》＝春林赤石脂湯《しゅんりんしゃくせきしとう》 218

赤小豆当帰散《しゃくしょうずとうきさん》《金匱要略》＝赤豆当帰散《しゃくずとうきさん》

(経) 赤小豆10.0　当帰5.0　二味細末とし一回1.0

応用　芍薬甘草湯に準じ、寒証を呈するもの

(効)（東洋）赤小豆　商陸　麻黄　桂枝　反鼻　連翹　生姜　大黄　（済生）赤小豆　当帰　商陸　沢瀉　連翹　芍薬　防已　猪苓　沢漆　桑白

(矢)《東洋》**目標**　皮膚病が内攻して腎炎を起こし、浮腫をきたしたもの

【注】 (効)済生の方と東洋の方とは虚実の弁あり

金匱要略（百合孤惑陰陽毒）赤小豆三升浸令芽出曝乾　当帰

(経)では赤小豆当帰散となっている

を一日三回
(龍) 赤小豆42.0（芽を出させ乾燥する）　当帰3.0
以上末とし6.0を三回に分服

赤豆当帰散《しゃくずとうきさん》＝赤小豆当帰散《しゃくしょうずとうきさん》

赤石脂丸《しゃくせきしがん》《金匱要略》＝烏頭赤石脂丸《うずしゃくせきしがん》14
(経) 蜀椒2分　烏頭1分　附子1分
乾姜1分　赤石脂2分　以上細末とし煉蜜
にて丸となし一回0.5gを服用、一日三回

赤石脂禹餘糧湯《しゃくせきしうよりょうとう》《傷寒論》
(経) 赤石脂6.0　禹余糧6.0
(龍) 赤石脂16.0　太一禹余糧16.0　水240mLを以て
煮て80mLに煮つめ三回に分服

鵲石散《しゃくせきさん》《本事方》＝甘草黄連石膏湯《かんぞうおうれんせっこうとう》70
(経) 黄連　寒水石各等分　以上細末とし5.0を
とり濃煎の甘草湯にて服用

朱砂安神丸《しゅしゃあんじんがん》《蘭室秘蔵》
(経) 黄連6.0　辰砂5.0　地黄3.0　甘草3.0

(龍) **目標**　下血、あるいは微煩、黙黙と
してただ臥せんと欲し汗出で、初め眼
赤く後に四背黒くなり、前陰または肛
門に化膿症があるもの
応用　痔

金匱要略（胸痺心痛短気）　蜀椒一両一
法二分　烏頭一分炮　附子半両炮一法
一分　乾姜一両一法一分　赤石脂一両
一法二分
心痛徹背、背痛徹心

傷寒論（太陽下）　赤石脂一斤砕　太一
禹余粮一斤砕
(龍) **目標・応用**　下痢

本事方（巻九）　黄連去鬚　寒水石各等
分　右細末　毎服二銭　濃煎甘草湯
治傷寒発狂　或棄衣奔走　踰墻上屋

万病回春（怔忡）　硃砂別研末　当帰酒
洗浄二銭半　生地黄酒洗　黄連　甘草
半銭
(中) **目標**　清熱安神、滋陰補血

当帰2.5　以上糊丸一回量2.0　一日三回
㊥黄連5　朱砂3　生地黄18　当帰9
炙甘草3　粉末を丸薬にして服用

収嗽湯《しゅうそうとう》《保嬰須知》

㊜天門4.0　貝母3.0　檳榔4.0　百部根3.0
甘草2.5

収涙飲《しゅうるいいん》《橘窓書影》

㊖荊芥3.0　防風3.0　独活3.0　黄連3.0
黄芩3.0　山梔子3.0　川芎3.0　木賊3.0
菊花3.0　薄荷3.0　夏枯草3.0　地黄3.0
㊝荊芥2.5　防風2.5　独活2.5　黄連2.5
黄芩2.5　川芎2.5　木賊2.5　菊花2.5
薄荷葉2.5　夏枯草2.5　熟地黄2.5

舟車丸《しゅうしゃがん》《景岳全書》

㊥牽牛子120　甘遂30　大戟30　芫花30
大黄60　青皮15　陳皮15　木香15
檳榔子15　軽粉3の粉末を小豆大の丸とし、一回3～6gを服用

十灰散《じっかいさん》《十薬神書》

㊥小薊15　大薊9　荷葉9　側柏葉12

応用　自律神経失調症、不眠症、神経症あるいは発熱疾患で、心火旺、陰虚を呈するもの

㊜治小児頓嗽　兼蛔者

㊝**目標・応用**　流涙止まざるもの

医方集解（利湿）黒牽牛四両炒　大黄二両酒浸　甘遂麪裹煨　大戟麪裹煨　芫花醋炒　青皮炒　橘紅一両　木香五銭　軽粉一銭　水丸
㊥**目標**　理気逐水
応用　十棗湯に準じる

十薬神書　大薊　小薊　荷葉　側柏葉　白茅根　茜草根　梔子　大黄　牡丹皮　棕櫚皮各等量

茅根30　茜草根12　棕櫚皮6　牡丹皮9
山梔子12　大黄9　水煎服（原方では各薬等量の炭化粉末を一回15ずつ服用）

十《じゅっ》神湯《じっしんとう》《和剤局方》

(経) 川芎2.0　甘草2.0　麻黄2.0　紫蘇2.0
白芷2.0　升麻2.0　陳皮2.0　香附子2.0
芍薬2.0　大棗2.0　葱白2.0　葛根6.0

十《じゅっ》棗湯《じっそうとう》《傷寒論　金匱要略》

(経) 芫花　甘遂　大戟　等分細末とす。まず大棗4.0を取り水200 mLを以て煮て100 mLに煮つめ滓を去り以上末1.0を加えて頓服

(中) 甘遂　芫花　大戟の等分の粉末0.5～3を、大棗8～15の煎汁で服用

十全大補湯《じゅうぜんたいほとう》《和剤局方》＝十補湯

(薬) 十全大補湯 **K96**　ニンジン3.0　オウギ3.0
ビャクジュツ3.0　ブクリョウ3.0　トウキ3.0
シャクヤク3.0　ジオウ3.0　センキュウ3.0
ケイヒ3.0　カンゾウ1.5　以上十味

(経) 人参2.5　黄耆2.5　朮3.5　当帰3.5　茯苓3.5
熟地黄3.5　川芎3.0　芍薬3.0　桂枝3.0
甘草1.0

(龍) 人参3.0　白朮3.0　茯苓3.0　当帰3.0

(中) **目標**　涼血止血
応用　喀血、吐血、鼻出血、皮下出血などで、熱証を呈するもの。血尿、血便などに用いてもよい

和剤局方（巻二）　陳橘皮去白　麻黄去根節　川芎　甘草炙　香附子杵去毛　紫蘇去麁梗　白芷　升麻　赤芍　薬各四両　乾葛十四両
不問陰陽両感或風寒湿痺皆可服之

傷寒論（太陽下）　芫花熬　甘遂　大戟

(中) **目標**　逐水
応用　滲出性肋膜炎、肝硬変、急性膵炎、慢性腎炎、ネフローゼなどの腹水、胸水、浮腫、あるいは単純性イレウス、急性胃拡張などに、頓服として用いる

和剤局方（巻五）　白茯苓焙　白朮焙　人参去蘆　熟乾地黄洗酒蒸焙　白芍薬　粉草炙　黄耆去蘆　肉桂去麁皮不見火　川当帰去蘆洗

(薬) **効能・効果** (湯)
体力虚弱なものの次の諸症：病後・術後の体力低下、疲労倦怠、食欲不振、ねあせ、手足の冷え、貧血

(龍) **目標**　気血ともに虚したもの、あるいは発熱悪寒、自汗盗汗、肢体倦怠、あるいは頭痛めまい、口渇、あるいは久病虚損、口乾食少、咳、驚悸発熱、あるいは寒熱往来、盗汗自汗、夕方発

川芎3.0　熟地黄3.0　芍薬3.0　黄耆2.0　肉桂2.0　大棗2.0　甘草1.5　JP生姜1.0

㊥《医学発明》八珍湯に黄耆9(3)　肉桂3(桂枝3)(焗服)を加える

十補湯《じゅうほとう》《じっぽ》 ☞ 十全大補湯《じゅうぜんたいほとう》 214

十補丸《じゅっぽがん》《じっ》《済生方》

㊥八味地黄丸に鹿茸1.5　五味子6を加えて蜜丸とする。水煎服してもよい

熱、内熱、遺精白濁、あるいは両便出血、下腹痛、小便短少、大便乾少、あるいは軟便、脱肛、小便頻数、あるいは男子婦人諸虚不足、一切病後に気もとのごとく回復せざるもの

応用　疲労、衰弱、貧血、失血、産後、手術後、カリエス、痔漏、るいれき、白血病、脱肛、神経衰弱、遺精、視力減退

加減方

咳には五味子2.0を加える

汗多きには牡蛎3.0を加える

虚寒には白河附子1.0　乾姜3.0を加える

気弱きには人参を倍加する

肌熱には地骨皮2.5を加える

虚労発熱には柴胡4.0　地骨皮2.5を加える

不時に熱しあるいは場所一定せず、あるいは脚心から起こるものは五味子2.0　麦門冬6.0を加える

㊥**目標**　気血双補、温陽祛寒

応用　八珍湯に準じ、虚寒の症候を伴うもの

㊝冷えのあるもの：加附(十補湯)

【注】　虚証のアトピー　桂枝加黄耆湯より虚証(漢方の口伝：山田光胤)

㊥**目標**　温補腎陽、固渋

応用　ともに八味地黄丸とほぼ同じで、補益性が強い。収渋性があるので尿量過多、頻尿によい。陽虚の呼吸困難、咳嗽にも適している

十味咳嗽《じゅうみがいそう》《療治経験筆記》

(中) 桔梗3　前胡3　紫蘇子3　杏仁3
桑白皮3　陳皮4　茯苓5　半夏5
枳殻3　生姜2　炙甘草2　水煎服

療治経験筆記　桔梗　前胡　紫蘇子　杏仁　桑白皮　陳皮　茯苓　半夏　甘草　枳殻　生姜

(中) **目標**　止咳平喘、化痰
応用　気管支炎、気管支肺炎などで、湿痰による咳嗽、喀痰を主とするもの

十味香薷飲《じゅうみこうじゅいん》《百一選方》

(経) 黄耆2.0　人参2.0　陳皮2.0　木瓜2.0
厚朴2.0　扁豆2.0　朮3.0　茯苓4.0　香薷2.5
甘草1.5

古今方彙（中暑）　黄耆　人参　白朮　茯苓　陳皮　木瓜各五分　香薷一銭　厚朴　扁豆炒　甘草各五分
治伏暑身倦躰困神昏頭重吐利

十味剉散《じゅうみざさん》《葉氏》

(経) 当帰3.0　川芎3.0　芍薬3.0　地黄3.0
白朮3.0　桂枝2.0　防風2.0　黄耆1.5　茯苓5.0
附子1.0

(龍) 白朮3.0　茯苓3.0　当帰3.0　川芎3.0
熟地黄3.0　芍薬3.0　黄耆2.0　肉桂2.0
大棗2.0　防風4.0　白河附子1.0　JP生姜1.0

古今方彙（中風）　即十全大補湯去人参甘草加附子防風

(龍) **目標**　臂が痛み筋および骨に連なり運動困難なもの、あるいは日を経て脛肉脱し歩行困難のもの
応用　関節リウマチ、筋肉リウマチ、下肢筋萎縮、四十肩、五十腕、脚気、脳出血

十味当帰湯《じゅうみとうきとう》《千金方》

(龍)* 当帰2.0　呉茱萸2.0　桂枝2.0　人参2.0
甘草2.0　芍薬2.0　大黄2.0　茯苓1.0　枳実1.0
乾姜3.0

(龍) **目標**　冷気胸脇背悶痛
応用　胸痛、肋間神経痛、胆石症

(柴) **目標**　心背痛、便秘

十味敗毒湯《じゅうみはいどくとう》《華岡》

(薬) 十味敗毒湯 K97 サイコ3.0 オウヒ3.0 キキョウ3.0 センキュウ3.0 ブクリョウ3.0 ドクカツ2.0 ボウフウ3.0 カンゾウ2.0 ショウキョウ1.0 ケイガイ2.0 以上十味

(経) 柴胡2.5 桔梗2.5 防風2.5 川芎2.5 桜皮2.5 茯苓2.5 独活1.5 荊芥1.5 甘草1.5 JP生姜1.0

(龍) 十味敗毒散 柴胡3.5 桔梗3.5 防風3.5 川芎3.5 桜皮3.5 茯苓3.5 独活2.0 荊芥2.0 甘草2.0 JP生姜1.0

(中) 防風3 荊芥1 独活3 柴胡3 桜皮3 桔梗3 川芎3 茯苓4 生姜1 生甘草1 水煎服

十六味流気飲《じゅうろくみりゅうきいん》《万病回春》

(経) 当帰2.5 川芎2.5 芍薬2.5 人参2.5 桔梗2.5 桂枝2.5 白芷1.5 黄耆1.5 木香1.5 烏薬1.5 厚朴1.5 枳殻1.5 檳榔1.5 防風1.5 紫蘇葉1.5 甘草1.5

瘍科方筌(華岡)(癰疽門) 柴 桔 羌 芎 荊 防 茯 甘 桜茹 右九味加生姜水煎

効能・効果 (散)(湯)((薬)は(湯)のみ)

(薬) 体力中等度なものの皮膚疾患で、発赤があり、ときに化膿するものの次の諸症：化膿性皮膚疾患・急性皮膚疾患の初期、じんましん、湿疹・皮膚炎、水虫

(般) 柴胡2.5～3.5 桜皮(樸樕)2.5～3.5 桔梗2.5～3.5 川芎2.5～3.5 茯苓2.5～4 独活1.5～3 防風1.5～3.5 甘草1～2 生姜1～1.5(ヒネショウガを使用する場合3) 荊芥1～2 連翹2～3(連翹のない場合も可) 一回1.5～2g 一日三回

(龍) **目標** 化膿症の初期で発熱悪寒疼痛のあるもの

応用 フルンケル、カルブンケル、皮下膿瘍、筋炎、中耳炎、リンパ腺炎

(中) **目標** 祛風化湿、清熱解毒

応用 皮膚化膿症、湿疹、じんましん、皮膚炎などで、風湿熱を呈するもの

万病回春(乳岩) 当帰 川芎 白芍 黄耆 人参 官桂 厚朴 桔梗 枳殻 烏薬 木香 白芷 檳榔 防風 紫蘇 甘草

(矢) **応用** 乳腺炎、乳癌およびその類似症、甲状腺腫、頸部淋巴腺腫、頑固な皮膚病、癰疽

縮泉丸《しゅくせんがん》 《婦人良方》

㊥ 烏薬、益智仁の等量の粉末を山薬で丸とする。一日一・二回6gずつ服用

朮附湯《じゅつぶとう》 《医宗金鑑》

㊥ 白朮(あるいは蒼朮)15(4) 附子9(1)
(先煎) 水煎服

朮附湯《じゅつぶとう》(龍) =白朮附子湯《びゃくじゅつぶしとう》 《金匱要略》408

春澤湯《しゅんたくとう》 《奇効》

(勿) 猪苓4.0 沢瀉4.0 茯苓4.0 蒼朮4.0
桂枝3.0 柴胡4.0 人参4.0 麦門冬4.0

春林赤石脂湯《しゅんりんしゃくせきしとう》 《華岡》=赤石脂湯《しゃくせきしとう》211

(経) 黄耆4.0 人参4.0 朮4.0 当帰3.0
赤石脂3.0 陳皮2.0 生姜2.0(JP生姜1.0)
柴胡2.0 大棗2.0 甘草1.5 升麻0.5

純陽真人養臓湯《じゅんようしんじんようぞうとう》 =真人養臓湯《しんじんようぞうとう》253

校註婦人良方(巻八) 烏薬 益智仁各等量 末となし、酒で煎じた山薬粉の糊で梧桐子大の丸とする

㊥ **目標** 補腎縮尿

㊥ **目標** 散寒袪湿、止痛、止瀉
応用 慢性関節炎、腰痛症、頸肩腕症候群、坐骨神経痛、肩関節周囲炎、変形性関節症、慢性関節リウマチなどで、寒湿痺を呈するもの

(勿) 五苓散方中加柴胡人参麦門 治伏暑発熱 煩渇引飲 小便不利 助周文采醫方選要云 兼治傷寒陰陽不分 疑似之間最宜服之

(勿) 治痔疾蔵毒 及真脱肛

(経) 補中益気湯加赤石脂3.0

【注】 (勿)には赤石脂湯

順気剤《じゅんきざい》《香川修庵》

(柴) 茯苓6.0 半夏5.0 枳実3.0 厚朴4.0 甘草2.0 JP生姜1.0

順気消滞湯《じゅんきしょうたいとう》《寿世保元》

(柴) 陳皮3.5 半夏3.5 白朮3.5 茯苓3.5 丁香1.0 柿蒂3.0 神麹3.0 黄連1.5 香附子1.5 竹茹1.0 甘草1.0 JP生姜1.0

順気和中湯《じゅんきわちゅうとう》《古今医鑑》

(経) 陳皮2.5 香附子2.5 山梔子2.5 茯苓3.0 半夏3.0 白朮3.0 黄連2.0 枳実2.0 神麹2.0 縮砂1.0 甘草1.0 JP生姜1.0

潤肌膏《じゅんきこう》☞紫雲膏《しうんこう》193

潤腸丸《じゅんちょうがん》《沈氏尊生書》

(中) 当帰9 生地黄30 桃仁9 麻子仁15 枳殻9 蜜丸とし一回15g服用

(勿) 茯苓 半夏 枳実 厚朴 甘草 生姜

(柴) **応用** 心気性胃腸炎

古今方彙 陳皮 半夏 白朮 茯苓 丁香 柿蒂 黄連 神麹 香附子 竹茹 甘草 生姜水煎温服

(柴) **目標** 食べすぎた後の呃逆

万病回春（翻胃） 陳皮塩水浸炒一銭 半夏姜汁炒七分 白茯苓去皮七分 白朮去蘆土炒八分 枳実麩炒五分 香附子醋炒浸一銭 砂仁炒三分 黄連姜汁和猪胆汁拌炒六分 山梔姜汁炒黒一銭 神麹炒六分 甘草炙三分 右剉一剤生姜三片

(柴) **応用** 嘔吐、急性胃炎

(中) **目標** 滋陰補血、潤腸通便
応用 習慣性便秘、老人の熱性疾患の回復期、産後などの、陰虚による便秘

潤腸湯《じゅんちょうとう》 《万病回春》

(薬) 潤腸湯 **K98** トウキ3.0 ジオウ6.0 トウニン2.0 キョウニン2.0 キジツ2.0 オウゴン2.0 コウボク2.0 ダイオウ2.0 カンゾウ1.5 マシニン2.0 以上十味

(経) 当帰3.0 熟地黄3.0 乾地黄3.0 亜麻仁2.0 桃仁2.0 杏仁2.0 枳殻2.0 厚朴2.0 黄芩2.0 大黄2.0 甘草1.5

(龍) 当帰3.5 熟地黄3.5 乾地黄3.5 亜麻仁（麻子仁）2.0 桃仁2.0 杏仁2.0 枳殻2.0 厚朴2.0 黄芩2.0 大黄1.0 甘草1.5

(中) 当帰3 熟地黄3 生地黄3 麻子仁2 桃仁2 杏仁2 枳殻2 厚朴2 黄芩2 大黄2 甘草2 水煎服

潤肺湯《じゅんぱいとう》 《産科発蒙》

(経) 川芎4.0 阿膠4.0 縮砂4.0 烏梅2.0 紫蘇葉2.0 杏仁2.0 生姜（乾1.0）0.5

助陽和血湯《じょようわけつとう》 《東垣》

(経) 黄耆3.0 当帰3.0 防風3.0 柴胡3.0 甘草2.0 白芷1.0 蔓荊子1.0 升麻1.0

除湿補気湯《じょしつほきとう》 《済生方》＝舒湿補気湯《じょしつほきとう》

万病回春（大便閉） 当帰 熟地黄 生地黄 亜麻仁去殻 桃仁去皮 杏仁去皮 枳殻 黄芩 厚朴去粗皮 大黄各等分 甘草減半

(薬) **効能・効果** (散)(湯)（(薬)は(湯)のみ）

(薬) 体力中等度又はやや虚弱で、ときに皮膚乾燥などがあるものの次の症状：便秘

(般) 当帰3〜4 熟地黄・乾地黄各3〜4（又は地黄6） 麻子仁2 桃仁2 杏仁2 枳実0.5〜2 黄芩2 厚朴2 大黄1〜3 甘草1〜1.5 一回2〜3g一日三回

(龍) **目標・応用** 虚証の便秘、動脈硬化症の便秘

(中) **目標** 滋陰補血、潤腸通便
応用 潤腸丸**219**に準じる

【注】 生姜の量は(経)のまま記した

古今方彙（眼目） 黄耆 当帰 甘草 防風 柴胡各五分 白芷三分 蔓荊子二分 升麻七分

(柴) **応用** 逆さまつげ、結膜炎

(勿) 橘皮 黄耆 柴胡 蒼朮 五味子

(経) 橘皮3.0 柴胡3.0 知母3.0 黄耆1.5
黄柏1.5 蒼朮5.0 当帰5.0 五味子1.0
甘草1.0 藁本1.0 升麻1.0

除爛煎《じょらんせん》(燧《ずい》)《浅田家方》

(経) 当帰5.0 荊芥1.5 黄柏1.5 黄連1.2
枯礬0.2 紅花0.6 菊花0.6 薄荷0.4 以上に
温湯200 mLを加え、五分間煮沸して後濾過し
その濾液にて温罨法

(龍)* 当帰5.0 荊芥1.5 黄柏1.5 黄連1.2
枯礬0.2 紅花0.6 菊花0.6 薄荷葉0.4 温湯
200 mLを加えて五分間煮沸し、滓を去り、眼
を温罨法する

舒筋温胆湯《じょきんうんたんとう》《蘭軒》

(柴) 柴胡3.0 芍薬3.0 枳実2.0 茯苓3.0
半夏3.0 当帰3.0 竹茹2.0 羚羊1.0 木瓜3.0
釣藤鈎3.0 甘草1.0 呉茱萸1.5

舒筋立安湯《じょきんりつあんとう》《万病回春》

(経) 防風1.2 独活1.2 茯苓1.2 羌活1.2
川芎1.2 白芷1.2 地黄1.2 蒼朮1.2 紅花1.2
桃仁1.2 天南星1.2 陳皮1.2 半夏1.2 朮1.2
威霊仙1.2 牛膝1.2 木瓜1.2 防已1.2
黄芩1.2 連翹1.2 木通1.2 竜胆1.2 甘草1.2

当帰 藁本 升麻 黄蘗 知母 甘草
治両腿麻木 沈重無力 多汗喜笑 口
中涎下 身重如山 語声不出者

(勿) 当帰 荊芥 黄蘗 黄連 枯礬 紅
花 菊花 薄荷
洗眼目諸疾

【注】 (龍)では徐爛燧

(龍)* **目標・応用** 充血性眼病

【注】 眼の外用薬

(勿) 治瘻躄 栗園先生曰 治諸癇癖攣痛
効

(柴) **応用** 癇症の攣急

万病回春(痛風) 防風 羌活 独活
茯苓去皮 川芎 白芷 生地 蒼朮米
泔浸 紅花 桃仁去来皮 南星姜炒
陳皮 半夏姜炒 白芍去蘆 葳靈仙
牛膝去蘆 木瓜 防已 酒芩 連翹
木通 龍胆草 附子少許 甘草 右剉
一剤水煎入姜汁竹瀝

(龍) **目標** 四肢関節劇痛
応用 関節炎、関節リウマチ

竹瀝1.2　附子0.5～1.0

(龍) 舒筋立安散　防風1.0　羌活1.0　独活1.0
茯苓1.0　川芎1.0　白芷1.0
生地黄(または乾地黄)1.0　古立蒼朮1.0
紅花1.0　桃仁1.0　天南星1.0　陳皮1.0
半夏1.0　白朮1.0　威霊仙1.0　牛膝1.0
木瓜1.0　防已1.0　黄芩1.0　連翹1.0　木通1.0
甘草1.0　白河附子1.0

舒湿補気湯《じょしつほきとう》《済生方》＝除湿補気湯《じょしつほきとう》

(龍)* 陳皮3.0　柴胡3.0　知母3.0　黄耆1.5
黄柏1.5　古立蒼朮(または白朮)5.0　当帰5.0
五味子1.0　甘草1.0　藁本2.0　升麻2.0

小温経湯《しょううんけいとう》《医学入門》

(柴) 当帰2.0　芍薬2.0　川芎2.0　桂枝2.0
牡丹皮2.0　莪朮2.0　人参4.0　甘草4.0
牛膝4.0

小活絡丹《しょうかつらくたん》《和剤局方》

㊥ 製川烏頭18　製草烏頭18　天南星18
地竜18　乳香6　没薬6　細末にして蜂蜜で丸とし、一日二回3～6gずつ服用

注 痛風門。痛み甚しい時は乳香、没薬を加う

【注】 万病回春では舒筋立安散

(龍)* **目標** 下肢運動麻痺、多汗喜笑、涎が出て語声出ざるもの
応用 脳出血、脳軟化症、麻痺

古今方彙(調経) 当帰　芍薬　川芎　官桂　丹皮　莪朮各五分　人参　甘草　牛膝各一銭

(柴) **応用** 冷えからくる月経不調

和剤局方(巻一) 活絡丹で記載　天南星炮　川烏炮去皮尖　草烏炮去皮尖　地龍去土各六両　乳香研没薬研各二両二銭

㊥ **目標** 活絡止痛、祛痰定驚
応用 関節炎、腰痛、頸肩腕症候群、肩関節周囲炎、変形性関節症、慢性関節リウマチなどで、寒湿痺を呈するもの

小陥胸湯《しょうかんきょうとう》 《傷寒論》

(経) 黄連1.5　栝楼仁3.0　半夏6.0

(龍) 黄連1.0　半夏8.0　栝楼実4.0　水240mLを以て栝楼実を煮て120mLに煮つめ他の諸薬を入れて煮直して80mLに煮つめ三回に分服（便法　水半量　常煎法）

(中) 栝楼仁12（3）　製半夏6（6）　黄連3（2）　水煎服

小薊飲子《しょうけんいんし》 《済生方》

(中) 生地黄24　小薊12　藕節12　炒蒲黄6（包煎）　山梔子9　滑石15　木通9　淡竹葉9　当帰6　生甘草3　水煎服

小建中湯《しょうけんちゅうとう》 《傷寒論》

(薬) 小建中湯 K100　ケイヒ4.0　ショウキョウ1.0　タイソウ4.0　シャクヤク6.0　カンゾウ2.0　以上五味　コウイ20.0（冲服）

(経) 桂枝4.0　生姜4.0（JP生姜1.0）　大棗4.0　芍薬6.0　甘草2.0　以上法の如く煎じ滓を去

脳血栓、脳血管障害などで、痰湿の中風を呈するもの

傷寒論（太陽下）　黄連一両　半夏半升洗　栝楼実大者一箇

(龍) **目標**　心下部疼痛、原則的には脈浮滑

応用　胃痛、胃酸過多症、胆石症、肋膜炎、肋間神経痛

(中) **目標**　清熱化痰、寛胸散結

応用　滲出性肋膜炎、気管支炎、気管支肺炎などで熱痰を呈するもの

丹渓心法（巻二）　生地黄　小薊　滑石　通草　淡竹葉　炒蒲黄　藕節　当帰（酒浸）　炒梔子　炙甘草各半両

(中) **目標**　涼血止血、清熱利水

応用　急性尿路感染症（膀胱炎、腎盂炎、腎結核、尿道炎など）、尿路結石などで、血淋を呈するもの

傷寒論（太陽中）　桂枝三両去皮　甘草三両炙　大棗十二枚擘　芍薬六両　生姜三両切　膠飴一升

効能・効果 (湯)

(薬) 体力虚弱で、疲労しやすく腹痛があり、血色がすぐれず、ときに動悸、手足のほてり、冷え、ねあせ、鼻血、頻尿および多尿などを伴うものの次の諸症：小児虚弱体質、疲労倦怠、慢性胃腸炎、腹痛、神経質、小児夜尿症、夜泣き

(龍) **目標**　虚労性の疲労あるいは腹痛、

り膠飴20.0を加え再び火に上せ煮沸すること五分間にて止め之を温服

(龍) 桂枝3.0　甘草3.0　大棗3.0　芍薬6.0　水飴40.0　JP生姜1.0　水280 mLを以て水飴以外の薬を煮て120 mLに煮つめ滓を去り、水飴を加えて少し温めて溶解し、三回に分服(便法、常煎法、ただし膠飴1個または水飴茶匙2杯を滓をこした後から加えて溶かしこむ)

㊥ 桂枝9(4)　白芍18(6)　炙甘草9(2)　生姜9(4)　大棗9(4)　膠飴30～60(20)(冲服)　水煎服

小建中湯加附子《しょうけんちゅうとうかぶし》

＝附子建中湯《ぶしけんちゅうとう》**414**　☞ 小建中湯《しょうけんちゅうとう》

小建中湯合人参湯《しょうけんちゅうとうごうにんじんとう》

＝建理湯《けんりとう》　☞ 小建中湯《しょうけんちゅうとう》

小解毒湯《しょうげどくとう》《栗山家》

(経) 茯苓6.0　木通4.0　沢瀉3.0　山帰来2.0　阿膠2.0　滑石2.0　忍冬1.0　大黄1.0

あるいは悸、あるいは眩、あるいは下痢、あるいは便秘、あるいは血管透過性亢進による出血、あるいは黄疸、あるいは筋痛

応用　腺病質、神経衰弱、心悸亢進症、扁桃腺肥大症、アデノイド、るいれき、肺門リンパ腺腫脹、結核性腹膜炎、胃アトニー、胃下垂、胃酸過多症、胃潰瘍、胃癌、消化不良、腹痛、黄疸、脱腸、脱肛、夜尿症、喘息、鼻血、夜泣き、脚気、低血圧症、高血圧症、紫斑病、眼底出血、フリクテン性結膜炎

㊥ **目標**　緩急止痛、温中補虚

応用　小児の臍部仙痛、胃腸神経症、慢性胃炎、慢性肝炎、胃十二指腸潰瘍、痙攣性便秘、過敏性結腸症候群などで、脾虚の腹痛を呈するもの。小児や虚弱者の感冒にも用いる

【注】 加減：加附子(附子建中湯**414**)　合人参湯(建理湯**126**)

(効) 遺糧　滑石　沢瀉　阿膠　茯苓　木通　忍冬　大黄

治下疳　茎中痛　膿出者

小柴胡湯《しょうさいことう》《傷寒論》＝三禁湯《さんきんとう》

㊢ 小柴胡湯K101 サイコ6.0 ハンゲ5.0 オウゴン3.0 ニンジン3.0 タイソウ3.0 ショウキョウ1.0 カンゾウ2.0 以上七味

㊢ 小柴胡湯竹参K101① サイコ6.0 ハンゲ6.0 オウゴン3.0 チクセツニンジン3.0 タイソウ3.0 ショウキョウ1.0 カンゾウ2.0

㊎ 柴胡7.0 半夏5.0 生姜4.0(JP生姜1.0) 黄芩3.0 大棗3.0 人参3.0 甘草2.0

㊝ 柴胡8.0 半夏8.0 黄芩3.0 人参3.0 大棗3.0 甘草3.0 JP生姜1.0 水480mLを以て煮て240mLに煮つめ、滓を去り再び煮て120mLに煮つめ三回に分服(便法 唐柴胡なら8.0 三島柴胡なら6.0で十分 常煎法)

㊥ 柴胡12(7) 黄芩9(3) 製半夏9(5) 党参6(人参3) 生姜6(4) 炙甘草6(2) 大棗6(3) 水煎服

傷寒論(太陽中) 柴胡半斤 黄芩三両 人参三両 半夏半升洗 甘草炙 生姜各三両切 大棗十二枚擘

効能・効果 ㊓

㊢ 体力中等度で、ときに脇腹(腹)からみぞおちあたりにかけて苦しく、食欲不振や口の苦味があり、舌に白苔がつくものの次の諸症：食欲不振、はきけ、胃炎、胃痛、胃腸虚弱、疲労感、かぜの後期の諸症状

㊎ 〔るいれき加味の方〕 貝母 夏枯草各3.0 栝楼根 牡蛎 青皮各2.0

小柴胡湯合四物湯(柴胡四物湯)

㊝ **目標** 胸脇苦満、あるいは往来寒熱、あるいは微熱、あるいは無熱あるいは食欲不振、舌白苔、嘔吐、あるいは胸痛、あるいは咳痰、あるいは便秘、あるいは下痢、あるいはリンパ腺腫脹、あるいは腹痛、あるいは側頸腫脹疼痛、あるいは頭汗、あるいは四肢苦煩熱、あるいは神経質、あるいは黄疸

応用 感冒、流感、肺炎、肋膜炎、喘息、リンパ腺炎、扁桃腺炎、耳下腺炎、中耳炎、乳嘴突起炎、るいれき、頸腺炎、肝炎、黄疸、胆嚢炎、胆石、胃炎、胃痛、神経質、ノイローゼ、てんかん

加減方

胸中煩して嘔せぬ：去半夏人参 加栝楼実3.0

渇するもの：去半夏加栝楼根4.0として人参を4.5とする ☞158

腹中痛：去黄芩 加芍薬3.0

脇下痞鞕：去大棗 加牡蛎4.0

心下悸、小便不利：去黄芩 加茯苓4.0

渇せず外に微熱：去人参 加桂枝3.0

せき：去人参 大棗 生姜 加五味子3.0 乾姜2.0

㊥ **効能** 和解半表半裏、清熱透表、疏

肝解鬱、補気健脾、和胃止嘔

加減方

悪寒、頭痛、身体痛などの表寒を伴うときは、荊芥、防風、桂枝などを、熱証が強ければ、桔梗、石膏を加える(小柴胡湯加桔梗石膏)か、金銀花、連翹、板藍根などを配合する。口渇、乾咳、粘痰など津液不足の症候がみられれば、燥性の半夏を除き天花粉(栝楼根)を加えて滋潤し痰の分泌を強める(柴胡去半夏加栝楼湯《傷寒論》)

腹痛、腹部膨満感を伴わない便秘には、芒硝を加える(柴胡加芒硝湯《傷寒論》)か、麻子仁を配合する

暴飲暴食などで下痢するときには、蒼朮、白朮、茯苓、沢瀉、猪苓などを加える。冷えは乾姜、附子、肉桂を、痛みには白芍、木香、厚朴などを加える。エキス剤では、小柴胡に平胃散を合方し、また五苓散を合方する(柴平湯、柴苓湯)

気管支炎、肺炎などには、小柴胡湯加桔梗石膏、小柴胡湯合小陥胸湯、柴胡枳桔湯、小柴胡湯合麻杏甘石湯を用いる

慢性肝炎に小柴胡湯合当帰芍薬散を用いる

月経前緊張症には、柴胡桂枝湯、小柴胡湯合桂枝茯苓丸なども使用する

急性肝炎には小柴胡湯加黄連、山梔子を用いる。黄疸あれば茵蔯蒿湯、茵蔯五苓散などを合方する

銀翹散、葛根湯加石膏を用いる表熱には、小柴胡湯合葛根湯加石膏を、扁桃炎、中耳炎などで化膿傾向があれば桔梗石膏を加えて用いるとよい

高熱が持続し発汗が多いと、口渇が激しく水分をいくらでも飲みたがり、飲んでもすぐに口が渇き、尿量は少ない。これは高熱による発汗のための現象である。口は乾燥し舌苔も黄色を呈

小柴胡湯加黄連茯苓《しょうさいことうかおうれんぶくりょう》

(経) 柴胡7.0　半夏5.0　生姜3.0（JP生姜1.0）
黄芩3.0　大棗3.0　人参3.0　茯苓3.0　甘草2.0
黄連1.0

する。小柴胡湯に消炎解熱の効果が強い石膏、知母を加える（柴白湯）
痩せて体の水分が少ないものでは脱水による口渇が生じるが、この状態には半夏を減去し（半夏は乾燥性が強く脱水を促進する）、天花粉（栝楼根）を加える（柴胡去半夏加栝楼湯）。さらに麦門冬、沙参、生地黄などを加えるとよい
弛張熱を呈する発熱性疾患で慢性の場合には、桂枝茯苓丸、大黄牡丹皮湯合桃核承気湯を併用する
神経性の咳嗽には、小柴胡湯合半夏厚朴湯を用いる（柴朴湯）
気管支喘息には、15歳くらいまでは体質改善に小柴胡湯合半夏厚朴湯か大柴胡湯合半夏厚朴湯がよく、成人ならさらに桂枝茯苓丸の併用あるいは防風通聖散合通導散を用いる
痙攣性疼痛がなければ、白芍は不要であり、小柴胡湯加枳実でもよい。腹部膨満があれば厚朴を加える

(漢) ［風邪の耳鳴り］　合香蘇散（柴蘇飲）
小柴胡湯で下がらない少陽の熱：小柴胡湯合黄連解毒湯（柴胡解毒湯）

(柴) 熱はなはだしく煩渇嘔吐：加麦門冬5.0　竹葉3.0（人参飲子）《十便》

(経) 小柴胡湯加黄連1.0　茯苓3.0　多くは生姜を去る

【注】 腎炎、ネフローゼ

小柴胡湯加桔梗石膏《しょうさいことうかききょうせっこう》

(薬) 小柴胡湯加桔梗石膏 K102 サイコ7.0 ハンゲ5.0 オウゴン3.0 タイソウ3.0 ニンジン3.0 ショウキョウ1.0 カンゾウ2.0 キキョウ3.0 セッコウ10.0 以上九味

(経) 柴胡7.0 半夏5.0 生姜4.0(JP生姜1.0) 黄芩3.0 大棗3.0 人参3.0 桔梗3.0 甘草2.0 石膏10.0

小柴胡湯合黄連解毒湯《しょうさいことうごうおうれんげどくとう》

＝柴胡解毒湯《さいこげどくとう》 ☞小柴胡湯《しょうさいことう》 225

小柴胡湯合五苓散《しょうさいことうごうごれいさん》 (矢)

＝柴苓湯《さいれいとう》 167

小柴胡湯合四物湯《しょうさいことうごうしもつとう》

＝柴胡四物湯《さいこしもつとう》 162

小柴胡湯合小陥胸湯《しょうさいことうごうしょうかんきょうとう》 (矢)

＝柴陥湯《さいかんとう》 155

小柴胡湯合半夏厚朴湯《しょうさいこごうはんげこうぼくとう》

＝(薬)柴朴湯《さいぼくとう》 167

(経) 柴胡7.0 半夏5.0 生姜4.0(JP生姜1.0) 黄芩3.0 大棗3.0 人参3.0 厚朴3.0 甘草2.0

効能・効果 (湯)

(薬) 比較的体力があり、ときに脇腹(腹)からみぞおちあたりにかけて苦しく、食欲不振や口の苦味があり、舌に白苔がつき、のどがはれて痛むものの次の諸症：のどの痛み、扁桃炎、扁桃周囲炎

☞小柴胡湯

☞小柴胡湯

(柴) **応用** 肋膜炎

☞小柴胡湯

☞小柴胡湯

紫蘇葉2.0　茯苓5.0

小柴胡加地黄湯《しょうさいこかじおうとう》《本事方》

(勿) 柴胡5.0　黄芩4.0　人参4.0　甘草2.5
生姜2.0　大棗5.0　半夏2.5　地黄4.0

小承気湯《しょうじょうきとう》《傷寒論》

(薬) 小承気湯 K103　ダイオウ2.0　キジツ2.0
コウボク3.0　以上三味
(経) 大黄2.0　枳実2.0　厚朴3.0
(龍) 大黄4.0　厚朴2.0　枳実4.0　水160 mLを以て煮て50 mLに煮つめ二回に分服(便法　水半量　常煎法)
(中) 厚朴5　大黄9　枳実9　水煎服

小青竜湯《しょうせいりゅうとう》《傷寒論》＝(中)温肺化飲湯《うんぱいかいんとう》

(薬) 小青竜湯 K104　マオウ3.0　シャクヤク3.0
カンキョウ3.0　カンゾウ3.0　ケイヒ3.0
サイシン3.0　ゴミシ3.0　ハンゲ6.0　以上八味
(経) 麻黄3.0　芍薬3.0　乾姜3.0　甘草3.0
桂枝3.0　細辛3.0　五味子3.0　半夏6.0
(龍) 麻黄3.0　芍薬3.0　細辛3.0　乾姜3.0
甘草3.0　桂枝3.0　五味子3.0　半夏8.0

(勿) 即小柴胡湯方中加地黄　治婦人室女　傷寒発熱　或発寒熱　経水適来　或適断　昼則明了　夜則譫語　如見鬼状　亦治産後悪露方来　勿爾断絶

傷寒論(陽明)　大黄四両　厚朴二両炙去皮　枳実三枚大者炙

効能・効果 (湯)

(薬) 比較的体力があり、腹部が張って膨満し、ときに発熱するものの次の症状：便秘

(龍) **目標**　腹満便秘、あるいは潮熱、悪熱自汗、あるいは譫妄、あるいは吃逆
応用　急性熱病、便秘、脳症

(中) **目標**　利気破結通便
注　便秘が主、腹満は従

傷寒論(太陽中)　麻黄三両去節　芍薬三両　五味子半升　乾姜三両　甘草三両炙　桂枝三両去皮　半夏半升湯洗　細辛三両

効能・効果 (湯)

(薬) 体力中等度又はやや虚弱で、うすい水様のたんを伴うせきや鼻水が出るものの次の諸症：気管支炎、気管支ぜんそく、鼻炎、アレルギー性鼻炎、むくみ、感冒、花粉症

(龍) **目標**　発熱あるいは無熱、咳痰あるいは喘、あるいは噎、あるいは口渇、あるいは下痢、あるいは小便不利下腹膨満、あるいは浮腫、あるいは涎沫、

水400 mLを以て麻黄を煮て320 mLに煮つめ、上沫を去り他の諸薬を入れて煮直し120 mLに煮つめ三回に分服(便法　常煎法)

㊥ 麻黄6(3)　桂枝6(3)　乾姜3(3)　炙甘草3(3)　細辛3(3)　製半夏9(6)　白芍9(3)　五味子6(3)　水煎服

あるいは流涙

応用　気管支カタル、喘息、肺炎、百日咳、腎炎、ネフローゼ、膀胱炎、胃酸過多症

加減方

渇するものは半夏を去り栝楼根3.0を加える

微利するものは麻黄を去り蕘花を熬り4.0を加える

噎するものは麻黄を去り炮附子0.3(または白河附子1.0)を加える

小便不利少腹満には麻黄を去り茯苓4.0を加える

喘には麻黄を去り杏仁4.0を加える

㊥ **目標**　辛温解表、温肺化痰、平喘止咳、利水

応用　感冒、インフルエンザ、気管支炎、気管支肺炎、肺気腫、気管支喘息の発作期などで、表証を伴う寒痰の喘咳を呈するもの

あるいは急性腎炎の初期などで風水を呈するもの。アレルギー性鼻炎などにも用いる

加減方

風水に対しては、麻黄、桂枝、細辛などの利尿作用や抗アナフィラキシーの効果を利用する。一般に石膏を配合して麻黄の利尿作用を強めるほうがよい(小青龍湯加石膏)

悪寒、無汗などの表実の症候には、麻黄、桂枝を増量する。微悪寒、自汗などの表虚の症候には、桂枝、白芍を主とし生姜、大棗を加え、麻黄は減量するか蜜炙麻黄にかえる。表証がなく咳嗽、呼吸困難が残るときには、麻黄、桂枝を除き杏仁を加える(蜜炙麻黄は発汗作用が少ないので用いてもよい)。

多量の薄い痰、胸苦しい、咳嗽などが主であれば、細辛、半夏を増量し茯苓、陳皮などを配合する(二陳湯との合方)。舌質が紅、口乾、いらいらな

小青竜加石膏湯《しょうせいりゅうかせっこうとう》 《金匱要略》

㊢ 小青竜湯加石膏 K105 マオウ3.0 シャクヤク3.0 カンキョウ3.0 カンゾウ3.0 ケイヒ3.0 サイシン3.0 ゴミシ3.0 ハンゲ6.0 セッコウ5.0 以上九味

㊎ 麻黄3.0 芍薬3.0 乾姜3.0 甘草3.0 桂枝3.0 細辛3.0 五味子3.0 半夏6.0 石膏5.0

㊧ 麻黄3.0 芍薬3.0 細辛3.0 乾姜3.0 甘草3.0 桂枝3.0 五味子3.0 半夏8.0 石膏2.0 水400mLを以て麻黄を煮て320mLに煮つめ上沫を去り他の諸薬を加え煮直して120mLに煮つめ三回に分服 虚弱者小児は適どの熱証がみられるときには、石膏を配合する（小青龍湯加石膏）

アレルギー性鼻炎に：くしゃみを連発しみずばながでるときには、小青龍湯あるいは麻黄附子細辛湯を用いる。さむけや手足の冷えが強ければ小青龍湯に附子を加える（小青龍湯合麻黄附子細辛湯に相当する）

肋膜炎・胸水のたまる湿性肋膜炎に、越婢加朮湯、小青龍湯加石膏、小青龍湯加杏仁石膏を用いる

呼吸器系の炎症：急性炎症（気管支炎）には、一般に小青龍湯加杏仁、石膏、紫蘇子、桑白皮がよい。エキス剤では小青龍湯と麻杏甘石湯を合方する。

㊀ 慢性虚寒の喘息―加茯苓杏仁

【注】 例外的に乾いた咳によいこともある（漢方の口伝：山田光胤）

金匱要略（肺痿肺癰欬嗽上気病） 麻黄三両 芍薬三両 桂枝三両 細辛三両 甘草三両 乾姜三両 五味子半升 半夏半升 石膏二両

㊎ 小青龍湯に石膏5.0を加う

効能・効果 ㊨

㊢ 体力中等度で、うすい水様のたんを伴うせきや鼻水が出て、のどの渇きがあるものの次の諸症：気管支炎、気管支ぜんそく、鼻炎、アレルギー性鼻炎、むくみ、感冒

㊧ **目標** 小青龍湯の証で内熱あり、あるいは煩躁、あるいは咳逆上気するもの

応用 小青龍湯に同じ

宜減量(便法　常煎法)

小青竜湯加杏仁石膏《しょうせいりゅうとうかきょうにんせっこう》

(小青竜湯合麻杏甘石湯《しょうせいりゅうとうごうまきょうかんせきとう》)

㊮ 小青竜湯加杏仁石膏 K106　マオウ4.0　シャクヤク3.0　カンキョウ3.0　カンゾウ3.0　ケイヒ3.0　サイシン3.0　ゴミシ3.0　ハンゲ6.0　キョウニン4.0　セッコウ10.0　以上十味

㊖ 麻黄3.0　芍薬3.0　乾姜3.0　甘草3.0　桂枝3.0　細辛3.0　五味子3.0　半夏6.0　杏仁4.0　石膏10.0

小続命湯《しょうぞくめいとう》

《千金方》＝千金続命湯《せんきんぞくめいとう》283

㊏ 麻黄2～4　防已2～3　人参1～3　黄芩2～3　桂皮2～4　甘草1～4　芍薬2～3　川芎2～3　杏仁3～3.5　加工ブシ0.3～1　防風2～4　生姜1～3　(ヒネショウガを使用する場合4～10)

㊖ 附子0.6　防風2.0　芍薬2.0　防已2.0　麻黄2.0　川芎2.0　黄芩2.0　桂枝2.0　生姜2.0(JP生姜1.0)　杏仁3.5　甘草1.0　人参1.0

㊧ 麻黄4.0　桂枝4.0　甘草4.0　生姜(必ずひね生姜)10.0　人参2.0　川芎2.0　炮附子(または白河附子)2.0　防已2.0

効能・効果 ㊫

㊮ 体力中等度で、せきが出て、のどの渇きがあるものの次の諸症：気管支ぜんそく、小児ぜんそく、せき

備急千金要方(諸風)

千金翼方(中風)　麻黄去節　防已　人参　桂心　黄芩　芍薬　芎窮　杏仁去尖皮　甘草炙各一両　附子炮一枚去皮　防風一両半　生姜五両切

効能・効果 ㊫

㊏ 体力中等度以下のものの次の諸症：しびれ、筋力低下、気管支ぜんそく、気管支炎

㊧ **目標・応用**　中風で昏瞑し知覚麻痺、痙性麻痺、大小便失禁のもの

㊥ **目標**　通陽化湿、活血止痛

応用　関節炎、頸肩腕症候群、腰痛症、慢性関節リウマチなどで、風湿痺を呈するもの

あるいは顔面神経麻痺、半身不随などに用いる

☞続命湯299　大続命湯310

芍薬2.0　黄芩2.0　防風3.0
(中) 麻黄6（2）　防已12（2）　防風9（2）　黄芩9（2）　桂枝9（2）　党参12（人参1）　白芍9（2）　川芎6（2）　杏仁6（4）　附子6（1）（先煎）　炙甘草3（1）　生姜3（2）　水煎服

小寧心湯《しょうねいしんとう》

☞大寧心湯《だいねいしんとう》 311

小半夏湯《しょうはんげとう》《金匱要略》

(経) 半夏7.0　生姜7.0（JP生姜1.5）
(龍) 半夏8.0　生姜（必ずひね生姜）8.0　水280 mLを以て煮て60 mLに煮つめ二回に分服
(中) 半夏9　生姜2　水煎服

小半夏加茯苓湯《しょうはんげかぶくりょうとう》《金匱要略》

(薬) 小半夏加茯苓湯 K107　ハンゲ8.0　ブクリョウ3.0　ショウキョウ2.0　以上三味
(経) 半夏6.0　生姜6.0（JP生姜1.5）　茯苓5.0
(龍) 半夏8.0　生姜（必ずひね生姜）8.0　茯苓3.0　水280 mLを以て煮て60 mLに煮つめ二回に分服（便法　常煎法）
(中) 半夏12（6）　生姜9（6）　茯苓9（5）　水煎服

金匱要略（痰飲咳嗽病）　半夏一升　生姜半斤
(龍) **目標・応用**　嘔吐、あるいは吃逆
(中) **目標**　和胃降逆

金匱要略（痰飲・咳嗽）　半夏一升　生姜　茯苓三両一法四両
効能・効果 (湯)
(薬) 体力に関わらず使用でき、悪心があり、ときに嘔吐するものの次の諸症：つわり、嘔吐、悪心、胃炎
(龍) **目標・応用**　嘔吐、心下痞、眩悸を伴うもの
応用　急性あるいは慢性胃炎、乗物酔い、妊娠嘔吐、神経性嘔吐などで、痰飲によるもの
陽虚に用いる（太陰虚には乾姜人参半夏丸）

小百中飲《しょうひゃくちゅういん》

〈医典〉山帰来1.5　人参0.5　当帰0.5　川芎0.5
茯苓0.5　黄連0.5　牛膝0.3　甘草0.3

小品奔豚湯《しょうひんほんとんとう》《腹證奇覧》

(経) 炙甘草3.0　李根皮5.0　葛根5.0　黄芩2.0
桂枝2.0　栝楼仁2.0　人参2.0　川芎2.0

小檳榔湯《しょうびんろうとう》《千金本無方名》

(勿) 檳榔4.0　半夏2.5　茯苓4.0　桂枝3.0
甘草2.5　生姜2.0

(中) 檳榔子　陳皮　紫蘇葉　生姜　甘草

升麻黄連湯《しょうまおうれんとう》《万病回春》

(柴) 葛根4.0　芍薬3.0　蒼朮3.0　黄芩3.0
薄荷2.0　荊芥2.0　川芎2.0　升麻2.0　黄連1.0
白芷1.0　甘草1.0　犀角1.0

升麻葛根湯《しょうまかっこんとう》《万病回春》

(薬) 升麻葛根湯 K109 カッコン5.0

療治経験筆記
歯ソウノウウロウ—加接骨木

腹證奇覧（後編）炙甘草八分　李根皮
葛根各一銭五分　黄芩　桂心　栝楼仁
人参各四分　竹節　川芎五分

(勿) 治脚気　心煩悶　気急不全　栗園先
生曰治脚気嘔吐効
湿脚気、脚気衝心に対しては、初期で
浮腫が強く体力があるときには越婢加
朮湯、十棗湯、唐侍中一方、鶏鳴散加
茯苓などを、軽症の浮腫には小檳榔
湯、大檳榔湯、九味檳榔湯加呉茱萸茯
苓など、虚弱者および左室不全を兼ね
るときには七味降気湯、沈香降気湯、
合豁胸湯などを用いた

万病回春（面）升麻　葛根各一銭半
白芍七分　川芎四分　薄荷　荊芥各二
分　蒼朮八分半　黄連酒洗五分　黄芩
六分　犀角四分半　白芷二分　甘草五分
(柴) **目標**　面熱

万病回春（傷寒）（他に小児斑疹にも記
載あり）升麻二銭　葛根二銭　白芍
薬二銭　甘草二銭　右剉一剤生姜三片

シャクヤク3.0　ショウマ1.0
ショウキョウ1.0　カンゾウ1.5　以上五味
(経) 葛根5.0　升麻1.0　JP生姜1.0　芍薬3.0
甘草1.5
(龍) 葛根6.0　升麻3.0　芍薬3.0　甘草3.0
JP生姜1.0
(中) 升麻6（1）　葛根9（5）　白芍6（3）
生甘草3（2）　水煎服

升麻順気湯《しょうまじゅんきとう》(柴)《医学入門》＝升麻白芷湯《しょうまびゃくしとう》

升麻白芷湯《しょうまびゃくしとう》《万病回春》＝沖和順気湯《ちゅうわじゅんきとう》　升麻順気湯《しょうまじゅんきとう》

(柴) 升麻2.0　白芷2.0　防風2.0　芍薬3.0
蒼朮3.0　黄耆3.0　人参3.0　葛根5.0　甘草1.0
大棗2.0　JP生姜1.0

升麻附子湯《しょうまぶしとう》《万病回春》

(柴) 葛根4.0　黄耆3.0　人参3.0　草豆蔻3.0

水煎服

効能・効果 (湯)

(薬) 体力中等度で、頭痛、発熱、悪寒などがあるものの次の諸症：感冒の初期、湿疹・皮膚炎

(龍) **目標**　熱病で頭痛発熱、悪寒体痛、鼻乾不眠のもの、あるいは目痛み鼻乾き眠らず、自汗悪熱するもの、あるいは麻疹水痘等で発熱が出るか出ないか疑わしいもの、あるいは出にくいもの

応用　感冒、流感、麻疹、鼻血、眼充血、扁桃腺炎、皮膚病

加減方

咳には桑白皮3.0を加える
汗なきものは麻黄3.0を加える
咽痛には桔梗3.0を加える

(中) **目標**　解肌透疹

応用　麻疹、風疹などの初期あるいは発疹が十分でないもの

(柴) 升麻順気湯、升麻白芷湯、沖和順気湯は分量が異なる

万病回春（面病）升麻　白芷各二銭　防風二銭　芍薬　蒼朮各三分　黄耆　人参各七分　葛根一銭半　甘草四分　右剉一剤姜棗煎服

(柴) **応用**　面黒、黒皮症

万病回春（面病）升麻　葛根　白芷　黄耆各七分　黒附子炮七分　人参　草豆蔻各五分　益智仁三分　甘草炙五分　右剉一剤連鬚葱白二根水煎温服

益智3.0　升麻1.0　白芷1.0　附子1.0　甘草1.0

升麻鱉(別)甲湯《しょうまべっこうとう》《金匱要略》

(勿) 升麻3.0　当帰4.0　蜀椒0.5　甘草2.5
別甲4.0　雄黄0.003

升麻和気飲《しょうまわきいん》《和剤局方》

(柴) 升麻2.0　葛根5.0　白芷2.0　陳皮3.0
蒼朮3.0　桔梗3.0　甘草2.0　芍薬3.0　当帰3.0
茯苓3.0　半夏3.0　枳殻2.0　乾姜1.0　大黄1.0
JP生姜1.0　燈心草1.0

升陽散火湯《しょうようさんかとう》《傷寒六書》

(経) 麦門冬4.0　柴胡4.0　人参3.0　当帰3.0
芍薬3.0　朮3.0　陳皮3.0　茯苓3.0　黄芩2.0
甘草1.0　乾姜1.0

(矢) 人参3.0　当帰3.0　芍薬3.0　陳皮3.0
茯苓3.0　白朮3.0　柴胡4.0　麦門冬4.0
黄芩2.0　甘草1.0　JP生姜1.0

升陽燥湿湯《しょうようそうしつとう》《蘭宝秘蔵》

(勿) 黄芩4.0　橘皮2.0　防風4.0　良姜2.0
郁李仁4.0　甘草2.5　柴胡5.0　乾姜2.0

(柴) **目標**　面寒

(勿) 陽毒の発斑錦文の如きを治す

和剤局方(巻八)　乾姜　熟枳殻各半銭
乾葛　熟蒼朮　桔梗　升麻各一両　当
帰　熟半夏　茯苓　白芷各二銭　陳皮
甘草各一両半　芍薬七銭半　大黄蒸半
両　右為剉散、毎服四大銭、水一盞
半、姜三片、燈心十五莖、煎至七分、
去渣、食前服

(柴) **応用**　手足の湿疹

傷寒六書(殺車槌法)　人参　当帰　柴
胡　芍薬　黄芩　甘草　白朮　麦門冬
陳皮　茯神　生姜三片　大棗二個

(矢) **目標**　熱性病で脳症を発したもの、
高熱解せず、虚証に陥ったもの

(勿) 治白帯下　陰戸中痛　空心而急痛
身黄皮緩　身重如山陰冷如水

白葵花

少腹逐瘀湯《しょうふくちくおとう》《医林改錯》

(中) 当帰9　川芎6　赤芍6　五霊脂6
蒲黄9　延胡索3　没薬6　肉桂3（焗服）
小茴香6　乾姜3　水煎服

正《せい》観湯《しょうかんとう》《外台》

(経) 白朮3.0　当帰3.0　竜骨2.0　黄連2.0
乾姜2.0　赤石脂2.0　阿膠2.0　附子1.0

正気天香湯《しょうきてんこうとう》《医学入門》

(経) 香附子4.0　陳皮3.0　烏薬3.0　紫蘇葉1.0
乾姜1.0　甘草1.0
(龍) 香附子6.0　烏薬3.0　陳皮2.0　紫蘇葉2.0
乾姜2.0　甘草1.5

正心湯《しょうしんとう》《医統》

(経) 当帰4.0　茯苓4.0　地黄4.0　羚羊角3.0
酸棗仁3.0　人参2.0　遠志2.0　甘草1.0
(矢) 当帰4.0　茯苓4.0　地黄4.0　羚羊2.0
人参2.0　酸棗仁2.0　遠志2.0　甘草1.5

医林改錯（下巻）　炒小茴香七粒　炒乾姜二分　延胡索　没薬　川芎　官桂各一銭　赤芍薬　炒五霊脂各二銭　蒲黄三・五銭　当帰三銭

(中) **目標**　温裏袪寒、活血化瘀、止痛
応用　月経困難症、不正性器出血、冷え症、不妊症、子宮筋腫などで、血瘀に寒証を伴うもの

(勿) 黄連　竜骨　白朮　当帰　附子　赤石脂　乾姜　阿膠
療痢腹中切痛　下黒色昼夜百行　将死者

(勿) 莎草　陳皮　烏薬　蘇葉　乾姜　甘草

(龍) **目標・応用**　婦人諸気疾、あるいは痛みあるいは心胸に上衝しあるいは腹中結塊口渇刺痛月経不順、あるいは眩暈嘔吐往来寒熱するもの
☞香蘇散《こうそさん》**147**

観聚方要補　人参　茯神　当帰　生地黄各一両　羚羊角　甘草　酸棗仁　遠志各八銭　蓮子七個　水煎し、かすを除いて、羚羊角末　麝香各一分を加え入れ、均等にかきまぜて服用する

(矢) **応用**　精神分裂病、鬱病、ヒステリー、神経衰弱、脳溢血、脳軟化症、糖尿病性昏睡

正陣丸《しょうじんがん》

(漢) 人参一味細末として丸となす

生姜甘草湯《しょうきょうかんぞうとう》《金匱要略》

(経) 生姜4.0（JP生姜1.0） 人参2.5 甘草3.0 大棗3.0

(龍) 生姜（必ずひね生姜）5.0 人参3.0 甘草4.0 大棗4.0 水280mLを以て煮て120mLに煮つめ三回に分服（便法 常煎法）

生姜瀉心湯《しょうきょうしゃしんとう》《傷寒論》

(薬) 生姜瀉心湯K99 ハンゲ5.0 ニンジン2.5 オウゴン2.5 カンゾウ2.5 タイソウ2.5 オウレン1.0 カンキョウ1.5 ショウキョウ2.0 以上八味

(経) 半夏5.0 黄芩2.5 人参2.5 甘草2.5 大棗2.5 黄連1.0 乾姜1.5 生姜2.0

(龍) 生姜（必ずひね生姜）4.0 甘草3.0 人参3.0 黄芩3.0 大棗3.0 乾姜1.0 黄連1.0 半夏8.0 水400mLを以て煮て240mLに煮つめ三回に分服（便法 常煎法）

生姜半夏湯《しょうきょうはんげとう》《金匱要略》

(龍) 半夏8.0 生姜の絞り汁20.0 水120mLを以て

(漢) 2・1・7・24

金匱要略（肺痿肺癰咳嗽上気） 生姜五両 人参三両 甘草四両 大棗十五枚

(龍) **目標** 肺痿、咳唾、咽燥き渇するもの

応用 肺気腫、気管支炎

傷寒論（太陽下） 生姜四両切 甘草三両炙 人参三両 乾姜一両 黄芩三両 半夏半升洗 黄連一両 大棗十二枚擘

効能・効果 (湯)

(薬) 体力中等度で、みぞおちがつかえた感じがあり、はきけやげっぷを伴うものの次の諸症：食欲不振、胸やけ、はきけ、嘔吐、下痢、胃腸炎、口臭

(経) 半夏瀉心湯方内に於て乾姜1.0を減じ生姜2.0を加う

(龍) **目標** 胃部つかえ張り、あるいは嘔き、あるいは下り、あるいは腸鳴するもの

応用 胃カタル、胃下垂、胃酸過多症、減酸症、腸カタル

金匱要略（嘔吐噦下痢病） 半夏半升 生姜汁一升

(龍) **目標** 胸中喘に似て喘ならず、嘔に

半夏を煮て80 mLに煮つめ生姜汁を入れて煮直して60 mLに煮つめ日中三回夜間一回に分服

生地黄散《しょうじおうさん》《血証論》

(中) 生地黄9　川芎5　黄芩3　側柏葉9
桔梗3　山梔子3　蒲黄3　阿膠3
茅根9　牡丹皮3　白芍3　甘草1　水煎服、童便、萊菔汁を加える

生地黄湯《しょうじおうとう》

(経)《千金方》　生地黄6.0　桂枝4.0

(中)《寿世保元》　枸杞子　柴胡　地骨皮
天門冬　白芍　黄芩　黄連　黄耆　熟地黄
生地黄　甘草

生熟地黄丸《しょうじゅくじおうがん》《証治準蠅》

(柴) 石斛3.0　枳殻3.0　防風3.0　牛膝3.0
生地黄4.0　熟地黄4.0　羌活3.0　杏仁3.0
菊花2.0

生附散《しょうぶさん》《三因方》

(柴) 附子1.0　滑石4.0　瞿麦3.0　半夏3.0

以て嘔ならず、心中もだもだしてどうにも仕様のないもの
応用　食傷、薬物副作用または中毒、嘔吐して後さっぱりせぬもの、悪阻

血証論（巻七）　生地黄五銭　川芎　甘草各一・五銭　黄芩　蒲黄　白茅根　牡丹皮　白芍薬　側柏葉各三銭　桔梗　梔子　阿膠各二銭　童尿　萊菔汁各一杯

(中) **目標**　滋陰涼血、止血

(勿) 地黄　桂枝　右二味今加大黄特捷治小児　寒熱進退　啼叫　腹痛

(中) **目標**　清熱涼血、滋陰、解鬱

(柴) 白内障、緑内障

三因極一病証方論（巻十二）

(柴) **目標**　冷淋、頻尿、膀胱炎

木通3.0　JP生姜0.5　燈心草2.0（煎薬）

生脈散《しょうみゃくさん》《弁惑論》

(経) 麦門冬6.0　人参6.0　五味子3.0

(中) 人参9　麦門冬9　五味子6　水煎服

昇圧湯《しょうあつとう》《経験方》

(中) 党参18〜30　黄精30　炙甘草30　水煎濃縮し頓服

消疳飲《しょうかんいん》《済生方》

(経) 人参4.0　神麹4.0　茯苓4.0　朮4.0　黄連2.0　青皮2.0　縮砂2.0　甘草2.0　胡黄連1.0

(矢) 人参3.0　神麹3.0　茯苓3.0　黄連1.5　青皮1.5　縮砂1.5　甘草1.5　胡黄連0.5

消疳退熱飲《しょうかんたいねついん》

(勿) 青黛2.0　檳榔4.0　使君子4.0　木通4.0　牽牛子2.0　柴胡4.0　莪朮4.0　枳実4.0

(勿) 麦門　人参　五味子
内外傷弁惑論（中巻）　別名は人参生脈
人参五銭　麦門冬　五味子各三銭

(中) **目標**　益気止汗、滋陰生津
応用　日射病、熱射病、出血、激しい嘔吐や下痢、手術侵襲、熱傷などの脱水を伴うショック、あるいは熱病の回復期、手術後、慢性疾患などで、気津両傷、気陰両傷のみられるもの
肺結核、慢性気管支炎、気管支拡張症などで、肺気陰両虚を呈するもの

(中) **目標**　補気固脱
応用　独参湯に準じる

(矢) **目標**　腸間膜結核のもので、日久しく経過し虚状を帯び、熱なく渇少なきもの
参考　小児脾疳の症の初期で寒熱往来、高熱続き、小便赤く、口渇を訴えるものは浄腑湯、日久しく経過し、虚状を帯び、熱なく渇少なきものは消疳飲

(勿) 消疳飲ノ症ニ〆稍実ニ属スル者ヲ治ス

黄芩4.0　甘草2.5

消疳敗毒散《しょうかんはいどくさん》　《万病回春》

（柴）防風3.0　独活3.0　連翹2.0　荊芥2.0
黄連1.0　蒼朮3.0　知母2.0　黄柏2.0　芍薬3.0
茯苓3.0　竜胆2.0　木通2.0　柴胡2.0　甘草1.0
燈心草2.0

消暑湯《しょうしょとう》　《松原》

（勿）半夏2.0　石膏10.0　茯苓5.0　生姜2.0

消食散《しょうしょくさん》　《重慶中医研》

（中）鶏内金、麦芽、山査子の等分を粉末にし、一回6～9服用

消食清鬱湯《しょうしょくせいうつとう》　《万病回春》

（柴）陳皮2.5　半夏2.5　茯苓2.5　神麴2.5
山査子2.5　香附子2.5　川芎2.5　麦芽2.5
枳殻2.5　山梔子2.5　蒼朮3.0　藿香1.0
黄連1.0　甘草1.0　JP生姜1.0

万病回春（下疳）（方名記載なし）　防風　独活各六分　連翹　荊芥　黄連　蒼朮　知母各七分　黄柏　赤芍　赤茯苓　木通　龍胆草各九分　柴胡一銭半　甘草稍三分　右剉一剤燈草二十四根水煎空心熱服如有便毒量人虚実、如大黄二銭

（柴）**応用**　下疳、ベーチェット病

（勿）治夏日熱甚　嘔吐　食不下　頭痛煩渇者

【注】　小半夏加茯苓湯加石膏

（中）**目標**　理気消食
応用　消化不良症に対する基本方

万病回春（嘈雑）　陳皮　半夏姜汁炒　白茯苓去皮　神麯炒　山査子去核　香附米　川芎　麦芽　枳麩炒　梔子炒　黄連姜汁炒　蒼朮米泔浸　藿香　甘草　右剉一剤生姜三片水煎服

（柴）**目標**　急性胃炎、悪心発熱

消水聖愈湯《しょうすいせいゆとう》《時方妙用》

(勿) 桂枝3.0　生姜2.0　甘草2.5　大棗6.0　麻黄3.0　細辛3.0　附子0.2　知母4.0　防已4.0

消石大圓《しょうせきだいいん》《東洞》

(経) 消石6.0　大黄8.0　人参2.0　甘草2.0　当帰1.0　以上糊丸一回量1.5

消石礬石散《しょうせきばんせきさん》《金匱要略》

(経) 消石　礬石　二味細末とし大麦の粥汁に和し一回3.0

消虫湯《しょうちゅうとう》

(漢) 使君子1匁　檳榔子5分　甘草1分　苦楝根皮3分

消毒丸《しょうどくがん》

(経) 滑石1.5　連翹1.5　木通1.5　黄芩1.5　瞿麦子1.5　大黄1.0　甘草1.0　蝉退1.0

消痞湯《しょうひとう》《済世》

(勿) 即桂姜草棗黄辛附湯方中加知母防已以附子代天雄
治水第一方　然両手脈浮而遅　足趺陽脈而数　診法絲毫不錯一服必験

(勿)（丸散方）消石六両　大黄八両　人参　甘草各二両　当帰一両
治十二癥瘕　及婦人帯下　絶産無子　并服寒食散　而腹中癥瘕実者

金匱要略（黄疸）　消石　礬石焼等分
類聚方広義　黄胖病　腹満有塊　胸隔跳動　短気不能起歩者

衆方規矩（薬方国字類聚）　使君子　檳榔子　苦楝根皮　甘草　虫下し
(漢) 4・2・5・59
【注】苦楝根皮：せんだんの根皮、赤き所を去った白い皮

(漢) 皮膚炎

古今方彙（痞）　人参　白朮　茯苓　陳皮　半夏　厚朴酒炒　枳実　黄連　砂

(経) 白朮3.0 茯苓3.0 陳皮3.0 半夏3.0
沢瀉2.5 人参2.5 枳実1.5 厚朴1.5 縮砂1.5
黄連0.8 JP生姜0.8

消風散《しょうふうさん》《外科正宗》

(薬) 消風散料K108 トウキ3.0 ジオウ3.0
セッコウ3.0 ボウフウ2.0 ソウジュツ2.0
モクツウ2.0 ゴボウシ2.0 チモ1.5 ゴマ1.5
センタイ1.0 クジン1.0 ケイガイ1.0
カンゾウ1.0 以上十三味

(経) 当帰3.0 地黄3.0 石膏3.0 防風2.0
蒼朮2.0 牛蒡子2.0 木通2.0 蝉退1.0
苦参1.0 荊芥1.0 知母1.0 胡麻1.0

(龍) 当帰3.0 乾地黄3.0 石膏3.0 防風2.0
木通2.0 牛蒡子2.0 知母1.5 胡麻1.5
蝉退1.0 苦参1.0 荊芥1.0

(中) 荊芥6(1) 防風9(2) 当帰6(3)
生地黄12(3) 苦参6(1) 蒼朮6(2)
蝉退6(1) 胡麻仁6(1) 牛蒡子6(2)
知母6(1) 石膏12(3) 生甘草3(1)
木通6(2) 水煎服

逍鬱散《しょううつさん》 (中) = 逍遙散《しょうようさん》

仁 沢瀉

外科正宗(疥疱論第七十三) 当帰 生地 防風 蝉退 知母 苦参 胡麻 荊芥 蒼朮 牛蒡子 石膏各一銭 甘草 木通各五分

効能・効果 (湯)

(薬) 体力中等度以上の人の皮膚疾患で、かゆみが強くて分泌物が多く、ときに局所の熱感があるものの次の諸症：湿疹・皮膚炎、じんましん、水虫、あせも

(龍) **目標・応用** 頑固乾燥性で、夏期または温暖時に増悪する皮膚病、じんま疹

(中) **目標** 疏風、清熱化湿、養血潤燥

応用 湿疹、風疹、じんま疹、汗疱、アトピー性皮膚炎、白癬症、皮膚炎、ストロフルスなどで、風湿熱を呈するもの

痒疹・固定じんま疹には消風散が適するが、ケロイド様になったものには、桂枝茯苓丸や大黄牡丹皮湯合桃核承気湯などの駆瘀血剤(活血化瘀剤)を合方するのがよい

注 清熱として黄連解毒(石膏はダメな場合が多い)

逍遙散《しょうようさん》《和剤局方》

＝(経)八味逍遙散《はちみしょうようさん》 (中)逍鬱散《しょううつさん》

(薬) 逍遙散料 K110 トウキ3.0 シャクヤク3.0
サイコ3.0 ビャクジュツ3.0 ブクリョウ3.0
カンゾウ1.5 ショウキョウ1.0 ハッカ1.0
以上八味

(経) 当帰3.0 芍薬3.0 柴胡3.0 朮3.0 茯苓3.0
生姜3.0(JP生姜1.0) 甘草1.5 薄荷1.0

(龍) 当帰3.0 芍薬3.0 茯苓3.0 白朮3.0
柴胡3.0 JP生姜1.0 甘草1.5

(中) 柴胡6(3) 白芍9(3) 当帰9(2)
白朮9(3) 茯苓9(3) 生姜3(3)
炙甘草3(2) 薄荷2(1) 水煎服

和剤局方(巻九)(婦人諸疾) 甘草微炙赤半両 当帰去苗剉微炒 茯苓去皮白者 芍薬白 白朮 柴胡去苗各一両

右為粗末 毎服二銭 水一大盞焼生姜一塊切破薄荷少許同煎至七分去滓熱服不拘時候

効能・効果 (湯)

(薬) 体力中等度以下で、肩がこり、疲れやすく精神不安などの精神神経症状、ときに便秘の傾向のあるものの次の諸症：冷え症、虚弱体質、月経不順、月経困難、更年期障害、血の道症、不眠症、神経症

(龍) **目標** 疲労性で心部手心足心煩熱し、肢体痛み、頭重く眼くらみ、胸さわぎし、頬赤くのど渇き、発熱盗汗、食欲減退、臥したがり、寒熱し、あるいは羸痩咳嗽するもの、あるいは月経、腹部脹満するもの

応用 月経不順、血の道症、帯下、ノイローゼ、不眠症、心悸亢進、気鬱症

加減方

五心煩熱：加麦門冬6.0 地骨皮2.5
月経閉止：加桃仁4.0 紅花1.5
腹痛：加延胡索3.0
咳：加五味子1.5 紫苑2.5
喀痰：加半夏4.0 貝母 栝楼仁各3.0
飲食不消化：加山査子 神麹各2.0
口渇：加麦門冬、天花粉各4.0
茫として胸おどる：加酸棗仁6.0 遠志3.0
血虚煩熱して月経不順、臍腹張り痛み痰嗽潮熱する：加薄荷葉1.5 知母 地骨皮各3.0 あるいは加黄芩3.0

注 (龍) 改訂版によった(薄荷葉が入っていない)。旧版には黄連、陳皮、薄荷が入っている

(中) **目標** 疏肝解鬱、健脾補血、調経

応用 自律神経失調症、更年期症候

逍遥解毒湯《しょうようげどくとう》《黴瘡約言》

(勿) 金銀花3.0 当帰4.0 芍薬4.0 白朮4.0 柴胡5.0 梔子1.5 茯苓5.0 薏苡5.0 連翹4.0 甘草2.5

勝勢飲《しょうせいいん》《方輿輗》

(経) 香附子4.0 当帰2.5 川芎2.5 茯苓2.5 蒼朮2.5 桂枝2.5 沙参2.5 丁香1.0 木通1.0 甘草0.6

椒梅湯《しょうばいとう》《万病回春》

(薬) 椒梅湯 K214 ウバイ2.0 サンショウ2.0 ビンロウジ2.0 キジツ2.0 モッコウ2.0 シュクシャ2.0 コウブシ2.0 ケイヒ2.0 センレンシ2.0 コウボク2.0 カンゾウ2.0 カンキョウ2.0 以上十二味

(経) 烏梅2.0 蜀椒2.0 檳榔2.0 枳実2.0 木香2.0 縮砂2.0 香附子2.0 桂枝2.0 川楝子2.0 厚朴2.0 甘草2.0 乾姜2.0

群、神経性胃炎、胃十二指腸潰瘍、慢性胃炎、慢性肝炎、胆嚢炎、肝硬変の初期、慢性乳腺炎、月経不順、月経困難症、月経前期症候群、乳腺症、過敏性結腸症、神経性下痢症、膀胱神経症、慢性膀胱炎などで、肝気鬱結、気血両虚を呈するもの

(勿) 治楊梅結毒不除 腹中有熱 肌肉痩削 俗呼日濕労或服軽粉剤後発生変或諸瘡久不愈

方輿輗（水腫・崩漏帯下） 当帰中 香附子大 川芎 茯苓 蒼朮 桂枝 沙参各中 木通 丁香中小 甘草小

万病回春（腹痛・心痛） 烏梅 花椒 檳榔 枳実 木香別研 香附子 砂仁 川楝子去核 肉桂 厚朴 乾姜 甘草各等分 右剉一剤生姜三片水煎服

効能・効果 (湯)

(薬) 回虫の駆除《備考》体力に関わらず、使用できる

椒梅瀉心湯《しょうばいしゃしんとう》《本朝経験》

(経) 半夏5.0 黄芩2.5 乾姜2.5 人参2.5
甘草2.5 大棗2.5 黄連1.0 烏梅2.5 蜀椒1.5

椒目丸《しょうもくがん》《浅田家方》

(漢) 椒目一味

薔薇湯《しょうびとう》《浅田家方》

(勿) 薔薇花4.0 桔梗4.0 甘草4.0

上地飲《じょうちいん》《寿世保元》

(柴) 天南星2.0 半夏2.0 白朮2.0 茯苓2.0
天麻2.0 防風1.5 黄芩1.5 薄桂1.5 白芍1.5
酸棗仁1.5 羗活1.5 牛膝1.5 熟地黄1.5
生地黄1.5 川芎1.5 陳皮1.5 紅花1.0
黄柏1.0 甘草1.0 当帰4.0 JP生姜0.5
竹瀝汁 人参2.0 烏薬2.0

定悸飲《じょうきいん》＝定悸飲《ていきいん》345

浄府湯《じょうふとう》

(勿) 即半夏瀉心湯方中加烏梅蜀椒
此方ハ蚘虫ノ嘔吐心下刺痛ヲ治ス。又常ニ心下寒飲アリテ悪心喜唾スル者ヲ治ス
(経) 半夏瀉心湯に烏梅2.5 蜀椒1.5を加う

(勿) (丸薬の部) 椒目
(漢) 眼ぼし

(勿) 治口瘡

古今方彙(中風) 即加減潤燥湯加人参烏薬去桃仁
(柴) **目標** 中風左右不遂、痛
参考 加減潤燥湯加味

☞苓桂朮甘湯484

万病回春(癖疾小児) 柴胡 白茯苓去皮 猪苓 沢瀉 三稜醋炒 莪朮醋炒 山査去核各一銭 黄芩 白朮去蘆 半

(経)《医鑑》 柴胡2.0 茯苓2.0 朮2.0 半夏2.0
猪苓1.5 沢瀉1.5 山査子1.5 三稜1.5
莪朮1.5 黄芩1.5 人参1.5 甘草1.0 黄連1.0
(矢)《万病回春》 柴胡3.0 半夏3.0 茯苓3.0
猪苓3.0 沢瀉2.0 白朮2.0 黄芩2.0 三稜1.5
莪朮1.5 山査子1.5 人参1.0 胡黄連1.0
JP生姜1.0 大棗1.0 甘草1.0
(柴) 浄府散《医鑑》 柴胡2.0 黄芩1.5
半夏2.0 人参1.5 白朮2.0 茯苓2.0 猪苓1.5
沢瀉1.5 三稜1.5 莪朮1.5 山査子1.5
胡黄連1.0 甘草1.0 生姜1.0 大棗3.0

常山飲《じょうざんいん》 《和剤局方》
(中) 常山9 知母9 川貝母9 草果9
檳榔子7 烏梅9 生姜9 大棗6 酒と
水半々で煎服

常山湯《じょうざんとう》 《香川家方》
(経) 常山3.0 知母3.0 檳榔3.0 以上水200mLに
入れ100mLに煎じ、夜間の露にあて翌朝頓服

常檳湯《じょうびんとう》 《方輿輗》
(経) 常山12.0 檳榔6.0 甘草3.0

夏姜製 人参各八分 胡黄連 甘草各
三分 右剉一剤棗煎服
(矢) **目標** 心下や腹部が堅く緊張し、寒
熱往来するもの
応用 急性慢性腹膜炎、いわゆる小
児脾疳症（結核性腸間膜癆）、幼児急
癇、消化不良症、小児疳のむし、怒り
やすきもの、鼻の下赤き虫の症、小児
不明の高熱
(柴) **応用** 小児の痃癖、淋巴腺炎
目標 強熱、腹満、腹膜炎
【注】 (経)には大棗がぬけている

和剤局方（巻八）（雑病） 知母 川常山
草果 甘草炙各二斤 良姜二十両 烏
梅去仁一斤 右件為粗末毎服三銭水一
盞生姜五片棗子一枚煎至七分去渣温服
(中) **目標** 截瘧、清熱化痰
応用 截瘧七宝飲に準じ、熱痰を呈
するもの

(勿) 常山 知母 檳榔
此方ハ蜀漆散ト同ク瘧ノ截薬ナリ常山
ノ方数種アレドモ此方最効アリ

方輿輗軋（瘧） 常山二銭 檳榔一銭
甘草五分

蒸眼一方《じょうがんいっぽう》

(薬) 蒸眼一方 K213
硫酸アルミニウムカリ水和物2.0
カンゾウ2.0　オウレン2.0　オウバク2.0
コウカ2.0　以上五味

(経) 白礬2.0　甘草2.0　黄連2.0　黄柏2.0
紅花2.0以上　水1合5勺をもって1合となし、頻回洗眼する。疼痛甚しきは甘草を倍し、また地黄を加えるときはさらによい

(薬) **効能・効果** (外) ものもらい、ただれ目、はやり目

滌痰湯《じょうたんとう》 《済生方》

(中) 製半夏9　胆南星9　橘紅6　枳実6
茯苓6　人参3　菖蒲3　竹茹3
炙甘草3　水煎服

(中) **目標** 滌痰開竅
応用 脳動脈硬化症、脳栓塞、脳梗塞、脳軟化症、精神分裂病、てんかんなどで痰迷心竅を呈するもの

醸乳丸《じょうにゅうがん》 《大塚家方》

〈医典〉白姜蚕末を寒梅粉で丸とし、一日9gを三回に分服

〈医典〉乳汁分泌不足。産後百日以内に飲むことが必要である

身痛逐瘀湯《しんつうちくおとう》 《医林改錯》

(中) 桃仁9　紅花9　当帰9　川芎6
五霊脂6　没薬6　牛膝9　秦艽9
羗活9　香附子9　地竜6　甘草3
水煎服

医林改錯(下巻) 秦艽　香附子　羗活各一銭　川芎　甘草　没薬　地龍　炒五霊脂各二銭　桃仁　紅花　牛膝　当帰各三銭

(中) **目標** 活血化瘀、通絡止通、祛風湿
応用 打撲、関節リウマチ、関節炎、肩関節周囲炎、坐骨神経痛、腰痛

辛夷散《しんいさん》《済生方》

(経) 辛夷1.5 細辛1.5 藁本1.5 川芎2.5 白芷2.5 木通2.5 防風2.5 羌活2.5 升麻1.0 甘草1.0

(中) 辛夷 白芷 防風 荊芥 細辛 升麻 藁本 川芎 木通 生甘草の等分を粉末にし、一日二・三回6ずつ服用

辛夷湯《しんいとう》《方輿輗》

(柴) 辛夷4.0 防風4.0 細辛4.0 川芎4.0 白芷2.0 大黄1.0 石膏5.0

辛夷清肺湯《しんいせいはいとう》《外科正宗》

(薬) 辛夷清肺湯 K112 チモ3.0 オウゴン3.0 サンシシ1.5 バクモンドウ6.0 セッコウ6.0 ショウマ1.5 シンイ3.0 ビャクゴウ3.0 ビワヨウ1.0 以上九味

(経) 辛夷2.0 枇杷葉2.0 知母3.0 百合3.0 黄芩3.0 山梔子3.0 麦門冬5.0 石膏5.0 升麻0.5〜1.0

(龍) 辛夷3.0 黄芩3.0 知母3.0 百合3.0 麦門冬6.0 石膏6.0 山梔子1.5 升麻1.5 枇杷葉1.0

症などで、血瘀を呈するもの

済生方（巻五） 辛夷 細辛 藁本 升麻 川芎 木通 防風 羌活 炙甘草 白芷各等量

(中) **目標** 祛風止痛、通竅

(柴) **応用** 鼻炎

方輿輗（鼻） 辛夷 防風 細辛 川芎 白芷取一合或擇加大黄石膏類右五味以水一合半煮

(柴) **応用** 蓄膿症

効能・効果 (湯)

(薬) 体力中等度以上で、濃い鼻汁が出て、ときに熱感を伴うものの次の諸症：鼻づまり、慢性鼻炎、蓄膿症（副鼻腔炎）

(龍) **目標・応用** 濃い鼻汁が出る熱性の蓄膿症、肥厚性鼻炎

(中) **目標** 清熱解毒、通竅、潤肺化痰、止咳

応用 慢性副鼻腔炎、慢性鼻炎、肥厚性鼻炎、慢性咽喉炎、慢性気管支炎、気管支拡張症などで、肺熱を呈するもの

㊥ 辛夷3(2) 枇杷葉3(2) 黄芩3(3)
山梔子3(3) 知母3(3) 石膏9(5)
(先煎) 升麻3(1) 百合6(3)
麦門冬9(5) 水煎服

神応養神丹《しんおうようしんたん》《外科正宗》
(経) 当帰3.0 川芎3.0 芍薬3.0 熟地黄3.0
天麻3.0 羌活3.0 木瓜3.0 菟絲子3.0

神麹丸《しんぎくがん》 ＝ 磁朱丸《じしゅがん》 201

神芎湯《しんきゅうとう》《医学入門》
(柴) 升麻2.0 川芎2.0 人参2.0 枸杞子2.0
甘草2.0 遠志2.0 黄耆2.0 当帰2.0
地骨皮2.0 破胡紙2.0 杜仲2.0 白朮2.0
JP生姜1.0 蓮肉1.0

神効湯《しんこうとう》《万病回春》
(経) 蒼朮2.0 香附子2.0 当帰2.0 木香2.0
延胡索2.0 益知2.0 烏薬2.0 山梔子2.0
砂仁2.0 小茴香1.0 甘草1.0 JP生姜1.0
燈心草1.0 呉茱萸1.0
(矢) 蒼朮2.0 香附子2.0 当帰2.0 木香2.0
小茴香2.0 延胡索2.0 益知2.0 烏頭2.0

外科正宗(第二十七)(附骨疽) 当帰川芎 白芍 天麻 羌活 熟地搗膏木瓜 菟絲各等分

古今方彙(遺精) 升麻 川芎 人参 枸杞子 甘草 遠志 黄耆 当帰 地骨 破故 杜仲 白朮各四分 姜蓮肉 水煎温服

(柴) **目標** 遺精 帯下

万病回春(硝疝) 砂仁七分 甘草三分 木香另磨 呉茱萸各七分 茴香酒炒 元胡索 益智仁 蒼朮米泔浸 香附子 当帰 川烏炮去皮減半 山梔炒各一銭 右剉一剤姜三片燈心一團水磨廣木香調服

【注】 (経)烏薬 (矢)烏頭が異なる
万病回春(癩疝門)には川烏とある

(矢) **目標** 腹中には癒着などあって、便秘し、熱鬱滞し、外寒気に触れて痛み

山梔子2.0　砂仁2.0　燈心草2.0　甘草2.0
JP生姜1.0　呉茱萸1.0

神効黄耆湯《しんこうおうぎとう》《蘭室秘蔵》
(柴)黄耆3.0　人参2.5　炙甘草2.5　白芍薬2.5
陳皮2.0　蔓荊子1.0

神効当帰膏《しんこうとうきこう》＝当帰膏《とうきこう》351

神功内托散《しんこうないたくさん》《外科正宗》
(経)当帰3.0　朮3.0　茯苓3.0　黄耆2.0　人参2.0
芍薬2.0　川芎2.0　陳皮2.0　木香1.0　甘草1.0
穿山甲1.0　乾姜1.0　大棗1.0　附子1.0

神犀丹《しんさいたん》《葉天士》
(中)犀角19　菖蒲19　黄芩19　生地黄50
金銀花5　連翹31　板藍根28　淡豆豉25
玄参22　天花粉13　紫根13　細末にして蜜
丸とし、一回1.5～3.0g服用

神授大乙散料《しんじゅたいいつさんりょう》《済生方》
(柴)紫蘇2.0　川芎2.0　枳殻2.0　陳皮3.0

を発するもの
【注】術後の浮腫(漢方診療のレッスン)

蘭室秘蔵(眼耳鼻門)　蔓荊子一銭　陳皮(白みを除く)五銭　人参八銭　炙甘草　白芍薬各一両　黄耆二両
(柴)**目標**　羞明、眼痛

外科正宗(第十四)(雑忌須知)　当帰二銭　白朮　黄耆　人参各一銭五分　白芍　茯苓　陳皮　附子各一銭　木香　甘草炙各五分　川芎一銭　山甲炒八分　煨姜三片　大棗二枚　水二茶鍾煎八分
(中)**目標**　清熱涼血、解毒

古今方彙(感冒)　紫蘇　陳皮　香附子　川芎　白芍　乾葛　姜活　升麻　赤芍　枳殻　甘草　生姜　葱白　水煎
(柴)**応用**　かぜ

香附子3.0　白芎3.0　羌活3.0　赤芎3.0
葱白3.0　乾葛5.0　升麻1.0　甘草1.0
JP生姜1.0

神水膏《しんすいこう》《華岡》
(経) 水銀10.0　豚脂100.0以上を混和する

神仙太乙膏《しんせんたいつこう》《和剤局方》
(般) 当帰1　桂皮1　大黄1　芍薬1
地黄1　玄参1　白芷1　ゴマ油30〜48
黄蝋12〜48

神祖袖薬《しんそしゅうやく》＝三味湯《さんみとう》175　益智飲《やくちいん》461

神秘湯《しんぴとう》《外台》
(薬) 神秘湯 K114　マオウ5.0　キョウニン4.0
コウボク3.0　チンピ2.5　カンゾウ2.0
サイコ2.0　ソヨウ1.5　以上七味
(経) 麻黄5.0　杏仁4.0　厚朴3.0　陳皮2.5
甘草2.0　柴胡2.0　紫蘇葉1.5
(龍) 麻黄3.0　紫蘇葉3.0　橘皮3.0　柴胡4.0

【注】乾葛は葛根

(勿) (膏薬) 水銀一銭　万貞鹿即家猪油十銭　治黴毒骨塊腫
【注】外用

和剤局方(巻八)　川當帰　玄参　肉桂　生乾地黄　赤芍薬　白芷　大黄　右七味剉如松子大　用麻油二斤浸　春五日　夏三日　秋七日　冬十日　濾去滓　油熬得所次　下黄丹一斤　以滴油　在水中不散為度　瘡脹傷折
(般) **効能・効果** (外) 切り傷、かゆみ、虫刺され、軽いとこずれ、やけど

(勿) 麻黄　蘇葉　橘皮　柴胡　杏仁　或加厚朴甘草
(薬) **効能・効果** (湯) 体力中等度で、せき、喘鳴、息苦しさがあり、たんが少ないものの次の諸症：小児ぜんそく、気管支ぜんそく、気管支炎
(龍) **目標・応用**　気管支喘息で発作時坐位呼吸奔喘するもの
(中) **目標**　止咳平喘、疏肝解鬱、理気化痰
応用　気管支炎、気管支喘息など

杏仁4.0　厚朴2.5　甘草2.0
(中) 麻黄6　杏仁6　厚朴6　陳皮3
柴胡3　紫蘇葉3　炙甘草3　水煎服

真人化鉄湯《しんじんかてつとう》《万病回春》

(柴) 三稜2.0　莪朮2.0　青皮2.0　陳皮2.0
神麹2.0　山査子2.0　香附子2.0　枳実2.0
黄連2.0　厚朴2.0　当帰2.0　川芎2.0　桃仁2.0
紅花2.0　木香2.0　檳榔5.0　甘草2.0

真人養臓湯《しんじんようぞうとう》《和剤局方》

(経) 芍薬4.0　木香4.0　訶子4.0　当帰2.0
人参2.0　白朮2.0　肉豆蔲2.0　甘草1.0
桂枝1.0　罌粟殻8.0
(中) 白朮9　当帰6　白芍6　党参9
肉豆蔲6　肉桂3（焗服）　木香9　訶子9
罌粟殻12　炙甘草3　水煎服

真武湯《しんぶとう》《傷寒論》＝玄武湯《げんぶとう》　温陽利水湯《おんようりすいとう》

(般) 茯苓3～5　芍薬3～3.6　白朮2～3
（蒼朮も可）　生姜1（ヒネショウガを使用
する場合2～3.6）　加工ブシ0.3～1.5
(経) 茯苓5.0　芍薬3.0　生姜3.0（JP生姜1.0）
朮3.0　附子1.0
(龍) 茯苓3.0　芍薬3.0　白朮2.0

で、肝気鬱結の喘咳を呈するもの
【注】 セキ・タンのないもの。口渇・発汗あれば麻杏甘石湯
「漢方治療百話」6・55

万病回春（積聚）三稜　莪朮　青皮　陳皮　神麴炒　山査肉　香附子　枳実炒　厚朴姜製　黄連姜汁炒　当帰　川芎　桃仁去皮　紅花　木香各三分　檳榔子八分　甘草二分　右剉一剤生姜一片大棗一枚水煎服
(柴) **目標**　腹中の塊、瘀血

和剤局方（巻六）
(中) **目標**　温中補虚、渋腸止瀉
応用　慢性腸炎、腸結核、衰弱者の下痢、脱肛などで、腸虚滑脱を呈するもの
【注】 和剤局方では、純陽真人養臓湯で記載

傷寒論（太陽中）茯苓　芍薬　生姜各三両切　白朮二両　附子一枚炮去皮破八片
効能・効果 (湯)
(般) 体力虚弱で、冷えがあって、疲労倦怠感があり、ときに下痢、腹痛、めまいがあるものの次の諸症：下痢、急・慢性胃腸炎、胃腸虚弱、めまい、動悸、感冒、むくみ、湿疹・皮膚炎、皮膚のかゆみ

炮附子0.3(または白河附子1.0) JP生姜1.0
水320mLを以て煮て120mLに煮つめ三回に分服
(便法 水半量 常煎法)
㊥ 熟附子9(1)(先煎) 茯苓12(5)
白朮9(3) 白芍9(3) 生姜9(3)
水煎服

㊧ **目標** 発熱、心下悸、頭眩、身がぴくぴく動くもの、あるいは腹痛、尿利減少、四肢沈重、下痢、あるいは咳し、あるいは尿利普通のもの、あるいは他覚的所見に比して、自覚症少なきもの、あるいは反対に多いもの

応用 感冒、気管支炎、肺炎、肋膜炎、心臓病、腎臓病、胃腸病、腸カタル、大腸カタル、腸結核、高血圧症、低血圧症、麻痺、神経痛、筋肉リウマチ、皮膚病

加減方
咳：加五味子3.0 細辛1.0 乾姜1.0
小便利するもの：去茯苓
下痢：去芍薬 加乾姜2.0
嘔：去附子 生姜(必ずひね生姜)を8.0にする

㊥ **目標** 温陽利水

㊫ 肺結核の貧弱して、元気なく、心臓衰弱して、下痢傾向、咳嗽するものに合生脈散

赤小豆湯証で虚したものに真武湯加反鼻(浅田家)

【**注**】藤平健の目標

①歩いているときに、何となくフラッとしたり、クラッとすることがある。

②歩いていて曲がろうとするときに、その角に体が擦れたり、ぶつかったりしやすい。

③友人と一緒に歩いているときに、何であなたは私によりかかるの、などと言われたりする。

④階段を昇降するときに、思わず横にそれそうになって、そばの壁や手すりなどに手をやりそうになる。

⑤道を歩いているときに、思わずどちらかの足を横に踏み出しそうになる。

⑥ズボンをはくときに、今までは片足づつ立ってはけたのに、片足に

真良湯《しんらとう》《方輿輗》
(経) 茶実3.0 天南星1.0 薄荷1.0

新加黄竜湯《しんかおうりゅうとう》 ☞ 黄竜湯《おうりゅうとう》 32

新加参帰承気湯《しんかじんきじょうきとう》 ☞ (中) 黄竜湯《おうりゅうとう》 32

新続命湯《しんぞくめいとう》《有持桂里》
(勿) 麻黄2.0～4.0 石膏10.0 芍薬4.0 桂枝3.0
羚羊2.0 葛根4.0 甘草2.5

なるとよろめいて、それができにくくなる。
⑦目をつぶって片足で立って、十を数えることができにくくなる。
⑧真っ直ぐ歩いているつもりなのに、右か左かどちらか斜めに行きそうになる。または斜めに行ってしまう。
⑨地にしっかり足がついていないようなフワフワして雲の上を歩いているような感じがする。
⑩見たものが目の前からサッと流れてしまう。
これらのうちのどれかがあれば、真武湯証が始まっているとみてよい。
(陽証少陽の証と併存して出る真武湯の証)

方輿輗(巻四)(馬脾風) 茶実 南星 薄荷
治芽児喘息白散紫丸所不能救方

(勿) 治小児 発作壮熱 無汗煩躁者

震霊丹《しんれいたん》《和剤局方》

㊥ 禹余糧120　赤石脂120　紫石英120　五霊脂60　代赭石120　乳香60　没薬60　朱砂30　粉末状にして、米粉を加え丸として3.0～12.0g服用

鍼砂湯《しんしゃとう》《南陽》

㊄ 牡蛎4.0　朮4.0　桂枝4.0　茯苓6.0　鍼砂1.5　甘草1.5　人参2.0

㊮ 白朮4.0　桂枝4.0　牡蛎4.0　茯苓6.0　人参3.0　鍼砂1.5　甘草1.5

沈香天麻湯《じんこうてんまとう》＝沈香天麻湯《ぢんこうてんまとう》338

参華煉《じんかれん》《浅田家方》

㊄ 人参1.0　天花粉4.0　以上細末にし蜜にて煉り用う

参蚧散《じんかいさん》《済生方》

㊥ 人参9　蛤蚧1対　粉末とし一日二・三

和剤局方（巻五）（諸症）　禹余糧火煅醋淬不計遍　以手捻得砕爲度　紫石英赤石脂　丁頭代赭石如禹餘糧炮製　各四両　已上四味　並作小塊　入甘鍋内塩泥固濟　候乾　用炭一十斤煅通紅火盡爲度入地抗埋　出火毒　二宿。滴乳香別研　五霊脂去沙石研　没薬去沙石研各二両　硃砂水飛過一両右件前後共八味　並爲細末　以糯米粉煮糊爲圓　如小鶏頭大

㊥ **目標**　止崩帯、袪瘀生新

医事小言（原南陽）　鍼砂四銭八分　牡蛎　茯苓各一銭二分　桂枝四分　人参二分　朮五分　甘草一分

㊮ **目標**　心悸亢進、めまい、呼吸促迫、顔面蒼白、浮腫などを目標とする

応用　心臓弁膜症、貧血、出血後の動悸、高血圧、めまい、心悸亢進症

㊇（煉薬）　人参一両　天花粉四銭　右二味煉蜜

治小児百日晬欬

㊥ **応用**　慢性の気管支喘息、心臓性喘息、肺気腫、気管支炎などで、肺腎両虚を呈するもの

回1～1.5ずつ服用

参帰承気湯《じんきじょうきとう》＝黄竜湯《おうりゅうとう》 32

参耆湯《じんぎとう》《万病回春》

(柴) 人参3.0 黄耆3.0 茯苓3.0 当帰3.0
熟地黄3.0 白朮3.0 陳皮3.0 升麻1.5
肉桂1.5 益智2.0 大棗2.0 甘草1.0
JP生姜1.0

蔘蓍《しんき》**鹿茸湯**《じんぎろくじょうとう》《万病回春》

(勿) 人参4.0 黄耆4.0 鹿茸4.0 当帰4.0
甘草2.5 生姜2.0

参胡三白湯《じんこさんぱくとう》《蘊要》

(柴) 柴胡4.0 人参4.0 芍薬4.0 白朮4.0
茯苓4.0

参胡芍薬湯《じんこしゃくやくとう》《医学入門》

(勿) 柴胡4.0 芍薬4.0 枳実4.0 黄芩4.0
生姜2.0 知母3.0 人参4.0 地黄4.0 麦門4.0
甘草2.5

万病回春（遺溺）
(柴) **目標** 気虚遺溺失禁

(勿) 治痘色淡 白泡不尖 根無紅暈者
気虚而血縮者也 不成膿

(柴) **目標** 少陽の虚に入ったもの

(勿) 治傷寒十日余日 外余熱未解 脈息
未緩 大便不快小便黄赤 或渇或煩
不得安睡 不思飲食 此邪気未浄 正
気未復 当量其虚実調之

参蘇飲《じんそいん》《和剤局方》

(薬) 参蘇飲 K113 ソヨウ1.5 キジツ1.5
チンピ2.0 カッコン2.0 ハンゲ3.0
ブクリョウ3.0 ニンジン1.5 タイソウ1.5
カンキョウ1.0 モッコウ1.5 カンゾウ1.0
キキョウ2.0 ゼンコ2.0 以上十三味

(経) 紫蘇葉1.0 枳殻1.0 JP生姜1.0 木香1.0
甘草1.0 桔梗2.0 陳皮2.0 葛根2.0 前胡2.0
半夏3.0 茯苓3.0 人参1.5 大棗1.5

(龍) 紫蘇葉3.0 桔梗3.0 枳殻3.0 陳皮3.0
半夏3.0 茯苓3.0 前胡6.0 葛根6.0 人参2.0
甘草2.0 大棗2.0 木香1.5 JP生姜1.0

(中) 紫蘇葉9(2) 葛根9(2)
製半夏9(3) 茯苓9(3)
党参9(人参2) 前胡9(2) 木香3(2)
陳皮3(2) 桔梗3(2) 枳殻6(1)
生姜3(1) 大棗3(2) 炙甘草3(1)
水煎服

参附湯《じんぶとう》《世医得効方》

(中) 人参6~12 附子(炮)6~9 水煎服

参附竜牡湯《じんぶりゅうぼとう》

(中) 人参6~12 附子6~9 竜骨6~9
牡蛎6~9 水煎服

和剤局方(巻二)(傷寒) 木香半両 紫蘇葉 乾葛洗 半夏湯洗七次姜汁製炒 前胡去苗 人参 茯苓去皮各三分 枳殻去瓤麸炒 桔梗去蘆 甘草炙 陳皮去白各半両 右㕮咀毎服四銭水一盞半姜七片棗一個煎六分去滓微熱服

効能・効果 (湯)

(薬) 体力虚弱で、胃腸が弱いものの次の諸症：感冒、せき

(龍) **目標・応用** 感冒で発熱頭痛、咳痰、声重く鼻水が出、胃部がつかえ張り、あるいは嘔吐するもの、胃腸が弱い人の感冒、気鬱、つわり

(中) **目標** 益気解表、化痰止咳、理気和胃

応用 感冒、インフルエンザ、気管支炎、胃腸炎、慢性胃炎、慢性腸炎などで、脾気虚、痰湿を呈するもの

万病回春(眩暈) 人参五銭 大附子炮三銭 右剉一剤生姜三片水煎熱服

(中) **目標** 回陽、益気、救脱

(中) **目標** 回陽益気、固脱、斂汗

参苓《れい》白朮散《じんりょうびゃくじゅつさん》 《和剤局方》

(薬) 参苓白朮散料 **K115** ニンジン3.0 サンヤク3.0 ビャクジュツ4.0 ブクリョウ4.0 ヨクイニン8.0 ヘンズ3.0 レンニク3.0 キキョウ2.5 シュクシャ2.0 カンゾウ1.5 以上十味

(薬) 参苓白朮散 **K115①** ニンジン0.53 サンヤク0.53 ビャクジュツ0.71 ブクリョウ0.71 ヨクイニン1.41 ヘンズ0.53 レンニク0.53 キキョウ0.44 シュクシャ0.35 カンゾウ0.26 以上散剤とし一日量、分三

(経) 人参1.5 白朮1.5 茯苓1.5 薯蕷1.2 扁豆1.0 蓮肉0.8 桔梗0.8 薏苡仁0.8 縮砂0.8 甘草0.8 以上末とし毎服2.0を温湯または玄米の重湯にて服用 一日三回

(龍) 人参2 茯苓2 白朮2 甘草2 山薬2 蓮肉1 桔梗1 薏苡仁1 白扁豆1 縮砂1 以上の割合で混合散剤とし一回量2.0～3.0を大棗の煎液で服用

（便法 人参3.0 白朮3.0 茯苓4.0 山薬4.0 蓮肉4.0 甘草2.0 桔梗2.0 縮砂2.0 白扁豆2.0 薏苡仁6.0 常煎法）

(中) 党参9 白朮9 茯苓9 炒白扁豆9 炒山薬9 薏苡仁9 蓮子9 陳皮6 縮砂3（後下） 桔梗6 炙甘草3 水煎服 粉末にして一日二・三回9ずつ服用してもよい

和剤局方（巻三）（一切気） 蓮子肉去皮 薏苡仁 縮砂仁 桔梗炒令深黄色各一斤 白扁豆姜汁浸去皮微炒一斤半 白茯苓 人参去蘆 甘草炒 白朮 山薬各二斤

効能・効果 (散)(湯)

(薬) 体力虚弱で、胃腸が弱く、痩せて顔色が悪く、食欲がなく下痢が続く傾向があるものの次の諸症：食欲不振、慢性下痢、病後の体力低下、疲労倦怠、消化不良、慢性胃腸炎

(龍) **目標・応用** 胃腸虚弱、食欲不振、全身倦怠、嘔吐下痢、胃部痞満、心悸

(中) **目標** 補気健脾、理気化湿、止瀉

応用 消化不良症、慢性胃腸炎、貧血症、ネフローゼ症候群、慢性胃炎、その他の慢性疾患で、脾胃気虚の軟便～下痢傾向を呈するもの

参連湯《じんれんとう》《撮要》
(経) 竹節人参5.0 黄連3.0 呉茱萸3.0
(勿) 人参4.0 黄連1.5 呉茱萸4.0

参連白虎湯《じんれんびゃっことう》
〈実際〉白虎湯に人参3.0 黄連2.0を加える

参(蓡)熊湯《じんゆうとう》《松原方函》
(勿) 人参4.0 黄連1.5 熊胆0.2

参(蓡)半湯《じんはんとう》《香川》
(勿) 人参4.0 半夏1.3 甘草2.6 即半夏乾姜人参丸方中去乾姜加甘草

秦艽羌活湯《じんぎょうきょうかつとう》《衆方規矩》
(薬) 秦艽羌活湯 K215 ジンギョウ3.0
キョウカツ5.0 オウギ3.0 ボウフウ2.0
ショウマ1.5 カンゾウ1.5 マオウ1.5
サイコ1.5 コウホン0.5 サイシン0.5
コウカ0.5 以上十一味

(勿) 勿誤では蓡連湯になっている
人参 黄連 呉茱萸
(勿) 治積気爲痛

医事小言(めまい)「俄然として、めまいをして倒れる。脈は浮弦で、顔は赤く、手足に麻痺があり、言語も少し渋る。(中略) これには白虎加人参湯または本方がよい。(後略)」

(勿) 治卒倒不知人事 胸心間窒 大煩満者

(勿) 嘔家用之

効能・効果 (湯)
(薬) 体力中等度なものの次の症状：かゆみのある痔疾
【注】 李東垣の『蘭室秘蔵』痔瘻門に「痔瘻で塊を成し、下垂しその癢(痒い)を任せられず」とあり、方後に「風寒のところで大小便を忌む」と記している

秦艽扶羸湯《じんぎょうふるいとう》 《医学入門》

(経) 秦艽3.0 別甲3.0 柴胡3.0 人参2.0
紫菀2.0 地骨皮2.0 大棗2.0 当帰5.0
半夏5.0 甘草1.0 烏梅2.5

秦艽鼈(別)甲湯《じんぎょうべっこうとう》 《宝鑑》

(経) 秦艽2.0 知母2.0 青蒿2.0 烏梅2.0
当帰3.0 別甲3.0 柴胡3.0 地骨皮3.0
生姜0.5

(龍)* 秦艽鼈甲飲 秦艽2.0 知母2.0 当帰2.0
生姜2.0 別甲3.5 柴胡3.5 地骨皮3.5
青蒿0.5 烏梅1.5

秦艽防風湯《じんぎょうぼうふうとう》 《蘭室秘蔵》

(薬) 秦艽防風湯 K216 ジンギョウ2.0
タクシャ2.0 チンピ2.0 サイコ2.0
ボウフウ2.0 トウキ3.0 ソウジュツ3.0
カンゾウ1.0 オウバク1.0 ショウマ1.0
ダイオウ1.0 トウニン3.0 コウカ1.0
以上十三味

(経) 秦艽2.0 防風2.0 沢瀉2.0 陳皮2.0
柴胡2.0 当帰3.0 朮3.0 桃仁3.0 甘草1.0
黄柏1.0 大黄1.0 升麻1.0 紅花1.0

揚氏家蔵方(巻十)肺痿で、骨蒸労嗽、寒熱がして声が嗄れ、痩せて自汗が出て四肢倦怠惰、飲食がおいしくなく感ずるもの〈漢方医学大辞典〉

衛生宝鑑(巻五)

(龍)* **目標・応用** 肺結核で羸痩、舌紅頬赤、困倦盗汗するもの

(矢) **目標** 肺結核およびその類症で、咳嗽、喀痰、高熱等はなく、微熱が続きなかなか全治しないもの

応用 肺結核(増殖型)、肺炎後の後遺症、胸膜炎後遺症、流感が長びき微熱の続くもの

蘭室秘蔵(痔漏門) 秦艽 白朮 防風 当帰各一・五銭 桃仁三十個 升麻 柴胡各二分 沢瀉 炙甘草各六分 黄柏五分 橘皮 煨大黄各三分 紅花少々

効能・効果 (湯)

(薬) 体力中等度で、便秘傾向があるものの次の症状：痔核で排便痛のあるもの

(中) **目標** 補肺益腎、定喘

【注】 李東垣の『蘭室秘蔵』痔瘻門に「痔瘻で毎日の大便時痛みを発するものを治す。痛みを感じないものは痔瘻ではない」とあり方後に「風寒を避け、房事・酒湿麺・大辛(すごく辛いもの)を忌む」と記している。排便するたびに痛みの強い肛門疾患に使われる

陳夏益気湯《じんかえっきとう》《ぢんげ》㊥＝六君子湯《りっくんしとう》476

腎炎一方《じんえんいっぽう》《新中国経験方》
(経) 茯苓6.0　沢瀉4.0　猪苓4.0　半夏3.0
芍薬3.0　厚朴2.5　陳皮2.0　枳殻0.5　甘草0.5

腎気丸《じんきがん》《金匱要略》＝八味丸《はちみがん》394　八味地黄丸《はちみじおうがん》395
(経) 乾地黄8.0　山茱萸4.0　薯蕷4.0　沢瀉3.0
茯苓3.0　牡丹皮3.0　桂枝1.0　附子1.0　以上
煉蜜にて丸とす。一回量2.0一日三回

腎気明目湯《じんきめいもくとう》《万病回春》＝滋腎明目湯《じじんめいもくとう》200
(経) 当帰3.0　川芎3.0　乾地黄3.0　熟地黄3.0
芍薬3.0　桔梗1.5　人参1.5　山梔子1.5
黄連1.5　白芷1.5　蔓荊子1.5　菊花1.5
甘草1.5　細茶1.5

腎瀉丸《じんしゃがん》＝四神丸《ししんがん》183

腎石一方《じんせきいっぽう》《中山医学院》
㊥ 金銭草60　瞿麦18　滑石30　海金沙21

金匱要略（婦人雑病）乾地黄八両　薯蕷四両　山茱萸四両　沢瀉三両　茯苓三両　牡丹皮三両　桂枝一両　附子一両炮

万病回春（眼目）滋腎明目湯で記載　当帰　川芎　白芍　生地　熟地以上倍用　桔梗　人参　山梔　黄連　白芷　蔓荊子　菊花　甘草以上減半　右剉剤細茶一撮燈心一團水煎食後服　治労神腎虚、血少眼痛

㊥ **応用**　泌尿器系結石

(包煎) 杜仲24 木通9 牛膝12 党参9
鶏内金9 魚脳石12 胡桃肉30 石葦12
鬱金12 水煎服

腎疸湯《じんたんとう》《蘭室秘蔵》
(経) 羌活2.0 防風2.0 藁本2.0 独活2.0
葛根2.0 柴胡2.0 沢瀉2.0 人参2.0 猪苓2.0
神麹2.0 蒼朮2.0 朮3.0 茯苓3.0 黄柏1.5
甘草1.0 升麻1.0

腎著湯《じんちょとう》《三因方》
(柴) 茯苓5.0 白朮5.0 JP生姜3.0 甘草3.0
杏仁4.0

腎著湯《じんちょとう》 ☞ 苓姜朮甘湯《りょうきょうじゅつかんとう》 483

腎着湯《じんちゃくとう》 ☞ 苓姜朮甘湯《りょうきょうじゅつかんとう》 483

滲湿湯《じんしつとう》《千金方》
(勿) 茯苓5.0 乾姜2.0 蒼朮4.0 甘草2.5
牛膝2.5 附子0.2 萆薢4.0(或代遺糧)

蘭室秘蔵(小便淋閉門) 防風 藁本 独活 柴胡各五分 升麻五銭 黄柏 茯苓各二分 人参 沢瀉各三分 猪苓四分 蒼朮一銭 神麹六分 甘草三銭
【注】 腎疸で目が黄色く、甚だしきは全身黄色、小便赤渋の者を治す〈漢方医学大事典〉

古今方彙(妊娠) 茯苓 白朮各八分 乾姜 甘草各一銭 杏仁五分
(柴) **応用** 妊娠腎の浮腫

千金方(腎臓)

三因方(腰痛治法)

(勿) 治脚気 腰以下冷痺 腫拘 小便難 栗園先生曰 治徴毒累年不解 又感脚気者 得効
【注】 (勿)では千金を出典としているが、不明である(勿誤薬室「方凾」「口訣」釈義・長谷川弥人)

す・せ

頭風神方《ずふうしんぽう》＝頭風神方《づふうしんぽう》 340

正観湯《せいかんとう》《外台》＝㊎正観湯《しょうかんとう》 237

生化湯《せいかとう》《傅青主女科》
㊥当帰24　川芎9　桃仁9　乾姜2　炙甘草2　水煎服

生津湯《せいしんとう》
㊎麦門冬3.0　黄耆3.0　栝楼根3.0　人参3.0　牡蛎3.0　知母3.0　甘草1.5　黄連1.0　地黄4.0

生津甘露湯《せいしんかんろとう》《東垣》
㊐升麻1.5　防風3.0　桃仁3.0　杏仁3.0　生甘草2.0　防已2.0　地黄2.0　当帰2.0　柴胡2.0　羌活2.0　炙甘草2.0　黄耆2.0

景岳全書（巻六十一）（婦人規）　当帰五銭　川芎二銭　炙甘草五分　炮姜三分　桃仁十粒　熟地黄三銭（ある方では熟地黄はない）　粗末となし大棗二個を加え水で煎服

㊥**目標**　活血化瘀、温裏、補血
応用　産後の悪露停滞、子宮筋腫、骨盤内うっ血などで、血瘀に寒証を伴うもの

方輿輗（巻八）（消渇）　麦門冬　黄耆　栝楼根　甘草　人参　黄連　牡蛎　地黄　知母
消渇嘈雑ヲ苦シム者ナド此方益々佳ナリ、是レ外台ヨリ増損シ来ル方ナリ

古今方彙（消渇）　升麻四分　防風　生甘　防已　生地各五分　当帰六分　柴胡　羌活　炙甘　黄耆　知母酒　酒芩各一銭　龍胆酒　石膏　黄柏酒各一銭半　紅花少許　桃仁五個　杏仁十個

㊐**応用**　糖尿病

知母2.0　黄芩2.0　竜胆2.0　石膏5.0　黄柏1.0
紅花1.0

生津補血湯《せいしんほけつとう》《万病回春》
(柴) 当帰3.0　芍薬3.0　地黄3.0　茯苓3.0
枳実1.0　陳皮1.0　黄連1.0　沈香1.0
JP生姜1.0　貝母2.0　砂仁2.0　大棗3.0
紫蘇子1.0　竹瀝（竹茹1.0）

青蒿鼈(別)甲湯《せいこうべっこうとう》《温病条弁》
(中) 青蒿9　知母9　牡丹皮9　別甲12
生地黄15　水煎服

青麟丸《せいりんがん》＝清寧丸《せいねいがん》 276

茜根散《せいこんさん》《景岳全書》
(中) 茜草根9　側柏葉9　生地黄12　当帰9
黄芩9　阿膠9　生姜2　水煎服

清胃散《せいいさん》《脾胃論》
(中) 黄連9　生地黄12　牡丹皮9　升麻6
当帰6　水煎服

万病回春（翻胃）当帰　白芍　熟地黄　生地黄　茯苓去皮各一銭　枳実麩炒　陳皮　黄連炒　蘇子　貝母去心各七分　砂仁　沈香各五分　右剉一剤姜一片棗一枚水煎竹瀝沈香同服
(柴) **応用**　若年者の嘔吐癖

温病条弁（巻三）青蒿　知母各二銭別甲五銭　生地黄四銭　牡丹皮三銭
(中) **目標**　滋陰清熱
応用　急性熱病の後期で、傷陰、余熱未清のもの。肺結核、貧血症、その他慢性疾患で、陰虚火旺を呈するもの

(中) **目標**　滋陰降火、涼血止血

蘭室秘蔵（口歯咽喉門）当帰身　黄連（夏倍量）　生地黄（酒製）各三分　牡丹皮五分　升麻一銭
(中) **目標**　清胃涼血

清胃瀉火湯《せいいしゃかとう》《万病回春》

(経) 連翹2.0　桔梗2.0　黄芩2.0　山梔子2.0
地黄2.0　葛根2.0　黄連1.0　玄参1.0　升麻1.0
薄荷1.0　甘草1.0

清胰湯《せいいとう》《天津市南開医院》

(中) 柴胡15　黄芩10　黄連10　白芍15
木香10　延胡索10　大黄15（後下）　芒硝10
（冲服）　木煎服

清咽利膈湯《せいいんりかくとう》

(経)《薛己》　金銀花2.0　防風2.0　桔梗2.0
黄芩2.0　山梔子2.0　連翹2.0　玄参2.0
芒硝3.0　牛蒡子3.0　荊芥1.5　薄荷1.5
黄連1.0　大黄1.0　甘草1.0
(龍)《薛己》　金銀花3.0　防風3.0　荊芥3.0
薄荷葉3.0　桔梗3.0　黄芩3.0　黄連3.0
山梔子2.0　連翹2.0　玄参2.0　大黄2.0
朴硝2.0　牛蒡子2.0　甘草2.0
(柴)《証治準縄》　牛蒡子3.0　連翹3.0
山梔子2.0　玄参2.0　黄連1.0　金銀花2.0
黄芩3.0　荊芥2.0　防風3.0　桔梗3.0　薄荷1.0

応用　歯周炎、口内炎、歯槽膿漏、舌炎、胃炎などで、胃熱を呈するもの

古今方彙（口舌）　連翹　桔梗　黄連　黄芩　梔子　玄参　升麻　生地黄　薄荷　甘草　乾葛

(柴)《寿世保元》
目標　口舌生瘡腫痛、咽喉牙歯耳面腫痛

中西医結合治療急腹症（天津南開医院）

(中) **目標**　理気解鬱、清熱解毒、通裏攻下
応用　急性膵炎

外科正宗（巻二）　連翹　黄芩　甘草　桔梗　荊芥　防風　梔子　薄荷　金銀花　黄連　牛蒡子　玄参各一銭　大黄　朴硝各二銭

(龍) **目標**　咽喉腫痛、痰涎多量のもの
応用　扁桃腺炎　咽喉カタル

(柴) **目標**　口臭、咽喉腫痛、便秘

甘草2.0　大黄1.0　芒硝1.0　竹葉2.0

清鬱二陳湯《せいうつにちんとう》《万病回春》

㊩ 神麹2.0　陳皮3.0　半夏3.0　茯苓3.0
香附子3.0　蒼朮4.0　枳実1.5　川芎1.5
黄連1.5　山梔子1.5　芍薬1.5　甘草1.0
JP生姜1.0

清暈化痰湯《せいうんけたんとう》《万病回春》

〈衆方規矩〉陳皮　半夏　茯苓　枳実　黄芩
川芎　白芷　羌活　天南星　防風　細辛
甘草

清瘟敗毒飲《せいうんはいどくいん》《おん》《疫疹一得》

㊥ 生石膏30（先煎）　生地黄15
犀角3（冲服）　黄連3　山梔子6　黄芩6
桔梗3　知母6　赤芍6　玄参6　連翹6
生甘草3　牡丹皮6　淡竹葉3　水煎服

清営湯《せいえいとう》《温病条弁》

㊥ 犀角3（冲服）　生地黄15　玄参9
麦門冬9　金銀花12　連翹9　丹参9
黄連3　竹葉心3　水煎服

万病回春（呑酸）　神麯炒五銭　枳実麩炒八分　陳皮　半夏姜汁炒　茯苓各一銭　蒼朮製八銭　川芎八分　香附子一銭　黄連炒　梔子炒各一銭　白芍炒七分　甘草三分
右剉一剤生姜三片水煎温服

㊩ **目標**　呑酸、嘈雑、心痛
応用　胃潰瘍

万病回春　陳皮　半夏　茯苓各一銭半　枳実一銭　川芎　黄芩酒各六分　白芷　羌活各七分　南星　防風　細辛各六分　甘草三分　生姜水煎作丸　気虚加人参　白朮　有熱加黄連　血虚加当帰倍　川芎
めまい

㊥ **目標**　清熱解毒、涼血瀉火、滋陰、止血
応用　敗血症、日本脳炎、流行性脳脊髄膜炎、その他の熱病で、熱毒熾盛を呈するもの

温病条弁（巻一）　犀角三銭　生地黄五銭　玄参　麦門冬　金銀花各三銭　丹参　連翹各二銭　黄連一銭半　竹葉心一銭

㊥ **目標**　清熱解毒、滋陰涼血
応用　日本脳炎、流行性脳脊髄膜

清火涼血湯《せいかりょうけつとう》《済世全書》

(柴) 帰尾 3.0 芍薬 3.0 地黄 3.0 貝母 3.0
山梔子 3.0 百合 3.0 麦門冬 3.0 牡丹皮 2.0
蒲黄 2.0 川芎 2.0 桃仁 2.0 阿膠 2.0
JP生姜 1.0

清咳湯《せいがいとう》《万病回春》

(柴) 当帰 4.0 芍薬 4.0 桃仁 4.0 貝母 2.0
白朮 3.0 青皮 3.0 桔梗 3.0 牡丹皮 2.0
黄芩 2.0 山梔子 2.0 甘草 1.0

清喀湯《せいかくとう》《万病回春》

(柴) 陳皮 3.0 半夏 3.0 茯苓 3.0 知母 3.0
貝母 3.0 生地黄 3.0 山梔子 3.0 桔梗 3.0
桑白皮 4.0 杏仁 2.0 阿膠 2.0 甘草 2.0
桂枝 1.5 JP生姜 1.0

清肝滲湿湯《せいかんしんしつとう》《外科正宗》

(漢) 川芎 1.2 当帰 1.2 芍薬 1.2 地黄 1.2
柴胡 1.2 竜胆 1.2 山梔子 1.2 花粉 1.2

炎、敗血症、その他の感染症で、営分証を呈するもの

古今方彙(吐血) 帰尾 赤芍酒洗 生地黄 貝母 梔子 麦門冬各一銭 丹皮 蒲黄 炒黒各七分 川芎 熟地 桃仁 阿膠各五分 姜皮水煎

(柴) **応用** 吐血

【注】 帰尾は当帰の支根または根の先端

万病回春(失血) 当帰 白芍 桃仁去皮 貝母各一銭 白朮去皮 牡丹皮 黄芩 山梔子炒黒各八分 青皮 桔梗各五分 甘草三分

(柴) **応用** 咳血

【注】 (龍)加減逍遙散(寿世保元)(咳血)と似ている

万病回春(失血) 陳皮 半夏姜製 茯苓去皮 知母 貝母去心 生地各一銭 桔梗 梔子 桑皮二銭半 甘草五分 官桂二分 右剉一剤 生姜三片水煎温服

(柴) **応用** 喀血

外科正宗(下疳第三十一) 蒼朮 白朮 茯苓 山梔子 厚朴 沢瀉 陳皮 木通 天花粉 昆布各一銭 甘草五分 木香三分 川芎 当帰各六分

(漢) 陰嚢水腫(10・4・5・10)

黄芩1.2　沢瀉0.6　木通0.6　甘草0.6
燈心草1.0

清肌安蛔湯《せいきあんかいとう》《蔓難録》

(薬) 清肌安蛔湯 K116 サイコ6.0　ハンゲ6.0
オウゴン3.0　マクリ3.0　バクモンドウ3.0
ニンジン3.0　カンゾウ2.0　ショウキョウ1.0
以上八味

(経) 柴胡7.0　半夏5.0　生姜4.0（JP生姜1.0）
黄芩3.0　鷓鴣菜3.0　麦門冬3.0　人参3.0
甘草2.0

清玉散料《せいぎょくさんりょう》《寿世保元》

(柴) 当帰3.0　川芎3.0　赤芍3.0　地黄3.0
陳皮3.0　半夏3.0　茯苓3.0　蒼朮3.0　黄芩2.5
柴胡2.5　香附子2.0　黄連1.0　升麻1.0
牡丹皮1.0　甘草1.0　JP生姜0.5

清血四物湯《せいけつしもつとう》《万病回春》

(柴) 当帰3.0　川芎3.0　芍薬3.0　地黄3.0
黄芩3.0　茯苓3.0　陳皮3.0　紅花1.0　甘草1.0
JP生姜1.0　水煎し五霊脂とともに服用

効能・効果 (湯)

(薬) 体力中等度で、ときに脇腹（腹）からみぞおちあたりにかけて苦しく、食欲不振や口の苦味があり、舌に白苔がつくものの次の症状：回虫の駆除

(勿) 即小柴胡方中去大棗加鷓鴣菜麦門冬　治寒熱往来　肌膚枯燥　似瘧如労

(経) 小柴胡湯去大棗加鷓鴣菜麦門冬各3.0

【注】 小児の発熱で朝高く午後低い弛張熱がいつまでもひかないとき（埴岡博講義）

古今方彙（帯下）　当帰　川芎　赤芍　生地黄　陳皮　半夏　茯苓　蒼朮　香附子　黄連　黄芩　柴胡　升麻　牡丹皮　甘草　生姜水煎

(柴) **目標**　赤白帯下、遍身流注、疼痛

万病回春（鼻病）　気弱加酒浸黄耆

(柴) **応用**　酒皶鼻

清骨散《せいこつさん》《証治準縄》

(中) 銀柴胡9　別甲9　地骨皮9　知母9
秦艽6　青蒿6　胡黄連6　炙甘草3
水煎服

清衄湯《せいじくとう》《万病回春》

(柴) 当帰3.0　芍薬3.0　地黄3.0　香附子3.0
黄芩3.0　山梔子3.0　桔梗2.0　柏葉2.0
黄連1.0　甘草1.0　藕節3.0

清湿湯《せいしつとう》《会解》

(経) 独活2.0　防風3.0　沢瀉3.0　防已3.0
芍薬3.0　黄芩3.0　薏苡仁9.0　黄柏1.5
甘草1.5

清湿《せいしつ》化《け》《か》痰湯《たんとう》《寿世保元》

(般) 天南星3.0　黄芩3.0　生姜3.0　半夏4.0
茯苓4.0　陳皮2〜3　羌活1.5　白芷1.5
白芥子1.5　甘草1〜1.5
(経) 天南星3.0　黄芩3.0　生姜3.0（JP生姜1.0）
半夏4.0　茯苓4.0　蒼朮4.0　陳皮2.5　羌活1.5
白芷1.5　白芥子1.5　甘草1.5
(龍) 天南星3.0　半夏3.0　陳皮3.0　茯苓3.0
白朮3.0　羌活3.0　黄芩3.0　白芷3.0

証治準縄・類方（第一冊）　銀柴胡一・五銭　胡黄連　秦艽　別甲　地骨皮青蒿　知母各一銭　甘草五分
(中) **目標**　清虚熱
応用　肺結核、その他の慢性疾患で、陰虚火旺を呈するもの

万病回春（失血）　当帰　芍薬　生地　香附子炒　黄芩各一銭　梔子炒一銭　黄連七分　赤芍　桔梗各五分　生甘草　柏葉七枚　藕節五個　右剉一剤水煎入童便共服
(柴) **応用**　衄血

(勿) 独活　防風　沢瀉　薏苡　防已　芍薬　黄柏　黄芩　甘草
動於火為湿熱　腰背跨疼　身重倦怠　身如板夾脚似沙堕　表裏湿熱

古今方彙（痰飲）　南星　半夏　陳皮　茯苓　蒼朮　羌活　酒芩　白芷　白芥　各等分　甘草減半　水煎入竹瀝姜汁磨木香温服
効能・効果 (湯)
(般) **目標**　背中に寒冷をおぼえるものの次の諸症：神経痛、関節痛、筋肉痛
(龍) **目標**　遍身四肢の関節疼痛、胸背牽引痛、あるいは寒熱喘咳煩悶、あるいは腫脹疼痛し、あるいは四肢麻痺知覚喪失、あるいは背部中心の一点に冷やっとする所があり、脈沈滑のもの
応用　神経痛、リウマチ、関節炎、

白芥子3.0　甘草1.5　竹瀝1.0　生姜汁1.0（便法　竹瀝生姜汁は除いても可）

清暑益気湯《せいしょえっきとう》

㊯ 清暑益気湯 K117 ニンジン3.0　ビャクジュツ3.0　バクモンドウ3.0　トウキ3.0　オウギ3.0　チンピ2.0　ゴミシ2.0　オウバク2.0　カンゾウ2.0　以上九味

㊄《近製》　人参3.5　白朮3.5　麦門冬3.5　五味子2.0　陳皮2.0　甘草2.0　黄柏2.0　当帰3.0　黄耆3.0

龍[1]《六要》　人参2.5　白朮2.5　麦門冬3.0　当帰3.0　黄耆3.0　橘皮1.5　黄柏1.5　甘草1.5

龍[2]《内外傷弁惑論》　人参1.5　白朮1.5　陳皮1.5　神麹1.5　沢瀉1.5　黄柏1.0　甘草1.0　当帰1.0　青皮1.0　麦門冬1.0　葛根1.0　五味子9粒　黄耆4.5　蒼朮4.5　升麻3.0

中[1]《六要》　黄耆15（3）　党参15（人参4）　麦門冬15（4）　白朮15（4）　当帰12（3）　五味子6（2）　陳皮9（2）　黄柏6（2）　炙甘草3（2）　水煎服

中[2]《脾胃論》　黄耆15　党参15　麦門冬15　白朮15　当帰12　沢瀉9　葛根9　神麹9　升麻6　陳皮9　五味子6　炙甘草3　青皮6　蒼朮6　黄柏6　生姜5　大棗10　水煎服

中[3]《温熱経緯》＝王氏清暑益気湯　西洋参6

助間神経痛、背痛、麻痺

温熱経緯（巻四）
脾胃論（中巻）

効能・効果 ㊉

㊯ 体力虚弱で、疲れやすく、食欲不振、ときに口渇などがあるものの次の諸症：暑気あたり、暑さによる食欲不振・下痢、夏痩せ、全身倦怠、慢性疾患による体力低下・食欲不振

龍 二方は同じだが即効をとるには《医学六要》がよい

目標　長夏湿熱により四肢困倦、無気力、動作ものうく胸満気促、四肢疼痛、あるいは息切れし身熱して煩し、心下部膨悶、小便黄で頻数、大便はゆるく度数多く、あるいは口渇して飲食を思わず自汗体虚のもの

応用　夏まけ

中[1] **目標**　益気生津、清熱化湿

応用　日射病、熱射病、夏まけ、手術後、熱傷、胃腸炎、出血などで、気津両傷を呈するもの

本方は気津両傷に用いるもので、炎症症状が強い場合には必ず加減して用いる必要がある

中[2] **目標**　益気生津、清熱利湿、解暑

応用　夏季の胃腸炎、胃腸型感冒、その他の感染症、あるいは日射病、熱射病などで、暑湿、気津両傷を呈するもの

中[3] **目標**　清熱解暑、滋陰生津、益気

応用　日射病、熱射病、小児夏季熱、その他夏季の感染症で、暑熱と気津両傷を呈するもの。本方は清熱と滋潤の作用が主であるから《脾胃論》の清暑益気湯の適応症のような湿熱による

石斛15　麦門冬12　炙甘草3　粳米3
黄連3　淡竹葉9　知母9　荷梗9
西瓜皮9　水煎服

清上飲《せいじょういん》《寿世保元》

㊂経 柴胡3.0　半夏3.0　黄芩2.0　芍薬2.0
山梔子2.0　鬱金2.0　青皮2.0　大黄2.0
芒硝2.0　厚朴1.5　枳実1.5
生姜1.5（JP生姜1.0）　黄連1.0　甘草1.0

清上蠲痛湯《せいじょうけんつうとう》《寿世保元》

薬 清上蠲痛湯 **K118**　オウゴン3.0
バクモンドウ2.5　ビャクシ2.5　ボウフウ2.5
ソウジュツ2.5　トウキ2.5　センキュウ2.5
キョウカツ2.5　ドクカツ2.5　マンケイシ1.5
キクカ1.5　サイシン1.0　ショウキョウ1.0
カンゾウ1.0　以上十四味

経 当帰2.5　川芎2.5　白芷2.5　羌活2.5
独活2.5　防風2.5　生姜2.5（JP生姜0.6）　朮3.0
麦門冬3.0　黄芩3.5　菊花1.5　蔓荊子1.5
細辛1.0　甘草1.0

中 羌活3　独活3　防風3　川芎3
白芷3　蔓荊子2　菊花2　細辛1
麦門冬5　黄芩5　蒼朮3　当帰3
炙甘草1　乾姜0.5　水煎服

病態には用いてはならない

寿世保元（心胃痛）

古今方彙（頭痛）　当帰　川芎　白芷　羌活　独活　防風　蒼朮　麦門冬各一銭　黄芩酒一銭半　菊花　蔓荊各五分　細辛　甘草生　生姜水煎

効能・効果 湯

薬 体力に関わらず使用でき、慢性化した痛みのあるものの次の諸症：顔面痛、頭痛

中 **目標**　止頭痛

応用　各種の頭痛に鎮痛剤として用いる

【注】眼が原因の頭痛（埴岡博「改訂5版薬局製剤漢方212方の使い方」）
血症の頭痛（「漢方治療百話」）

☞ 駆風触痛湯《くふうしょくつうとう》**102**

清上防風湯《せいじょうぼうふうとう》《万病回春》

(薬) 清上防風湯 K 119 ケイガイ1.0 オウレン1.0 ハッカ1.0 キジツ1.0 カンゾウ1.0 サンシシ2.5 センキュウ2.5 オウゴン2.5 レンギョウ2.5 ビャクシ2.5 キキョウ2.5 ボウフウ2.5 以上十二味

(経) 川芎2.5 黄芩2.5 連翹2.5 防風2.5 白芷2.5 桔梗2.5 山梔子2.5 荊芥1.0 黄連1.0 枳殻1.0 甘草1.0 薄荷1.0

(龍) 防風3.5 荊芥1.5 山梔子1.5 黄連1.5 薄荷葉1.5 枳殻1.5 連翹2.5 白芷2.5 桔梗2.5 川芎2.0 黄芩2.0 甘草1.0

(中) 防風3 荊芥1.5 連翹2 山梔子1.5 黄連1.5 黄芩2 薄荷1.5 川芎2 白芷2 桔梗2 生甘草1 枳殻1 水煎服

万病回春(面病) 防風一銭 荊芥五分 連翹八分 梔子五分 黄連五分 黄芩酒炒七分 薄荷五分 川芎七分 白芷八分 桔梗八分 枳殻二分 甘草二分 右剉一剤水煎食後服入竹瀝一小鐘尤妙

(薬) **効能・効果** (湯)
体力中等度以上で、赤ら顔で、ときにのぼせがあるものの次の諸症：にきび、顔面・頭部の湿疹・皮膚炎、あかはな(酒さ)

(龍) **目標・応用** 顔面に充血性のにきび、フルンケルを生じあるいは眼充血、酒皶鼻

(中) **目標** 祛風、清熱解毒、止痛
応用 膿疱性痤瘡、尋常性毛瘡、癤、疔、皮膚炎などで、風熱を呈するもの。感冒、インフルエンザなどで、表熱頭痛を呈するもの

(矢) 加減方 本方に薏苡仁5.0ぐらい加える。通じが少ないときは大黄0.5～2.0加える

清上養中湯《せいじょうようちゅうとう》《寿世保元》

(柴) 甘草3.0 桔梗3.0 玄参2.5 当帰2.5 黄芩2.5 陳皮2.0 白朮2.0 茯苓2.0 麦門冬2.0 連翹2.0 人参1.0 防風1.0 金銀花1.0

古今方彙(咽喉) 甘草 桔梗各二銭 玄参 当帰 黄芩各一銭 陳皮 白朮 茯苓 麦門冬 連翹各八分 人参 防風 金銀各五分

(柴) **目標** 咽喉腫痛、痰には加貝母3

清心湯《せいしんとう》

☞女神散《にょしんさん》 377

清心温胆湯《せいしんうんたんとう》《古今医鑑》

(矢) 半夏3.0 茯苓3.0 陳皮3.0 白朮3.0
当帰2.0 芍薬2.0 川芎2.0 麦門冬2.0
遠志2.0 人参2.0 竹茹2.0 黄連1.0 枳実1.0
香附子1.0 菖蒲1.0 甘草1.0

清心蓮子飲《せいしんれんしいん》《和剤局方》

(薬) 清心蓮子飲 K120 バクモンドウ4.0
ブクリョウ4.0 ニンジン3.0 シャゼンシ3.0
オウゴン3.0 オウギ2.0 カンゾウ1.5
レンニク4.0 ジコッピ2.0 以上九味

(経) 蓮肉4.0 麦門冬4.0 茯苓4.0 人参3.0
車前子3.0 黄芩3.0 黄耆2.0 地骨皮2.0
甘草1.5

(龍) 蓮肉5.0 人参5.0 黄耆4.0 茯苓4.0
麦門冬3.0 地骨皮3.0 車前子3.0 黄芩3.0
甘草1.0

(中) 蓮子24(4) 党参24(人参3)
黄耆24(2) 茯苓24(4) 炙甘草15(2)
麦門冬15(4) 黄芩15(3) 地骨皮15(2)
車前子15(3) 水煎服

古今医鑑 平肝解鬱清火化痰益心生血 陳皮一銭 半夏製一銭 茯苓一銭 枳実一銭 竹茹一銭 白朮炒一銭 石菖蒲一銭 黄連姜汁炒一銭 白芍炒一銭 当帰酒洗一銭 香附炒一銭 麦門冬去心八分 川芎六分 人参六分 遠志六分 甘草四分 右剉一剤生姜煎服

(矢) **目標** 肝を平かにし、鬱を解き、火を清まし、痰を化し、めまいを除き、諸痫の疾を治す

和剤局方(巻五)(諸虚) 黄芩 麦門冬去心 地骨皮 車前子 甘草炙各半両 石蓮肉去心 白茯苓 黄耆蜜炙 人参各七両半 右剉散毎三銭 麦門冬十粒水一盞半煎取八分去滓水中沈冷空心食前服

効能・効果 (湯)

(薬) 体力中等度以下で、胃腸が弱く、全身倦怠感があり、口や舌が乾き、尿が出しぶるものの次の諸症：残尿感、頻尿、排尿痛、尿のにごり、排尿困難、こしけ(おりもの)

(龍) **目標** 心中煩燥思憂憂愁抑鬱、小便赤濁、多夢、遺精、遺瀝、渋痛し、口苦くのど渇き、漸次消渇となり、五心煩熱するもの

応用 性的神経衰弱、夢精、無精、腎臓炎、膀胱炎、糖尿病、上盛下虚には知母黄柏各2.0を加える

(中) **目標** 益気滋陰、清心火、利水

応用 自律神経失調症、神経症、不眠症、更年期症候群、口内炎、膀胱神経症、慢性膀胱炎、慢性腎盂炎などで、気陰両虚、心火旺を呈するもの

清燥湯《せいそうとう》 《脾胃論》

(柴) 黄耆4.0 蒼朮4.0 白朮3.0 陳皮3.0 沢瀉3.0 人参2.0 茯苓2.0 升麻2.0 麦門冬2.0 当帰2.0 地黄2.0 神麴2.0 猪苓2.0 五味子2.0 黄柏1.0 柴胡1.0 黄連1.0 甘草1.0

清燥救肺湯《せいそうきゅうはいとう》 《医門法律》

(中) 桑葉9 生石膏15 人参3（沙参9） 胡麻仁9 阿膠6（冲服） 麦門冬9 杏仁6 枇杷葉9 炙甘草3 水煎服

清燥養栄湯《せいそうようえいとう》 《温疫論》

(経) 知母2.0 栝楼根2.0 当帰2.0 芍薬2.0 地黄4.0 陳皮1.5 燈心草1.5 甘草1.5

清唾湯《せいだとう》 《万病回春》

(柴) 知母3.0 貝母3.0 桔梗3.0 遠志3.0 黄柏2.0 玄参2.0 乾姜2.0 熟地黄4.0 天門冬4.0 麦門冬4.0

万病回春（痿躄） 黄耆蜜炙銭半 蒼朮米泔炒一銭 白朮去蘆 陳皮 沢瀉各五分 人参去蘆 白茯苓 升麻各三分 麦門冬去心 当帰 生地黄 神麹 猪苓各二分 黄柏酒炒 柴胡 黄連各三分 五味子九個 甘草炙二分

(柴) **目標** 下肢の麻痺、痛

医門法律（傷燥門） 桑葉三銭 煅石膏二・五銭 炒杏仁 人参各七分 甘草 炒胡麻仁各一銭 阿膠（煎じないで融化する）八分 麦門冬一・二銭 枇杷葉（毛を去って蜜で炙す）一枚

(中) **目標** 清肺潤燥

応用 咽喉炎、気管支炎、気管支拡張症、肺結核などで、燥熱傷肺を呈するもの

温疫論（解後） 知母 天花粉 当帰 白芍 地黄汁 陳皮 甘草 加燈心煎服

凡有陰枯血燥者、宜清燥養栄湯

万病回春（出血） 知母去毛 貝母去心 桔梗 黄柏 熟地 遠志去心 玄参 天門冬去心 麦門冬去心各等分 乾姜泡炒黒減半

(柴) **応用** 唾血、歯槽膿漏

清痰除眩湯《せいたんじょげんとう》《寿世保元》

(柴) 南星3.0 半夏3.0 天麻3.0 蒼朮3.0
川芎3.0 陳皮3.0 茯苓3.0 桔梗3.0 枳殻2.0
烏薬2.0 黄芩2.0 羌活2.0 甘草1.0
JP生姜1.0

清腸湯《せいちょうとう》《寿世保元》

(柴) 当帰3.0 地黄3.0 山梔子3.0 芍薬3.0
瞿麦3.0 茯苓3.0 木通3.0 篇蓄3.0 知母3.0
麦門冬3.0 黄連1.0 甘草1.0 烏梅1.5
燈心草2.0

清中安蛔湯《せいちゅうあんかいとう》

(経) 黄連2.0 黄柏2.0 枳実2.0 山椒2.0
烏梅3.0

清寧丸《せいねいがん》《秘制大黄清寧丸方》＝青麟丸《せいりんがん》

(中) 大黄6kg 緑豆2.5kg 車前草2.5kg
白朮2.5kg 半夏2.5kg 香附子2.5kg
黒豆2.5kg 厚朴2.5kg 桑葉2.5kg 麦芽2.5kg
橘皮2.5kg 側柏葉2.5kg 桃樹枝500g
牛乳500g 一回9を一日一ないし二回服用

(柴) **応用** 肥白の人のめまい

万病回春（失血） 当帰 生地炒 梔子炒黒 黄連 芍薬 黄柏 瞿麦 赤茯苓 木通 扁蓄 知母 麦門冬去心各一銭 甘草減半 右剉一剤燈心一団烏梅一箇水煎空心服

(柴) **応用** 血尿、慢性腎炎

観聚要補（多紀元簡） 傷寒弁註 治胃実熱、嘔吐長蟲

【注】 観聚要補には、生姜水煎となっている

全国中薬成薬処方集 大黄百二十斤（黄酒六十斤で熟するまで蒸す） 牛乳十斤 緑豆 黒豆 厚朴 車前草 香附子 麦芽 白朮 桑葉 側柏葉 橘皮 半夏各五斤 桃樹枝一斤

(中) **応用** 清火、利湿熱、緩下

清熱解鬱湯《せいねつげうつとう》《万病回春》

(経) 山梔子3.0　蒼朮3.0　川芎2.0　香附子2.0
陳皮2.0　黄連1.0　甘草1.0　枳殻1.0　乾姜0.5
生姜0.5

清熱補気湯《せいねつほきとう》《証治準縄》

(般) 人参3　白朮3～4　茯苓3～4
当帰3　芍薬3　升麻0.5～1　五味子1
玄参1～2　麦門冬3　甘草1
(龍) 人参3.0　白朮3.0　麦門冬3.0　茯苓3.0
当帰3.0　芍薬3.0　升麻1.0　五味子1.0
玄参1.0　甘草1.0
(経) 人参3.0　当帰3.0　芍薬3.0　麦門冬3.0
朮3.5　茯苓3.5　升麻1.0　五味子1.0　玄参1.0
甘草1.0

清熱補血湯《せいねつほけつとう》《証治準縄》

(般) 当帰3　川芎3　芍薬3　地黄3
玄参1.5　知母1.5　五味子1.5　黄柏1.5
麦門冬1.5～3　柴胡1.5　牡丹皮1.5
(経) 当帰3.0　川芎3.0　芍薬3.0　熟地黄3.0
玄参1.5　知母1.5　五味子1.5　黄柏1.5

万病回春（心痛）　山梔子炒黒二銭　枳殻麩炒　西芎　黄連炒　香附子炒各一銭　陳皮　乾姜炒黒各五分　蒼朮米泔浸七分　甘草三分　右剉一剤生姜三片水煎熱服

(矢) **目標**　心下、上腹部の疼痛、鬱熱、胃痛、胸やけ

応用　慢性胃炎、胃潰瘍、十二指腸潰瘍、膵臓炎、胆石症、胆嚢炎、胃酸過多症

古今方彙（口舌）　人参　白朮　茯苓　当帰　芍薬各一銭　升麻　五味　麦門冬　玄参　甘草各五分

効能・効果 (湯)

(般) 体力中等度以下で、胃腸が弱いものの次の諸症：口内炎、口腔や舌の荒れ・痛み、口の乾き・乾燥

(龍) **目標・応用**　口内炎で口舌乾燥しつるつるになり、あるいは発熱口渇するもの

加減方

無効なら炮姜2.0を加え、それでも無効なら白河附子1.0を加える

古今方彙（口舌）　当帰　川芎　芍薬　熟地黄各一銭　玄参　知母　五味　黄柏　麦門　柴胡　牡丹各五分

効能・効果 (湯)

(般) 体力中等度以下で、胃腸障害はなく、貧血気味で皮膚が乾燥しているものの次の諸症：口内炎、口腔や舌の荒れ・痛み、口の乾き・乾燥

(龍) **目標・応用**　口内炎で体倦小食、夕

麦門冬1.5　柴胡1.5　牡丹皮1.5

(龍) 当帰3.5　川芎3.5　芍薬3.5　熟地黄3.5
玄参1.5　知母1.5　五味子1.5　黄柏1.5
麦門冬1.5　柴胡1.5　牡丹皮1.5

清肺湯《せいはいとう》《万病回春　咳嗽》

(薬) 清肺湯 K121　オウゴン2.0　キキョウ2.0
ソウハクヒ2.0　キョウニン2.0　サンシシ2.0
テンモンドウ2.0　バイモ2.0　チンピ2.0
タイソウ2.0　チクジョ2.0　ブクリョウ3.0
トウキ3.0　バクモンドウ3.0　ゴミシ1.0
ショウキョウ1.0　カンゾウ1.0　以上十六味

(経) 黄芩2.0　桔梗2.0　陳皮2.0　桑白皮2.0
貝母2.0　杏仁2.0　山梔子2.0　天門冬2.0
大棗2.0　竹茹2.0　茯苓3.0　当帰3.0
麦門冬3.0　五味子1.0　乾姜1.0　甘草1.0

(中) 桔梗3　桑白皮3　川貝母3　杏仁2
黄芩5　山梔子2　五味子3　麦門冬2
天門冬2　当帰3　茯苓3　陳皮3
生姜1　炙甘草1　大棗1　水煎服

清肺湯《せいはいとう》《万病回春　便血門》

(経) 地黄3.0　当帰3.0　地楡2.0　黄芩2.0
山梔子2.0　川芎2.0　黄柏2.0　芍薬1.5
黄連1.5　側柏葉1.5　槐角1.5　阿膠1.5

暮方に増悪し、あるいは目渋熱痛するもの

万病回春(咳嗽)甘草三分　黄芩一銭半　桔梗　茯苓　陳皮　当帰　貝母一銭　桑白皮一銭　天門冬　山梔子　杏仁　麦門冬各七分　五味子七粒　左を剉み一剤とし、生姜　大棗　煎じ食後に服す

(薬) **効能・効果** (湯) 体力中等度で、せきが続き、たんが多くて切れにくいものの次の諸症：たんの多く出るせき、気管支炎

(中) **目標** 清肺止咳、祛痰、滋陰
応用 慢性気管支炎、気管支拡張症、肺結核などで、肺熱、肺陰虚を呈するもの

(紫) 血痰には、加芍薬3.0　生地黄4.0　紫苑　竹筎　阿膠各2.0　去五味子　杏仁　貝母　桔梗(紅痰加減方)

万病回春(失血)

清補丸料《せいほがんりょう》《証治準縄》

(柴) 熟地黄4.0 山薬3.0 山茱萸3.0 茯苓3.0 牡丹皮3.0 沢瀉3.0 天門冬3.0 麦門冬3.0 貝母3.0 桔梗3.0 杏仁3.0 半夏3.0 五味子2.0 枳実1.5 黄連1.0 JP生姜1.0

清涼飲《せいりょういん》**(散**《さん》**)**《万病回春》

(経) 山梔子2.5 連翹2.5 防風2.5 枳殻2.5 黄芩2.0 当帰2.0 地黄2.0 桔梗2.0 黄連1.0 甘草1.0 薄荷1.0

(矢) 山梔子2.0 連翹2.0 黄芩2.0 防風2.0 当帰2.0 地黄2.0 甘草2.0 桔梗4.0 枳殻1.0 黄連1.0 薄荷1.0 白芷1.0 燈心草1.0 細茶1.0

(龍)* 山梔子2.0 連翹2.0 黄連2.0 甘草2.0 薄荷葉2.0 黄芩3.0 防風3.0 枳殻3.0 当帰3.0 生地黄(または乾地黄)3.0 桔梗4.0 白芷1.5 燈心草1.5 細茶1.5

清涼至宝飲《せいりょうしほういん》《玉衡》

(勿) 薄荷1.0 地骨皮3.0 牡丹3.0 梔子1.0 天花粉4.0 玄参3.0 細辛3.0

聖恵人参散《せいけいにんじんさん》(漢)=人参散《にんじんさん》378

(柴) **応用** 腎虚の喘息

万病回春(咽喉)には清涼散と記載
○清涼散 山梔、連翹、黄芩、防風、枳殻、黄連、当帰、生地、甘草(各等分)、桔梗(倍す)、薄荷、白芷(半ばを減ず、或いは用いざるも亦可なり)
右剉み一剤。燈心一団、細茶一撮、水煎し、山豆根を磨し、調え服す

(矢) **目標** 実熱による扁桃炎で、発赤腫脹疼痛のあるもの

(龍)* **目標・応用** 口内炎、アンギーナ、咽喉炎で腫痛発熱するもの

【注】 (龍)*は清涼散

(勿) 此清痧熱之剤

聖癒湯《せいゆとう》《東垣十書》☞四物湯《しもつとう》184

赤丸《せきがん》《金匱要略》

※1 茯苓15 半夏15 細辛15
烏頭 a.q.(0.5) 蜂蜜20

※2 赤丸料 茯苓4 半夏4 細辛1
烏頭2 蜂蜜40 mL

石葦散《せきいさん》《普済方》

㊥ 石葦6 木通4.5 車前子9 瞿麦6
滑石9 楡白皮6 甘草3 冬葵子6

金匱要略(腹満寒疝宿食) 寒気厥逆
茯苓四両 半夏四両一方用桂四両 烏頭二両 細辛一両
右四味 末之 内真朱為色 練蜜丸加麻子大 先食 酒飲下 三丸 昼再夜一服 不知症増之 以知為度
類聚方広義 為則按 当有心下悸 及嘔 而腹痛証

※1 和漢薬方意辞典(中村謙介)

※2 実践漢方ハンドブック(近畿大学東洋医学研究所)

製法:烏頭を蜂蜜で半分まで煮詰めてかすを除く。別に茯苓、半夏、細辛を水120mLを加えて30分位かけて40mLまで煎じ、かすを除く。そして両者を混合してしばらく煎じる

1.1000mLと蜂蜜40mLを加えて必ず90分かけて300mLまで煎じ、かすを除く

2.蜂蜜を使用しない場合は炮附子1.0gとし、水400mLを加えて必ず40分かけて200mLまで煎じ、かすを除く

用法:一回30mLを室温程度の温度で服用する

1.一日二回朝夕食後1時間に、一回150mLを飲み頃の温度で服用する

2.一日二回朝夕食後1時間に、一回100mLを室温程度の温度で服用する

応用 腹痛、腰痛、冷えによる腹痛

㊥ **目標** 清熱瀉火、利水通淋

赤茯苓9　水煎服

石決明散《せっけつめいさん》《眼科審視瑤函方》

(柴) 石決明　防風　人参　茺蔚子　車前子
知母　白茯苓　五味子　玄参
黄芩各等分細辛　半分細末として一回2、
一日三回

石膏熟地煎《せっこうじゅくじせん》＝玉女煎《ぎょくじょせん》96

石膏知母湯《せっこうちもとう》㊥＝白虎湯《びゃっことう》406

石膏知母加人参湯《せっこうちもかにんじんとう》㊥＝白虎加人参湯《びゃっこかにんじんとう》407

石膏知母桂枝湯《せっこうちもけいしとう》㊥＝白虎加桂枝湯《びゃっこかけいしとう》407

石榴根湯《せきりゅうこんとう》

(経) 石榴根皮4.0　苦楝皮3.0　以上の煎汁で檳榔末6.0を服す。二回分

(柴) **応用**　白内障
【注】茺蔚子＝益母草子

折衝飲《せっしょういん》《産論》

(薬) 折衝飲 K122 ボタンピ3.0 センキュウ3.0 シャクヤク3.0 ケイヒ3.0 トウニン4.0 トウキ4.0 エンゴサク2.0 ゴシツ2.0 コウカ1.0 以上九味

(経) 桃仁5.0 当帰5.0 牡丹3.0 川芎3.0 芍薬3.0 桂枝3.0 延胡索2.0 牛膝2.0 紅花1.0

(中) 当帰5 桃仁5 牡丹皮3 川芎3 赤芍3 桂枝3 牛膝3 紅花2 延胡索3 水煎服

産論 芍薬 桃仁 桂枝各一銭 紅花半銭 当帰 芎藭 牛膝各八分 牡丹皮 延胡索各五分 甘草一分

(薬) **効能・効果** (湯) 体力中等度以上で、下腹部痛があるものの次の諸症：月経不順、月経痛、月経困難、神経痛、腰痛、肩こり

(中) **目標** 活血化瘀、理気止痛

応用 桂枝茯苓丸に準じる

千金葦茎湯《せんきんいけいとう》《千金方》＝葦茎湯《いけいとう》7

(中) 芦根45 生薏苡仁30 冬瓜仁24 桃仁6 水煎服

金匱要略（肺痿肺癰欬嗽上気） 芦根二升 薏苡仁半升 桃仁五十枚 瓜瓣半升

(中) **目標** 清肺化痰、逐瘀排膿

千金温胆湯《せんきんうんたんとう》《千金方》＝温胆湯《うんたんとう》19

千金黄耆湯《せんきんおうぎとう》＝楽令建中湯《がくれいけんちゅうとう》63

千金栝楼湯《せんきんかろうとう》＝栝楼湯《かろうとう》54

(経) 栝楼実3.0 生姜3.0（JP生姜1.0） 半夏6.0 薤白4.0 枳実2.0

千金陥胸湯《せんきんかんきょうとう》《千金方》＝陥胸湯《かんきょうとう》74　中陥胸湯《ちゅうかんきょうとう》

(経) 栝楼実3.0　大黄3.0　黄連3.0　甘草1.5

(勿) 大黄　黄連　甘草　栝楼仁
治胸中心下結積　飲食不消

千金鶏鳴散《せんきんけいめいさん》《丹渓心方》

(薬) 千金鶏鳴散料 **K123**　ダイオウ2.0　トウニン5.0　トウキ5.0　以上三味

(経) 当帰5.0　桃仁5.0　大黄2.0

傷科補要(巻四)　当帰尾五銭　桃仁三銭　大黄一両

効能・効果 (湯)
(薬) 打撲のはれと痛み

【注】 鶏鳴散**124**とは別

千金三黄湯《せんきんさんおうとう》《千金方》

(経) 麻黄5.0　独活4.0　黄芩3.0　細辛2.0　黄耆2.0

(龍) 麻黄5.0　独活4.0　細辛2.0　黄耆2.0　黄芩3.0　水240mLを以て煮て80mLに煮つめ3回に分服(便法　常煎法)

(勿) 麻黄　独活　細辛　黄耆　黄芩

(龍) **目標・応用**　中風で手足拘急し諸関節疼痛、煩熱心乱悪寒し飲食を欲しがらぬもの

加減方
心熱には大黄2.0を加える
腹満には枳実3.0を加える
気逆には人参3.0を加える
悸には牡蛎3.0を加える
渇には栝楼根3.0を加える
先に寒あるものは附子1.0を加える

【注】 三黄湯**171**とは別

千金続命湯《せんきんぞくめいとう》＝小続命湯《しょうぞくめいとう》**232**

千金当帰湯《せんきんとうきとう》《千金方》＝当帰湯《とうきとう》**352**

千金独活湯《せんきんどっかつとう》＝独活葛根湯《どっかつかっこんとう》 368

〈実際〉葛根湯に独活3.0　地黄5.0を加える

千金内托散《せんきんないたくさん》《千金方》＝内托散《ないたくさん》

(般) 黄耆2　当帰3〜4　人参2〜3　川芎2　防風2　桔梗2　白芷1〜2　厚朴2　甘草1〜2　桂皮2〜4（金銀花2を加えても可）

(経) 人参2.5　当帰3.0　黄耆2.0　川芎2.0　防風2.0　桔梗2.0　厚朴2.0　桂枝2.0　白芷1.0　甘草1.0

(龍) 当帰4.0　桂枝4.0　人参2.0　川芎2.0　厚朴2.0　防風2.0　甘草2.0　白芷2.0　桔梗2.0　黄耆2.0

千金半夏湯《せんきんはんげとう》

〈医典〉半夏5.0　生姜3.0　附子0.6　呉茱萸2.0

千金鯉魚湯《せんきんりぎょとう》＝鯉魚湯《りぎょとう》 476

千婚湯《せんこんとう》《万病回春》

(経) 半夏4.0　皂角2.0　甘草2.0　乾姜1.0

千金方には黄耆の入っていない内補散が記載されている。北里東医研の処方集によれば和剤局方「化毒排膿内補十宣散」を原典としている

外科正宗に内托千金散があるも異方

(勿) 桂枝　白芷　人参　桔梗　川芎　甘草　防風　厚朴　当帰

効能・効果 (湯)

(般) 体力虚弱で、患部が化膿するものの次の諸症：化膿性皮膚疾患の初期、痔、軽いとこずれ

(龍) **目標** 虚証の潰瘍で分泌止み難く肉の上り悪きもの

応用 潰瘍、漏孔、慢性中耳炎、痔漏

【注】 回春小児痘瘡門に内托散、同癰疽門に千金内托散

漢方医学大辞典では緡《みん》となっている

校註婦人良方（巻六）　制半夏七個　皂角（皮や先と筋を除く）　炙甘草各一寸

川芎茶調散《せんきゅうちゃちょうさん》 《和剤局方》

(般) 白芷2 羌活2 荊芥2 防風2 薄荷葉2 甘草1.5 細茶1.5 川芎3 香附子3～4

(経) 白芷2.0 羌活2.0 荊芥2.0 防風2.0 薄荷2.0 甘草1.5 細茶1.5 香附子3.0 川芎3.0

(龍) 薄荷葉4.0 香附子4.0 荊芥3.0 川芎3.0 羌活1.0 白芷1.0 甘草1.0 防風2.0 細茶2.0

(中) 川芎9 薄荷9(後下) 荊芥9 羌活6 白芷6 炙甘草3 防風6 細辛3 粉末とし、一回9を清茶(緑茶)で服用

先鋒膏《せんぽうこう》

《医典》 松脂200 黄蝋160 香油600mL 翠雲草30 以上を煮て、焦黒色になったところで麻布でかすをこして凝固せしめる

生姜(指の大きさ)一塊 治風痰哮証

【注】 万病回春に発見できず

和剤局方(巻三) 白芷 甘草爁 羌活各二両 荊芥去梗 川芎各四両 細辛去蘆一両 防風一両半 薄荷葉不見火八両

効能・効果 (湯)

(般) 体力に関わらず使用でき、頭痛があるものの次の諸症：かぜ、血の道症、頭痛

(龍) **目標・応用** 頭痛鼻塞、声重く、壮熱、肢体湘痛のもの、あるいは熱性または充血性頭痛

(中) **目標** 疏風散寒、止頭痛

応用 感冒、インフルエンザ、鼻炎、副鼻腔炎などで、風寒の頭痛を呈するもの。偏頭痛、血管痙攣性頭痛、神経性頭痛などにも試用してよい

加減方

悪寒が強く悪心、嘔吐を伴うときには、生姜、紫蘇葉などを加える。眼の充血には紫蘇葉などを加える。眼の充血、口が苦い、口渇など風熱の症候がみられるときには、菊花、白僵蚕を配合する(菊花茶調散《和剤局方》)か、さらに細辛、羌活を除き蔓荊子、釣藤鈎などを加える。白芷を白芍にかえるのもよい。鼻炎、副鼻腔炎には蒼耳子、辛夷などを加える

疝気八味方《せんきはちみほう》

(漢) 桂枝　通草　延胡索　桃仁　烏薬
牡丹皮　黒丑　大黄

宣毒発表湯《せんどくはっぴょうとう》《痘疹仁端録》

(中) 升麻6　葛根9　前胡3　杏仁6
桔梗6　枳殻3　荊芥3　防風3　薄荷2
木通6　連翹6　牛蒡子6　淡竹葉6
生甘草2　水煎服

洗肝明目湯《せんかんめいもくとう》《万病回春》

(般) 当帰1.5　川芎1.5　芍薬1.5　地黄1.5
黄芩1.5　山梔子1.5　連翹1.5　防風1.5
決明子1.5　黄連1～1.5　荊芥1～1.5
薄荷1～1.5　羌活1～1.5　蔓荊子1～1.5
菊花1～1.5　桔梗1～1.5　蒺梨子1～1.5
甘草1～1.5　石膏1.5～3
(経) 当帰1.5　川芎1.5　芍薬1.5　地黄1.5
黄芩1.5　山梔子1.5　連翹1.5　防風1.5
決明子1.5　黄連1.0　荊芥1.0　薄荷1.0
羌活1.0　蔓荊子1.0　菊花1.0　桔梗1.0
蒺藜1.0　甘草1.0　石膏3.0
(龍) 洗肝明目散　当帰1.5　川芎1.5　芍薬1.5
乾地黄1.5　防風1.5　黄連1.5　黄芩1.5
山梔子1.5　石膏1.5　連翹1.5　荊芥1.5

(漢) 3・2・3・27
一切小腹以下の患（虫様突起炎）
分量の記載なし

医宗金鑑・痘科心法要訣（巻五十九）
(中) 麻疹の初期で発疹が十分でなく、咳嗽、咽痛が明らかなものに用いる

万病回春（眼目）　当帰尾　川芎　赤芍　生地黄　黄連　黄芩　梔子　石膏　連翹　防風　荊芥　薄荷　羌活　蔓荊子　菊花　白蒺藜　草決明　桔梗　甘草各等分

効能・効果 (湯)
(般) 体力中等度のものの次の諸症：目の充血、目の痛み、目の乾燥
(龍) **目標・応用**　充血腫脹疼痛性眼病
加減方
痛みが強いものは烏頭1.0を加える
ほしや雲があるものは木賊1.5を加え蒺梨を倍にし芍薬を去る
風熱充血甚しきものは胆草　柴胡各2.0を加え薄荷を去る
大便実には大黄2.0を加える

薄荷葉1.5　羌活1.5　蔓荊子1.5　菊花1.5
桔梗1.5　蒺梨1.5　草決明子1.5　甘草1.5

旋覆花湯《せんぷくかとう》《寿世保元　嘈雑門》
(柴)陳皮3.0　半夏3.0　茯苓3.0　芍薬3.0
人参3.0　桔梗3.0　細辛2.0　旋覆花2.0
甘草1.0　桂枝1.0　生姜0.5

旋覆花湯《せんぷくかとう》《外台》
(龍)烏頭(または白河附子)1.0〜3.0　旋覆花2.0
細辛2.0　前胡2.0　甘草2.0　茯苓2.0　半夏1.0
生姜8.0　桂皮4.0

旋覆花湯《せんぷくかとう》《聖済総録》
(龍)*旋覆花3.0　柴胡3.0　檳榔2.5　桔梗2.5
別甲2.5　桑白皮1.5　大黄1.5　甘草1.5

旋覆花代赭石湯《せんぷくかだいしゃせきとう》《たい》《傷寒論》＝旋覆代赭湯《せんぷくたいしゃとう》
(経)旋覆花3.0　大棗3.0　代赭石3.0　甘草2.0
人参2.0　半夏5.0　生姜4.0(JP生姜1.0)
(龍)旋覆花3.0　甘草3.0　大棗3.0　人参2.0
JP生姜2.0　代赭石1.0　半夏8.0　水400mLを以て煮て240mLに煮つめ滓を去り、煮直して

(柴)**目標**　胃炎、腹満　痛、不欲食

(龍)**目標・応用**　胸膈痰結、痰が膠の如く粘って切れず、食が下らぬもの

(龍)***目標・応用**　支飲で胸膈実し痞え呼吸短気喘のもの、木防已去石膏加茯苓芒消湯の証で熱実に属するもの

傷寒論(太陽下)　旋復花三両　人参二両　生姜五両　代赭一両　甘草三両炙　半夏半升洗　大棗十二枚擘
(龍)**目標**　心下痞え硬く噫気が出るもの
応用　胃拡張、胃酸過多症、胃潰瘍、胃癌、胃の異常、発酵
(中)**目標**　降逆化痰、益気和胃
応用　慢性胃炎、胃拡張、胃アトニー、幽門痙攣、神経性嘔吐、吃逆などで、胃気虚の痰飲上逆のみられるも

120 mLに煮つめ三回に分服（便法　常煎法）
（中）旋覆花9（2）（包煎）　党参12（人参2）
代赭石24（3）（先煎）　法半夏9（5）
生姜3（4）　炙甘草2（2）　大棗8（3）
水煎服

旋覆代赭湯《せんぷくたいしゃとう》《傷寒論》＝旋覆花代《たい》赭石湯《せんぷくかだいしゃせきとう》

銭氏白朮散《せんしびゃくじゅつさん》《小児薬証直訣》
＝七味白朮散《しちみびゃくじゅつさん》

（薬）銭氏白朮散料 K 124　ビャクジュツ4.0
ブクリョウ4.0　カッコン4.0　ニンジン3.0
モッコウ1.0　カンゾウ1.0　カッコウ1.0　以
上七味
（経）人参3.0　朮4.0　茯苓4.0　葛根4.0　藿香1.0
木香1.0　甘草1.0

選奇湯《せんきとう》《蘭室秘蔵》

（柴）黄芩4.0　羌活4.0　防風4.0　半夏4.0
甘草1.0
（矢）黄芩2.0　羌活4.0　防風4.0　甘草2.0
半夏5.0

の、あるいは心臓性喘息、気管支炎、気管支拡張症などで、痰湿を伴うもの

効能・効果（湯）

（薬）体力虚弱で、嘔吐や下痢があり、ときに口渇や発熱があるものの次の諸症：感冒時の嘔吐・下痢、小児の消化不良

小児薬証直訣（下巻）　人参二銭半　茯苓　炒白朮　藿香葉各五銭　木香二銭　甘草一銭　葛根五銭

万病回春（頭痛）　羌活　防風各二銭　酒片黄芩一銭半冬月不用或少者炒用　半夏姜汁炒二銭　甘草一銭夏月生冬月炙

（柴）**目標**　頭痛（前頭部）
加川芎　荊芥　柴胡各二

（矢）**目標**　眉間、前頭部、眉稜骨部、眼の奥のところに痛みを訴えるもの

【注】　原本では食後に服すとある

前胡建中湯《ぜんこけんちゅうとう》 《千金方》

(勿) 芍薬4.0　桂枝3.0　半夏2.5～3.0　茯苓4.0
黄耆4.0　当帰4.0　柴胡4.0　人参4.0　甘草2.0
生姜2.0　白糖4.0

喘四君子湯《ぜんしくんしとう》 《万病回春》

(般) 人参2～3　白朮2～4　茯苓2～4
陳皮2　厚朴2　縮砂1～2　紫蘇子2
沈香1～1.5　桑白皮1.5～2　当帰2～4
木香1～1.5　甘草1～3　生姜1　大棗2
（生姜、大棗なくても可）
(経) 人参2.0　厚朴2.0　紫蘇子2.0　陳皮2.0
茯苓4.0　当帰4.0　朮4.0　縮砂1.0　木香1.0
沈香1.0　甘草1.0　桑白皮1.5
(龍) 人参3.0　甘草3.0　茯苓2.0　陳皮2.0
厚朴2.0　縮砂2.0　紫蘇子2.0　桑白皮2.0
大棗2.0　当帰2.5　白朮4.0　沈香1.5　木香1.5
JP生姜1.0
(中) 人参4　白朮4　茯苓2　炙甘草2
生姜2　大棗2　陳皮2　縮砂2　木香1
厚朴2　紫蘇子2　桑白皮2　沈香2
水煎服

喘理中湯《ぜんりちゅうとう》 《万病回春》

(龍) 縮砂3.0　乾姜3.0　紫蘇子3.0　厚朴3.0

(勿) 治大労虚労　寒熱　嘔逆　下焦虚熱　小便赤痛　客熱上熏頭目及骨肉疼痛　口乾

【注】 千金方十九巻（補腎）では柴胡ではなく前胡になっている

万病回春（喘）　人参去蘆　白朮去蘆一銭三分　茯苓去皮　陳皮　厚朴姜汁炒　砂仁　蘇子　沈香　桑白皮各六分　当帰八分　木香五分　另磨水　甘草炙一銭　右剉一剤姜一片棗二枚水煎磨沈香調服

効能・効果 (湯)

(般) 体力虚弱で、胃腸の弱いものの次の諸症：気管支ぜんそく、息切れ

(龍) **目標・応用**　呼吸短促、喘息

(中) **目標**　降気平喘、健脾益気、理気化痰

応用　心臓性喘息、気管支喘息、慢性気管支炎などで、気虚の痰飲による喘咳を呈するもの

万病回春（喘）　砂仁　乾姜炒　蘇子　厚朴姜汁炒　官桂　陳皮　炙甘草各一銭　沈香五分水磨　木香五分水磨入

桂皮3.0　甘草3.0　陳皮3.0　沈香1.5　木香1.5

右剉一剤生姜三片水煎磨沈香同服
㊣ **目標・応用**　寒喘、四肢逆冷、脈沈細

疎肝湯《そかんとう》《万病回春》

㊕ 柴胡5.0 当帰5.0 桃仁3.0 芍薬3.0
青皮3.0 川芎3.0 枳殻2.0 黄連1.0 紅花1.0
呉茱萸0.5

疎経活血湯《そけいかっけつとう》《万病回春》

㊕ 疎経活血湯 K125 トウキ2.0 ジオウ2.0
センキュウ2.0 ビャクジュツ2.0
ブクリョウ2.0 トウニン2.0 シャクヤク2.5
ゴシツ1.5 ボウイ1.5 ボウフウ1.5
リュウタン1.5 ショウキョウ0.5 チンピ1.5
ビャクシ1.0 カンゾウ1.0 イレイセン1.5
キョウカツ1.5 以上十七味

㊕ 当帰2.0 地黄2.0 蒼朮2.0 川芎2.0
桃仁2.0 茯苓2.0 芍薬2.5 牛膝1.5
威霊仙1.5 防已1.5 羌活1.5 防風1.5
竜胆1.5 陳皮1.5 生姜1.0(JP生姜1.0)
白芷1.0 甘草1.0

㊕ 乾地黄3.0 白朮3.0 牛膝3.0 威霊仙3.0
陳皮3.0 桃仁3.0 川芎2.5 防已2.5 羌活2.5

万病回春(脇痛) 黄連 呉茱萸煎汁炒 二銭 柴胡 当帰各一銭半 青皮 桃仁研如泥 枳殻麩炒各一銭 川芎 白芍薬各七分 紅花五分

㊕ **目標** 瘀血により左脇下に痛みを発し、左腹直筋の緊張あるもの

応用 左脇腹痛、助間神経痛、打撲脇痛、膵臓炎

効能・効果 ㊕

㊕ 体力中等度で、痛みがあり、ときにしびれがあるものの次の諸症：関節痛、神経痛、腰痛、筋肉痛

㊕ **目標** 遍身疼痛、とくに左足痛が甚しく、昼軽く夜重きもの

応用 神経痛、リウマチ、腰痛、浮腫、半身不随

加減方

痰があるものは天南星 半夏各6.0を加える

上身および臂痛には桂皮3.0を加える

下身および足痛には木瓜 木通各4.0 黄柏2.0 薏苡仁6.0を加える

気虚には人参 白朮各3.0 亀板2.0を加える

㊥ **目標** 祛風湿、補血、活血化瘀

応用 寝ちがい、多発性関節炎、変形性関節炎、関節症、肩関節周囲炎、頸肩腕症候群、腰痛症、坐骨神経痛、慢性関節リウマチなどで、風湿痺、血虚を呈するもの。脳血管障害後遺症にも用いる

防風2.5　竜胆2.5　白芷2.5　茯苓1.0　甘草1.0
JP生姜1.0　当帰3.5　芍薬4.5
(中)当帰6　白芍6　熟地黄3　川芎3
蒼朮3　茯苓3　桃仁3　牛膝3　防已3
威霊仙3　羌活3　防風3　白芷3
竜胆草3　陳皮3　炙甘草3　生姜3
水煎服

疎風活血湯《そふうかっけつとう》《東医宝鑑》

〈医典〉当帰2.5　川芎2.5　威霊仙2.5　白芷2.5
防已2.5　黄柏2.5　天南星2.5　蒼朮2.5
羌活2.5　桂枝2.5　紅花1.0　乾姜1.0
(矢)当帰2.5　川芎2.5　威霊2.5　白芷2.5
防已2.5　黄柏2.5　南星2.5　蒼朮2.5　羌活2.5
桂枝2.5　紅花1.0　JP生姜1.0（丸として用いることあり）

疎(疏)風利水湯《そふうりすいとう》《重慶医学院》

(中)浮萍9　紫蘇葉9　桑白皮12　益母草30
車前子12　茅根30　金銀花18　連翹18
生甘草6　水煎服

蘇恭一方犀角湯《そきょういっぽうさいかくとう》《外台》

(勿)犀角2.0～4.0　羚羊2.0～4.0　射干3.0
沈香2.0　木香2.0　丁香1.0　石膏6.0～12.0

東医宝鑑（瀝節風）霊仙　白芷　防已　黄柏　南星　蒼朮　羌活　桂枝　各一銭　紅花三分　右剉作一貼入姜五片水煎服

(矢)**応用**　リウマチ性紫斑病、血小板非減少性紫斑病、リウマチなどの初期

(中)**目標**　疏風宣肺、清熱解毒、利水消腫

応用　急性腎炎、慢性腎炎急性発作、じんま疹、急性扁桃炎、気管支炎などで、風水を呈するもの

(勿)蘇恭云　若風熱軽　但毒気入胃　唯心悶煩　索水灑胸面　乾嘔　好叫欲断絶者　服此

麦門冬4.0　竹茹2.0～4.0　麝香0.1～0.3
人参3.0　茯苓4.0

蘇合香圓《そごうこうえん》《和剤局方》

(経) 蘇合香油1.0　薫陸1.0　竜脳1.0　木香2.0　朮2.0　白檀2.0　丁香2.0　香附子2.0　犀角2.0　蓽撥2.0　安息香2.0　麝香2.0　訶子2.0　以上蜜丸一回量1.0　頓服

(中) 蘇合香15　竜脳15　安息香30　犀角30　麝香30　白朮30　木香30　香附子30　朱砂30　訶子30　檀香30　沈香30　丁香30　蓽撥30　乳香15　蜜丸(1丸3)とし、一回1丸ずつ服用　小児は減量　成薬

蘇子湯《そしとう》《外台》

(龍) 紫蘇子3.0　乾姜3.0　橘皮3.0　茯苓3.0　半夏4.0　桂枝1.0　人参1.0　甘草1.0

(勿) 紫蘇子4.0　乾姜2.0　橘皮2.0　茯苓5.0　半夏2.0　桂枝3.0　人参3.0　甘草2.5

蘇子降気湯《そしこうきとう》《和剤局方》

(薬) 蘇子降気湯 K126　シソシ3.0　コウボク2.5　タイソウ1.5　ショウキョウ0.5　カンゾウ1.0　トウキ2.5　ハンゲ4.0　チンピ2.5　ゼンコ2.5

和剤局方(巻三)　白朮　青木香　烏犀屑　香附子炒去毛　硃砂研水飛　訶黎勒煨去皮　白檀香　安息香別爲末用無灰酒一升熬膏　沈香　麝香研　丁香　蓽撥各二両　龍脳研　蘇合香油入安息香膏内各一両　熏陸香別油一両

(中) **目標**　開竅、温裏祛寒、理気止痛
応用　脳血管障害、狭心症、心筋梗塞、てんかんなどで、塞閉を呈するもの

(龍) **目標・応用**　喘息で虚気上迫満、あるいは気通ぜず煩悶喘嘔するもの

(勿) 療気上迫満　或気不通　煩悶喘嘔

和剤局方(巻三)　紫蘇子　半夏湯洗七次各二両半　川当帰去蘆一両半　甘草爁二両　前胡去蘆　厚朴去粗皮姜汁拌炒各一両　肉桂去皮一両半(一本有陳皮去白一両半)　右爲細末毎服二大銭水一盞半入生姜二片棗子一個紫蘇五葉同煎至八分去滓熱服不拘時候

ケイヒ2.5　以上十味
(経) 紫蘇子3.0　半夏4.0　陳皮2.5　厚朴2.5
前胡2.5　桂枝2.5　当帰2.5　大棗1.0　甘草1.0
乾姜0.5
(龍) 紫蘇子5.0　半夏5.0　陳皮2.0　厚朴2.0
前胡2.0　肉桂2.0　大棗2.0　当帰3.0　甘草1.0
JP生姜1.0
(中) 紫蘇子9（3）　製半夏9（4）
前胡6（3）　厚朴6（3）　当帰9（3）
陳皮6（3）　生姜3（1）　炙甘草3（1）
肉桂1.5（桂枝3）（冲服）　水煎服

壮原湯《そうげんとう》《赤水玄珠》

(経) 人参4.0　白朮4.0　茯苓4.0　破胡紙3.0
桂枝3.0　縮砂2.0　陳皮2.0　乾姜1.0　附子1.0
(龍) 人参4.0　白朮4.0　茯苓2.0　破胡紙2.0
桂枝1.0　白河附子1.0　乾姜1.0　縮砂1.0
陳皮1.5

効能・効果 (湯)
(薬) 体力虚弱で、足冷えや顔ののぼせがあり、息苦しさのあるものの次の諸症：慢性気管支炎、気管支ぜんそく
(龍) **目標**　上盛下虚し痰涎壅塞、喘促短気咳嗽するもの、あるいは頭目昏眩、腰痛脚弱、肢体倦怠、腹痛便秘浮腫のもの
応用　気管支喘息、肺気腫、脚気、浮腫、吐血鼻血、口中靡爛、耳鳴り
加減方
肉桂を去り天南星4.0を加える
(中) **目標**　降気平喘、温化痰湿
応用　心臓性喘息、肺気腫、慢性気管支炎、慢性気管支喘息などで、寒痰の喘咳を呈するもの
【注】　足の冷える喘息、耳鳴（療治経験筆記）

古今方彙（鼓脹）　人参　白朮各二銭　茯苓　破骨紙各一銭　桂心　附子　乾姜　砂仁各五分　陳皮七分
(龍) **目標**　浮腫　小便不利、上気喘急、脹満あるいは腹水
応用　浮腫、心臓不全、腎臓病、脚気、腹水
加減方
喉中痰声または咳あるものは桑白皮3.0を加える
顔面浮腫には薏苡仁8.0を加える
胃気めぐらず食欲不振には厚朴2.0　木香1.5を加える
気鬱には沈香1.0　烏薬4.0を加える
顔面浮腫、脇下気硬には白芥子2.0　紫蘇子2.0を加える
身重く転動すること能わざるものには古立蒼朮（または白朮）3.0　沢瀉4.0を加える

皂莢丸《そうきょうがん》《金匱要略》

(経) 皂莢一味まず割りて皮を去り酥を塗りて炙り末とし蜜にて丸し、大棗適宜を入れたる煎汁にて1.0を服用

(龍) 皂莢1.0　皮を去りバターを塗って火で炙り、末とし、蜂蜜で丸剤を作り、一回0.5ずつ大棗の果肉少量とともに湯の中に入れて混和し、日中三回夜一回服用(便法　棗湯を略す)

走馬湯《そうまとう》《金匱要略》

(経) 巴豆1個　杏仁1個　以上白絹布を以て包み槌いて砕き、熱湯30mLを加え、絞りて白汁を取り、これを頓服

(龍) 巴豆2個　杏仁2個　巴豆は皮心を去り熬る。両者を白絹布で包み、その上から槌または乳棒で砕き、熱湯40.0mLを注ぎ、白汁を絞って頓服

草竜胆散《そうりゅうたんさん》《証治準縄　眼目門》

(柴) 竜胆3.0　木賊3.0　川芎2.0　菊花2.0
香附子4.0　決明子6.0　大黄1.0

金匱要略(肺痿肺癰咳嗽上気)　皂莢八両刮去皮用酥炙　右一味末之蜜丸梧子大以棗膏和湯服三丸日三夜一服

(龍) **目標・応用**　寒性の頑固な咳こみ

金匱要略(腹満寒疝宿食)　杏仁二枚　巴豆二枚去皮心熬

(矢) 巴豆剤を服してのち下痢の止まらない時は、冷水一杯をのむとたちまち止むものである

(龍) **目標・応用**　急性中毒で心痛腹脹し大便不通のもの

和剤局方(巻七)　龍膽草洗去土　菊花去梗　木賊洗浄去節　草決明子微炒　甘草炙各二両　香附子炒去毛　川芎不見火各四両

(柴) **応用**　網膜症

捜風解毒湯《そうふうげどくとう》 《本草綱目》

(柴) 山帰来8.0　金銀花3.0　木通3.0　薏苡仁3.0
木瓜3.0　防風3.0　人参3.0　当帰3.0
皂角刺2.0　白鮮皮2.0

桑菊飲《そうぎくいん》 《温病条弁》

(中) 桑葉12　菊花9　杏仁9　連翹9
桔梗9　薄荷5(後下)　蘆根15　生甘草3
水煎服

桑杏湯《そうきょうとう》 《温病条弁》

(中) 桑葉9　杏仁9　沙参12　浙貝母9
淡豆豉9　山梔子6　梨皮30　水煎服

桑白皮湯《そうはくひとう》 《脚気論》

(勿) 桑白4.0　沈香2.0　防已4.0　木通4.0
厚朴2.5　茯苓4.0　檳榔4.0　郁李仁4.0
紫蘇葉3.0　生姜2.0　犀角2.0〜3.0

桑白皮湯《そうはくひとう》 《東郭　外台　無方名》

医宗金鑑(巻七十三)　土茯苓一両　白蘚皮　金銀花　薏苡仁　防風　木通　木瓜各五分　皂角子四分

(柴) **応用**　下疳

温病条弁(巻一)　桑葉二銭半　菊花一銭　杏仁　桔梗　蘆根各二銭　連翹一銭半　薄荷　甘草各八分

(中) **目標**　辛涼解表、清熱止咳
応用　感冒、インフルエンザ、気管支炎、肺炎、百日咳などで、表熱を呈するもの

温病条弁(巻一)　桑葉　浙貝母　豆豉　梔子皮　梨皮各一銭　杏仁一銭半　沙参二銭

(中) **目標**　潤肺止咳、解表宣肺
応用　感冒、咽喉炎、気管支炎、気管支拡張症などで、燥熱の表証を呈するもの

(勿) 此方磐瀬元策ノ家方ニテ脚気腫気ノ衝心状ニナリタルニ用ユ

(勿) 定上気　息鳴卒喘便欲絶者　入口気下

(勿) 桑白4.0～6.0　呉茱萸4.0～6.0

桑螵蛸散《そうひょうしょうさん》《本草衍義》

(中) 桑螵蛸9　遠志4.5　菖蒲4.5　竜骨12
人参9　茯神6　当帰9　亀板15　水煎服

葱豉湯《そうしとう》《肘后方》

(中) 葱白頭(連鬚)15　淡豆豉15　水煎服

葱白七味飲《そうはくしちみいん》《外台》

(中) 葱白15　葛根9　淡豆豉9　生姜3
麦門冬12　生地黄12　水煎服

蒼耳散《そうじさん》《済生方》

(中) 蒼耳子6　白芷3　辛夷3
薄荷3(後下)　水煎服

蒼連湯《そうれんとう》《万病回春》

(柴) 蒼朮3.0　黄連3.0　陳皮3.0　半夏3.0
茯苓3.0　神麹3.0　呉茱萸1.5　砂仁1.5

本草衍義(巻十七)　桑螵蛸　遠志　菖蒲　龍骨　人参　茯神　当帰　亀板(酢炙)各一両

(中) **目標**　調補心腎、固精止遺

肘後備急方(巻二)　葱白一握り　豆豉一升

(中) **目標**　通陽解表
応用　感冒、インフルエンザ、鼻閉などの初期で、表寒、表実の軽症を呈するもの

外台秘要(巻三)　葱白一升　葛根　麦門冬　乾地黄各六合　豆豉一合　生姜二合

(中) **目標**　発汗解表、滋陰清熱
応用　加減葳蕤湯に準じる

済生方(巻五)　辛夷仁半両　蒼耳子二銭半　白芷一両　薄荷半銭

(中) **目標**　祛風通竅
応用　副鼻腔炎、鼻炎、咽喉炎などで、風熱を呈するもの

万病回春(呑酸)　蒼朮米泔製　黄連姜汁炒　陳皮　半夏姜汁炒　茯苓去皮　神麹炒各一銭　呉茱萸炒　砂仁各五分　甘草三分　右剉一剤生姜三片水煎温服

(柴) **目標**　吐酸水

甘草1.0　JP生姜1.0

瘡瘍解毒湯《そうようげどくとう》《福井》

(勿) 連翹4.0　檳榔4.0　桔梗4.0　鬱金3.0
丁香1.0　沈香2.0　木香2.0　忍冬2.5　紅花2.0
甘草2.5

増液湯《ぞうえきとう》《温病条弁》

㊥ 玄参30　麦門冬24　生地黄24　水煎服

増液承気湯《ぞうえきじょうきとう》《温病条弁》

㊥ 玄参15　麦門冬20　生地黄30
大黄15（後下）　芒硝10（冲服）　水煎服

増損四順湯《ぞうそんしじゅんとう》《外台》

(勿) 人参4.0　附子0.2　乾姜2.0　甘草2.5
竜骨4.0　黄連1.5

(勿) 此方一切腫瘍ニ用ユレドモ其中胎毒ニ属スル者ニ効アリ

温病条弁（巻二）　玄参一両　麦門冬　生地黄各八銭

㊥ **目標**　滋陰生津、潤腸、清熱
応用　発熱性疾患に伴う脱水症状。あるいは、慢性胃炎、甲状腺機能亢進症、糖尿病、その他の慢性疾患、口内炎、慢性便秘症などで、胃陰虚を呈するもの

温病条弁（巻二）　玄参一両　麦門冬　生地黄各八銭　大黄三銭　芒硝（煎湯で溶かして服す）一銭半

㊥ **目標**　滋陰生津、潤腸瀉下
応用　大承気湯に準じ、脱水の程度の強いもの

(勿) 療少陰下利不止　手足微冷及無熱候

増損木防已湯《ぞうそんもくぼういとう》 《内科秘録》

㊮ 防已4.0 石膏10.0 桂枝3.0 人参3.0
桑白皮3.0 生姜3.0（JP生姜1.0） 紫蘇子5.0

㊧龍 木防已3.0 紫蘇子3.0 石膏12.0 桂枝2.0
桑白皮2.0 人参4.0 JP生姜1.0

増損理中丸料《ぞうそんりちゅうがんりょう》 《外台》

㊦勿 人参3.0 白朮3.0 甘草2.5 茯苓4.0
枳実4.0 牡蛎4.0 栝楼根4.0

息奔湯《そくほんとう》 《三因方 医学入門》

龍* 半夏6.0 桂皮6.0 呉茱萸6.0 人参2.0
桑白皮2.0 葶藶2.0 生姜3.0 大棗3.0
甘草1.0

続命湯《ぞくめいとう》 《金匱要略》＝古今録験続命湯《ここんろくけんぞくめいとう》 129

般 麻黄3 桂皮3 当帰3 人参3
石膏3～6 乾姜2～3 甘草2～3
川芎1.5～3 杏仁2.5～4

経 杏仁4.0 麻黄3.0 桂枝3.0 人参3.0
当帰3.0 川芎2.0 乾姜2.0 甘草2.0 石膏6.0

龍 麻黄3.0 桂枝3.0 当帰3.0 人参3.0
石膏3.0 乾姜3.0 甘草3.0 川芎3.0 杏仁2.5

経 木防已湯に紫蘇子5.0 桑白皮 生姜各3.0を加う

龍 **目標・応用** 心下部堅く、喘息、尿利減少、浮腫

中 **目標** 利水滲湿、降気化痰、益気、清熱

勿 即理中丸方中加枳実茯苓牡蛎栝楼根 療下後 或不下 心下結満 両脇痞塞 胸中気急 厥逆欲絶 心起高胸 手不得近 不過二三日死 此下後虚逆 気毒相激

龍* **目標・応用** 肺の積は右の脇下にあって大きさ覆杯の如くにして久して癒えず、悪寒発熱し、気逆喘咳発して肺癰となる。あるいは脇下に飲癖あり、時々衝逆して呼吸促迫気喘絶せんと欲するもの

金匱要略（中風歴節） 麻黄 桂枝 当帰 人参 石膏 乾姜 甘草各三両、芎藭一両 杏仁四十枚

効能・効果 湯

般 体力中等度以上のものの次の諸症：しびれ、筋力低下、高血圧に伴う症状（めまい、耳鳴り、肩こり、頭痛、頭重、頭部圧迫感）、気管支炎、気管支ぜんそく、神経痛、関節のはれや痛み、頭痛、むくみ

龍 **目標** 中風半身不随、言語障害、知覚喪失、運動麻痺あるいは産後失血、あるいは上気、面目浮腫のもの

水400 mLを以て煮て160 mLに煮つめ四回に分服
（便法　常煎法）
㊥麻黄6　桂枝6　杏仁6　石膏30（先煎）
炙甘草3　人参6　当帰6　川芎3
乾姜2　水煎服

応用　脳出血、半身不随、中枢性運動知覚麻痺
㊥**目標**　辛温解表、清熱除煩、止咳平喘、利水、補気血、活血
応用　脳血管障害など
㊜小続命湯232　大続命湯310

た

唾石散《だせきさん》《修琴堂》
枳実　梔子　甘草

【注】排膿散の桔梗を梔子に変えたもの
重舌、唾石
☞排膿散385

大安丸《だいあんがん》☞保和丸《ほわがん》431

大烏頭煎《だいうづせん》《金匱要略》
(経) 烏頭1.5　一味、水100 mLに入れ、30 mLに煎じ滓を去り蜜60 mLを入れ煎じて60 mLとし一回に服用
(龍) 烏頭　大きなもの5個(約15.0)熬って皮を去る。水120 mLを以て煮て40 mLに煮つめ、滓を去り、蜂蜜40 mLを入れて煮直して80 mLに煮つめ、一回に強人は30.0弱人は20.0を服用
(便法　烏頭3.0に蜂蜜40.0を加え常煎法)

金匱要略(腹満寒疝宿食病)　烏頭大者五枚熬去皮不㕮咀
(龍) **目標**　腹痛、悪寒、脈弦緊または沈弦、手足冷
応用　腹劇痛、イレウス、嵌頓ヘルニア

大黄一物湯《だいおういちもつとう》《方輿輗》
(経) 大黄6.0　一味水煎して茶のかわりに用いる

方輿輗(巻五)(癇癲狂驚悸不寝健忘奔豚)　大黄不拘多少水煎代茶湯飲之
【注】便秘

大黄黄連瀉心湯《だいおうおうれんしゃしんとう》《傷寒論》＝瀉心湯《しゃしんとう》

(経) 大黄1.0　黄芩1.0　黄連1.0　以上泡剤となす場合はこれに熱湯100 mLを加え三分間煮沸し、滓を去り頓服

(龍) 大黄2.0　黄連1.0　沸湯40 mLに浸し、暫くして滓を去り二回に分服（茶剤とす）

大黄甘草湯《だいおうかんぞうとう》《金匱要略》＝大甘丸《だいかんがん》

(薬) 大黄甘草湯 K127　ダイオウ4.0　カンゾウ1.0　以上二味

(経) 大黄4.0　甘草2.0

(龍) 大黄4.0　甘草1.0　水120 mLを以て煮て40 mLに煮つめ、二回に分服（便法　常煎法、または丸剤とす）

(中) 大黄3～9（4）　甘草3～6（2）　水煎服

大黄甘遂湯《だいおうかんずいとう》《金匱要略》

(経) 大黄4.0　甘遂2.0　阿膠2.0

(龍) 大黄4.0　甘遂2.0　阿膠2.0　水120 mLを以て煮て40 mLに煮つめ頓服（便法　水半量　常煎法）

傷寒論（太陽下）　大黄二両　黄連一両

(龍) **目標・応用**　心下部の痞え、脈関上浮のもの

【注】 黄芩の有無については原典を参照のこと

金匱要略（嘔吐噦下痢病）　大黄四両　甘草一両

(薬) **効能・効果**（(散)(湯)（(薬)は(湯)のみ））　便秘、便秘に伴う頭重・のぼせ・湿疹・皮膚炎・ふきでもの（にきび）・食欲不振（食欲減退）・腹部膨満・腸内異常醗酵・痔などの症状の緩和《備考》体力に関わらず、使用できる

(般) 大黄4～10　甘草1～5　一回0.75～1.5 g一日一～二回

(龍) **目標・応用**　食後直ぐ吐くもの。あるいは常習便秘

(中) **目標**　通便

応用　習慣性便秘など便秘一般に広く用いる

金匱要略（婦人雑病）　大黄四両　甘遂二両　阿膠二両

(龍) **目標・応用**　下腹膨満、排尿困難

大黄䗪虫丸《だいおうしゃちゅうがん》 《金匱要略》

（経）大黄20.0　黄芩12.0　甘草24.0　桃仁65.0　杏仁65.0　芍薬32.0　地黄80.0　乾漆8.0　虻虫107.0　蠐螬107.0　水蛭166.0　䗪虫71.0　以上細末とし煉蜜にて丸とし一回3.0を服用

（中）䗪虫30　乾漆30　生地黄300　甘草60　水蛭45　赤芍120　杏仁200　黄芩60　桃仁120　虻虫45　蠐螬45　大黄45　粉末を蜂蜜で丸とし、一日一・二回3gずつ温酒で服用。適量を水煎服してもよい

大黄硝（消）石湯《だいおうしょうせきとう》 《金匱要略》

（経）大黄3.0　黄柏3.0　硝石3.0　山梔子2.0

（龍）大黄4.0　黄柏4.0　硝石4.0　山梔子1.5　水240mLを以て硝石以外の薬を煮て120mLに煮つめ、滓を去り、硝石を加え煮直して40mLに煮つめ頓服

大黄附子湯《だいおうぶしとう》 《金匱要略》

（般）大黄1～3　加工ブシ0.2～1.5　細辛2～3

（経）大黄1.0　附子1.0　細辛2.0

（龍）大黄3.0　炮附子1.0（または白河附子1.0）　細辛2.0　水150mLを以て煮て80mLに煮つめ三回に分服（便法　水半量　常煎法）

金匱要略（血痺虚労病）　大黄十分蒸　黄芩二両　甘草三両　桃仁　杏仁各一升　芍薬四両　乾地黄十両　乾漆一両　虻虫一升　水蛭百枚　蠐螬一升　䗪虫半升

（中）**目標**　破血逐瘀、通経、消癥補血

応用　骨盤内血腫、月経不順、無月経、肝硬変、脾腫、子宮筋腫、癒着、皮膚角化症、魚鱗症、その他の慢性疾患で、陳旧性の血瘀を呈するもの

金匱要略（黄疸病）　大黄　黄蘗　消石各四両　梔子十五枚

（龍）**目標・応用**　黄疸、腹満、小便不利、尿色赤、自汗

金匱要略（腹満寒疝病）　大黄三両　附子三枚炮　細辛二両

効能・効果（湯）

（般）体力中等度以下で、冷えて、ときに便秘するものの次の諸症：腹痛、神経痛、便秘

（龍）**目標**　脇下偏痛、脈緊弦、発熱は不定

応用　腎臓結石、胆石症、坐骨神経痛、側腹痛

(中) 大黄9（1） 熟附子15（1） 細辛3（2）
水煎服

大黄牡丹湯《だいおうぼたんとう》 《金匱要略》＝大黄牡丹皮湯《だいおうぼたんぴとう》

(龍)* 大黄4.0 牡丹皮1.0 桃仁2.0 冬瓜子2.0 芒硝4.0 水240 mLを以て芒硝以外の薬を煮て40 mLに煮つめ、滓を去り芒硝を入れ、煮直して沸騰させ頓服（便法 大黄2.0～4.0 牡丹皮3.0 桃仁4.0 冬瓜子6.0 硫苦6.0～10.0 常煎法）

大黄牡丹皮湯《だいおうぼたんぴとう》 《金匱要略》＝大黄牡丹湯《だいおうぼたんとう》

(薬) 大黄牡丹皮湯 K128 ダイオウ2.0 ボタンピ4.0 トウニン4.0 乾燥硫酸ナトリウム1.7 トウガシ4.0 以上五味

(経) 大黄2.0 牡丹皮4.0 桃仁4.0 芒硝4.0 瓜子6.0

(龍) 大黄4.0 牡丹皮1.0 桃仁2.0 冬瓜子2.0 芒硝4.0 水240 mLを以て芒消以外の薬を煮て40 mLに煮つめ、滓を去り芒消を入れ、煮直して沸騰させ頓服（便法 大黄4.0 牡丹皮3.0 桃仁4.0 冬瓜子6.0 硫苦6.0 常煎法）

(中) 大黄12（2）（後下） 牡丹皮9（4）

(中) **目標** 温陽瀉下
応用 急性、慢性の便秘で、寒証を伴うもの
【注】 合芍薬甘草湯＝芍甘黄辛附湯209

金匱要略（瘡癰腸癰浸淫病） 大黄四両 牡丹一両 桃仁五十箇 瓜子半升 芒硝三合

(薬) **効能・効果** (湯)
体力中等度以上で、下腹部痛があって、便秘しがちなものの次の諸症：月経不順、月経困難、月経痛、便秘、痔疾

(龍) **目標** 下腹痛あるいは下腹下肢腰部の化膿症、脈緊
応用 急性慢性虫垂炎、骨盤腹膜炎、鼠径リンパ腺炎、下肢皮下濃瘍、肛囲炎、臀部フルンケル、附属器炎、バルトリン氏腺炎、子宮内膜炎

目標 清熱瀉下、活血消癰
応用 急性虫垂炎（単純性、化膿性）、腹膜炎の初期、痔核、骨盤内炎症など

桃仁12（4） 冬瓜仁15（6） 芒硝9（4）
（冲服） 水煎服

大甘丸《だいかんがん》 《金匱要略》＝大黄甘草湯《だいおうかんぞうとう》 302

(経) 大黄10.0 甘草5.0 以上丸とし一回量1.5

大陥胸湯《だいかんきょうとう》 《傷寒論》

(経) 大黄1.6 芒硝1.0 甘遂0.3 以上水200mLに大黄を入れ煮て70mLとし滓を去り芒硝を入れ一・二沸し甘遂を入れ一回に頓服

(龍) 大黄6.0 芒硝12.0 甘遂末1.0 水240mLを以て大黄を煮て160mLに煮つめ、滓を去り、芒硝を入れて煮直して一・二回沸騰させ、次に甘遂末を入れて一回量40mLを服用

(中) 大黄9（2） 芒硝15（1） 甘遂1（0.3） まず大黄を煎じ、ついで芒硝を入れて一・二回沸騰させ、煎汁、甘遂末を服用

大陥胸丸《だいかんきょうがん》 《傷寒論》

(龍) 大黄8.0 葶藶子5.0 芒硝6.0 杏仁5.0 甘遂末1.0 大黄 葶藶を粉末にし別に杏仁芒硝を研和すると脂のごとくになる。両者を混和したもの2.0と甘遂末とを単シロップ8.0 水40mLを合わせて煮て20mLに煮つめ、頓服

金匱要略では大黄甘草湯で記載

傷寒論（太陽下） 大黄六両去皮 芒硝一升 甘遂一銭

(龍) **目標・応用** 心中懊憹、心下部著しく硬く痛むもの

(中) **目標** 清熱瀉下、遂水

応用 炎症性の胸水、腹水あるいは重篤な腸閉塞などで、結胸証を呈するもの

【注】 心下石鞕大結胸、脚気衝心

傷寒論（太陽下） 大黄半斤 葶藶子半斤 芒硝半升 杏仁半升去皮尖熬黒

(龍) **目標・応用** 結胸、心下部硬く痛み、項部もまた痙攣的に強直するもの

大芎黄湯《だいきゅうおうとう》 ＝治頭瘡一方《ちづそういっぽう》 324
〈漢方処方応用の実際〉忍冬3.0　紅花2.0
連翹4.0　荊芥4.0　朮4.0　防風3.0　川芎3.0
大黄2.0　甘草1.5

大膠艾湯《だいきょうがいとう》 ☞ 芎帰膠艾湯《きゅうききょうがいとう》 87

大建中湯《だいけんちゅうとう》《金匱要略》
(薬) 大建中湯K129　サンショウ1.0
ニンジン2.0　カンキョウ4.0　以上三味
コウイ20.0（冲服）
(経) 蜀椒2.0　乾姜4.0　人参3.0　以上のごとく
煎じ滓を去り膠飴20.0を入れ再び火にのせ煮
沸五分間にて止めこれを温服
(龍) 蜀椒1.0　乾姜4.0　人参2.0　膠飴2個また
は水飴20.0　水160mLで水飴以外の薬を煮て
80mLに煮つめ、滓を去り、水飴を加えて溶
解し、二回に分服（便法　水半量　常煎法）
(中) 蜀椒9（2）　乾姜9（4）　人参9（3）
（党参15）　膠飴60（20）（冲服）　水煎服

大玄膏《だいげんこう》《棗軒方》
(漢) 人参（節を用う）2銭　当帰2銭

(勿) 此方ハ頭瘡ノミナラス凡テ上部頭面
ノ発瘡ニ用ユ

金匱要略（腹満寒疝宿食病）　蜀椒二合
去汗　乾姜四両　人参二両
効能・効果 (湯)
(薬) 体力虚弱で、腹が冷えて痛むものの
次の諸症：下腹部痛、腹部膨満感
(龍) **目標** 腹満腹痛、腸の蠕動不安、あ
るいは、嘔吐
応用 腹痛、蛔虫、限局性腹膜炎、
慢性腸狭窄、イレウス、胆石発作、腎
臓結石、嵌頓ヘルニア
(中) **目標** 温中散寒、解痙止痛、補気健
脾
応用 慢性胃炎、慢性腸炎、腸管癒
着、メッケル憩室、尿管結石、その他
の慢性疾患で、脾胃虚寒の仙痛発作を
呈するもの
あるいは急性胃腸炎、機能性イレウス
の初期などで、実寒による仙痛発作を
呈するもの
【注】 (中)の膠飴の（　）内の量は2とあっ
たが、20に改めた

(漢) 8・3・11・82
主治 毒気を散らす、打撲、腫痛

川芎2銭　生地黄2銭　黄芩2銭　黄連2銭　大黄2銭　肉桂2銭　木香2銭　縮砂2銭　杉脂油1銭　密ロウ5銭　没薬1銭　乳香1銭　黄丹32銭　香油2合

大柴胡湯《だいさいことう》 《傷寒論》

(薬) 大柴胡湯 K130　サイコ6.0　ハンゲ6.0　オウゴン3.0　シャクヤク3.0　タイソウ3.0　キジツ3.0　ショウキョウ1.5　ダイオウ0.5　以上八味

(経) 柴胡6.0　半夏4.0　生姜4.0（JP生姜1.5）　黄芩3.0　芍薬3.0　大棗3.0　枳実2.0　大黄1.0～2.0

(龍) 柴胡8.0　半夏8.0　黄芩30　芍薬30　枳実30　大棗30　生姜5.0（JP生姜2.0）　必要に応じて大黄2.0を加える。水480mLを以て煮て240mLに煮つめ、滓を去り、再び煮直して120mLに煮つめ、三回に分服（便法　常煎法）

(中) 柴胡9（6）　黄芩6（3）　半夏9（4）　枳実6（2）　白芍6（3）　大黄5（1～2）　生姜2（4）　大棗6（3）　水煎服

傷寒論（太陽中）　柴胡半斤　黄芩三両　芍薬三両　半夏半升洗　生姜五両切　枳実四枚炙　大棗十二枚擘

効能・効果 (湯)

(薬) 体力が充実して、脇腹からみぞおちあたりにかけて苦しく、便秘の傾向があるものの次の諸症：胃炎、常習便秘、高血圧や肥満に伴う肩こり・頭痛・便秘、神経症、肥満症

(龍) **目標** 実証、筋肉質、胸脇心下部苦満緊張、あるいは嘔、あるいは便秘、あるいは下痢

応用 喘息、胃病、胆石症、胃腸カタル、大腸カタル、肺炎、肋膜炎、黄疸、高血圧症、脳出血、神経衰弱、じんま疹、眼病

(中) **目標** 和解半表半裏、瀉下熱結、疏肝解鬱、理気止嘔、清熱瀉下

加減方

炎症が強く高熱、口が苦い、咽痛などがみられれば金銀花、連翹、蒲公英などの清熱解毒薬を、口が粘る、黄疸、舌苔が黄膩など湿熱の症候があれば茵蔯蒿、山梔子、金銭草などを加える。腹痛が強ければ川楝子、延胡索などを、腹部膨満感が強ければ厚朴、木香、青皮などを加える。高熱、激しい口乾などがあれば石膏、知母を、口渇、舌の乾燥が強ければ半夏、生姜を去り天花粉、石斛などを加える。便秘がなければ大黄を除く（大柴胡湯去大黄）

大柴胡湯去大黄《だいさいことうきょだいおう》

㊥般 柴胡6～8 半夏3～8 生姜1～2
（ヒネショウガを使用する場合4～5）
黄芩3～6 芍薬3 大棗3 枳実2～3

大三五七散《だいさんごしちさん》

㊥経《千金》 山茱萸2.0 乾姜2.0 茯苓6.0
細辛1.5 防風4.0 附子1.0
㊥龍《和剤局方》 山茱萸4.0 乾姜4.0 茯苓4.0
細辛2.0 防風6.0 白河附子1.0

大七気湯《だいしちきとう》《済生方》

㊥経 三稜4.0 莪朮4.0 青皮4.0 陳皮4.0

㊥漢 7・3・8・54 加茵蔯
1・1・2・93 加桔梗石膏
14・5・10・14 加石膏

効能・効果 ㊥湯
体力中等度以上で、脇腹からみぞおちあたりにかけて苦しいものの次の諸症：胃炎、高血圧や肥満に伴う肩こり・頭痛、神経症

3・2・4・7 加芒硝
加釣藤：高血圧（漢方処方応用のコツ・山田光胤）
加防已黄耆：神経痛、関節痛（漢方処方応用のコツ・山田光胤）

備急千金要方（巻十三） 天雄 細辛各三両 山朱萸 乾姜各五両 山薬 防風各七両
和剤局方（巻一）（諸風） 加減三五七散で出ている。山朱萸 乾姜炮 茯苓去皮各三斤 附子炮去皮臍三十五個 細辛一斤八両 防風去蘆四斤

㊥龍 **目標** 麻痺、顔面麻痺、項背強直、牙関緊急、心中懊悶、顔色酔状、発熱、関節煩痛、腰膝麻痺、搐搦、蟻走感、頭痛、めまい、耳鳴りなどのどれかがあるもの
応用 半身不随、麻痺、顔面神経痛麻痺、耳鳴りなど

㊥勿 治六聚 状如癥瘕随気上下 心腹疞痛 攻刺腰脇

桔梗4.0　藿香4.0　香附子4.0　益智4.0
桂枝4.0　甘草1.0

大小建中湯《だいしょうけんちゅうとう》 ＝ 中建中湯《ちゅうけんちゅうとう》 330

大承気湯《だいじょうきとう》《傷寒論》

(経) 大黄2.0　枳実3.0　芒硝3.0　厚朴5.0
(龍) 大黄4.0　厚朴8.0　枳実3.5　硫苦4.0
水400 mLを以て厚朴、枳実を煮て200 mLに煮つめ大黄を入れて煮直して80 mLに煮つめ滓を去り、芒硝を加えて少し加熱して溶解し、二回に分服(便法　常煎法)
(中) 大黄9(2)(後下)　芒硝12(3)(冲服)
厚朴9(5)　枳実9(3)　水煎服

大浄府湯《だいじょうふとう》

(漢) 鷓鴣菜8分　檳榔子6分　大黄3分
甘草2分　枳実3分

大神湯《だいしんとう》《竹田家方》

(龍)* 茵蔯蒿5.0　茯苓5.0　大黄1.5　山梔子1.5
甘草1.5　縮砂1.5　人参2.0　黄芩2.0

傷寒論(陽明)　大黄四両酒洗　厚朴半斤炙去皮　枳実五枚炙　芒硝三合
(龍) **目標**　腹満、腹痛、便秘、潮熱　自汗譫言、燥尿
応用　便秘、脳症、劇頭痛
(中) **目標**　峻下熱結
応用　伝染性あるいは非伝染症発熱疾患の極期で熱結を呈するもの。麻痺性、単純性、閉塞性のイレウスあるいは習慣性便秘にも用いる

(漢) 4・2・5・58
虫下し

(龍)* **目標・応用**　実証の黄胖病、浮腫、肥満、黄疸色貧血動悸、心臓病、悪性貧血、脚気、腎臓病、十二指腸虫、肝臓病

大青竜湯《だいせいりゅうとう》《傷寒論》
＝(中)麻黄石膏湯《まおうせっこうとう》 (中)麻桂石膏湯《まけいせっこうとう》
(経) 麻黄6.0 杏仁5.0 桂枝3.0 大棗3.0 甘草2.0 JP生姜2.0 石膏10.0
(龍) 麻黄6.0 桂枝2.0 甘草2.0 大棗2.0 杏仁2.0 石膏12.0 JP生姜1.0 水360mLを以て麻黄を煮て260mLに煮つめ上沫を去り、他の諸薬を加えて煮直して120mLに煮つめ、滓を去り三回に分服（便法 常煎法）
(中) 麻黄9（6） 桂枝6（3） 杏仁6（5） 生石膏30（10）（先煎） 炙甘草6（2） 生姜3（2） 大棗3（3） 水煎服

大赤膏《だいせきこう》《棗軒方》
(漢) 香油20銭 椰子油10銭 蜜蝋10銭 杉脂油5銭 黄丹20銭 辰砂2銭

大続命湯《だいぞくめいとう》《外台》
(経) 杏仁4.0 川芎2.0 石膏2.0 甘草2.0 桂枝2.0 当帰2.0 麻黄2.0 黄芩2.0 乾姜1.5

大猪胆汁《だいちょたんじゅう》 ＝ 猪胆汁《ちょたんじゅう》 331

傷寒論（太陽中） 麻黄六両去節 桂枝二両去皮 甘草二両炙 杏仁四十枚去皮尖 生姜三両切 大棗十枚擘 石膏如雞子大砕
(龍) **目標** 実証発熱寒身疼痛、煩躁、あるいは無熱浮腫身疼痛 **応用** 流感などの熱病、腎臓病、腹水、皮膚病
(中) **目標** 辛温解表、清熱除煩、利水、止咳平喘 **応用** 感冒、インフルエンザ、気管支炎、肺炎、その他の感染症で、表寒裏熱を呈するもの
急性腎炎、クインケ浮腫などで、風水を呈するもの。関節水腫などに応用してもよい

(漢) 8・3・11・83

☞小続命湯232 続命湯299

大定風珠《だいていふうじゅ》《温病条弁》
(中) 生地黄24　白芍24　麦門冬24
牡蛎12（先煎）　別甲12（先煎）
亀板24（先煎）　炙甘草12　阿膠9（溶解）
五味子6　麻子仁6　鶏子黄2（冲服）
水煎服

大桃花湯《だいとうかとう》《千金方》
(経) 赤石脂2.0　乾姜2.0　当帰2.0　竜骨2.0
牡蛎2.0　附子1.0　白朮4.0　人参1.5　甘草3.0
芍薬3.0
(龍) 赤石脂8.0　乾姜3.0　当帰3.0　竜骨3.0
白朮3.0　白河附子2.0　牡蛎2.0　芍薬1.0
甘草1.0　人参1.5

大寧心湯《だいねいしんとう》《吐方論》
(龍)* 大黄2.0　黄連2.0　茯苓4.0　知母4.0
竹茹1.5　石膏10.0　玄米10.0

大半夏湯《だいはんげとう》《金匱要略》
(薬) 大半夏湯 K131　ハンゲ7.0　ニンジン3.0

温病条弁（巻三）　白芍薬　乾地黄　麦門冬芯とともに各六銭　阿膠三銭　生亀板　生牡蛎　炙甘草　生別甲各四銭　麻仁　五味子各二銭　生の卵黄二個
(中) **目標**　滋陰熄風
応用　発熱性疾患の後期で痙攣のみられるもの（陰虚の痙攣）（陰虚内風）

備急千金要方（巻十五）　赤石脂　乾姜　当帰　龍骨　牡蛎各三両　附子二両　白朮別にすり潰す一升　甘草　芍薬各一両　人参一両半
(龍) **目標・応用**　粘液便、腹痛、急性慢性大腸炎
加減方
膿を交えるものは厚朴3.0を加える。吐くものは橘皮2.0を加える

(龍)* **目標・応用**　心悸亢進、便秘、癇強きもの
加減方
大便軟きものは大黄を去り半夏6.0を加える（小寧心湯）小児驚癇陽痩煩渇には茯苓　玄米を去り青皮　芍薬各3.0甘草2.0を加える（柴田方函大寧心湯）

金匱要略（嘔吐噦下痢病）　半夏二升洗完用　人参三両　白蜜一升
(薬) **効能・効果** (湯) 体力中等度以下で、みぞおちがつか

以上二味　ハチミツ20.0（冲服）

(経) 半夏7.0　人参3.0　蜂蜜20.0

(龍) 半夏20.0　人参3.0　単シロップ8.0　水480 mLに単シロップを加えて十分に攪拌し、薬を入れて煮て100 mLに煮つめ二回に分服

大百中飲《だいひゃくちゅういん》《本朝経験》

(経) 山帰来3.0　牛膝3.0　檳榔3.0　桂枝3.0　黄芩3.0　川芎3.0　人参2.0　杜仲2.0　甘草1.5　黄連1.5　大黄1.0　沈香1.0

大補陰丸《だいほいんがん》《丹溪心法》

(中) 黄柏12　知母12　熟地黄18　亀板18　粉末を猪脊髄とともに蒸し、蜂蜜で丸とし、一日二回9ずつ服用。適量を水煎服してもよい

大補黄耆湯《だいほおうぎとう》《寿世保元》

(柴) 黄耆3.0　人参3.0　白朮3.0　茯苓3.0　芍薬3.0　当帰3.0　熟地黄3.0　山茱萸3.0　大棗3.0　肉蓯蓉2.0　五味子2.0　肉桂2.0　防風2.0　甘草1.0

えた感じがあるものの次の諸症：嘔吐、むかつき、はきけ、悪心

(龍) **目標・応用**　嘔吐激しく止まざるもの

(勿) 治下疳梅瘡　其他一切湿毒　積年不癒　或顔面腐潰　或鼻柱陥塌　已成癈痼者　神効

医学正伝（巻三）（霊損）　黄柏塩酒拌新尾炒褐色　知母去皮酒拌湿炒各四両　熟地黄煩用懐慶者佳酒洗焙乾用　亀板酥炙黄各六両

(中) **目標**　滋陰清熱

応用　慢性疾患や熱病の回復期で、陰虚火旺を呈するもの

増補内経拾遺（巻三）　黄耆蜜で炙す　防風　人参　当帰　川芎　白朮　山茱萸　熟地黄各二銭　茯苓皮を除く　炙甘草　五味子　炒肉桂各一銭　肉蓯蓉五銭

(柴) **目標**　虚弱の人、自汗

大補元煎《だいほげんせん》《景岳全書》

(中) 熟地黄6　山茱萸3　山薬6　枸杞子6
当帰6　杜仲6　人参6　炙甘草3
水煎服

大保元湯《だいほげんとう》《保赤》

(勿) 川芎4.0　黄蓍4.0　人参4.0　桂枝3.0
甘草2.5　白朮2.5

大防風湯《だいぼうふうとう》《和剤局方》

(般) 地黄2.5～3.5　芍薬2.5～3.5　甘草1.2～1.5
防風2.5～3.5　白朮2.5～4.5(蒼朮も可)
加工ブシ0.5～2　杜仲2.5～3.5　羌活1.2～1.5
川芎2～3　当帰2.5～3.5　牛膝1.2～1.5
生姜0.5～1(乾姜1も可、ヒネショウガを
使用する場合1.2～1.5)　黄耆2.5～3.5
人参1.2～1.5　大棗1.2～2
(経)《和剤局方》　当帰3.0　芍薬3.0　熟地黄3.0
黄耆3.0　防風3.0　杜仲3.0　朮3.0　川芎2.0
人参1.5　羌活1.5　牛膝1.5　甘草1.5　大棗1.5
乾姜1.0　附子1.0
(龍)《百一選方》　熟地黄3.5　当帰3.5　芍薬3.5
黄耆3.5　防風3.5　杜仲3.5　白朮4.5　川芎2.0

景岳全書(巻五十一)(新方八陣)
(中) **目標**　滋補肝腎、益気
応用　種々の慢性疾患あるいは熱性疾患の回復期などで、肝腎陰虚、気虚の症候を呈するもの

(勿) 治頂陥　根窠雖紅而皮軟且薄　血有餘而気不足者　此方ハ痘瘡元気虚〆起脹スル能ハサル者ヲ主トスレトモ凡テ小児虚弱ニ〆五犀五軟ノ兆アリ他餘症ナキ者ニ用テ三味ノ保元湯ヨリ効優ナリ吉村扁著ハ三味ノ方ハ痘疹ヨリ反テ慢驚風ニ効アリト云フ試ムヘシ

和剤局方(巻一)(諸風)　川芎撫芎不用　附子炮去皮臍各一両半　熟乾地黄洗　白朮　防風去蘆　当帰洗去蘆酒浸焙炒　白芍薬　黄耆　杜仲去粗皮炒令絲断各二両　羌活去蘆　人参去蘆　甘草炙　牛膝去蘆酒浸切微炒各一両

効能・効果 (湯)
(般) 体力虚弱あるいは体力が消耗し衰え、貧血気味なものの次の諸症：慢性関節炎、関節のはれや痛み、神経痛
(龍) **目標・応用**　筋肉麻痺、あるいは膝腿痛、脊髄患者、半身不随、脚気
(中) **目標**　袪風湿、散寒、補気血、益肝腎、活血止痛
応用　独活寄生湯368に準じる

白河附子2.0　大棗2.0　人参1.5　羌活1.5
甘草1.5　牛膝1.5　JP生姜1.0
㊥《和剤局方》防風6(3)　羌活6(2)
熟地黄12(3)　白芍9(3)　当帰9(3)
杜仲9(3)　党参9(人参2)　黄耆6(3)
白朮6(3)　川芎6(2)　牛膝6(2)
炙甘草3(2)　大棗3(2)　附子3(1)
生姜3(1)　水煎服

大連翹湯《だいれんぎょうとう》《万病回春》

(龍)* 連翹2.5　瞿麦2.5　滑石2.5　車前子2.5
牛蒡子2.5　芍薬2.5　山梔子1.2　木通1.2
当帰1.2　防風1.2　柴胡4.0　黄芩4.0　荊芥4.0
蝉退1.5　甘草4.5　竹葉1.0　燈心草1.0

退血止痛飲《たいけつしつういん》《万病回春》

(柴) 帰尾1.5　芍薬1.5　地黄1.5　白芷1.5
防風1.5　荊芥1.5　羌活1.5　連翹1.5　黄芩1.5
黄連1.0　黄柏1.0　山梔子1.0　薄荷1.0
枳殻2.0　桔梗2.0　知母2.0　石膏5.0
車前子3.0　甘草1.0

泰山磐石散《たいざんばんじゃくさん》《景岳全書》

㊥ 党参12　黄耆12　熟知黄12　白朮9
当帰9　続断9　黄芩6　白芍6　川芎3

(龍)* **目標・応用** 小児感冒、丹毒その他の発疹性熱病、頸腺炎、化膿症、眼炎、口内炎、咽喉炎などで発熱するもの

万病回春(杖瘡)　帰尾　赤芍　生地黄　白芷　防風　荊芥　羌活　連翹　黄連　黄芩　黄柏　梔子　蒲荷　枳殻　桔梗　知母　石膏　車前子　甘草

(柴) **応用** 打撲症の痛み(瘀血)

【注】 帰尾は当帰の支根または根の先端

景岳全書(婦人規)　人参　黄耆　当帰　続断　黄芩各一銭　白朮二銭　川芎　白芍薬　熟地黄各八分　砂仁　炙甘草各五分　糯米一つまみ

縮砂3　炙甘草3　糯米3　水煎服

沢漆湯《たくしつとう》《方輿輗》

(経) 沢漆4.0　鯉魚(去腸切2寸)10.0　赤小豆10.0　生姜2.0(JP生姜1.0)　茯苓2.0　人参1.0　甘草0.6

沢瀉湯《たくしゃとう》《金匱要略》

(薬) 沢瀉湯 K198　タクシャ5.0　ビャクジュツ2.0　以上二味

(経) 沢瀉5.0　朮2.0

(龍) 沢瀉5.0　白朮2.0　水80mLを以て煮て40mLに煮つめ二回に分服

托裏温中湯《たくりうんちゅうとう》《外科枢要》

(柴) 羌活5.0　益智3.0　陳皮3.0　甘草2.0　丁香2.0　沈香2.0　木香2.0　茴香2.0　乾姜1.5　JP生姜1.0　附子1.0

托裏消毒飲《たくりしょうどくいん》

(経)《万病回春》　防風1.5　当帰1.5　川芎1.5　白芷1.5　桔梗1.5　厚朴1.5　皂角1.5

(中) **目標**　気血双補、安胎
応用　流産の前兆、切迫流産、習慣性流産などで、気血両虚を呈するもの

方輿輗(脚気・痿躄・水腫)　脚気腫満其症不実者ニ此湯甚ダ良シ千金方下ニ内虚不足ノ字アリ

金匱要略(痰飲咳嗽病)　沢瀉五両　白朮二両
外科正宗では托裏消毒散となっている
効能・効果　(湯)
(薬) めまい、頭重《備考》注　体力に関わらず、使用できる
(龍) **目標・応用**　心下支飲性の冒眩甚しきもの

衛生宝鑑(巻十三)　丁香　沈香　茴香　益智仁　陳皮各一銭　木香一銭半　羌活　炮姜各三銭　炙甘草二銭　附子炮製して皮と胚珠を除く四銭
(柴) **応用**　下痢を伴う化膿症

万病回春(癰疽)　金銀花三銭　黄耆塩水炒　花粉各二銭　防風　当帰酒洗　川芎　白芷　厚朴姜汁炒　桔梗　穿山甲炒成珠　皂角刺炒各一銭　陳皮三銭　右剉一剤酒水各一盞煎服

穿山甲1.5 栝楼根2.0 陳皮2.0 黄耆2.5
金銀花2.5 以上酒を入れ煎じ用いる
(龍)《外科正宗》 人参3.0 川芎3.0 芍薬3.0
黄耆3.0 当帰3.0 白朮3.0 茯苓3.0 桔梗3.0
白芷2.0 金銀花2.0 甘草2.0 皂角刺2.0

達原飲《たつげんいん》《温疫論》
(中) 檳榔子6 厚朴3 草果3 知母3
白芍3 黄芩3 生甘草2 水煎服

達生散《たっせいさん》《朱丹溪》
(柴) 大腹皮4.0 白朮4.0 芍薬4.0 当帰4.0
人参2.5 陳皮2.5 紫蘇茎2.5 甘草1.0

奪命丹《だつめいたん》**（丸《がん》）**＝桂枝茯苓丸《けいしぶくりょうがん》117

断痢湯《だんりとう》《外台》
(経) 半夏4.0 茯苓3.0 大棗3.0 乾姜2.0
人参2.0 黄連2.0 甘草1.5 附子0.5

(経) 正宗の托裏消毒飲は防風 栝楼根 穿山甲 厚朴を去り人参、白朮、茯苓を加う
〈実際〉500頁 外科正宗では托裏消毒散となっている
(龍) **目標・応用** 一切の化膿症

温疫論（上巻） 檳榔二銭 厚朴一銭 草果五分 知母一銭 芍薬一銭 黄芩一銭 甘草五分
(中) **目標** 清熱化湿、透達膜原
応用 蒿芩清胆湯に準じ、熱証の強いものに用いる

丹渓心法（巻五） 大腹皮三銭 紫蘇 人参 陳皮各半銭 当帰 白朮 白芍薬各一銭 炙甘草二銭 粗末となし、青葱葉と黄楊樹葉梢七つ、或いは枳殻と砂仁を加え、水煎して、食後に服用する
(柴) **応用** 妊娠末期の諸症、産が軽くなる

(勿) 半夏 乾姜 人参 黄連 附子 茯苓 甘草 大棗
(矢) **目標** 半夏瀉心湯の変方で、心下に水飲あり、慢性化し、陰証となって、下痢のやまないもの。痢病で諸薬方の奏効せぬもの
応用 慢性胃腸炎・慢性下痢症で冷

丹梔逍遙散《たんししょうようさん》＝加味逍遙散《かみしょうようさん》48

丹参飲《たんじんいん》《医宗金鑑》

㊥丹参15～30　檀香6　縮砂3　水煎服

胆道排石湯《たんどうはいせきとう》

㊥[1]《天津市南開医院》茵蔯蒿30　金銭草30
山梔炭12　柴胡6　丹参12　枳殻6
赤芍6　白芍6　木香9　水煎服

㊥[2] Ⅰ号方《青島市立医院》金銭草30
柴胡12　鬱金12　木香18　枳殻12　大黄30
水煎服

㊥[3] Ⅱ号方《青島市立医院》金銭草30
茵蔯蒿30（後下）　鬱金30　金銀花30
連翹30　木香18　枳実12　大黄30（後下）
芒硝6（冲服）　水煎服

㊥[4] 5号方《遵義医院》金銭草45　黄芩15
枳殻15　木香15　川楝子15　大黄10
水煎服

㊥[5] 6号方《遵義医院》金銭草45　虎杖45
山梔子15　枳殻20　木香20　延胡索20
大黄20　水煎服

えによるもの

時方歌括（下巻）　丹参一両　檀香　砂仁各一銭　水煎服

㊥**目標**　活血化瘀、理気止痛
応用　狭心症、胃炎、胃十二指腸潰瘍などで、気滞血瘀を呈するもの

㊥[1] **目標**　清熱利湿、行気止痛、利胆排石

㊥[2] **目標**　清熱利胆、疏肝理気、排石
応用　胆石症、胆道感染症

㊥[4] 適応症　気滞型の胆石症

㊥[5] 適応症　湿熱型の胆石症

一般に、胆石症の緩解期には5号方を、発作期には6号方を用いる

暖肝煎《だんかんせん》《景岳全書》

㊥ 烏薬9 肉桂6 小茴香6 沈香3
当帰9 枸杞子9 茯苓9 生姜9
水煎服

景岳全書(巻五十一)(新方八陣) 当帰二~三銭 枸杞子三銭 沈香一銭 肉桂一~二銭 烏薬 小茴香 茯苓各二銭 生姜三~五銭 水煎服

㊥ **目標** 散寒止痛、理気補血

地豆児《ちとうじ》《方輿輗》

(経) 鼹鼠霜　一味細末とし一回1.0を服用

知柏地黄丸《ちばくじおうがん》《医鑑》

＝知柏六味丸(料)《ちばくろくみがんりょう》　知柏腎気丸(料)《ちばくじんきがんりょう》

(薬) 知柏地黄丸料 K199　ジオウ5.0　サンシュユ3.0　サンヤク3.0　タクシャ3.0　ブクリョウ3.0　ボタンピ3.0　チモ3.0　オウバク3.0　以上八味

(中) 知母9　黄柏6　熟地黄24　山茱萸12　山薬12　茯苓9　沢瀉9　牡丹皮9　水煎服

知柏腎気丸《ちばくじんきがん》＝地柏地黄丸《ちばくじおうがん》

知母茯苓湯《ちもぶくりょうとう》

(経) 柴胡3.0　阿膠2.0　知母2.0　朮2.0　茯苓2.0　人参2.0　五味子2.0　桔梗2.0　黄芩2.0

方輿輗(喘哮)　地豆児即鼹鼠焼黒
一本堂薬選　療咽喉腫痛閉塞

効能・効果　(散)(湯)((薬)は(湯)のみ)
(薬) 体力中等度以下で、疲れやすく胃腸障害がなく、口渇があるものの次の諸症：顔や四肢のほてり、排尿困難、頻尿、むくみ
(般) 地黄8　山茱萸4　山薬4　沢瀉3　茯苓3　牡丹皮3　知母3　黄柏3　一回2g一日三回
(中) 六味地黄丸に知母9　黄柏9を加える。蜜丸とするか水煎服
目標　滋補肝腎、清熱瀉火
応用　高血圧症、糖尿病、慢性腎炎、慢性肝炎、慢性尿路感染症、自律神経失調症、その他の慢性疾患や、遺精、偽性性欲亢進などで、陰虚火旺の症候を呈するもの

丹渓心法(巻二方)　甘草　茯苓各一両　知母　五味子　人参　薄荷　半夏　柴胡　白朮　款冬花　桔梗　麦門冬　黄芩各半両　川芎二銭　阿膠三銭　生姜三片水煎服

半夏2.0　川芎1.0　薄荷1.0　款冬花1.0
麦門冬1.0　甘草1.0　生姜1.0

知柏六味丸料《ちばくろくみがんりょう》《心法》＝知柏地黄丸《ちばくじおうがん》

㊗ 地黄6.0　山茱萸4.0　山薬4.0　牡丹皮4.0
沢瀉4.0　茯苓4.0　知母3.0　黄柏2.0

治黄胖方《ぢおうはんほう》

㊖ 茵蔯4.0　茯苓4.0　沢瀉4.0　人参3.0
山梔子3.0　黄耆3.0　大黄1.0　薏苡仁1.0
縮砂2.0　甘草2.0

治脚気冷毒云々方《ぢかっけれいどくうんぬんほう》《外台》

㊙ 呉茱萸4.0　檳榔4.0　木香2.0　犀角2.0
半夏2.5　生姜2.0

治肝虚内熱方《ぢかんきょないねつほう》《彙言》

㊙ 羚羊2.0～4.0　半夏2.0　当帰4.0　防風4.0
天麻3.0　茯苓5.0　酸棗2.0　人参3.0　白朮4.0
釣藤3.0

咳嗽止まず寒熱往来自汗肺痿を治す

㊗ **目標**　腎虚発熱、腎盂炎など
㊙ 治腎虚発熱

外台秘要　治脚気冷毒悶　心下堅　背膊痛　上気欲死方
㊙ 此方ハ唐侍中一方ノ証ニメ嘔吐アリ上気欲死者ニ用ユ嘔気ノ模様犀角旋覆花湯ニ似タレトモ旋覆花湯ハ水気上部ニ盛ニ顕テアリ此方ハ水気表ニ見レス湿毒直ニ心下ニ衝テ嘔吐スル者ニ宜シ

㊙ 此方ハ沈香天麻湯ノ証ニメ内熱アル者ニ用ユ此証ノ一等軽キ者ハ抑肝散ナリ又大人類中ナト肝ニ属スル者ハ此方ニ宜シ若陰分ニ渉ル者ハ解語湯ヲ用ユヘシ方意皆相類ス

治吃逆一方《ちきつぎゃくいっぽう》《東郭》

㊫ 半夏5.0　糯米5.0　茯苓3.0　胡椒3.0　乾姜3.0　竹茹2.0

治狂一方《ちきょういっぽう》《東郭》

㋕ 厚朴2.5　大黄1.0　枳実4.0　黄芩4.0　黄連1.5　芒硝6.0　一角2.0～3.0

治血狂一方《ちけつきょういっぽう》《本邦老医伝》

㋬* 当帰4.0　川芎4.0　芍薬4.0　熟地黄4.0　乾姜2.0　大黄2.0　桂枝3.0　紅花1.5

治肩背拘急方《ぢけんばいこうきゅうほう》

㋣《本朝経験》 茯苓6.0　青皮4.0　香附子4.0　烏薬4.0　莪朮3.0　甘草1.0

㋬《中山摂州》 青皮2.5　烏薬2.5　莪朮2.5　茯苓6.0　香附子6.0　甘草3.0

治皷脹一方《ちこちょういっぽう》《新修》

㋕ 琥珀3.0　沈香2.0　茯苓5.0　地黄4.0　犀角2.5　三稜3.0　莪朮3.0　蘇木3.0

㋕ 此方ハ橘皮竹筎湯ノ反対ニテ裏寒ノ吃逆ニ用イテ効アリ　胡椒乾姜ヲ多量ニセザレバ験ナシ

㋕ 此方ハ大承気湯ノ變方ニ〆発狂ノ劇症ニ用テ宜シ和田東郭屢經験ト云病緩ナル者ハ下気圓ヲ宜トス

㋬* **目標・応用**　壊症の血狂

㋕ 青皮　茯苓　烏薬　莎草　莪朮　甘草

㋬ **目標・応用**　気鬱より肩背に拘急するもの

【注】 ストレスによる肩・首のこり

㋕ 此方ハ敗血流テ水気ニ變スル者ヲ治ス但産后敗血ヨリ出ル水気ニハ東洋琥珀湯ナリ皷脹ヲナス者ニハ此方ニ宜シ

治骨硬一方《ぢこっこういっぽう》《台州》

(勿) 縮砂3.5 甘草2.5 包布白湯浸、含口漸呑下

治酒査鼻方《ぢしゅさびほう》《本朝経験》＝治酒査鼻一方《ぢしゅさびいっぽう》

(経) 地黄5.0 芍薬3.0 黄連2.0 山梔子2.0 大黄1.0 甘草1.0 紅花1.0

治酒査鼻一方《ぢしゅさびいっぽう》＝治酒査鼻方《ぢしゅさびほう》

治小児愛吃泥方《ぢしょうにあいきつでいほう》《寿世保元》

(経) 黄芩2.0 橘皮2.0 白朮2.0 茯苓2.0 使君子2.0 甘草2.0 胡黄連1.0 石膏5.0

治小児風痰吐沫気喘方《ぢしょうにふたんとまつきぜんほう》《彙言》

(勿) 射干2.5 大黄1.0 檳榔4.0 牽牛子3.0 麻黄2.5 甘草2.5

治上熱下寒嘔吐方《ちじょうねつげかんおうとほう》《傷寒本義》

(勿) 呉茱萸4.0 乾姜2.0 黄連1.0 人参4.0

(勿) 誤呑釘銭骨 不下咽者皆治之

(勿) 此方ハ三黄瀉心湯ニ加味シタル者ニテ総〆面部ノ病ニ効アリ 酒査鼻ニ限ルヘカラス若瘡膿アル者大芎黄湯ニ宜シ清上防風湯ハ二湯ヨリ病勢緩ナル処ニ用ユ

(矢) **目標** 蛔虫で壁土や瓦、線香、煙草、生米、茶葉などを好んで食べ、腹大きく青筋が見え、鼻を穿り、爪を咬み、頭を動かし、顔を歪め、目瞼をまばたく癖のあるもの

応用 小児の癇症、チック症、異食症

(勿) 此方ハ麻杏甘石湯ノ症ニ〆風痰壅盛スル者ニ宜シ馬脾風ノ初起ニ用テ間間効アリ

(勿) 此方ハ呉茱萸湯ノ變方ニ〆上熱ヲ目的トス吾門近年此方ニ本キテ上熱下寒ノ者ニ直ニ呉茱萸湯ニ半夏黄連ヲ加テ

治水腫鼓脹一方《ちすいしゅうこちょういっぽう》《和田東郭》

(龍)* 厚朴2.5　枳実2.5　独活2.5　茯苓4.0
古立蒼朮（または白朮）4.0　香附子4.0
当帰4.0　川芎4.0　木通4.0　甘草1.0　附子1.0
紅花1.0　黄連1.0

治癬一方《ぢせんいっぽう》《竹中氏》

(勿) 忍冬2.0　樸樕3.0　石膏6.0～10.0　芍薬4.0
大黄1.0　甘草2.5　当帰4.0

治喘一方《ぢぜんいっぽう》《東郭》

(経) 茯苓6.0　杏仁4.0　桂枝3.0　厚朴3.0
紫蘇子2.0　甘草2.0
(龍) 茯苓6.0　桂枝3.0　厚朴3.0　杏仁4.0
紫蘇子2.0　甘草2.0

治帯片《ちたいへん》《上海中薬製薬三廠》

(中) 金桜子　芡実　蒼朮　知母　苦参
墓頭回

特効アリ

(龍)* **目標・応用**　瘀血をかねる浮腫
(勿) 婦人産後水腫及一切因瘀血而発腫者投之効如神

(勿) 此方ハ竹中文輔ノ家方ニテ疥癬痛甚キ者ヲ治ス

(勿) 茯苓　厚朴　桂枝　杏仁　蘇子（東郭は桑白皮）　甘草
(龍) **目標・応用**　虚証の喘息発作
茯苓杏仁甘草加方
呼吸困難・動悸・尿不利浮腫

(中) **目標**　止帯、清熱利湿
【注】　墓頭回はオミナエシ科の植物

治打撲一方《ぢだぼくいっぽう》《香川》

(薬) 治打撲一方 K133 センキュウ3.0 ボクソク3.0 センコツ3.0 ケイヒ3.0 カンゾウ1.5 チョウジ1.0 ダイオウ1.0 以上七味

(経) 川骨3.0 樸樕（あるいは桜皮）3.0 川芎3.0 桂枝3.0 大黄1.0 丁香1.0 甘草1.5

(中) 川骨5 樸樕3 川芎3 桂枝2 丁香1 大黄1 甘草2 水煎服

治脹満主方《ちちょうまんしゅほう》《梅花無盡蔵》

(勿) 莎草4.0 橘皮2.0 川芎4.0 茯苓5.0 蒼朮4.0 檳榔4.0 厚朴2.5 枳実4.0 黄連1.0

治頭瘡一方《ぢづそういっぽう》＝大芎黄湯《だいきゅうおうとう》

(薬) 治頭瘡一方 K134 レンギョウ3.0 ソウジュツ3.0 センキュウ3.0 ボウフウ2.0 ニンドウ2.0 ケイガイ1.0 カンゾウ1.0 コウカ1.0 ダイオウ0.5 以上九味

(経)《本朝経験》連翹3.0 蒼朮3.0 川芎3.0 防風2.0 忍冬2.0 荊芥1.0 甘草1.0 紅花1.0 大黄0.5～1.0

(中)《香川》連翹3 蒼朮3 川芎3 防風2 忍冬藤2 荊芥1 生甘草1 紅花1 大黄1 水煎服

(勿) 萍蓬 樸樕 川芎 桂枝 大黄 丁香 甘草

(薬) **効能・効果** (湯) 体力に関わらず使用でき、はれ、痛みがあるものの次の諸症：打撲、捻挫

(中) **目標** 活血化瘀、消腫、通陽 **応用** 打撲、捻挫

【注】 打撲直後には使用しない。初期には桂苓丸など用い、二～三日目から本方を用いるのが普通の用法

(勿) 此方ハ分消湯ヨリ簡便ニ〆脹満ノ初起ニ効アリ婦人ニハ別〆宜シ此ヨリ一等重キヲ分消湯トス又一等進テ虚ニ属スル者ヲ行湿補気養血湯トスル也

(勿) 忍冬 紅花 連翹 蒼朮 荊芥 防風 川芎 大黄 甘草

(薬) **効能・効果** (湯) 体力中等度以上のものの顔面、頭部などの皮膚疾患で、ときにかゆみ、分泌物などがあるものの次の諸症：湿疹・皮膚炎、乳幼児の湿疹・皮膚炎

(中) **目標** 祛風、清熱解毒、活血化湿 **応用** 湿疹、皮膚炎、びらん、化膿症、アトピー性皮膚炎などで、風湿熱を呈するもの

(矢) 治頭瘡一方にて治らないもの☞馬明湯加減383

治頭瘡一方去大黄《ぢづそういっぽうきょだいおう》

㊞般 連翹3 蒼朮3 川芎3 防風2 忍冬2 荊芥1 甘草1 紅花1

治頭痛一方《ぢづつういっぽう》 《東郭》

㊞経 黄芩1.5 黄連1.5 大黄1.5 枳実1.5 乾姜1.5 呉茱萸1.5 半夏6.0 甘草2.0

㊞龍 黄芩2.5 黄連2.5 大黄2.5 枳実2.5 乾姜2.5 呉茱萸2.5 半夏6.0 甘草2.0

治吐乳一方《ちとにゅういっぽう》 《幼々新書》

㊞経 蓮肉2.5 丁香0.5 人参0.5 以上水100 mLを以て煮て50 mLに煮詰め三回に分服

治肺積右脇硬痛方《ちはいしゃくうきょうこうつうほう》

㊞勿 橘皮2.0 莎草4.0 檳榔4.0 一方以沈香代橘皮

効能・効果 ㊞湯

㊞般 体力中等度以下で、下痢傾向があるものの顔面、頭部などの皮膚疾患で、ときにかゆみ、分泌物などがあるものの次の諸症：湿疹・皮膚炎、乳幼児の湿疹・皮膚炎

㊞勿 黄芩 黄連 大黄 半夏 枳実 乾姜 呉茱萸 甘草

㊞龍 **目標・応用** 頭痛で胃のあたりがつかえて便秘するもの

㊞勿 此方ハ小児胃虚ノ吐乳ヲ主トス

㊞勿 此方ハ右脇ノ硬痛ヲ治ス若飲ヲ兼ル者ハ良枳湯ニ宜シ若熱気アル者ハ小柴胡湯加青皮芍薬ヲ與フヘシ以上三方左脇ノ硬痛ニハ効ナシ左脇ニアル者ハ和肝飲柴胡疎肝湯四逆散呉茱萸茯苓延年半夏湯ノ類選用スヘシ大柢病左右ヲ論セサレトモ脇痛ハ治方ヲ異ニセサレハ効ナシ先輩呉朱萸良姜ヲ以テ左右ヲ分一理アリト云ヘシ

治胖丸《ぢはんがん》《津田玄仙　家方》

〈実際〉朮3.0　厚朴3.0　陳皮3.0　甘草2.0　緑礬1.0　大棗1.0　米糊で丸とし、一回4.0ないし6.0を飲む

治風癬膿疱疥癩血風諸瘡腫一方《ちふうせんのうほうかいらいけっぷうしょそうしゅいっぽう》《寿世保元》

(柴) 帰尾5.0　赤芍3.0　黄芩1.0　黄連1.0　黄柏1.0　大黄1.0　苦参2.0　防風2.0　金銀花2.0　木別子1個

治婦人経水不通方《ぢふじんけいすいふつうほう》《本事方後集》

(勿) 人参4.0　茯苓5.0　当帰4.0　瞿麦2.0　大黄1.0　芍薬4.0　桂枝3.0　葶藶4.0

治婦人骨蒸労熱咳嗽云々方《ぢふじんこつじょうろうねつがいそううんぬんほう》《官邸便方》

(龍)* 川芎3.0　当帰3.0　芍薬3.0　香附子4.0　麦門冬4.0　白朮（または古立蒼朮）2.5　牡丹皮2.5　地骨皮2.5　五味子1.5　甘草1.5

〈実際〉貧血。黄胖病（今日の十二指腸虫病）

(柴) 血便あるときは木別子を去って槐花を加う

【注】 木別子はナンバンカラスウリの種子（漢方医学大辞典・人民衛生出版）

(勿) 此方ハ血分腫ノ主方ナリ血分腫トハ王汞甫カ恵済方云婦人經滞化爲水流走四肢悉皆腫滿名曰血分証與水腫相似醫不能審輒作水腫治之誤也ト是ナリ若虚候アリテ此方ヲ用カタキトキハ寳慶集ノ調經散ヲ用ユヘシ

(龍)* **目標・応用**　肺結核、血の道症などで発熱疲労咳嗽するもの

治婦人癥瘕塊痛方《ぢふじんちょうかかいつうほう》 《彙言薛國球開元記事》

(勿) 芍薬4.0　玄胡索4.0　木香2.0　乾漆2.0
莪朮3.0　五霊脂3.0　肉桂3.0

治腰膝髀云々方《ぢようしつひうんぬんほう》 《外台》

(勿) 杜仲　独活　地黄　当帰　川芎　丹参

竹茹温胆湯《ちくじょうんたんとう》

(薬) 竹茹温胆湯 K132　サイコ3.0　チクジョ3.0
ブクリョウ3.0　バクモンドウ3.0
ショウキョウ1.0　ハンゲ5.0　コウブシ2.0
キキョウ2.0　チンピ2.0　キジツ2.0
オウレン1.0　カンゾウ1.0　ニンジン1.0　以
上十三味

(経)《寿世保元》 柴胡3.0　竹茹3.0　茯苓3.0
麦門冬3.0　半夏5.0　香附子2.0　桔梗2.0
陳皮2.0　枳実2.0　黄連1.0　甘草1.0　人参1.0
乾姜1.0

(龍)《万病回春》 柴胡6.0　香附子2.5　人参1.5
黄連4.5　甘草1.0　桔梗3.0　陳皮3.0　半夏3.0
竹茹3.0　茯苓3.0　枳実3.0

(中)《寿世保元》 温胆湯に柴胡6　黄連3

(勿) 此方治血蠱脹満

(勿) 此方ハ脚気腫除ノ後痿弱酸疼スル者ニ宜シ後世ニテハ思仙續断圓ナト用ユレトモ此方ス簡便ニテ捷功アルニ如ス若腫気残リテ麻痺疼痛スルモノハ四物湯加蒼朮木瓜薏苡人ニ宜シ此方ヲ腰腿風ニ用ルコトアリ何モ酸疼ヲ目的トス

万病回春(巻二)(傷寒)　柴胡二銭　竹茹　桔梗　枳実麩炒各三銭　黄連五分　人参五分　陳皮　半夏　茯苓　香附子八分　甘草三分　右剉一剤生姜三片棗一枚水煎服

効能・効果 (湯)

(薬) 体力中等度のものの次の諸症：かぜ、インフルエンザ、肺炎などの回復期に熱が長びいたり、また平熱になっても、気分がさっぱりせず、せきやたんが多くて安眠が出来ないもの

(龍) **目標**　発熱、不眠、驚きやすく気が落ちつかず煩躁し痰多きもの

応用　熱病、不眠症、心悸亢進症、肺炎

(中) **目標**　清化熱痰、和胃降逆、清熱解鬱、滋陰益気

応用　感冒、インフルエンザ、気管支炎、胃腸炎、自律神経失調症、更年期症候群、不眠症、心臓神経症、脳動脈硬化症などで、痰熱上擾を呈するもの

香附子6　桔梗6　麦門冬9　人参3を加える

竹皮大丸《ちくひだいがん》《金匱要略》

(経) 竹皮大料　竹茹4.0　石膏6.0　桂枝2.0　白薇2.0　甘草6.0

(龍) 竹皮大丸　生竹茹2　石膏2　桂枝1　白薇1　甘草7　以上の割合で粉末にし棗の肉と研和し0.5の丸剤に作り1丸ずつ日中三回夜二回服用（便法　竹茹3.0　石膏3.0　桂枝2.0　白薇2.0　甘草4.0　常煎法）

竹葉湯《ちくようとう》《金匱要略》

(経) 竹葉2.0　防風2.0　桔梗2.0　桂枝2.0　人参2.0　甘草2.0　葛根6.0　附子0.6　大棗4.0　生姜4.0（JP生姜1.0）

(龍) 竹葉3.0　葛根3.0　防風1.0　桔梗1.0　桂枝1.0　人参1.0　甘草1.0　炮附子0.3（または白河附子1.0）　大棗4.0　JP生姜2.5　水400mLを以て煮て100mLに煮つめ三回に分服（便法　常煎法）

竹葉黄芩湯《ちくようおうごんとう》《千金》

〈実際〉竹葉3.0　黄芩3.0　茯苓3.0　麦門冬4.0　芍薬4.0　地黄4.0　大黄1.0　甘草1.0

金匱要略（婦人産後）　生竹茹　石膏二分　桂枝一分　甘草七分　白薇一分

(龍) **目標・応用**　血熱甚しく煩乱嘔逆するもの

金匱要略（婦人産後）　竹葉一把　葛根三両　防風　桔梗　桂枝　人参　甘草各一両　附子一枚炮　大棗十五枚　生姜五両

(龍) **目標・応用**　産褥熱などで発熱、顔面赤く、喘して頭痛するもの、あるいは頸項が強急するもの、あるいは老人などで上部虚熱により頭痛悪寒微咳あり久しく治らぬもの

加減方

頸項強るものは大附子一枚を用いる

吐くものは半夏8.0を加える

(勿) 竹葉　黄芩　茯苓　麦門　芍薬　地黄　大黄　甘草　生姜

「竹葉石膏湯の証にして一等虚熱甚だしく…」

竹葉石膏湯《ちくようせっこうとう》《傷寒論》

（般）竹葉1.2～2　石膏4.8～16　半夏1.6～8　麦門冬3.4～12　人参0.8～3　甘草0.6～2　粳米2～8.5

（経）竹葉2.0　甘草2.0　石膏10.0　粳米6.0　麦門冬6.0　半夏4.0　人参3.0

（龍）竹葉2.0　人参2.0　甘草2.0　石膏16.0　麦門冬10.0　玄米7.0　半夏8.0　水400mLを以て玄米以外の薬を煮て240mLに煮つめ、滓を去り、玄米を加えて煮直し、玄米が煮えた頃火から下して三回に分服（便法　常煎法）

（中）生石膏30（先煎）　淡竹葉15　人参6　麦門冬9　製半夏6　炙甘草3　粳米15　水煎服

竹葉柳蒡湯《ちくようりゅうぼうとう》《先醒斉医学広筆記》

（中）淡竹葉10　西河柳6　牛蒡子6　蝉退6　荊芥3　薄荷3　知母6　玄参6　麦門冬6　生甘草3　水煎服

中黄膏《ちゅうおうこう》《春林軒膏方》

（薬）中黄膏 K135　ゴマ油1000　ミツロウ380　ウコン末40　オウバク末20　以上四味　ゴ

【注】〈実際〉には生姜が入っていない

傷寒論（陰陽易瘥後労復）　竹葉二把　石膏一斤　半夏半升洗　人参三両　甘草二両炙　粳米半升　麦門冬一升去心

効能・効果（湯）

（般）体力虚弱で、かぜが治りきらず、たんが切れにくく、ときに熱感、強いせきこみ、口が渇くものの次の諸症：からぜき、気管支炎、気管支ぜんそく、口渇、軽い熱中症

（龍）**目標・応用**　虚羸少気、気逆、あるいは口渇

応用　流感、肺炎、肺気腫、糖尿病、心臓喘息

（中）**目標**　清熱生津、益気和胃

応用　白虎湯に準じ、気陰両虚のみられるもの

（矢）竹葉石膏湯加杏仁3.0

（療治経験筆記）去半夏加知母

（中）麻疹の発疹が十分でなく、咳嗽、咽痛、口渇の明らかなものに用いる。発熱が強ければ石膏を加える

春林軒膏方　香油一升一本作一升二合半　黄蠟二百目一本作二百二十銭　爵金二十銭一本作十二銭　黄柏二十銭一本作十二銭　右四味先油ト蠟トヲ煮テ消ヲ度シ布ニテ漉シ冷ヲ候テ下ノ二味

マ油をよく煮て水分を蒸発させ、これにミツロウを加えて溶かし、布でろ過し、やや冷えた頃ウコン末およびオウバク末を徐々に混合し、かく拌しながら凝固させる
(経) 胡麻油1000 mL　黄蠟380瓦　鬱金40瓦　黄柏20瓦　まず胡麻油をよく煮て水分を去り黄蠟を入れて溶融し、布にて漉し、やや冷ゆるを伺って鬱金　黄柏の末を徐々に投下し攪拌しつつ凝固せしめる
(龍) 胡麻油1000　黄蠟380　鬱金40　黄柏10　胡麻油を煮て黄蠟を加え、次に鍋を火から下して鬱金、黄柏末を徐々に加えて攪拌し放置凝固させる

中陥胸湯《ちゅうかんきょうとう》 ＝ 千金陥胸湯《せんきんかんきょうとう》 283

中建中湯《ちゅうけんちゅうとう》 ＝ 大小建中湯《だいしょうけんちゅうとう》
(薬) 中建中湯 K200　ケイヒ4.0　シャクヤク6.0　カンゾウ2.0　タイソウ4.0　サンショウ2.0　カンキョウ1.0　ニンジン3.0　以上七味　コウイ20.0(冲服)

中正湯《ちゅうせいとう》《南陽》
(経) 半夏4.0　朮3.0　藿香2.0　橘皮2.0　乾姜2.0　厚朴2.0　大黄2.0　黄連1.5　木香0.6　甘草0.6

ヲ入攪セ匀ヘル也
(薬) **効能・効果** (外) 急性化膿性皮膚疾患(はれもの)の初期、うち身、捻挫
(龍) **目標・応用** 化膿症の初期、腫脹発赤疼痛のもの

(矢) 小建中湯と大建中湯の合方
効能・効果 (湯)
(薬) 体力中等度以下で、腹痛を伴うものの次の諸症：慢性胃腸炎、下痢、便秘
目標 小建中湯と大建中湯の中間型で虚寒症の急腹痛

医事小言　半夏五分　朮四分　藿香　橘皮　乾姜　厚朴　大黄各三分　黄連二分　木香　甘草各一分　治食傷吐逆不安又理霍乱中熱

中満分消湯《ちゅうまんぶんしょうとう》 《蘭室秘蔵》
(柴) 半夏3.0 茯苓3.0 厚朴3.0 人参3.0 沢瀉6.0 呉茱萸1.5 草豆蔻2.0 木香1.0 川烏頭1.0 JP生姜1.0 黄柏1.5 黄連1.5 乾姜1.5

沖和順気湯《ちゅうわじゅんきとう》(柴)＝升麻白芷湯《しょうまびゃくしとう》235

駐車圓《ちゅうしゃえん》 《千金方》
(経) 黄連4.0 乾姜1.5 当帰2.0 阿膠2.0
(龍)* 駐車圓丸 黄連3.0 阿膠1.5 当帰1.5 乾姜1.0 茯苓1.0 右の割合で丸剤とし、一回量2.0～4.0

猪膏髪煎《ちょこうはつせん》 《金匱要略》
(経) 豚脂20.0 乱髪10.0 以上二味膏中に入れ煎じ髪消ゆるを度とし一回に服用

猪胆汁《ちょたんじゅう》 《方輿輗》＝大猪胆汁《だいちょたんじゅう》《傷寒論》
(経) 猪胆汁 一味頓服

蘭室秘蔵（中満腹脹門） 川烏 沢瀉 黄連 人参 青皮 当帰 生姜 麻黄 柴胡 乾姜 華澄茄各二分 益智仁 半夏 茯苓 木香 升麻各三分 黄耆 呉茱萸 厚朴 草豆蔻仁 黄柏各五分
(柴) **応用** 肝硬変などの腹水

千金方（十五巻） 黄連六両 乾姜二両 当帰 阿膠各三両
(龍)* **目標・応用** 虚証の下痢止まざるもの

金匱要略（黄疸） 猪膏半斤 乱髪 如鶏子大三枚
諸黄猪膏髪煎主之

傷寒論（陽明） 大猪膽汁

猪苓散《ちょれいさん》《金匱要略》

(経) 猪苓　茯苓　朮各等分　以上三味細末とし一回1.0を一日三回服用

猪苓湯《ちょれいとう》《傷寒論》

(薬) 猪苓湯K138　チョレイ3.0　ブクリョウ3.0　タクシャ3.0　カッセキ3.0　以上四味　アキョウ3.0（冲服）

(経) 猪苓3.0　茯苓3.0　滑石3.0　沢瀉3.0　以上法の如く煎じ滓を去り阿膠3.0を入れ再び火にのせ溶解し尽すを度として火より下し温服

(龍) 猪苓1.0　茯苓1.0　沢瀉1.0　阿膠1.0　滑石1.0　水160mLを以って阿膠以外の薬を煮て滓を去り阿膠を加えて加熱溶解し三回に分服（便法　諸薬各2.0とし水半量　常煎法）

(中) 猪苓9（3）　茯苓9（3）　沢瀉9（3）　滑石9（3）　阿膠5（3）　水煎服

猪苓湯合四物湯《ちょれいとうごうしもつとう》

(薬) 猪苓湯合四物湯K139　トウキ3.0

金匱要略（嘔吐噦下痢）　猪苓　茯苓　白朮各等分

(柴) **目標**　嘔吐後思水者

傷寒論（陽明）　猪苓去皮　茯苓　阿膠　滑石砕　沢瀉各一両

(薬) **効能・効果** (湯) 体力に関わらず使用でき、排尿異常があり、ときに口が渇くものの次の諸症：排尿困難、排尿痛、残尿感、頻尿、むくみ

(龍) **目標**　発熱口渇小便不利、あるいは排尿頻数疼痛、あるいは血尿、あるいは下利咳嘔渇、心煩不眠のもの

応用　急性腸炎、急性腎炎、ネフローゼ、膀胱炎、尿道炎、不眠症

(中) **目標**　利水清熱、滋陰止血

応用　胃腸炎、軽度の尿路系炎症、尿路結石、腎炎などで、湿熱の症候を呈するもの

炎症が強く、頻尿、排尿痛、残尿感などがみられるときには、山梔子、黄連、黄芩、黄柏、車前子、木通などを配合する。裏急後重、膿性下痢などがあれば、白頭翁、黄連、黄柏などを加える。陰虚、血虚の程度が強ければ、生地黄、白芍、当帰などを配合するか、四物湯を加える（猪苓湯合四物湯）。血尿が明らかなら、生地黄、茅根、大薊などを配合する

(薬) **効能・効果** (湯) 体力に関わらず使用でき、皮膚が乾燥し、色つやが悪く、胃腸障害のない人で、排尿異常があり口が渇くものの

シャクヤク3.0　センキュウ3.0　ジオウ3.0
チョレイ3.0　ブクリョウ3.0　タクシャ3.0
カッセキ3.0　以上八味　アキョウ3.0（冲服）

丁香柿蒂湯《ちょうこうしていとう》

（般）柿蒂3　桂皮3　半夏3　陳皮3
丁子1　良姜1　木香1　沈香1　茴香1
藿香1　厚朴1　縮砂1　甘草1　乳香1
（経）《寿世保元》丁香1.0　良姜1.0　木香1.0
沈香1.0　茴香1.0　藿香1.0　厚朴1.0　縮砂1.0
甘草1.0　乳香1.0　柿蒂3.0　桂枝3.0　半夏3.0
陳皮3.0
（龍）《万病回春》丁香1.0　良姜1.0　木香1.0
沈香1.0　小茴香1.0　藿香1.0　厚朴1.0
縮砂1.0　甘草1.0　乳香1.0　柿蒂3.0　桂枝3.0
半夏3.0　陳皮3.0
（中）《証因脈治》丁香3〜6　柿蒂3〜9
人参9（党参12）　生姜2〜9　水煎服

丁香茯苓湯《ちょうこうぶくりょうとう》《楊氏》

（経）丁香1.0　附子1.0　茯苓6.0　半夏6.0
陳皮2.0　桂枝3.0　乾姜1.5　縮砂1.5

次の諸症：排尿困難、排尿痛、残尿感、頻尿
☞猪苓湯《ちょれいとう》

万病回春（扼逆）　厚朴姜汁炒　砂仁各等分　甘草五分　乳香爲末　丁香　柿蒂　良姜　官桂　半夏姜汁炒　陳皮　木香另磨　沈香另磨　茴香　藿香各等分　右剉一剤姜三片水煎　磨沈木香調乳香末同服

効能・効果（湯）
（般）体力中等度以下のものの次の諸症：しゃっくり、胃腸虚弱
（龍）**目標・応用**　虚寒性のしゃっくり
加減方
手足冷え脈沈細のものは加白河附子1.0乾姜3.0去良姜桂枝
（中）**目標**　温中散寒、下気降逆
応用　慢性胃炎、妊娠嘔吐、横隔膜痙攣、開腹術後などの吃逆あるいは神経性吃逆で胃虚寒を呈するもの
（勿）丁香　茯苓　附子　半夏　橘皮　桂枝　乾姜　縮砂
（柴）**応用**　胃潰瘍、反胃

丁附理中湯《ちょうぶりちゅうとう》《全生集》

(経) 人参3.0 甘草3.0 朮3.0 乾姜3.0 丁香1.0
附子1.0

釣藤散《ちょうとうさん》《本事方》

(薬) 釣藤散料 K137 チョウトウコウ3.0
キッピ3.0 キクカ2.0 ボウフウ2.0
ハンゲ3.0 バクモンドウ3.0 ブクリョウ3.0
ニンジン2.0 ショウキョウ1.0 カンゾウ1.0
セッコウ5.0 以上十一味
(経) 釣藤鈎3.0 橘皮3.0 半夏3.0 麦門冬3.0
茯苓3.0 人参2.0 菊花2.0 防風2.0 石膏5.0
甘草1.0 JP生姜1.0
(龍) 釣藤鈎3.0 陳皮3.0 半夏3.0 麦門冬3.0
茯苓3.0 石膏3.0 人参3.0 菊花3.0 防風3.0
甘草1.0 JP生姜1.0
(中) 釣藤鈎15 甘菊花15(後下) 防風15
石膏30(先煎) 党参15(人参5) 麦門冬15
茯苓15 半夏15 陳皮15 炙甘草6
生姜6 粉末を1回12ずつ水煎服

腸癰湯《ちょうようとう》 ＝瓜子仁湯《かしにんとう》53

(経) 《集験方》 薏苡仁9.0 冬瓜子6.0
牡丹皮4.0 桃仁5.0
(龍) 《集験方》 薏苡仁8.0 冬瓜子6.0

(勿) 治久積陳寒 留滞腸胃 嘔吐痰沫 或有酸水 全不入食
(経) 理中湯方内に丁香 附子各1.0を加う

本事方(頭痛) 釣藤 陳皮去白 半夏湯浸洗七遍薄切焙乾 麦門冬略用水浥去心 茯苓去皮 茯神去木 人参去蘆 甘菊花去萼梗 防風去釵股各半両 甘草一分炙 石膏一両生

効能・効果 (湯)
(薬) 体力中等度で、慢性に経過する頭痛、めまい、肩こりなどがあるものの次の諸症:慢性頭痛、神経症、高血圧の傾向のあるもの
(龍) **目標** 癇性、頭痛めまい、肩背強く張り眼充血、気鬱のもの
応用 ノイローゼ、頭痛、肩こり、更年期障害、動脈硬化症
(中) **目標** 平肝潜陽、明目、補気健脾、化痰
応用 自律神経失調症、高血圧症、脳動脈硬化症、脳血管障害、耳鳴り、頭痛症、不眠症などで、脾気虚、痰湿、肝陽化風を呈するもの

(龍) **目標・応用** 実証の急性虫垂炎初期、または慢性虫垂炎で腹痛するもの、あるいは腸癰類似疾患
(中) **目標** 清熱排膿、活血化瘀
応用 虫垂炎、骨盤内炎症痔核感染などで便秘を伴わないもの

牡丹皮3.0　桃仁4.0
(中)《千金方》牡丹皮4　桃仁5　冬瓜仁6
薏苡仁9　水煎服

腸癰湯加芍薬《ちょうようとうかしゃくやく》

(経) 薏苡仁9.0　冬瓜子6.0　牡丹皮4.0　桃仁5.0
芍薬3.0

澄涼丸《ちょうりょうがん》《深斎》

(経) 硫黄3分　寒晒粉3分　胡椒4分　以上
糊丸とし一回量2.0

調胃承気湯《ちょういじょうきとう》《傷寒論》

(薬) 調胃承気湯 K136 ダイオウ2.0
乾燥硫酸ナトリウム0.4　カンゾウ1.0　以上
三味
(経) 大黄2.0　芒硝1.0　甘草1.0
(龍) 大黄4.0　甘草2.0　硫酸マグネシウム8.0
水120mLを以て大黄、甘草を煮て40mLに煮つめ滓を去り硫苦を加えてもう一度加熱して一・二回沸騰させ頓服(便法　水半量　常煎法　右を三回に分服)
(中) 大黄9　生甘草9　芒硝6　水煎服

(矢) 腸癰湯加芍薬《浅田家方》腸癰湯に芍薬5.0を加える
【注】(勿)の千金方方は同名異方である

(経) 腸癰湯加芍薬3.0

(勿) 硫黄三銭　胡椒四銭　寒晒粉三銭
治腹痛霍乱諸証

傷寒論(太陽病上など)　大黄四両去皮
清酒洗　甘草二両炙　芒硝半升

効能・効果 (湯)
(薬) 体力中等度なものの次の諸症：便秘、便秘に伴う頭重・のぼせ・湿疹・皮膚炎・ふきでもの(にきび)・食欲不振(食欲減退)・腹部膨満・腸内異常醗酵・痔などの症状の緩和
(龍) **目標**　実証の腹満便秘あるいは下痢、あるいは発熱胃気不和、あるいは譫妄心煩
応用　便秘、急性伝染病、熱病、糖尿病
(中) **目標**　清熱瀉下

調栄湯《ちょうえいとう》《華岡》

(経) 人参1.5 当帰5.0 地黄5.0 川芎3.0
芍薬3.0 牛皮消3.0 川骨3.0 朮3.0 茯苓6.0
甘草1.0

(勿) 人参 当帰 川芎 芍薬 地黄 茯苓 牛皮消 川骨 白朮 甘草
《瘍科方筌》療乳岩石精気未常血気未調者 又治金創傷損脱血者、八物湯方中加川骨牛皮消
☞八物湯397 八珍湯394

調栄活絡湯《ちょうえいかつらくとう》《万病回春》

(中) 当帰 桃仁 赤芍 川芎 紅花 地黄
桂枝 牛膝 羌活 大黄
(柴) 当帰5.0 桃仁5.0 牛膝5.0 川芎3.0
芍薬3.0 紅花3.0 羌活3.0 地黄1.5 桂枝1.5
大黄1.0～

万病回春（腰痛）当帰 桃仁 大黄 牛膝各二銭 川芎一銭 赤芍 紅花 生地黄 羌活各一銭 桂枝三分
(中) 本方は失力腰閃（ぎっくり腰）、跌撲瘀血（打撲、外傷の内出血）のため腰痛、便秘するものに用い、椎間板ヘルニア、腰部挫傷の主方である。中年以後は脊柱、支持組織の老化によりぎっくり腰がよく起きるので本方を用いるとよいが、必ずしも年齢に関係なく使用してよい

調経湯《ちょうけいとう》＝柴胡四物湯《さいこしもつとう》162

☞小柴胡湯225

調元湯《ちょうげんとう》《捷経医筌》

(柴) 人参3.0 白朮3.0 茯苓3.0 陳皮3.0
半夏3.0 川芎3.0 白豆蔲1.5 黄連1.5
当帰4.0 芍薬4.0 桃仁4.0 紅花1.0 甘草1.0
JP生姜1.0 呉茱萸1.0

(柴) **目標** 反胃

調中湯《ちょうちゅうとう》《寶慶》

(勿) 治産後怯 腹痛作陣 或如錐刀所刺 洞瀉腸鳴

(勿) 良姜2.0 当帰4.0 桂枝3.0 芍薬4.0
附子0.2 川芎4.0 甘草2.5

調中益気湯《ちょうちゅうえっきとう》《脾胃湯》

(中) 黄耆15 党参12 蒼朮9 陳皮9
升麻6 柴胡3 木香9 炙甘草3
水煎服

沈香飲《ぢんこういん》《得効》

(勿) 沈香2.0 木香2.0 蘿蔔子4.0 枳実4.0

沈香豁胸湯《ぢんこうかっきょうとう》

(経) 沈香3.0 香附子4.0 縮砂2.0 桑白皮2.0
甘草1.5 呉茱萸1.5 茯苓8.0 犀角0.4

沈香解毒湯《ぢんこうげどくとう》《華岡》

(勿) 藿香2.0 連翹4.0 沈香2.0 木通4.0
黄連1.0 木香2.0 桜茹4.0 黄芩4.0

沈香降気湯《ぢんこうこうきとう》《和剤局方》

(経) 沈香2.0 縮砂3.0 香附子5.0 甘草1.5
(龍)* 香附子7.5 沈香0.6 縮砂1.5 甘草1.0

衆方規矩(労倦傷) 芪一匁 参甘 蒼各五分 柴 陳 周 蜜各三分 右姜棗ヲ入煎服
(中) **目標** 補気健脾、升陽挙陥、化湿
応用 補中益気湯に準じ、湿証を伴うもの

(勿) 治腹脹 気喘 坐臥不得

(勿) 治諸疔瘡

和剤局方(巻三) 香附子二十五斤炒去鬚毛 沈香一斤二両半一本作十四両半 縮砂仁三斤 甘草七斤半爁 右為細末毎服一銭入塩少許沸湯
(中) **目標** 降気喘、理気化痰
応用 蘇子降気湯に準じ、寒証のみ

生姜2.0
㊥ 紫蘇子9　茯苓9　香附子6　沈香3
（後下）　縮砂3　炙甘草3　水煎服
㊥ 沈香降気散　沈香9　香附子60　縮砂15
炙甘草24　細末とし一日二回3ずつ服用
(柴) 沈香2.0　縮砂3.0　香附子5.0　甘草1.5
JP生姜1.0　塩少々

沈香四磨湯《ぢんこうしまとう》《家寶》
(勿) 沈香2.0　木香2.0　檳榔4.0　烏薬4.0
或加犀角

沈香天麻湯《ぢんこうてんまとう》《じん》《宝鑑》
(経) 沈香2.0　益知2.0　天麻2.0　当帰2.0
防風3.0　半夏3.0　独活3.0　羌活4.0　烏頭1.0
附子1.0　甘草1.0　白殭蚕1.5
生姜2.0（JP生姜1.0）
(龍)* 沈香2.0　益智仁2.0　烏頭2.0　天麻3.0
防風3.0　半夏3.0　白河附子1.0～3.0　羌活5.0
甘草1.5　当帰1.5　白殭蚕1.5　独活4.0

鎮肝熄風湯《ちんかんそくふうとう》《衷中参西録》
㊥ 牛膝30　代赭石30（先煎）　竜骨15（先煎）
牡蛎15（先煎）　亀板15（先煎）　白芍15

られないもの
(柴) **応用**　狭心症、胸症

(勿) 治冷気攻衝　心腹疞痛

古今方彙（癇）沈香　益智　川烏各二銭　天麻　防風　半夏　附子炮各三銭　羌活五銭　甘草　当帰　姜蚕各一銭半　獨活四銭
(龍)* **目標・応用**　癇症、あるいは小児が恐懼により痙攣を起こし痰涎を吐し目をつり上げ背が強直するもの、ヒステリー、脳出血、顔面神経麻痺
(矢) **目標**　陰証の体質者に発する全身疼痛
応用　陰証のてんかん、小児急癇（ひきつけ）、神経衰弱、ヒステリー、顔面神経麻痺、自律神経失調症

医学衷中参西録　懐牛膝　代赭石各一両　生竜骨　生牡蛎　生亀板　白芍薬　玄参　天門冬各五銭　川楝子　生麦芽　茵陳各二銭　甘草一銭半
㊥ **目標**　滋陰、平肝熄風

玄参15　川楝子6　麦芽6　青蒿6
炙甘草5　水煎服

鎮悸丸《ちんきがん》《内科秘録》
㊣ 緑礬10.0　茯苓5.0　朮5.0　桂枝4.5　甘草0.5
以上五味細末とし糊にて丸とし一回1.0gを服用

陳夏益気湯《ちんかえっきとう》《えき》 ㊥ = 六君子湯《りっくんしとう》 476

応用　高血圧症、脳血管障害、高血圧性脳症などで、陰虚陽亢、肝陽化風を呈するもの

【注】 苓桂朮甘湯の変方

つ

頭風神方《ずふうしんぽう》《広筆記》
㊎ 山帰来2.0 玄参3.0 防風3.0 天麻3.0 黒豆3.0 川芎3.0 蔓荊子2.0 辛夷2.0 金銀花1.5 燈心草1.5 芽茶1.5

追虫湯《ついちゅうとう》
㊌ 海人草5分 苦楝皮3分 陳皮2分 半夏2分 茯苓2分 檳榔子3分 甘草1分

追風丸《ついふうがん》《東医宝鑑》
〈医典〉何首烏4.0 荊芥4.0 苦参4.0 蒼朮4.0 皂角4.0

追風通気湯《ついふうつうきとう》《万病回春》
㊕* 当帰4.0 木通4.0 芍薬4.0 何首烏4.0 烏薬4.0 白芷2.5 枳実2.5 小茴香1.5 甘草1.5

㋕ 遺糧 金銀花 蔓荊子 玄参 防風 天麻 辛夷 黒豆 川芎 燈心草 芽茶
㊍ **目標** 頭痛、耳鳴り
加減方 加人参2.0 乾姜 甘草 呉茱萸 大黄 各1.5

㊌ 4・2・5・59
虫下し

〈医典〉白癜風の項に記載あり

㊕* **目標・応用** 癰疽の類で壊病になり痛み激しきもの、あるいは打撲疝気脚気の類で疼痛し痰飲を伴うもの

追風通気散《ついふうつうきさん》《万病回春》

(勿) 当帰4.0 木通4.0 芍薬4.0 白芷4.0
茴香2.0 枳実4.0 甘草2.5 何首烏4.0
烏薬3.0

通関散《つうかんさん》《寿世保元》

(勿) 桔梗4.0 甘草3.0 人参3.0 茯苓4.0
薄荷1.0 防風3.0 荊芥4.0 乾姜2.0 白朮4.0
或加附子

通竅湯《つうきょうとう》《万病回春》

(柴) 防風3.0 羌活3.0 藁本3.0 葛根3.0
川芎3.0 蒼朮3.0 麻黄3.0 山椒2.0 細辛2.0
甘草1.0 白芷1.0 JP生姜0.5 升麻2.0

通竅活血湯《つうきょうかっけつとう》《医林改錯》

(中) 桃仁9 紅花9 赤芍6 川芎6
葱白6 生姜9 大棗6 麝香0.15（冲服）
酒水煎服

通経湯《つうけいとう》《万病回春》

(柴) 当帰3.0 川芎3.0 白芍3.0 生地黄3.0
肉桂3.0 厚朴3.0 枳殻3.0 枳実3.0 黄芩2.0

(勿) 此薬流注癰疽発背傷折　非此不能効

(勿) 治喉痺腫痛　不能言語　或瀉　或四肢冷痺者

万病回春（鼻病）防風　羌活　藁本　升麻　乾葛　川芎　蒼朮　白芷各一銭　麻黄　川椒　細辛　甘草各三分　右剉一剤姜三片葱白三根水煎熱服
(柴) **応用**　鼻炎、副鼻腔蓄膿症

(中) **目標**　活血化瘀、通竅活絡
応用　円形脱毛症、難聴、肝斑、色素沈着、酒皶鼻、頭部外傷後遺症、脳動脈硬化症などで、血瘀を呈するもの

万病回春（閉経）当帰　川芎　白芍　生地黄　大黄　官桂　厚朴　枳殻　黄芩　蘇木　紅花　烏梅　右剉一剤姜棗煎服

蘇木2.0　烏梅2.0　大棗2.0　紅花1.0
JP生姜1.0　大黄1.0〜

通経導滞湯《つうけいどうたいとう》《外科正宗》

(龍) 香附子4.0　芍薬4.0　当帰4.0　川芎4.0
熟地黄4.0　橘皮2.5　牡丹2.5　牛膝2.5
独活2.5　枳実1.5　紫蘇葉1.5　甘草1.5
紅花1.0

通仙丸《つうせんがん》《方輿輗》

(経) 蕎麦粉　大黄末各等分糊にて丸とし一回3.0gを服用

通導散《つうどうさん》《万病回春》

(薬) 通導散料K140　トウキ3.0　ダイオウ3.0
乾燥硫酸ナトリウム1.7　キジツ3.0
コウボク2.0　チンピ2.0　モクツウ2.0
コウカ2.0　カンゾウ2.0　ソボク2.0　以上十味

(経) 大黄3.0　枳殻3.0　当帰3.0　芒硝4.0
厚朴2.0　陳皮2.0　木通2.0　紅花2.0　蘇木2.0
甘草2.0

(中) 当帰3　紅花3　蘇木2　木通2
大黄3　芒硝3　枳実3　厚朴2　陳皮2

(柴) **応用**　婦女閉経

外科正宗(下部痛毒門)　香附　赤芍　川芎　当帰　熟地　陳皮　紫蘇　牡丹皮　紅花　牛膝　枳殻各一銭　甘草　独活各五分

(龍) **目標・応用**　産後の敗血、腫塊疼痛するもの、あるいは婦人リウマチ神経痛で久しく治らず血行に関係あるもの

方輿輗(丸剤方)　花麦　黄良各等分　治大便不通

万病回春(折傷)　大黄　芒硝　枳殻各二銭　川厚朴　当帰　陳皮　木通　紅花　蘇木各一銭　甘草五分

効能・効果 (湯)

(薬) 体力中等度以上で、下腹部に圧痛があって便秘しがちなものの次の諸症：月経不順、月経痛、更年期障害、腰痛、便秘、打ち身(打撲)、高血圧の随伴症状(頭痛、めまい、肩こり)

(中) **目標**　理気活血、破血逐瘀、瀉下
応用　桃核承気湯に準じ、血瘀の程度が強く気滞の症候を呈するもの。打撲、捻挫、外傷にも用いる

甘草2　水煎服

通脈四逆湯《つうみゃくしぎゃくとう》　《傷寒論》

(経) 甘草3.0　乾姜3.0　附子1.0

(龍) 甘草2.0　生附子0.4　乾姜3.0　水120 mLを以て煮て50 mLに煮つめ二回に分服（便法　甘草2.0　白河附子1.0　乾姜3.0を水半量　常煎法）

通脈四逆加猪胆汁湯《つうみゃくしぎゃくかちょたんじゅうとう》　《傷寒論》

(龍) 甘草2.0　生附子0.4　乾姜3.0　猪胆汁10.0（羊胆汁、豚胆汁、熊胆で代用しても可）水120 mLを以て猪胆汁以外の諸薬を煮て50 mLに煮つめ滓を去り猪胆汁を加え二回に分服

通明利気湯《つうめいりきとう》　《万病回春》

(柴) 蒼朮3.0　白朮3.0　香附子3.0　生地黄3.0
檳榔3.0　山梔子3.0　黄芩3.0　陳皮3.0
貝母3.0　玄参2.0　川芎2.0　黄柏1.0　黄連1.0
甘草1.0　JP生姜1.0　木香1.0　竹瀝

傷寒論（少陰）　甘草二両炙　附子大者一枚生用去皮破八片　乾姜三両強人可四両

(龍) **目標**　裏寒外熱性の下痢手足冷、脈微、顔面紅潮あるいは腹痛あるいは乾嘔あるいは咽痛

応用　急性慢性腸カタル、冷え症、咽痛、のぼせ

加減方

顔面紅潮するものは葱10センチぐらいを刻み加える
腹中痛むものは芍薬2.0を加える
嘔には生姜2.0を加える
のどが痛むものは桔梗1.0を加える
下痢が止み脈が出てこぬものは人参2.0を加える

傷寒論（霍乱）　於四逆湯方内加入猪胆汁半合余依前法服如無猪胆以羊胆代之

(龍) **目標・応用**　汗出で厥し四肢拘急、脈いたって微のもの

万病回春（耳病）　黄柏酒炒　梔子仁炒　元参酒洗各一銭　蒼朮鹽水炒　白朮瓦焙　香附童便炒　生地黄姜汁炒　檳榔各一銭　撫芎八分　陳皮鹽水浸炒一銭　貝母三銭　黄連酒浸猪胆汁炒　黄芩同上製各一銭　木香　甘草炙各五分　右剉作二剤生姜煎入竹瀝同服

(柴) **目標**　耳鳴り、聾、咽喉不利

痛瀉要方《つうしゃようほう》《景岳全書》＝白朮芍薬散《びゃくじゅつしゃくやくさん》

㊥ 白朮9　白芍9　陳皮6　防風5

水煎服

㊥ **目標** 平肝止痛、健脾止瀉

応用 胃腸神経症、過敏性結腸症、慢性腸炎、腸結核あるいは急性胃腸炎などで、肝脾不和を呈するもの

呈星海一方《ていせいかいいっぽう》《呈星海　医按》

(勿) 遺糧4.0　白鮮皮4.0　金銀花3.0　荊芥4.0
薏苡6.0　木通4.0　薄荷1.5　当帰6.0　防風4.0

定癇丸《ていかんがん》《証治準縄》

(中) 天南星8　蝎尾8　烏梢蛇8　姜半夏8
白附子8　熊胆4　明礬4　蜈蚣1匹　粉
末を小豆大の丸とし朱砂をまぶす。毎回2
～3丸を服用

定悸飲《ていきいん》《櫟窓》＝定悸飲《じょうきいん》

(般) 李根皮2　甘草1.5～2　茯苓4～6
牡蛎3　桂皮3　白朮2～3（蒼朮も可）
呉茱萸1.5～2

(経) 茯苓6.0　桂枝3.0　朮3.0　牡蛎3.0　甘草1.5
呉茱萸1.5　李根皮2.0

(龍) 茯苓4.0　桂枝3.0　牡蛎3.0　白朮2.0
甘草2.0　呉茱萸2.0　李根皮2.0

(勿) 治癧毒筋骨疼痛

(中) **目標**　熄風定驚、祛痰

(勿) 即苓桂朮甘湯方中加呉茱萸牡蛎李根皮

(般) **効能・効果** (湯) 体力中等度で、ときにめまい、ふらつき、のぼせがあるものの次の諸症：動悸、不安神経症

(龍) **目標・応用**　奔豚、発作性心悸亢進

定志丸《ていしがん》《万病回春》

（柴）遠志2両　菖蒲2両　人参1両
白茯苓1両　以上細末蜜丸となし毎食後10〜20丸服用

定喘湯《ていぜんとう》

（経）《高階家》竹葉2.0　甘草2.0　石膏10.0
粳米6.0　麦門冬6.0　半夏4.0　人参3.0
紫蘇子2.0　桑白皮2.0　地骨皮2.0
（中）《摂生衆妙方》＝白果定喘湯　銀杏12
麻黄6　紫蘇子9　款冬花9　製半夏9
桑白皮9　杏仁9　黄芩6　生甘草3
水煎服

抵当湯《ていとうとう》《傷寒論》

（経）水蛭1.0　虻虫1.0　桃仁1.0　大黄3.0　以上細末とし法のごとく煎じ一日三回に服用
（龍）水蛭0.6　虻虫0.6　桃仁0.6　大黄3.0　粉末とし水200mLを以て煮て120mLに煮つめ、三回に分服

抵当丸《ていとうがん》《傷寒論》

（経）水蛭1.0　虻虫1.0　桃仁1.0　大黄1.0　以上煉蜜にて丸とし一回量3.0を服用　一日三回

万病回春（眼目）　遠志　甘草水泡去心　人参去蘆　白茯苓去皮木各一両　石菖蒲一両
（柴）**応用**　精神不安、不眠

（経）竹葉石膏湯に紫蘇子　桑白皮　地骨皮各2.0を加う
（中）**目標**　清熱化痰、宣肺平喘
応用　急性気管支炎、慢性気管支炎、気管支拡張症、慢性気管支喘息、肺炎などで、熱痰の喘咳を呈するもの

傷寒論（太陽中）　水蛭三十箇熬　虻虫三十箇熬去翅足　桃仁二十箇去皮尖　大黄三両酒浸
（龍）**目標・応用**　瘀血、下腹膨満、小便自利、大便の色黒く、あるいは忘れっぽく、あるいは狂のごときもの
応用　月経不順、血の道症、記憶喪失、記銘力減退、狂状、精神分裂症、ノイローゼ、夜尿症、遺尿

傷寒論（太陽中）　水蛭二十箇熬　虻虫二十箇去翅足熬　桃仁二十箇去皮尖　大黄三両
（龍）**目標・応用**　瘀血、月経不順、下腹

㊊ 水蛭1.2　虻虫1.4　桃仁1.0　大黄3.0　粉末とし蜂蜜で四丸に作り、一丸に対し水400 mLを以て煮て280 mLに煮つめ一回に服用（便法丸剤3.0～6.0を一日三回に分服）

㊥ 大黄60　虻虫9　水蛭9　桃仁9　粉末を蜂蜜で丸とし、一日一回3ずつ服用

提気散《ていきさん》《寿世保元》

㊍ 黄耆3.0　人参3.0　白朮3.0　当帰3.0　白芍3.0　柴胡3.0　羌活3.0　升麻2.0　炙甘草2.0　乾姜1.0

提肩散《ていけんさん》《寿世保元》

㊍ 防風3.0　羌活3.0　蒿本3.0　川芎3.0　芍薬3.0　黄連1.5　甘草1.5　黄芩2.0　JP生姜1.0

提肛散《ていこうさん》《外科正宗》

㊎ 川芎4.0　当帰4.0　白朮4.0　人参4.0　黄耆4.0　陳皮4.0　甘草4.0　柴胡2.0　黄芩2.0　升麻1.0　黄連1.0　白芷1.0　赤石脂10.0　以上細末とし混和し一回2.0を服用　一日三回

㊊ 川芎4.0　当帰4.0　白朮4.0　人参4.0　黄耆4.0　陳皮4.0　甘草4.0　升麻2.0　柴胡2.0

膨満、小便自利

㊥ **目標** 破血逐瘀
応用 大黄䗪虫丸に準じる

古今方彙（脱肛）黄耆　人参　白朮　当帰　白芍　乾姜　柴胡　升麻　甘草　炙　羌活

㊍ **応用** 脱肛

古今方彙（肩背痛）防風　羌活　藁本　白芍炒　川芎　黄連酒　酒芩　甘草　姜煎

㊍ **目標** 肩背強痛

外科正宗（下部痛毒門）川芎　当帰　白朮　人参　黄耆　陳皮　甘草各一銭　升麻　柴胡　黄芩　黄連　白芷各五分

㊊ **目標・応用** 脱肛

黄芩2.0　黄連1.0　白芷1.0　赤石脂6.0　以上粉末とし一日6.0を三回に分服

程氏蠲痺湯《ていしけんぴとう》《医学心悟》

㊥ 羌活9　独活9　秦艽9　当帰9
桂枝6　川芎6　海風藤30　桑枝30
乳香3　木香3　炙甘草2　水煎服

医学心悟(巻三)　羌活　秦艽　独活各一銭　桑枝　当帰各三銭　川芎七分　炙甘草　桂心各五分　海風藤二銭　乳香　木香各八分

㊥ **目標** 祛風湿、理気止痛
応用 寝ちがい、頸肩腕症候群、腰痛症、急性関節炎、多発性関節炎、肩関節周囲炎、慢性関節リウマチなどで、風湿痺を呈するもの

程氏萆薢分清飲《ていしひかいぶんせいいん》《医学心悟》

㊥ 萆薢9　黄柏9　石菖蒲5　茯苓12
白朮9　蓮心6　丹参5　車前子12(包煎)
水煎服

医学心悟(巻四)　萆薢二銭　炒黄柏　菖蒲各五分　茯苓　白朮各一銭　蓮子心七分　丹参　車前子各一銭半

㊥ **目標** 清熱利湿、活血
応用 乳糜尿湯に準じる

葶藶大棗瀉肺湯《ていれきたいそうしゃはいとう》《金匱要略》

㊮ 葶藶2.0　大棗12.0　先に大棗を水200mLに入れ煮て100mLとし滓を去り葶藶を入れさらに煮て50mLとし一回に服用
㊥ 葶藶子9　大棗6　水煎服

金匱要略(肺痿肺癰咳嗽)　葶藶熬令黄色搗丸如弾子大　大棗十二枚

㊥ **効能** 祛痰平喘、利水
応用 肺水腫、胸水、心臓性喘息、うっ血性心不全、慢性気管支炎などで、痰飲を呈するもの

天津感冒片《てんしんかんぼうへん》

☞ 銀翹散《ぎんぎょうさん》 98

天陣丸《てんじんがん》
(漢) 熟附子を細末とし練蜜丸剤として梧桐子大とする

(漢) 2・1・7・44

天水散《てんすいさん》＝六一散《ろくいちさん》491

天生白虎湯《てんせいびゃっことう》
(漢) 西瓜の種子

(漢) 7・3・6・28

天台烏薬散《てんだいうやくさん》《医学発明》
㊥ 烏薬12　木香9　小茴香6　青皮6　高良姜9　檳榔子6　川楝子6（巴豆とともに炒したのち巴豆を除く）粉末にして一回3ずつ温酒で服用。水煎服してもよい

㊥ **目標**　理気、散寒止痛
応用　鼠径ヘルニア、股ヘルニア、腸管癒着、陰嚢水腫、副睾丸炎などで、寒疝を呈するもの

天王補心丹《てんのうほしんたん》《世医得効方》＝補心丸《ほしんがん》
㊥ 酸棗仁30　生地黄60　柏子仁30　麦門冬30　天門冬30　五味子30　当帰18　遠志15　茯苓15　丹参15　玄参15　党参15　桔梗15　粉末を蜜丸とし朱砂をまぶす。一回6gずつ服用

【注】「世医得効方」とあるも内容は「摂生秘剖方」である
㊥ **目標**　滋陰清熱、養心安神
応用　不眠症、自律神経失調症、神経衰弱、発作性頻脈、心臓神経症、健忘症、口内炎、甲状腺機能亢進症、高血圧症などで、心腎陰虚を呈するもの

天麻鈎藤飲《てんまこうとういん》《雑病証治新義》

(中) 天麻9　釣藤鈎15（後下）
石決明24（先煎）　山梔子9　黄芩9
杜仲12　牛膝12　桑寄生24　益母草12
茯神15　夜交藤30　水煎服

天物黄芩湯《てんもつおうごんとう》＝黄芩湯《おうごんとう》31

天雄散《てんゆうさん》《金匱要略》

(経) 天雄1.0　朮8.0　桂枝6.0　竜骨3.0　四味を細末とし一回1.0を酒にて服用　一日三回

(龍) 天雄3.0　竜骨3.0　白朮8.0　桂枝6.0　粉末とし一回0.5を酒にて服用　一日三回

天露飲《てんろいん》

(漢) 柴胡5.0　黄芩3.0　竹節人参4.0　大棗5.0
半夏3.0　甘草2.0　薏苡仁5.0　黄連2.0

(中) **目標**　平肝潜陽、清熱熄風、滋陰
応用　高血圧症、自律神経失調症、脳血管障害、甲状腺機能亢進症、てんかん、めまいなどで、肝陽化風の症候を呈するもの
【注】　夜交藤は何首鳥の地上部

金匱要略（血痺虚労）天雄三両炮　白朮八両　桂枝六両　龍骨三両
(龍) **目標・応用**　陰萎失精

(漢) 20・7・12・2
肺結核

土瓜根散《どかこんさん》《金匱要略》

(経) 土瓜根　芍薬　桂枝　䗪虫各等分　以上四味細末とし一回1.0を一日三回服用

(龍) 土瓜根3　芍薬3　桂枝3　䗪虫3　粉末として日本酒を以て6.0を三回に分服

土骨皮湯《どこっぴとう》

(龍)* 樸樕3.0　柴胡3.0　莪朮3.0　紅花1.0　甘草1.0

都気丸《ときがん》《医宗己任篇》

(中) 六味地黄丸に五味子6を加える。蜜丸にするか、水煎服

屠蘇散《とそさん》＝延寿屠蘇散《えんじゅとそさん》**25**

当帰膏《とうきこう》《和剤局方》＝神効当帰膏《しんこうとうきこう》

黄蝋　当帰各一両　麻油四両　先に油を煮て当帰を入れ少し焦がすぐらいにして滓を

金匱要略（婦人雑病脈証）土瓜根　芍薬　桂枝　䗪虫各三両

(龍) **目標**　月経不順、帯下、下腹満痛、あるいは陰部腫脹、のぼせ

応用　月経不順、人工流産後、血の道症、いんきんたむし

(龍)* **目標・応用**　頭瘡

(中) **目標**　滋補肝腎、斂肺平喘

応用　慢性気管支炎、肺気腫、喘息などで、肝腎陰虚の症候を呈するもの

☞六味地黄丸**492**　麦味地黄丸**391**

和剤局方・神効当帰膏　腐化成膿　斂瘡口　生肌肉　抜熱毒　止疼痛

去ってから蝋を加えかき混ぜながら冷やす

当帰散《とうきさん》《金匱要略》

(薬) 当帰散料 K144 トウキ3.0 シャクヤク3.0 センキュウ3.0 オウゴン3.0 ビャクジュツ1.5 以上五味

(薬) 当帰散 K144① トウキ1.2 シャクヤク1.2 センキュウ1.2 オウゴン1.2 ビャクジュツ0.6 以上散剤とし一日量、分三

(経) 当帰散料 当帰3.0 芍薬3.0 川芎3.0 黄芩3.0 朮1.5

(龍) 当帰2 黄芩2 芍薬2 川芎2 白朮1 以上の割合で散剤として日本酒で一回量2.0を服用。一日二回服用

金匱要略（婦人妊娠）当帰 黄芩 芍薬 芎窮各一斤 白朮半斤

(薬) **効能・効果** (散)(湯)

体力中等度以下のものの次の諸症：産前産後の障害（貧血、疲労倦怠、めまい、むくみ）

(龍) **応用** 妊娠中、産後の養生、不妊症

【注】 妊娠中の咳に麦門冬湯が効かない場合（方輿輗）

当帰湯《とうきとう》《千金方》＝千金当帰湯《せんきんとうきとう》

(薬) 当帰湯 K148 トウキ5.0 ハンゲ5.0 シャクヤク3.0 コウボク3.0 ケイヒ3.0 ニンジン3.0 カンキョウ1.5 オウギ1.5 サンショウ1.5 カンゾウ1.0 以上十味

(経) 当帰5.0 半夏5.0 芍薬3.0 厚朴3.0 桂枝3.0 人参3.0 乾姜1.5 黄耆1.5 蜀椒1.5 甘草1.0

(中) 当帰5 白芍3 人参3 黄耆2 乾姜2 蜀椒2 半夏5 厚朴3

(勿) 当帰 芍薬 半夏 厚朴 桂枝 乾姜 人参 黄耆 蜀椒 甘草

(薬) **効能・効果** (湯)

体力中等度以下で、背中に冷感があり、腹部膨満感や腹痛・胸背部痛のあるものの次の諸症：胸痛、腹痛、胃炎

(中) **目標** 補気養血、温中散寒、理気化痰

応用 急性胃炎、慢性胃炎、胃十二指腸潰瘍、尿路結石、肋間神経痛、狭心症、月経痛などで、気血両虚の寒痛を呈するもの

炙甘草2　水煎服

当帰飲子《とうきいんし》《済生方》

(薬) 当帰飲子 K142 トウキ5.0　シャクヤク3.0　センキュウ3.0　ボウフウ3.0　ジオウ4.0　ケイガイ1.5　オウギ1.5　カンゾウ1.0　シツリシ3.0　カシュウ2.0　以上十味

(経) 当帰5.0　芍薬3.0　川芎3.0　蒺藜3.0　防風3.0　地黄4.0　何首烏2.0　荊芥1.5　黄耆1.5　甘草1.0

(中) 熟地黄5　当帰5　白芍5　川芎5　白蒺藜5　何首烏5　防風5　荊芥5　黄耆3　炙甘草3　水煎服

当帰飲《とうきいん》《万病回春》

(龍)* 当帰5.0　芍薬4.0　牡丹皮4.0　麦門冬4.0　黄連3.0　黄芩3.0　地骨皮3.0　柴胡2.5　山梔子2.5　川芎2.0　甘草1.0

当帰鶴蝨散《とうきかくしつさん》《外台》

(勿) 当帰4.0　鶴蝨3.0　橘皮2.0　人参3.0　檳榔4.0　枳実4.0　芍薬4.0　桂枝3.0　生姜2.0　大棗5.0

(勿) 当帰　芍薬　川芎　地黄　蒺藜　防風　荊芥　何首烏　黄耆　甘草

(薬) **効能・効果** (湯) 体力中等度以下で、冷え症で、皮膚が乾燥するものの次の諸症：湿疹・皮膚炎（分泌物の少ないもの）、かゆみ

(中) **目標** 補血潤燥、止痒

応用 老人性皮膚瘙痒症、粃糠疹などで、血虚生風を呈するもの。炎症、浮腫の介在するものには適さない

(龍)* **目標・応用** 心を労して熱を生じ五心煩熱あるいは血症を現わすもの

(勿) 療九種心痛　蛔虫　冷気先従両肋胸背撮痛　欲變吐

当帰建中湯《とうきけんちゅうとう》《金匱要略》

(薬) 当帰建中湯 K143 トウキ4.0 ケイヒ4.0 ショウキョウ1.0 タイソウ4.0 シャクヤク6.0 カンゾウ2.0 以上六味

(経) 当帰4.0 桂枝4.0 生姜4.0(JP生姜1.0) 大棗4.0 芍薬5.0 甘草2.0 大虚のときは飴20.0を用う

(龍) 当帰4.0 桂枝3.0 大棗3.0 芍薬6.0 甘草2.0 JP生姜1.0 水400mLを以て煮て120mLに煮つめ三回に分服(便法 常煎法)

(中) 小建中湯に当帰12~18(4)を加える

当帰四逆湯《とうきしぎゃくとう》

(薬) 当帰四逆湯 K146 トウキ3.0 ケイヒ3.0 シャクヤク3.0 モクツウ3.0 サイシン2.0 カンゾウ2.0 タイソウ5.0 以上七味

(経)《傷寒論》 当帰3.0 桂枝3.0 芍薬3.0 木通3.0 細辛2.0 甘草2.0 大棗5.0

(龍)[1]《傷寒論》 当帰3.0 桂枝3.0 芍薬3.0

金匱要略(婦人産後病) 当帰四両 桂枝三両 芍薬六両 生姜三両 甘草二両 大棗十二枚

効能・効果 (湯)

(薬) 体力虚弱で、疲労しやすく血色のすぐれないものの次の諸症:月経痛、月経困難症、月経不順、腹痛、下腹部痛、腰痛、痔、脱肛の痛み、病後・術後の体力低下

(龍) **目標** 虚証、あるいは腹痛して息が切れ、あるいは下腹から腰背に索引して痛み、あるいは下血するもの

応用 月経不順、月経困難、月経痛、子宮出血、メトロパチー、腹痛、腰痛、血の道症、脊椎カリエス、痔潰瘍、腎臓結核

加減方

大虚のものは滓をこしてから膠飴1個または水飴茶匙2杯を加える。出血過多または貧血には乾地黄6.0 阿膠2.0を加える

(中) **目標** 補血調経、緩急止痛、温中補虚

応用 小建中湯に準じるが、とくに産後、月経困難症などの下腹痛で、血虚の症候を呈するもの

傷寒論(厥陰) 当帰三両 桂枝三両去皮 芍薬三両 細辛三両 甘草二両炙 通草二両 大棗二十五枚擘一法十二枚

効能・効果 (湯)

(薬) 体力中等度以下で、手足が冷えて下腹部が痛くなりやすいものの次の諸症:しもやけ、下腹部痛、腰痛、下痢、月経痛、冷え症

(龍)[1] **目標** 手足冷え脈微細、あるいは腹痛

応用 腹痛、腰痛、虫垂炎、婦人病

細辛3.0　甘草2.0　木通2.0　大棗6.5　水320mLを以て煮て120mLに煮つめ三回に分服（便法常煎法）

龍[2]《衛生宝鑑》当帰6.0　桂枝4.0　柴胡4.0　芍薬3.0　延胡索2.0　川楝子2.0　茯苓2.0　沢瀉2.0　白河附子1.0

中　当帰9（3）　桂枝9（3）　白芍12（3）　細辛6（2）　炙甘草3（2）　木通6（3）　大棗9（1）　水煎服

当帰四逆加呉茱萸生姜湯《とうきしぎゃくかごしゅゆしょうきょうとう》《傷寒論》

薬　当帰四逆加呉茱萸生姜湯 K145　トウキ3.0　ケイヒ3.0　シャクヤク3.0　モクツウ3.0　サイシン2.0　カンゾウ2.0　タイソウ5.0　ゴシュユ2.0　ショウキョウ1.0　以上九味

経　当帰3.0　桂枝3.0　芍薬3.0　木通3.0　細辛2.0　甘草2.0　大棗5.0　呉茱萸2.0　生姜4.0（JP生姜1.0）

龍　当帰3.0　桂枝3.0　芍薬3.0　細辛3.0　甘草2.0　木通2.0　大棗6.5　呉茱萸6.0　生姜（必ずひね生姜）8.0　水日本酒各240mLで200mLに煮つめ五回に分服（便法　常煎法）

中　当帰四逆湯に呉茱萸9（2）　生姜6（4）を加える

龍[2]　**目標**　臍腹冷痛し腰股に索引して痛むもの、あるいは直腹筋緊張して痛み腰に放散し冷通するもの

応用　腹痛、腰痛、坐骨神経痛、骨盤腹膜炎、婦人病

中　**目標**　温経散寒、養血通脈

応用　レイノー氏病、血栓性静脈炎、凍瘡、慢性関節リウマチ、慢性関節炎、月経困難症、神経痛、腰痛症、胃十二指腸潰瘍などで、血虚と冷え、痛みのみられるもの

傷寒論（厥陰）　当帰三両　芍薬三両　甘草二両炙　通草二両　桂枝三両去皮　細辛三両　生姜半斤切　呉茱萸二升　大棗二十五枚擘

効能・効果　湯

薬　体力中等度以下で、手足の冷えを感じ、下肢の冷えが強く、下肢又は下腹部が痛くなりやすいものの次の諸症：冷え症、しもやけ、頭痛、下腹部痛、腰痛、下痢、月経痛

龍　**目標**　手足冷え、あるいは腰腹痛で冷えの久しいものあるいは深いもの

応用　腹痛、腰痛、坐骨神経痛、婦人病、凍傷、皮膚病、脱疽

中　**目標・応用**　当帰四逆湯に準じるが、当帰四逆湯の適応症以外に腹痛、嘔吐などを伴うものや冷えの強いものに用いる（呉茱萸湯と当帰四逆湯の合方と考えてもよい）

大塚敬節「疝」（東洋医学会誌14(2)）

① 慢性に経過する疼痛を主訴とし寒冷により増悪

② 腹痛を主とし（特に下腹部）・腰痛・背痛・四肢痛

③ 原因不明で神経性と言われている

当帰芍薬散《とうきしゃくやくさん》《金匱要略》＝当芍散《とうしゃくさん》 362

㊔ 当帰芍薬散料 K147 トウキ3.0 シャクヤク6.0 ブクリョウ4.0 タクシャ4.0 センキュウ3.0 ビャクジュツ4.0 以上六味

㊔ 当帰芍薬散 K147① トウキ末0.4 シャクヤク末2.2 ブクリョウ末0.6 タクシャ末1.1 センキュウ末1.1 ビャクジュツ末0.6 一日6g

㊖ 当帰3.0 川芎3.0 芍薬4.0 茯苓4.0 朮4.0 沢瀉4.0

㊗ 当帰3 芍薬16 茯苓4 白朮4 沢瀉8 川芎8 以上の割合で散剤とし6.0を酒少量と共に一日三回分服（便法 酒が飲めないときは湯で服用）

㊗ 当帰芍薬散料 当帰3.0 川芎3.0 白朮3.0 芍薬6.0 茯苓4.0 沢瀉4.0 常煎法

㊥ 当帰芍薬散料 当帰9（3） 白芍15（4） 川芎6（3） 白朮9（4） 茯苓9（4） 沢瀉15（4） 水煎服 粉末にして服用してもよい

④ 下腹部に圧痛

⑤ ひっぱられるような痛みであちこち痛む

⑥ 肝経（生殖器・泌尿器）

⑦ ⑥と同じで色々の病気

【注】 ばね指（大塚敬節口訣）

ばね指（痛みがあるときは柴苓湯を加える（森久保治道））

金匱要略（婦人妊娠） 当帰三両 芍薬一斤 茯苓 白朮各四両 沢瀉 芎藭各半斤

㊔ **効能・効果** ㊮㊯ 体力虚弱で、冷え症で貧血の傾向があり疲労しやすく、ときに下腹部痛、頭重、めまい、肩こり、耳鳴り、動悸などを訴えるものの次の諸症：月経不順、月経異常、月経痛、更年期障害、産前産後あるいは流産による障害（貧血、疲労倦怠、めまい、むくみ）、めまい・立ちくらみ、頭重、肩こり、腰痛、足腰の冷え症、しもやけ、むくみ、しみ、耳鳴り

㊗ **目標** 貧血性冷え性、疲れやすく、あるいは月経不順、あるいは神経症状、あるいは腹痛腰痛するもの

応用 月経不順、子宮出血、帯下、婦人病、子宮後屈、子宮脱、血の道症、更年期障害、腺病質、月経時浮腫、慢性腎炎、妊娠腎、不妊症、脚気、痔、夜尿症、皮膚病、蓄膿症、腰痛、坐骨神経痛、心悸亢進症、肩こり、めまい、耳鳴り

㊥ **目標** 補血活血、健脾利水、調経止痛

応用 ネフローゼ症候群、低タンパク性浮腫、心臓性浮腫、慢性腎炎、甲状腺機能低下症、下垂体機能低下症、慢性胃腸炎などで、陽虚水泛を呈する

当帰芍薬散加附子《とうきしゃくやくさんかぶし》

(般) 当帰3　川芎3　芍薬4　茯苓4
白朮4（蒼朮も可）　沢瀉4　附子0.4

もの
熱証を呈する浮腫に用いてはならない。寒証を呈しても風水による急性浮腫には用いるべきではない

加減方
血虚の程度が強ければ、当帰、白芍を増量するか熟地黄、枸杞子などを加える。食欲不振、疲れやすい、元気がないなどの気虚の症候が強ければ、黄耆、党参などを配合する。浮腫や下痢などの湿証が明らかなら、白朮、茯苓、沢瀉を増量する。冷え、さむけなどが強ければ、附子を加える（当帰芍薬加附子湯）か、乾姜、肉桂、桂枝などを配合する。腹痛、膨満感があれば木香、枳殻、縮砂などを加える

【注】 胃にこたえる人には加甘草桂枝（苓桂朮甘湯の合方）加人参（四君子湯の合方）

効能・効果 (湯)

(般) 体力虚弱で、冷えが強く、貧血の傾向があり疲労しやすく、ときに下腹部痛、頭重、めまい、肩こり、耳鳴り、動悸などがあるものの次の諸症：月経不順、月経異常、月経痛、更年期障害、産前産後あるいは流産による障害（貧血、疲労倦怠、めまい、むくみ）、めまい・立ちくらみ、頭重、肩こり、腰痛、足腰の冷え症、しもやけ、むくみ、しみ、耳鳴り

鈴木朋子「大塚恭男所長と当帰芍薬散」（漢方の臨床第42巻1号）

【注】 当帰芍薬散の証で、冷えが強い時、また冷えにより関節や下腹部が痛む時に応用される

☞当帰芍薬散 356

当帰芍薬散加人参《とうきしゃくやくさんかにんじん》

(薬) 当帰芍薬散料加人参 K202　トウキ3.0
タクシャ4.0　センキュウ3.0　シャクヤク6.0
ブクリョウ4.0　ビャクジュツ4.0
ニンジン2.0　以上七味

効能・効果 (湯)

(薬) 体力虚弱で胃腸が弱く、疲労しやすく、冷え症で貧血の傾向があり、ときに下腹部痛、頭重、めまい、肩こり、耳鳴り、動悸などを訴えるものの次の諸症：月経不順、月経異常、月経痛、更年期障害、産前産後あるいは流産による障害（貧血、疲労倦怠、めまい、むくみ）、めまい・立ちくらみ、頭重、肩こり、腰痛、足腰の冷え症、しもやけ、むくみ、しみ、耳鳴り

【注】 当帰芍薬散で胃腸を害する人がいる。それを防ぐ方法の一つとして本方がある。人参を加えることにより、四君子湯（人参・白朮・茯苓・甘草・生姜・大棗）の方意が加わったと考えられる

鈴木朋子「大塚恭男所長と当帰芍薬散」
（漢方の臨床第42巻1号）

☞当帰芍薬散

当帰芍薬散加黄耆釣藤《とうきしゃくやくさんかおうぎちょうとう》

(薬) 当帰芍薬散料加黄耆釣藤 K203　トウキ3.0
タクシャ4.0　センキュウ3.0　シャクヤク6.0
ブクリョウ4.0　ビャクジュツ4.0　オウギ3.0
チョウトウコウ4.0　以上八味

効能・効果 (湯)

(薬) 体力虚弱で血圧が高く、冷え症で貧血の傾向があり、疲労しやすく、ときに下腹部痛、頭重、めまい、肩こり、耳鳴り、動悸などを訴えるものの次の諸症：高血圧の随伴症状（のぼせ、肩こり、耳鳴り、頭重）

【注】 虚証の高血圧者で柴胡剤や大黄剤が使えず、また地黄などにより消化器を害する人に用いられる

鈴木朋子「大塚恭男所長と当帰芍薬散」
（漢方の臨床第42巻1号）

パーキンソン（漢方診療のレッスン）

当帰生姜羊肉湯《とうきしょうきょうようにくとう》 《金匱要略》

金匱要略（腹満寒疝宿食）　当帰三両

(経) 当帰3.0 生姜5.0(JP生姜1.5) 羊肉40.0

(龍) 当帰3.0 生姜5.0(JP生姜2.0) 羊肉(マトン)16.0 水320mLを以て煮て120mLに煮つめ三回に分服

当帰鬚散《とうきしゅさん》《医学入門》

(経) 当帰4.0 芍薬3.0 桃仁3.0 蘇木3.0
桂枝3.0 香附子3.0 烏薬3.0 紅花2.0
甘草2.0

当帰大黄湯《とうきだいおうとう》《外台》

(柴) 当帰3.0 桂枝3.0 人参3.0 芍薬6.0
乾姜2.0 呉茱萸1.5 大黄1.0 甘草1.0

当帰拈痛湯《とうきねんつうとう》

(経)《蘭室秘蔵》 当帰3.0 羌活3.0 葛根3.0
防風3.0 蒼朮3.0 人参2.0 白朮2.0 猪苓2.0
沢瀉2.0 知母2.0 黄芩2.0 茵蔯1.0 甘草1.0
苦参0.5 升麻0.5

(龍)《蘭台軌範》 羌活2.5 当帰2.5 猪苓2.5
知母2.5 蒼朮2.5 沢瀉2.5 茵蔯蒿2.5
黄芩2.5 甘草2.5 人参2.0 苦参2.0 升麻2.0

生姜五両 羊肉一斤

(龍) **目標・応用** 虚証で腹冷痛、あるいは脇痛裏急

【注】 産後の冷えによる腹痛

医学入門(巻七) 当帰尾一銭半 紅花八分 桃仁七分 甘草五分 赤芍薬 烏薬 香附 蘇木各一銭 官桂六分

(矢) **目標** 打撲のあとで、下腹部に瘀血を認め、抵抗圧痛があり、胸部、脇部、腹部、腰部などに痛みを訴えるもの

応用 打撲による胸腹部疼痛

方輿輗(巻五)(痃癖疝) 当帰三両 芍薬八分 桂心三分 乾姜六分 人参一両 大黄一両 甘草炙二両 呉茱萸五分

(柴) **目標** 腰背より肋下にさしこむ痛み、温下の剤

医学正伝(巻四) 羌活一銭 人参 苦参 升麻 葛根 蒼朮各四分 甘草炙 黄芩酒炒 茵蔯酒炒各一銭 防風 当帰身酒洗 知母去毛酒調 沢瀉 猪苓 去皮 白朮各半銭

(龍) **目標** 四肢骨節疼煩、肩背沈重、胸がすかず、足脛腫痛、あるいは潰瘍、あるいは浮腫、あるいは顔色黒きもの

応用 神経痛、リウマチ、脚気、いんきん・たむし

葛根2.0　防風2.0　白朮2.0

当帰貝母苦参丸《とうきばいもくじんがん》《金匱要略》

(薬) 当帰貝母苦参丸料 K149　トウキ3.0　クジン3.0　バイモ3.0　以上三味

(経) 当帰貝母苦参丸料　当帰3.0　貝母3.0　苦参3.0

(龍) 当帰貝母苦参丸　当帰4.0　貝母4.0　苦参4.0　粉末とし蜂蜜で1丸0.3の丸剤で作り一回量1.0漸次増量して3.0に至る

当帰白朮散《とうきびゃくじゅつさん》《医学正伝》

(経) 白朮4.0　茯苓4.0　当帰1.5　黄芩1.5　茵蔯1.5　前胡2.0　枳実2.0　杏仁2.0　甘草2.0　半夏3.0　生姜2.0（JP生姜1.0）

当帰白朮湯《とうきびゃくじゅつとう》《三因方》

(経) 白朮4.0　茯苓4.0　当帰4.0　杏仁4.0　半夏4.0　猪苓2.5　茵蔯1.5　枳実1.5　甘草1.0　前胡3.0

当帰補血湯《とうきほけつとう》《内外傷弁惑論》＝補血湯《ほけつとう》433

(中) 黄耆30　当帰6　水煎服

金匱要略（婦人妊娠）　当帰　貝母　苦参各四両

(薬) **効能・効果** (湯) 体力中等度以下のものの次の諸症：小便がしぶって出にくいもの、排尿困難

(龍) **目標**　妊娠小便難
応用　妊娠腎、妊娠時排尿困難
加減方　男子は滑石0.5を加える

医学正伝（巻五）　白朮　茯苓各一銭　当帰　黄芩　茵蔯各二分半　前胡　枳実　甘草炙　杏仁各六分　半夏八分炮　酒疸で黄色くなり（以下略）

(勿) 治酒疸発黄　心下有痃癖　堅満　身体沈重　妨害飲食　小便赤渋者

(中) **目標**　補気生血
応用　大出血や持続性慢性出血のあと、重度の貧血症、再生不良性貧血、アレルギー性紫斑病、慢性腎炎、B型

当帰養血湯《とうきようけつとう》《万病回春》

(経) 芍薬3.0 熟地黄3.0 茯苓3.0 当帰3.0
貝母1.5 栝楼実1.5 枳実1.5 陳皮1.5
厚朴1.5 香附子1.5 川芎1.5 紫蘇子1.5
沈香1.0 黄連1.0

(柴) 当帰3.0 白芍3.0 熟地黄3.0 茯苓3.0
栝楼仁2.0 枳実2.0 陳皮2.0 厚朴2.0
香附子2.0 貝母2.0 川芎2.0 紫蘇子2.0
沈香1.0 黄連1.0 呉茱萸1.0 JP生姜0.5
大棗3.0 竹瀝

当帰六黄湯《とうきりくおうとう》

(経)《聖恵》 当帰4.0 乾地黄4.0 熟地黄4.0
黄柏1.5 黄連1.5 黄芩2.0 黄耆2.0

(龍)《聖恵方》 当帰3.5 黄耆3.5 黄柏2.5
黄芩2.5 黄連2.5 乾地黄2.5 熟地黄2.5

(中)《蘭室秘蔵》 当帰9 生地黄12
熟地黄12 黄連3 黄芩6 黄柏6
黄耆12 水煎服

当帰竜薈丸《とうきりゅうかいがん》《宣明論》

(中) 当帰30 竜胆草30 蘆薈15 山梔子30

肝炎、肉芽形成不全、慢性の微熱などで、気血両虚を呈するもの

万病回春(翻胃) 当帰 白芍炒 熟地黄 茯苓去皮各一銭 栝楼去殻 枳実麩炒 陳皮 厚朴姜汁炒 香附 貝母去心 撫芎 蘇子炒各七分 沈香五分 黄連用呉茱萸同炒去茱萸用黄連八分 右剉一剤生姜一片棗一枚水煎竹瀝磨沈香調服

【注】 竹瀝、沈香は冲服

(柴) **応用** 老人の慢性嘔吐幽門狭窄

(龍) **目標・応用** 盗汗

(中) **目標** 滋陰清熱、固表止汗

丹渓心法(巻四) 当帰 竜胆草 梔子 黄連 黄柏 黄芩各一両 大黄 蘆薈各五銭 木香一銭半 麝香五分

(中) **目標** 清肝瀉火、瀉下、解毒開竅

黄連30　黄芩30　大黄15　木香8　黄柏30　麝香1.5　青黛15　粉末を丸とし、一日二・三回6ずつ服用

応用　高血圧症、自律神経失調症、急性結膜炎、急性中耳炎、鼻前庭や外耳道の癤、急性肝炎、急性胆嚢炎、日本脳炎、流行性脳脊髄膜炎、インフルエンザなどで、肝胆火旺を呈するもの

当帰連翹湯《とうきれんぎょうとう》《万病回春　痔漏門》

(経)　当帰1.5　連翹1.5　防風1.5　黄芩1.5　荊芥1.5　白芷1.5　芍薬1.5　地黄1.5　山梔子1.5　白朮1.5　人参1.5　阿膠1.5　地楡1.5　烏梅1.0　甘草1.0　大棗1.0

万病回春（痔漏門）　当帰　連翹　防風　黄芩　荊芥　白芷　芍薬　生地　山梔　白朮　人参　阿膠　地楡各等分　甘草減半　右剉一剤烏梅一個棗一枚水煎食前服

(矢)　**目標**　皮膚枯燥、渋紙のごとく茶褐色を呈するもの

応用　痔瘻、痔核

当帰連翹飲《とうきれんぎょういん》《万病回春　牙歯門》

(柴)　当帰2.5　生地黄2.5　川芎2.5　連翹2.5　防風2.5　荊芥2.5　羌活2.5　黄芩2.5　山梔子2.5　白芷1.0　枳殻1.0　甘草1.0　細辛1.0

万病回春（牙歯門）　当帰　生地黄　川芎　連翹　防風　荊芥　白芷　羌活　黄芩　山梔　枳殻　甘草各等分　細辛減半

(柴)　**応用**　歯痛、口臭

当芎散《とうしゃくさん》＝当帰芍薬散《とうきしゃくやくさん》356

唐侍中一方《とうじちゅういっぽう》《外台》＝唐痔中一方《とうじちゅういっぽう》《医典》

(経)　檳榔4.0　生姜3.0（JP生姜1.0）　橘皮3.0　木瓜3.0　呉茱萸2.0　紫蘇葉2.0

(勿)　檳榔　生姜　橘皮　呉茱萸　蘇葉　木瓜　療苦脚気攻心　此方甚散腫気極験

唐痔中一方《とうじちゅういっぽう》《医典》＝唐侍中一方《とうじちゅういっぽう》

桃花湯《とうかとう》《傷寒論》

(経) 赤石脂6.0　粳米8.0　乾姜1.5　赤石脂を初め3g入れて法のごとく煎じ、前後3gを入れ服用

(龍) 赤石脂16.0（半分は砕かず、残り半分は粉末にして後から入れる）　乾姜1.0　玄米14.0　水280mLを以て砕かぬ赤石脂と乾姜玄米を煮て玄米を熟させ滓を去り30.0に対し赤石脂末2.0を加え一回分とす。一日三回服用（便法　赤石脂末を後から加えずに全量16.0を粗末にして常煎法）

傷寒論（少陰）　赤石脂一斤一半全用一半篩末　乾姜　粳米一升

(龍) **目標**　虚寒症の下痢便膿血

応用　大腸カタル、直腸潰瘍、痔、肛囲炎、婦人病、膀胱炎、肛門潰瘍

桃核承気湯《とうかくじょうきとう》《傷寒論》＝桃仁承気湯《とうにんじょうきとう》

(薬) 桃核承気湯 **K141**　トウニン4.0　ケイヒ2.0　カンゾウ2.0　硫酸マグネシウム2.0　ダイオウ0.5　以上五味

(経) 桃仁5.0　桂枝4.0　芒硝2.0　大黄3.0　甘草1.5

(龍) 桃仁2.0　桂枝2.0　甘草2.0　硫苦2.0　大黄4.0　水280mLを以て硫苦以外の薬を煮て100mLに煮つめ、滓を去り芒硝を加えて再び火にかけて溶解し三回に分服、芒硝は硫苦を使用（便法　桃仁3.0　大黄2.0～4.0　桂枝

傷寒論（太陽中）　桃仁五十箇去皮尖　大黄四両　桂枝二両去皮　甘草二両炙　芒硝二両

効能・効果 (湯)

(薬) 体力中等度以上で、のぼせて便秘しがちなものの次の諸症：月経不順、月経困難症、月経痛、月経時や産後の精神不安、腰痛、便秘、高血圧の随伴症状（頭痛、めまい、肩こり）、痔疾、打撲症

(龍) **目標**　実証のぼせ、足冷、あるいは下腹痛、あるいは腰痛、あるいは下半身の化膿

応用　月経不順、月経困難、婦人病、脳出血、高血圧症、じんま疹、急性大腸カタル、膀胱炎、膀胱結石、喘

2.0　甘草2.0　硫苦2.0　常煎法)

㊥桃仁9(5)　大黄3(3)　芒硝3(2)　桂枝3(4)　甘草3(2)　水煎服

桃紅四物湯《とうこうしもつとう》《医宗金鑑》＝元戎四物湯《げんじゅうしもつとう》

㊥桃仁9　紅花6　当帰9　生地黄9　赤芍6　川芎6　水煎服

桃仁湯《とうにんとう》《温疫論》

(経)桃仁5.0　滑石5.0　牡丹3.0　当帰3.0　芍薬3.0　阿膠3.0

息、血の道症、ヒステリー、打撲傷、めまい、歯痛、肩こり、腰痛、坐骨神経痛、眼病、下半身カルブンケル、痔、肛囲炎

㊥**目標**　清熱瀉下、活血逐瘀

応用　習慣性便秘、自律神経失調症、更年期症候群、打撲、冷え症、頭痛症、肩こり症、鼻出血、高血圧症、月経困難症、月経不順、産後の悪露停滞、骨盤内血腫、骨盤内炎症、子宮内膜炎、附属器炎、外痔核、下腿静脈瘤、開腹術や人工流産の後、腸管癒着、腸閉塞の初期などで、下焦の血瘀を呈するもの。あるいは発熱性疾患で、蓄血証を呈するもの

㈠妊婦には流産のおそれがあるので使用してはならない

㈡瀉下の効能が強いので連用は慎重にすべきで、便秘を伴わないときには他の処方を考える

㈢体力の低下を伴うときには、1～2回服用させて瀉下がみられたら中止し、補益に変更する。衰弱が激しい場合には使用しない

㊥**目標**　活血化瘀、補血涼血

応用　月経不順、月経困難症、無月経、骨盤内炎症、骨盤内血腫、脳血管障害後遺症、血管神経性頭痛、振戦麻痺などで血虚血瘀を呈するもの

本方はやや熱証を呈するものに適し、冷えの強いものには用いない

温疫論(上巻)　桃仁三銭　牡丹皮　当帰　赤芍薬各一銭　阿膠　滑石各二銭

膀胱貯血、小腹痛、押えると硬痛があり、小便自利の者

桃仁承気湯《とうにんじょうきとう》＝桃核承気湯《とうかくじょうきとう》

透膈湯《とうかくとう》《医学入門》

(柴) 木香1.5 白豆蔲1.5 砂仁1.5 枳殻3.0
大棗3.0 陳皮3.0 厚朴3.0 半夏3.0 青皮3.0
甘草1.0 大黄1.0 芒硝1.0 JP生姜1.0
檳榔1.5

透膿散《とうのうさん》《外科正宗》

(勿) 黄耆3.0 穿山甲3.0 川芎3.0 当帰3.0
皂角刺3.0

騰竜湯《とうりゅうとう》《本朝経験》

(経) 大黄1.5 牡丹皮4.0 桃仁4.0 蒼朮4.0
芒硝5.0 瓜子5.0 薏苡仁8.0 甘草1.0

導気湯《どうきとう》《沈氏尊生書》

(中) 川楝子12 木香9 小茴香6 呉茱萸6
水煎服

古今方彙（呑酸） 木香 白豆 檳榔 砂仁 枳殻 厚朴 半夏 青皮 陳皮 甘草 大黄 芒硝 姜棗煎食後通口服

(柴) **応用** 急性胃炎、幽門狭窄などによる噫気、呑酸、嘔逆

(勿) 治癰疽諸毒 内膿已成不穿破者 宜服之立破

(勿) 消痔 散腫 即大黄牡丹湯方中加蒼朮薏苡甘草

(矢) **目標** 下腹部における諸炎症、化膿症、腫脹疼痛 実証で急迫症状のあるもの

応用 肛門周囲炎、睾丸炎、虫垂炎、前立腺炎、鼠径リンパ腺炎、骨盤腹膜炎、子宮癌の初期、子宮筋腫、子宮内膜炎、腎臓結石などで、炎症充血のあるもの

衆方規矩（漢方国字類聚） 川練子 大モクカウ、茴香ゴシユ各小

(中) 天台烏薬散**349**とほぼ同じで、簡略化したものと考えてよい（理気・散寒止痛）

導水湯《どうすいとう》《本朝経験》

㋖ 蒼朮4.0　茯苓5.0　檳榔4.0　木瓜4.0
茅根4.0　猪苓4.0　沢瀉4.0　厚朴2.5
或加附子

導水茯苓湯《どうすいぶくりょうとう》《奇効良方》

㊫ 茯苓3.0　沢瀉3.0　白朮3.0　麦門冬5.0
桑白皮1.0　紫蘇葉1.0　大腹皮1.0　縮砂1.0
木香1.0　燈心草1.0　檳榔2.0　木瓜2.0
陳皮1.5

㊪ 茯苓6.0　麦門冬6.0　沢瀉6.0　白朮6.0
桑白皮3.0　紫蘇葉3.0　檳榔子3.0　木瓜3.0
大腹皮1.5　陳皮1.5　縮砂1.5　木香1.5
燈心草1.5

導赤散《どうせきさん》《小児薬証直訣》＝導熱散《どうねつさん》

㊥ 淡竹葉12　木通12　生地黄18　甘草梢6
水煎服

導滞通経湯《どうたいつうけいとう》《抜萃》

㊫ 木香1.0　朮5.0　沢瀉5.0　桑白皮1.5
陳皮3.0　茯苓6.0

㋖ 此方ハ導水茯苓湯ノ軽症ヲ治ス

㊪ **目標** 遍身浮腫、喘満、尿利減少のもの
応用 腎臓病、心臓不全、脚気

㊮ **目標** 水腫に喘を発したもの
応用 ネフローゼ、浮腫、腹水、心臓性喘息で浮腫あるもの

㊥ **目標** 清熱利水
応用 口内炎、自律神経失調症、膀胱炎、腎盂炎、不眠症などで、心火を呈するもの

衛生宝鑑(巻十四)　木香　白朮　桑白皮　陳皮各五銭　茯苓一両
㋖ 木香　白朮　桑白　橘皮　茯苓　右五味　霖雨時加沢瀉　今従之　治脾湿有余　及気不宣通面目手足浮腫

【**注**】原典に沢瀉が入っていない。その事は勿誤に記載あり

導痰湯《どうたんとう》《済生方》
㊥ 製半夏9　製南星9　陳皮6　枳実6
茯苓6　炙甘草3　水煎服

導熱散《どうねつさん》＝導赤散《どうせきさん》

禿癬散《とくせんさん》《浅田家方》
(経) 雄黄2分　硫黄4分　胆礬1分
大黄3分　以上末となし蛤の貝殻に入れ醋にて泥状となし患部に塗る

独活湯《どくかつとう》《医学入門》
(薬) 独活湯 K151　ドクカツ2.0　キョウカツ2.0
ボウフウ2.0　ケイヒ2.0　ダイオウ2.0
タクシャ2.0　トウキ3.0　トウニン3.0
レンギョウ3.0　ボウイ5.0　オウバク5.0
カンゾウ1.5　以上十二味

独勝散《どくかつさん》《しょう》＝甘草湯《かんぞうとう》 69

独参湯《どくじんとう》
(経)《薜氏》　人参8.0

㊥ **目標**　滌痰開竅
応用　滌痰湯に準じる

(勿) 雄黄二銭　硫黄四銭　膽礬一銭　大黄三銭　右四味和醋傅　治癧風及腎嚢風

古今方彙（腰痛）　独活　羌活　防風　肉桂　大黄　沢瀉各九分　当帰　桃仁　連翹各一銭半　防已　黄柏各三銭　甘草炙六分　水酒煎服
効能・効果　(湯)
(薬) 体力中等度なものの次の諸症：腰痛、手足の屈伸痛

㊥ **目標**　補気固脱
応用　大出血、創傷、激しい嘔吐や下痢、発汗過多、感染症、心不全など

㊥《傷寒大全》 人参18～30 水煎濃縮し頓服によるショックの救急

独活葛根湯《どっかつかっこんとう》《どく》

《外台》＝千金独活湯《せんきんどっかつとう》

(薬) 独活葛根湯 K150 カッコン5.0 ケイヒ3.0 シャクヤク3.0 マオウ2.0 ショウキョウ0.5 ジオウ4.0 タイソウ1.0 カンゾウ1.0 ドクカツ2.0 以上九味

(経) 葛根5.0 桂枝3.0 芍薬3.0 麻黄2.0 独活2.0 地黄4.0 大棗1.0 生姜1.0 甘草1.0

(龍) 葛根4.0 乾地黄4.0 麻黄2.0 大棗2.0 独活2.0 甘草2.0 JP生姜1.0

(勿) 即葛根湯方中加地黄独活

効能・効果 (湯)

(薬) 体力中等度又はやや虚弱なものの次の諸症：四十肩、五十肩、寝ちがえ、肩こり

(龍) **目標・応用** 身体疼痛、四肢軟弱、あるいは肩背強急、あるいは臂痛攣急、悪風寒のもの、四十肩、脳出血

独活寄生湯《どっかつきせいとう》《どく》

(経)《和剤局方》 独活3.0 寄生2.0 杜仲2.0 牛膝2.0 細辛2.0 秦艽2.0 茯苓2.0 桂枝2.0 防風2.0 川芎2.0 地黄2.0 人参2.0 甘草2.0 当帰2.0 芍薬2.0

(龍)《和剤局方》 独活4.0 寄生2.0 牛膝2.0 杜仲2.0 秦艽2.0 細辛2.0 桂皮2.0 川芎2.0 芍薬2.0 茯苓2.0 人参2.0 当帰2.0 防風2.0 熟地黄2.0 甘草2.0 大棗2.0 JP生姜1.0

㊥《千金方》 独活6 防風6 桑寄生12 秦艽9 杜仲9 熟地黄15 白芍12 当帰9 牛膝9 川芎6 茯苓9 党参9 細辛3 肉桂1.5（冲服） 炙甘草3 水煎服

和剤局方（巻五） 独活三両 桑寄生（古今録験用続断即寄生亦名非正続断） 当帰酒浸焙乾 白芍薬 熟地黄酒浸蒸 牛膝去蘆酒浸 細辛去苗 白茯苓去皮 防風去蘆 秦艽去土 人参 桂心不見火 芎藭 杜仲製炒断糸 甘草炙各二両

(龍) **目標・応用** 神経痛、リウマチなどで腰背あるいは膝脚の痛あるいは麻痺するもの

㊥ **目標** 祛風湿、散寒、補気血、益肝腎、活血止痛

応用 慢性関節炎、慢性肩関節周囲炎、慢性腰痛症、坐骨神経痛、頸肩腕症候群、慢性関節リウマチなどで、気血両虚、肝腎不足の風寒湿痺を呈するもの

頓嗽湯《とんそうとう》《新妻方》

㊄ 柴胡5.0　石膏5.0　桔梗2.5　黄芩2.5
桑白皮2.5　山梔子1.0　甘草1.0

百日咳（症候による漢方治療の実際）

な

内消散《ないしょうさん》

(柴)[1] 《外科正宗》 金銀花3.0 知母3.0 貝母3.0 栝楼根3.0 白芨3.0 穿山甲3.0 皂角刺3.0 乳香3.0 半夏3.0

(柴)[2] 《万病回春》 帰尾2.5 連翹2.5 羌活2.5 薄荷2.0 桂枝2.0 白芷2.0 赤芍2.0 防風3.0 荊芥1.5 細辛1.5 蒿本1.5 川芎1.0 甘草1.0 独活2.5

内消沃雪湯《ないしょうよくせつとう》

(柴)[1] 《寿世保元》 青皮2.0 陳皮2.0 乳香2.0 没薬2.0 貝母2.0 連翹2.0 黄耆2.0 当帰2.0 甘草2.0 白芍2.0 白芷2.0 射干2.0 栝楼根2.0 穿山甲2.0 金銀花2.0 皂角刺2.0 木香1.0（甚者大黄1.0を加う）

(柴)[2] 《外科正宗》 青皮2.0 陳皮2.0 乳香2.0 没薬2.0 貝母2.0 連翹2.0 黄耆2.0 当帰2.0 甘草2.0 芍薬2.0 皂角2.0 白芷2.0 射干2.0 天花粉2.0 穿山甲2.0 金銀花2.0 木香1.0 大黄1.0

外科正宗（腫瘍） 金銀花 知母 貝母 天花粉 白芨 半夏 川山甲 皂角針 乳香各一銭

(柴)[1] **応用** 癰疽、疔、乳癰

万病回春（結核） 帰尾 連翹 羌活 獨活 薄荷 桂枝 赤芍 白芷梢各一両 防風一両半 荊芥 細辛各八銭藁本七銭半 小川芎 甘草節各六銭

(柴)[2] 頸部の腫瘤

外科正宗（腫瘍） 青皮 陳皮 乳香 没薬 連翹 黄耆 当帰 甘草節 白芷 射干 天花粉 川山甲 貝母 白芍 金銀花 皂角刺各八分 木香四分 大黄二銭

(柴)[1] **応用** 腸癰、癰疽、悪毒

(柴)[2] **応用** 癰疽、腸癰、肛門臓毒、初起、痔瘻

内消瘰癧丸《ないしょうるいれきがん》 《瘍医大全》

(中) 玄参150　天花粉30　甘草30　青塩150　白蘞30　当帰30　海藻30　枳殻30　桔梗30　浙貝母30　大黄30　薄荷30　連翹30　海粉30　生地黄30　細末とし夏枯草240mLの煎液と玄明粉30で丸にする。一日二回6～9gを湯で服用

内疎黄連湯《ないそおうれんとう》 《保命》

(経) 木香1.0　黄連1.0　山梔子1.0　薄荷1.0　甘草1.0　大黄1.0　当帰4.0　連翹4.0　芍薬3.0　黄芩3.0　檳榔子3.0　桔梗3.0

内托散《ないたくさん》 《和剤局方》＝千金内托散《せんきんないたくさん》 284

(経) 人参2.5　当帰3.0　黄耆2.0　川芎2.0　防風2.0　桔梗2.0　厚朴2.0　桂枝2.0　白芷1.0　甘草1.0

内托黄耆湯《ないたくおうぎとう》 《蘭室秘蔵》

(柴) 柴胡3.0　連翹3.0　肉桂3.0　牛蒡子3.0　黄耆3.0　帰尾3.0　黄柏1.5　升麻1.5　白芷1.0　甘草1.0　酒水煎

瘍医大全(巻十八)　夏枯草八両　玄参　青塩各五両　海藻　川貝母　薄荷葉　天花粉　海蛤粉　白蘞　連翹(芯を除く)　熟大黄　生甘草　生地黄　桔梗　枳殻　当帰　硝石各一両

(中) **目標**　軟堅散結、化痰消癭

素問病機気宜保命集(下巻)　黄連　芍薬　当帰　檳榔　木香　黄芩　梔子　薄荷　桔梗　甘草各一両　連翹二両

〈漢方医学大辞典〉瘡瘍が腫れて固く、基部が大きく深く、皮膚の色が正常で、嘔噦煩熱、大便秘結脈沈実のもの

和剤局方(小児痘瘡)　黄耆蜜炙　人参　当帰各二銭　川芎　防風　桔梗　白芷　厚朴姜汁炒　甘草各一銭　木香　官桂各三分

【注】 和剤局方・証治準縄には木香が入っている

古今方彙(附骨疽)　柴胡　連翹　肉桂　大力　黄耆　帰尾　黄柏　升麻　白芷　甘草各八分　酒水煎

(柴) **応用**　大腿部の骨膜炎

内補散《ないほさん》《千金方》

㊐ 桂枝2.0　白芷4.0　人参3.0　桔梗3.0
川芎4.0　甘草2.5　防風4.0　厚朴2.5　当帰4.0

㊐ 治癰疽発背已潰排膿生肉
☞千金内托散284

二加減正気散《にかげんしょうきさん》《温病条弁》

(中) 藿香梗9　陳皮6　厚朴6　茯苓皮9
木防已9　大豆巻6　通草4.5　薏苡仁9
水煎服

二角湯《にかくとう》《本朝経験》

(経) 熟地黄4.0　当帰4.0　川芎4.0　芍薬4.0
鹿角1.5　羚羊角1.5

二宜丸《にぎがん》(矢) = 甘草乾姜湯《かんぞうかんきょうとう》70

二金排石湯《にきんはいせきとう》

(中) 金銭草30　鶏内金6　甘草梢6　牛膝9
瞿麦9　車前子9(包煎)　滑石18　琥珀3
水煎服

二甲復脈湯《にこうふくみゃくとう》☞ 加減復脈湯《かげんふくみゃくとう》41

温病条弁(巻二)　藿香梗　茯苓皮　木防已　薏苡仁各三銭　陳皮　厚朴　大豆黄巻各二銭　通草一銭半

(中) 身体痛、浮腫を伴うものに対応し、木防已、薏苡仁で皮膚、筋肉の水分を除き痙攣を止め鎮痛し、大豆巻、通草で利尿を強めている

(勿) 即四物湯方中加鹿角羚羊

(柴) **目標**　小児の痿躄、腰痛、脚攣急

(中) **応用**　泌尿器系結石

二至丸《にしがん》 《証治準縄》

(中) 女貞子、旱蓮草の等量を蜂蜜で丸とし、一日二回9gずつ服用

二朮湯《にじゅつとう》 《万病回春》

(薬) 二朮湯 K152 ビャクジュツ1.5 ブクリョウ1.5 チンピ1.5 コウブシ1.5 オウゴン1.5 ソウジュツ1.5 テンナンショウ1.5 イレイセン1.5 キョウカツ1.5 ハンゲ2.0 カンゾウ1.5 ショウキョウ0.6 以上十二味

(経) 白朮1.5 南星1.5 陳皮1.5 茯苓1.5 香附子1.5 黄芩1.5 葳霊仙1.5 蒼朮1.5 羌活1.5 甘草1.5 半夏2.0 生姜3.0(JP生姜0.6)

(中) 蒼朮5 白朮3 茯苓3 羌活3 天南星3 威霊仙3 半夏3 黄芩3 陳皮3 香附子3 生姜2 炙甘草2 水煎服

二神湯《にしんとう》 (矢) = 甘草乾姜湯《かんぞうかんきょうとう》 70

二仙湯《にせんとう》 《寿世保元》

(経) 黄芩5.0 芍薬5.0

医方集解(補陽) 女貞子 旱蓮草各等量

(中) **目標** 益肝腎、補陰

万病回春(背痛) 蒼朮米泔浸炒一銭半 白朮去蘆 南星 陳皮 茯苓去皮 香附 酒芩 威霊仙 羌活 甘草各一銭 半夏姜製二銭 右剉一剤生姜煎服

効能・効果 (湯)

(薬) 体力中等度で、肩や上腕などに痛みがあるものの次の諸症:四十肩、五十肩

(中) **目標** 祛風湿、化痰利水

応用 肩関節周囲炎、頸肩腕症候群、腰痛症、膝関節症、慢性関節炎、慢性関節リウマチなどで、湿痺を呈するもの

(矢) **応用** 麻疹内攻による危篤症状、肺炎、脳症、心臓衰弱など

(矢) 黄芩3.0　芍薬3.0（小児一回頓服量）

二仙湯《にせんとう》《上海曙光医院》

(中) 仙茅12　淫羊藿12　巴戟天9　当帰9
黄柏6　知母6　水煎服

二陳湯《にちんとう》《和剤局方》

(薬) 二陳湯K153　ハンゲ5.0　ブクリョウ5.0
チンピ4.0　ショウキョウ1.0　カンゾウ1.0
以上五味

(経) 半夏5.0　茯苓5.0　陳皮4.0　甘草1.0
乾姜1.0

(龍) 陳皮3.5　茯苓3.5　半夏7.0　甘草2.0
生姜2.0

(中) 製半夏12（5）　陳皮9（4）　茯苓9（5）
炙甘草3（1）　生姜3（1）　水煎服

(中) **目標**　温補腎陽、滋陰瀉火
応用　高血圧症、更年期症候群、月経不順あるいは慢性腎炎などの慢性炎症疾患で、陰陽両虚、火旺の症候を呈するもの

和剤局方（巻四）　半夏湯洗七次　橘紅各五両　白茯苓三両　甘草炙一両半

効能・効果 (湯)

(薬) 体力中等度で、悪心、嘔吐があるものの次の諸症：悪心、嘔吐、胃部不快感、慢性胃炎、二日酔

(龍) **目標**　一切の痰飲、あるいは頭眩、心悸亢進、あるいは悪心嘔吐、あるいは胃部のつかえ、消化不良
応用　胃痛、めまい、頭痛、咳痰

(中) **目標**　燥湿化痰、理気和中
応用　気管支炎、胃炎、胃カタルその他の疾患で、痰湿を呈するもの
悪心、嘔吐、腹部膨満感：加藿香、縮砂（香砂二陳湯）を加う
口が苦い、口渇、舌苔が黄膩などの熱証がみられる：加黄連（黄連二陳湯）を加う
腹中が冷えてよだれが多い：加白朮、炮姜（温脾丹）を加う。小児のよだれなどに用いる

(矢) 悪阻：縮砂　連翹　黄芩各2.0（二陳湯悪阻加減）を加う

(柴) 羞明、白内障：大黄1.0　香附子　青皮　黄芩　栝楼仁各3.0　縮砂2.0を加う
噯気：山梔子　厚朴　香附子各3.0　益智2.0　枳実1.5　縮砂　白豆蔲　木香　黄連各1.0を加う

二陳湯悪阻加減《にちんとうおそかげん》 ☞ 二陳湯《にちんとう》

二妙散《にみょうさん》 ☞ 三妙散《さんみょうさん》 175

二木散料《にぼくさんりょう》《医学入門》
(柴) 木通3.0 当帰3.0 芍薬3.0 檳榔3.0 沢瀉3.0 青皮2.0 陳皮2.0 木香1.0 甘草1.0 桂枝1.0 角茴香

乳泉散《にゅうせんさん》《兼康方》
(経) 極上品天花粉を葛餅のごとくし砂糖をつけてなるべく多量を食す

乳糜尿湯《にゅうびにょうとう》《山東医学院》
(中) 萆薢30 萹蓄15 海金沙30(包煎) 石葦30 茯苓18 女貞子12 紅花9 生地黄15 黄柏6 水煎服

女神散《にょしんさん》《浅田家方》＝安栄湯《あんえいとう》 如神散《にょしんさん》
(薬) 女神散料 K154 トウキ3.0 センキュウ3.0 ビャクジュツ3.0 コウブシ3.0 ケイヒ2.0 オウゴン2.0 ニンジン2.0 ビンロウジ2.0

(柴) **目標** 冷淋。膀胱炎には生附散と合方(角茴香の量記載なし)

(勿) 治産後乳無汁

(中) **目標** 清熱利湿、滋陰活血
応用 乳糜尿、慢性の尿路系炎症など

(勿) 当帰 川芎 桂枝 白朮 木香 黄芩 黄連 人参 甘草 莎草 大黄 檳榔 丁香

(薬) **効能・効果** (湯) 体力中等度以上で、のぼせとめまいのあるものの次の諸症：産前産後の神

オウレン1.5　モッコウ1.5　チョウジ0.5
カンゾウ1.5　ダイオウ0.5　以上十三味
(経) 当帰3.0　川芎3.0　白朮3.0　香附子3.0
桂枝2.0　人参2.0　黄芩2.0　檳榔2.0　黄連1.5
木香1.5　甘草1.5　丁香0.5　大黄0.5～1.0
(中) 当帰3　川芎3　白朮3　香附子3
人参2　桂枝2　黄芩2　檳榔子2
黄連1　木香1　丁香1　炙甘草1
大黄0.5～1　水煎服

如聖散《にょせいさん》《証治準縄》
(中) 棕櫚炭30　烏梅炭30　炮姜炭50　粉末とし、一回6ずつ服用

尿牀丸《にょうしょうがん》《多紀櫟窓》
(龍)* 破胡紙10.0　胡椒2.0　白河附子3.0　以上の割合で粉末、糊丸とし一回量0.3～0.5

人参飲子《にんじんいんし》 ☞小柴胡湯《しょうさいことう》225

人参散《にんじんさん》《聖恵》＝聖恵人参散《せいけいにんじんさん》279
(経) 麦門冬4.0　柴胡4.0　茯苓4.0　牡蛎3.0
芍薬3.0　人参2.0　別甲2.0　甘草2.0　黄耆2.0

経症、月経不順、血の道症、更年期障害、神経症
(中) **目標** 理気活血、気血双補、清心火
応用 自律神経失調症、更年期症候群、産後の神経症、胃腸神経症、不眠症、月経不順、月経困難症などで、気血両虚、心火旺、気滞を呈するもの
(矢) 白朮、香附子を去り、萍蓬根、芍薬、地黄、沈香、細辛を加える（清心湯）

(中) **目標** 収渋止血
応用 不正性器出血に対症的に用いる

(龍)* **目標・応用** 夜尿症

(勿) 麦門　人参　芍薬　柴胡　茯苓　黄耆　牡蛎　別甲　甘草
治熱病後　虚労　盗汗口苦　不得睡臥　四肢煩痛　舌乾巻渋

人参湯《にんじんとう》《傷寒論》＝理中湯《りちゅうとう》475　理中丸《りちゅうがん》475

(薬) 人参湯K155　ニンジン3.0　カンゾウ3.0　ビャクジュツ3.0　カンキョウ3.0　以上四味

(薬) 理中丸K155①475　ニンジン3.0　カンゾウ3.0　ビャクジュツ3.0　カンキョウ3.0　以上四味の生薬を末とし、ハチミツを結合剤として丸剤120個とする　一回20個一日三回

(経) 人参3.0　甘草3.0　朮3.0　乾姜2～3.0

(龍) 人参3.0　白朮3.0　甘草3.0　乾姜3.0　水320mLを以て煮て120mLに煮つめ三回に分服　（便法　水半量　常煎法）

(中) 人参9（3）［党参15］　乾姜9（3）　白朮9（3）　炙甘草6（3）　水煎服（蜂蜜で丸とし、一日二・三回9ずつ服用してもよい）

傷寒論（霍乱病）　人参　甘草　乾姜　白朮各三両

効能・効果　(散)(湯)

(薬) 体力虚弱で、疲れやすくて手足などが冷えやすいものの次の諸症：胃腸虚弱、下痢、嘔吐、胃痛、腹痛、急・慢性胃炎

(龍) **目標**　胃アトニー、あるいは胃内停水、冷え症

応用　胃アトニー、胃下垂、胃拡張、胃酸過多症、減酸症、胃潰瘍、急性慢性胃腸カタル、肋間神経痛、萎縮腎

(中) **目標**　温中散寒、補気健脾

応用　慢性胃炎、胃十二指腸潰瘍、慢性結腸炎、消化不良症、その他の慢性疾患で、脾胃虚寒の症候を呈するもの。あるいは急性胃炎、急性腸炎などで、脾胃実寒（寒邪直中）を呈するもの。

冷えが強いときは本方に乾姜を増量するか附子、肉桂を加える（桂附理中湯）

人参湯合真武湯：寒冷刺激により腸の蠕動が亢進して腹痛が生じ嘔吐を伴うときに用いる（ただし蛔虫のいないとき）

人参湯加茯苓：苓姜朮甘湯に人参、党参を加える。疲れやすい、食欲がない、下痢傾向など脾気虚の症候に用いる

【注】　不妊症　妊婦のカゼ

人参胡桃湯《にんじんことうとう》

(経)《百一選方》　人参3.0　胡桃肉3.0

(中)《済生方》　胡桃肉15　人参6　生姜3　水煎服

(中) **目標**　補益肺腎、定喘

応用　参蚧散に準じる

人参蛤蚧散《にんじんごうかいさん》《衛生宝鑑》

㊥ 蛤蚧1対　人参60　炙甘草150　杏仁150
川貝母60　桑白皮60　茯苓60　知母60を粉末とし、一日二・三回6ずつ服用。適量を水煎服してもよい

人参順気散《にんじんじゅんきさん》

〈医典〉人参2.0　川芎2.0　桔梗2.0　白朮2.0
白芷2.0　陳皮2.0　枳実2.0　麻黄2.0　烏薬2.0
白姜蚕2.0　甘草2.0

人参当帰散《にんじんとうきさん》《和剤局方》

(勿) 麦門4.0　桂枝3.0　人参4.0　当帰4.0
地黄6.0　芍薬4.0　粳米4.0　竹葉2.0

人参敗毒散《にんじんはいどくさん》《寿世保元》

(柴) 柴胡3.0　桔梗3.0　茯苓3.0　人参3.0
羌活2.0　独活2.0　川芎2.0　前胡2.0　枳殻2.0
甘草2.0　薄荷1.0　JP生姜1.0

人参養胃湯《にんじんよういとう》《和剤局方》

(経) 蒼朮4.0　半夏4.0　茯苓4.0　厚朴2.0

㊥ **目標** 補肺益腎、清熱化痰、定喘
応用 慢性気管支炎、気管支喘息、肺気腫、気管支拡張症、肺結核、肺性心などで、肺腎両虚、熱痰の症候を呈するもの

(勿) 治産後　去血過多　血虚　内熱　心煩　短気　頭疼　體痛

万病回春(傷寒)　柴胡　桔梗去蘆　羌活　獨活　茯苓　川芎　前胡　枳殻去瓤　人参去蘆　甘草各等分　薄荷半銭　右剉一剤毎一両生姜煎服

(柴) **応用** こじれた感冒、壮熱悪寒

和剤局方(巻二)　半夏湯洗七次　厚朴去粗皮姜汁製　蒼朮米泔浸一宿洗切炒　各一両　藿香葉洗去土　草果去皮膜　茯苓去黒皮　人参各半両　甘草炙二銭

陳皮2.0　藿香1.5　草果1.5　人参1.5　烏梅1.5
甘草1.0　乾姜1.0　大棗1.0

人参養栄湯《にんじんようえいとう》《聖剤総録》

㊖経 柴胡6.0　桑白皮3.0　阿膠3.0　桔梗3.0
人参3.0　貝母2.0　杏仁2.0　茯苓4.0
五味子1.5　甘草1.5　枳実1.5

人参養栄湯《にんじんようえいとう》《和剤局方》

(薬) 人参養栄湯 K156 ニンジン3.0　トウキ4.0
シャクヤク2.0　ジオウ4.0　ビャクジュツ4.0
ブクリョウ4.0　ケイヒ2.5　オウギ1.5
チンピ2.0　オンジ2.0　ゴミシ1.0
カンゾウ1.0　以上十二味
(経) 地黄4.0　当帰4.0　朮4.0　茯苓4.0　桂枝2.5
芍薬2.0　遠志2.0　陳皮2.0　黄耆2.0　人参3.0
甘草1.0　五味子1.0
(中) 党参12(人参3)　黄耆9(2)
白朮6(4)　茯苓9(4)　炙甘草3(1)
熟地黄12(4)　当帰9(4)　白芍9(2)
五味子6(1)　遠志5(2)　陳皮5(2)
肉桂3(桂枝3)(焗服)　水煎服

半　橘紅七銭半

(勿) 柴胡　桑白　阿膠　桔梗　貝母　杏仁　茯苓　五味子　人参　甘草　枳実
治肺痿　咳嗽有痰　午後熱並声嘶者

和剤局方(巻五)　白芍薬三両　当帰　陳皮　黄耆　桂心去粗皮　人参　白朮煨　甘草炙各一両　熟地黄製　五味子　茯苓各七銭半　遠志炒去心半両

効能・効果 (湯)
(薬) 体力虚弱なものの次の諸症：病後・術後などの体力低下、疲労倦怠、食欲不振、ねあせ、手足の冷え、貧血
(中) **目標** 気血双補、安神、祛寒、止咳
応用 八珍湯に準じるが、肺結核、慢性気管支炎、不眠症などにも適応し、気血両虚、虚寒、心肺両虚を呈するもの
【注】 (中) 焗服：煎液に後から入れてふりだすこと

忍冬化毒湯《にんどうげどくとう》《痘疹救逆方》

㊐ 忍冬2.5　連翹4.0　牛蒡3.0　荊芥4.0
牡丹3.0　桃仁3.0　茯苓6.0　木通4.0　甘草2.5

㊐ 放點雖密　顆粒克肥　根脚鬆明　而飲食進　神情爽者無伏藏之毒　宜此湯
栗園先生曰　諸瘡毒在血分者　此方最捷　不特痘疹也

は

破棺湯《はかんとう》《本朝経験》

(経) 桃仁3.0　杏仁3.0　桑白皮3.0

破敵膏《はてきこう》《本朝経験》

(漢) 左突7銭　青蛇3銭

馬明湯《ばめいとう》《和田東郭》

(龍)* 馬明退1.0　大黄0.5　紅花0.5　鬱金1.0　甘草1.0　石膏2.0　あるいは忍冬1.0　連翹1.5を加える(小児量)　水200mLを以て煮て60mLに煮つめ三回に分服

馬明湯加減《ばめいとうかげん》《本朝経験》

(経) 馬明退1.0　大黄1.0　甘草1.0　紅花1.0　忍冬1.0　鬱金2.0　石膏2.0　連翹2.0　馬明退

(勿) 治膈噎
此方ハ膈噎ヨリハ痰飲家欬喘シテ咽痛スル者ニ効アリ
【注】 長谷川弥人「勿誤薬室方函口訣釈義」方読便覧に生姜あり

春林軒膏方　此方吸毒去悪物生肉瘡瘍結毒膿汁連綿而難愈者
(漢) 8・3・11・86
左突膏☞**153**
青蛇膏　香油四合　松脂水飛百目　黄蝋八十銭　緑青二十銭　烏賊骨　乳香各十銭　丹礬五分一本作五銭　枯礬五分一本作五銭　酢三合一本二合(春林軒膏方)

(龍)* **目標・応用**　小児胎毒悪瘡を発するもの
【注】 次の(経)馬明湯加減には「馬明退は山繭を代用」とある
(勿)には同名異方の二処方が記載されている

(勿)の馬明湯の項にあり
(矢) **応用**　小児の頭部湿疹で陽実証のもの。治頭瘡一方にて治らないもの

は山繭を代用

肺疳方《はいかんほう》《提耳談》

(経) 木通3.0　檳榔3.0　防已3.0　猪苓3.0
沢瀉3.0　半夏5.0　桔梗2.0　木香1.0　丁香1.0

肺傷湯《はいしょうとう》《千金方》

(柴) 人参3.0　桂枝3.0　桑白3.0　炮姜2.0
阿膠2.0　紫苑2.0　地黄6.0　飴糖20.0

肺瘍神湯《はいようしんとう》《医宗必読》＝肺瘍神方《はいようしんほう》

(柴) 桔梗3.0　金銀花3.0　黄耆3.0　白朮3.0
薏苡仁5.0　甘草2.0　橘皮2.0　貝母2.0
葶藶子1.0　JP生姜1.0

肺瘍神方《はいようしんほう》＝(柴)肺瘍神湯《はいようしんとう》

肺癰湯《はいようとう》

(経)《南陽》 桔梗3.0　黄芩3.0　杏仁4.0
貝母4.0　栝楼根2.0　白芥子2.0　甘草2.0

(龍)《医事小言》 桔梗3.0　黄芩3.0　杏仁4.0
貝母4.0　栝楼根4.0　白芥子2.0　甘草2.0

提耳談（巻二） 咳嗽不止、中條流、小児肺疳方
治小児肺疳咳、面白或浮腫、腹右ノ方、鳩尾ニ一塊アリ、小便昼夜数

(勿) 人参　炮姜　桂枝　阿膠　紫苑　地黄　桑白　飴糖
(柴) **応用** 咳嗽、咳血を伴う肺炎

(勿) 桔梗　金銀花　黄耆　白朮　薏苡　甘草　橘皮　貝母　葶藶　生姜
(柴) **応用** 肺壊疽、肺炎の虚
【注】 肺癰新湯とは白朮と白芨が入れかわっている

医事小言（巻七）（蔵方） 國老　桔梗各六分　貝母　栝楼根各五分　杏仁四分　白芥子三分　生姜二分
(龍) **目標・応用** 肺壊疽、肺膿瘍などで咳唾腥臭、膿あるいは米粒のごときものを吐し、胸肋間隠痛し、あるいは背に放散し、声枯れ息せわしく臥すことができぬもの

肺癰新湯《はいようしんとう》《医宗必読》

龍* 桔梗3.0 黄耆3.0 白芨3.0 貝母3.0
生姜3.0 金銀花2.0 甘草2.0 橘皮2.0
生姜2.0 葶藶2.0 薏苡仁8.0

肺癰丹方《はいようたんほう》《明韓悉医通》

経 薏苡根の搗汁を20.0宛一日数回熱して服用

排雲湯《はいうんとう》《山脇方函》

勿 黄連2.0 黄芩3.0 細辛2.0 大黄0.7
車前子4.0 甘草2.0

排石湯《はいせきとう》

中 金銭草60 車前子8(包煎) 木通9
徐長卿9 石葦9 瞿麦9 忍冬藤9
滑石15 冬葵子9 生甘草15 水煎服

排膿散《はいのうさん》《金匱要略》

薬 排膿散料 K157 キジツ3.0 シャクヤク3.0
キキョウ1.5 以上三味

薬 排膿散 K157① キジツ3.0 シャクヤク1.8
キキョウ0.6 以上散剤として一日量、分二

龍* **目標・応用** 肺膿瘍、肺壊疽、肺結核などで消耗性咳血止まざるもの

【注】 肺瘍神湯とは白芨と白朮が入れかわっている

龍*では生姜が重複している

【注】 搗汁：物を臼でついて得られた汁

勿 治風眼
加茯苓 逆気上衝 眼中血熱 或生翳

中 **応用** 泌尿器系結石

金匱要略(瘡癰腸癰浸淫) 枳実十六枚
芍薬六分 桔梗二分

効能・効果 散 湯

薬 体力中等度以上で、患部が化膿するものの次の諸症：化膿性皮膚疾患の初期又は軽いもの、歯肉炎、扁桃炎

龍 **目標・応用** フルンケル、カルブンケル、皮下膿瘍などの化膿症のしこって痛み排膿し難きもの

(経) 枳実3分　芍薬3分　桔梗1分　以上細末となし一回量3.0これに卵黄1個を加えてよく攪拌し白湯にて服用。一日二回

(龍) 枳実10　芍薬6　桔梗2　以上の割合で散剤とし一回量2.0を鶏卵黄に混和し温湯で一日一回服用

排膿湯《はいのうとう》《金匱要略》

(薬) 排膿湯K158　カンゾウ3.0　キキョウ5.0　ショウキョウ3.0　タイソウ6.0　以上四味

(経) 甘草3.0　桔梗3.0　生姜3.0（JP生姜1.0）大棗6.0

(龍) 甘草2.0　桔梗3.0　生姜1.0　大棗2.5　水120mLを以て煮て40mLに煮つめ二回に分服（便法　甘草3.0　桔梗4.0　大棗4.0　常煎法）

(中) 桔梗6　生甘草6　生姜3　大棗3　水煎服

排膿散及湯《はいのうさんきゅうとう》《吉益東洞・華岡青洲》

(薬) 排膿散及湯K203　キキョウ4.0　カンゾウ3.0　タイソウ3.0　シャクヤク3.0　ショウキョウ1.0　キジツ3.0　以上六味

(龍) 桔梗4.0　甘草3.0　大棗3.0　芍薬3.0　生姜3.0　枳実3.0

【注】 加減方
唾石・重舌（唾液腺の結石）：去桔梗加梔子（唾石散301）（「漢方治療30年」大塚敬節）

金匱要略（瘡癰腸癰浸淫）　甘草二両　桔梗三両　生姜一両　大棗十枚

効能・効果　(湯)

(薬) 体力中等度以下で、患部が化膿するものの次の諸症：化膿性皮膚疾患・歯肉炎・扁桃炎の初期または軽いもの

(龍) **目標・応用**　カルブンケル、フルンケル、潰瘍、中耳炎、蓄膿症、痔漏などで痛み激しきもの、あるいはすでに口が開き膿が出ているもの、あるいは腫れて軟らかくあるいは中央がへこんでいるもの

(中) **目標**　清熱解毒、祛痰排膿、和胃
応用　炎症、化膿に用いる
日本では、排膿散と排膿湯を合方した排膿散及湯を、消炎、鎮痛、排膿、抗菌の目的で使用することが多い

効能・効果　(湯)

(薬) 化膿性皮膚疾患の初期又は軽いもの、歯肉炎、扁桃炎

(龍) **目標**　局所症状だけで全身症状なき化膿症
応用　フルンケル、カルブンケル、蓄膿症、中耳炎、乳腺炎、痔漏、潰瘍

【注】 排膿散合排膿湯

敗毒散《はいどくさん》《小児薬証直訣》＝人参敗毒散《にんじんはいどくさん》

(中) 荊防敗毒散121から荊芥、防風を除き人参（党参）を加えたもの

敗毒湯《はいどくとう》《香川家》

(経) 柴胡3.0　独活3.0　桔梗3.0　川芎3.0　枳実2.0　甘草2.0　生姜2.0（JP生姜1.0）　茯苓5.0

(龍)* 敗毒剤　柴胡4.0　独活4.0　桔梗4.0　川芎4.0　茯苓4.0　枳実3.0　甘草3.0　生姜3.0

貝母湯《ばいもとう》《本事方》

(経) 柴胡3.0　貝母2.0　桂枝2.0　杏仁2.0　五味子2.5　桑白皮2.5　橘皮2.5　黄芩2.5　乾姜0.5　甘草1.0　生姜1.0　木香1.0

貝母栝楼散《ばいもかろうさん》《医学心悟》

(中) 浙貝母12　栝楼仁12　天花粉9　茯苓6　桔梗6　橘紅3　水煎服

白散《はくさん》(矢)＝桔梗白散《ききょうはくさん》84

(中) **目標**　気虚の風寒湿表証に適応する（発汗作用やや弱くし、補気する）

(勿) 柴胡　独活　桔梗　川芎　枳実　甘草　茯苓　生姜

(龍)* **目標・応用**　痛み痺れ、発疹、化膿、眼病、咽痛、疥癬など

本事方（巻三）　貝母一両去心姜製半日焙　黄芩生去皮　乾姜生各一両　陳皮去白　五味子各一両揀　桑白皮浄洗蜜炙黄　半夏湯浸七次　柴胡去苗浄洗　桂心不見火各半両　木香一分　甘草一分炙　治諸嗽久不差

【注】　原典には半夏が入っている

医学心悟（巻三）　貝母一銭半　栝楼一銭　天花粉　茯苓　橘紅　桔梗各八分

(中) **目標**　清熱化痰、潤肺止咳

応用　清燥救肺湯に準じ、燥熱の強くないもの

白雲膏《はくうんこう》《本朝経験》

(経) 胡麻油100 mL　白蝋380、鉛白300、椰子油7.5、軽粉7.5、樟脳7.5、まず胡麻油を煮て水分を脱せしめ次に白蝋を入れて全く溶解し布にて漉し、熱き内に椰子油、軽粉、樟脳を入れてよく攪和し、稍々冷ゆるを覗って鉛白を徐々に膏内に投入し絶えず攪拌し稍々凝固してその色白壁のごときを度とす

白《はっ》《びゃく》**果定喘湯**《かていぜんとう》＝定喘湯《ていぜんとう》346

白通湯《はくつうとう》《傷寒論》＝白通湯《びゃくつうとう》

(龍) 葱の白い部分4茎、乾姜1.0　炮附子1.0　水120 mLを以て煮て40 mLに煮つめ二回に分服（便法　葱白2本　乾姜1.5　白河附子1.0　常煎法）

(中) 四逆湯に葱白を加える

白通加猪胆汁湯《はくつうかちょたんじゅうとう》《傷寒論》＝白通加猪胆汁湯《びゃくつうかちょたんじゅうとう》

(経) 葱白2.5　乾姜1.0　附子1.0を煮て滓を去り猪胆0.5を入れ和して一回に服用

(龍) 葱の白い部分4本　乾姜1.0　炮附子0.3　人尿10.0　猪胆汁1.0　水120 mLを以て人尿胆汁

春林軒膏方　油一升　白蝋二百目　唐土百六十銭　椰子油四銭　樟脳　軽粉各四銭

(柴) **応用**　火傷、皮膚潰瘍

傷寒論（少陰）　葱白四茎　乾姜一両　附子一枚生去皮破八片

(龍) **目標・応用**　冷え性の急性慢性の下痢

(中) **目標**　四逆湯証で、顔面紅潮と煩燥（体を動かしたりやや興奮状態がみられるもの）を伴うもの

傷寒論（少陰）　葱白四茎　乾姜一両　附子一枚生去皮破八片　人尿五合　猪膽汁一合

(龍) **目標・応用**　下痢乾嘔煩、手足冷えこみ脈触れ難きものの卒中、小児ひきつけ、その他、暴卒の病で脱陽無脈のもの

(中) **目標**　白通湯証に乾嘔、下痢などを伴うとき

以外の薬を煮て40mLに煮つめ滓を去り人尿と胆汁を加え二回に分服(便法　猪胆汁人尿を省いてもよい)

㊥ 白通湯に猪胆汁、人尿を加える

白頭翁湯《はくとうおうとう》《傷寒論》

(経) 白頭翁2.0　黄連3.0　黄柏3.0　秦皮3.0

(龍) 白頭翁2.0　黄柏3.0　黄連3.0　秦皮3.0
水280mLを以て煮て80mLに煮つめ二回分服
(便法　水半量　常煎法)

㊥ 白頭翁15(2)　黄連6(3)　黄柏12(3)
秦皮10(3)　水煎服

白頭翁加甘草阿膠湯《はくとうおうかかんぞうあきょうとう》《金匱要略》

(経) 白頭翁2.0　甘草2.0　阿膠2.0　黄連3.0
黄柏3.0　秦皮3.0

(龍) 白頭翁2.0　甘草2.0　阿膠2.0　秦皮3.0
黄連3.0　黄柏3.0　水280mLを以て阿膠以外の薬を煮て100mLに煮つめ、阿膠を入れて加熱溶解し三回に分服

㊥ 白頭翁湯に阿膠9　生甘草3を加える

白薇湯《はくびとう》《本事方》

(勿) 白薇4.0　当帰4.0　人参4.0　甘草2.5

金匱要略(嘔吐噦下利)　白頭翁二両
黄連　黄蘗　秦皮各三両

(龍) **目標**　下部に熱を帯び不利後重、出血、あるいは熱性出血するもの

応用　急性大腸炎、肛囲炎、膀胱炎、婦人病、肛門出血、血尿

㊥ **目標**　清熱解毒、涼血止痢

応用　急性腸炎、細菌性下痢、赤痢、アメーバ赤痢などで、大腸湿熱を呈するもの

下痢して口渇、肛門に灼熱

金匱要略(婦人産後病脈)　白頭翁二両
甘草二両　阿膠二両　秦皮三両　黄連三両　蘗皮三両

(龍) **目標・応用**　産後の下利虚極のもの、あるいは白頭翁湯証で痛みあるいは出血強きもの、あるいは虚候を帯びたもの

㊥ **目標**　清熱解毒、涼血止痢、補血止血

応用　白頭翁湯に準じ、血虚を呈するもの

(勿) 人平居無苦疾　忽如死人　身不動揺
黙黙不知人　目閉不能開　口瘖不能言
或微知人　或悪聞人聲　但如眩冒　移
時方寤　名日鬱冒　又名血厥　婦人多

伯州散《はくしゅうさん》《本朝経験》

(経) 津蟹　反鼻　鹿角　以上を各別々に霜とし、混和し、一日三回1.0ずつ服用

(龍) 津蟹（またはもぐらもち）　反鼻　鹿角を別々に黒焼にし等分に混和し3.0を一日三回に分服

柏子養心丸《はくしようしんがん》《体仁滙編方》

(中) 柏子仁15　枸杞子15　麦門冬12　当帰12　石菖蒲9　茯神12　玄参9　熟地黄15　炙甘草3　粉末を蜜丸とし、一回6gを服用。適量を水煎服してもよい

柏皮湯《はくひとう》《外台》

(経) 黄柏2.0　山梔子2.0　黄連2.0　阿膠1.0　あるいは烏梅2.0を加う

柏葉湯《はくようとう》《金匱要略》

(経) 側柏葉1.0　乾姜1.0　艾葉1.0　以上水100 mLと童便20 mLの中に入れ煮て60 mLをとり一回に服用

有之　徐霊胎曰　此病最多　而婦科皆不知　無不誤治

(勿) 津蟹　反鼻　角石各二両　沈香一両

(龍) **目標・応用**　虚証のカルブンケル、フルンケル、皮下膿瘍、歯槽膿漏、肛囲炎、痔漏などの化膿症で膿が出難く、あるいは膿が出て肉の上り悪く口がふさがり難いもの

体仁滙編（巻六）　柏子仁四両　枸杞子三両　麦門冬　当帰　石菖蒲　茯神各一両　玄参　熟地黄各二両　甘草五銭

(中) **目標・応用**　養心安神、滋陰　天王補心丹**349**に準じる

金匱要略（驚悸吐衄下血胸満瘀血）　柏葉　乾姜各三両　艾三把　右三味以水五升　取馬通汁一升　合煮取一升分温再服

(龍) **目標・応用**　虚寒性の吐血喀血

(中) **効能**　温中止血

(龍) 柏葉3.0　乾姜3.0　艾葉3.0　水200mLと馬糞汁40mLを以て煮て40mLに煮つめ二回に分服
(便法　馬糞汁を略し水半量　常煎法)
(中) 側柏葉9　艾葉9　炮姜3　水煎法

麦芽煎《ばくがせん》《牛山活套》

(経) 麦芽16.0〜20.0

麦煎散《ばくせんさん》《蘇沈》

(勿) 別甲4.0　大黄1.0　常山2.0　柴胡4.0
茯苓4.0　当帰4.0　乾漆2.0　白朮4.0　石膏6.0
地黄6.0　甘草2.0　小麦4.0

麦味地黄丸《ばくみじおうがん》《医級》＝味麦地黄丸《みばくじおうがん》453

(中) 都気丸(六味丸加五味子6)に麦門冬18を加える。蜜丸にするか、水煎服

麦門清肺飲《ばくもんせいはいいん》《保赤》

(柴) 天門冬3.0　桑白皮3.0　麦門冬3.0
馬兜鈴3.0　地骨皮3.0　杏仁3.0　桔梗3.0
款冬花2.0　貝母2.0　知母2.0　牛蒡子2.0
甘草2.0

〈牛山活套〉
乳汁ヲアゲンコトヲ乞時麦芽一味二刄
水煎ジ服スレバ長ク乳汁ノ断也
方輿輗　乳汁止メル薬ナリ
【注】 方輿輗にあり

(勿) 治少男室女　骨蒸　婦人血風　攻疰
四肢　心胸煩壅

(中) **目標**　滋補肝腎、潤肺平喘
応用　慢性気管支炎、気管支拡張症、肺気腫、喘息、肺結核などで、肺陰虚、肝腎陰虚の症候を呈するもの
☞六味地黄丸492

(柴) **目標**　咳甚気喘、百日咳

麦門冬湯《ばくもんどうとう》《金匱要略》

(薬) 麦門冬湯 K159 バクモンドウ10.0 ハンゲ5.0 タイソウ3.0 ニンジン2.0 カンゾウ2.0 コウベイ5.0 以上六味

(経) 麦門冬10.0 半夏5.0 粳米5.0 大棗3.0 人参2.0 甘草2.0

(龍) 麦門冬15.0 半夏10.0 人参2.0 甘草2.0 大棗3.0 玄米4.5 水480 mLを以て煮て240 mLに煮つめ日中三回夜一回に分服

(中) 麦門冬15(10) 党参9(人参2) 製半夏5(5) 炙甘草3(2) 粳米15(5) 大棗6(3) 水煎服

麦門冬湯加地黄黄連阿膠《ばくもんどうとうかじおうおうれんあきょう》《浅田家方》

(龍) 麦門冬12.0 半夏8.0 人参2.0 甘草2.0 黄連2.0 阿膠2.0 大棗3.0 乾地黄4.0 玄米8.0

麦門冬飲子《ばくもんどういんし》《宣明論》

(経) 麦門冬7.0 人参2.0 栝楼根2.0 知母3.0 葛根3.0 地黄4.0 茯苓6.0 五味子1.0 甘草1.0 竹葉1.0

金匱要略(肺痿肺癰咳嗽上気) 麦門冬二升 半夏一升 人参 甘草各二両 粳米三合 大棗十二枚

効能・効果 (湯)

(薬) 体力中等度以下で、たんが切れにくく、ときに強くせきこみ、又は咽頭の乾燥感があるものの次の諸症：からぜき、気管支炎、気管支ぜんそく、咽頭炎、しわがれ声

(龍) **目標** 上気、咽喉不利、あるいは咳こみ、あるいはのぼせ

応用 感冒、気管支炎、百日咳などの咳こみ、糖尿病、脳出血

(中) **目標** 滋陰益気、補益肺胃、降気

応用 慢性気管支炎、慢性咽喉炎、肺結核、気管支拡張症、慢性胃炎、萎縮性胃炎、熱病の回復期などで、肺胃の気陰両虚を呈するもの

加減法 桔梗 紫苑 玄参を加える(麦門冬湯加味)

(龍) **目標・応用** 咳こみ喀血するもの

(矢) 清肺湯278の紅痰加減方証と似ている

(龍) **目標** 消渇心煩

応用 糖尿病

㊆ 麦門冬3.5 人参3.5 知母3.5 乾地黄3.0
茯苓2.5 五味子2.0 栝楼根2.0 葛根2.0
甘草1.0 竹葉1.0

八解散《はちげさん》《和剤局方》

㊞ 八解散料 K204 ハンゲ3.0 ブクリョウ3.0
チンピ3.0 タイソウ2.0 カンゾウ2.0
コウボク6.0 ニンジン3.0 カッコウ3.0
ビャクジュツ3.0 ショウキョウ1.0
以上十味

㊆* 人参3.0 白朮（または古立蒼朮）3.0
茯苓3.0 陳皮3.0 半夏3.0 藿香3.0 厚朴6.0
甘草2.0 生姜2.0 大棗2.0

八《はっ》正《しょう》《せい》散《さん》《和剤局方》

㊥ 萹蓄9 瞿麦9 車前子9（包煎）
滑石9 山梔子6 大黄6（後下） 木通6
甘草3 水煎服

八神湯《はっしんとう》《千金方》

㊒ 柴胡4.0 芍薬4.0 別甲3.0 茯苓4.0

効能・効果 ㊚

㊞ 体力虚弱で、胃腸が弱いものの次の諸症：発熱、下痢、嘔吐、食欲不振のいずれかを伴う感冒

㊆* **目標・応用** 感冒その他の急性熱病で熱高く汗出で、あるいは吐や下痢を兼ね、食欲不振、顔色蒼黄く倦怠感強きもの

和剤局方（巻六）（治積熱） 車前子 瞿麦 滑石 大黄麪裹煨去麪切焙 山梔子仁 萹蓄 木通 甘草炙各一斤

㊥ **目標** 清熱瀉火、利水通淋

応用 急性尿道炎、膀胱炎、腎盂炎、尿路結石の感染などで、熱淋を呈するもの

瞿麦、車前子などに流産を引き起こす可能性があるので、妊婦には用いないほうがよい

㊙ **目標** 熱淋、血淋、小便閉

㊒ 治心腹痞満 萎黄痩瘠 四肢痿弱繚戾

大黄0.7　乾姜1.0　人参3.0　甘草2.0

八珍湯《はっちんとう》＝八物湯《はちもつとう》397

㊮《瑞竹》人参3.0　白朮3.0　茯苓3.0
当帰3.0　川芎3.0　熟地黄3.0　芍薬3.0
甘草1.5　大棗1.5　乾姜1.0

㊥《正体類要》党参12（人参3）
白朮6（3）　茯苓9（3）　炙甘草3（2）
熟地黄12（3）　当帰9（3）　川芎6（3）
白芍9（3）　水煎服

八珍益母湯《はちちんやくもとう》☞八珍湯《はっちんとう》

八味丸《はちみがん》＝八味地黄丸《はちみじおうがん》395

八味順気散《はちみじゅんきさん》

〈医典〉白朮3.0　茯苓3.0　青皮3.0　白芷3.0
陳皮3.0　烏薬3.0　人参3.0　甘草1.0

八味逍遙散《はちみしょうようさん》《和剤局方》＝逍遙散《しょうようさん》244

㊮当帰3.0　芍薬3.0　柴胡3.0　白朮3.0
茯苓3.0　乾姜1.0　薄荷1.0　甘草1.5

万病回春（補益）　人参　白朮　茯苓　当帰　川芎　白芍　熟地黄各一銭　甘草炙五分　右剉姜棗煎服

㊥**目標**　気血双補

応用　貧血症、慢性肝炎、慢性腎炎、その他の慢性疾患、産後、出血のあと、肉芽形成不全、自律神経失調症などで、気血両虚を呈するもの

加減方

産後には益母草を加う（八珍益母湯）

【注】四君子湯合四物湯

〈実際〉麻痺。平素から胃腸が弱くて、気鬱の傾向があるもの

【注】以前、薬局製剤に収載されていた七味の逍遙散（衆方規矩）と区別するために八味と称したと思われる（塙岡博談）

八味腎気丸《はちみじんきがん》《金匱要略》＝八味丸《はちみがん》 394

八味疝気方《はちみせんきほう》《福井》

(般) 桂皮3～4　木通3～4　延胡索3～4　桃仁3～6　烏薬3　牽牛子1～3　大黄1　牡丹皮3～4

(経) 桂枝3.0　延胡索3.0　木通3.0　烏薬3.0　牡丹皮3.0　牽牛子3.0　桃仁6.0　大黄1.0

(龍) 桃仁4.0　桂枝3.0　延胡索3.0　木通3.0　烏薬3.0　牡丹皮3.0　牽牛子末0.2　大黄1.0　（牽牛子末は煎じて滓を去ってから加える）

八味帯下方《はちみたいげほう》《名家方選》

(経) 当帰5.0　川芎3.0　茯苓3.0　木通3.0　陳皮2.0　山帰来4.0　金銀花1.0　大黄1.0

(龍) 山帰来6.0　当帰3.0　川芎3.0　木通3.0　茯苓3.0　陳皮2.0　金銀花2.0　大黄1.0～2.0

八味地黄丸《はちみじおうがん》《金匱要略》

＝金匱腎気丸《きんきじんきがん》　桂附八味丸《けいぶはちみがん》　崔氏八味丸《さいしはちみがん》　腎気丸《じんきがん》　八味丸《はちみがん》　八味腎気丸《はちみじんきがん》　附桂八味丸《ぶけいはちみがん》

(薬) 八味地黄丸料 K160　ジオウ5.0　サンシュユ3.0　サンヤク3.0　タクシャ3.0

方読弁解（疝）　桂枝　香附子　延胡索　桃仁　烏薬　牡丹　黒丑　大黄

効能・効果 (湯)

(般) 体力中等度以上で、冷えがあるものの次の諸症：下腹部の痛み、腰痛、こむら返り、月経痛

(龍) **目標・応用**　冷え腹で痛むもの、あるいは脚攣急、あるいは陰嚢睾丸腫、あるいは婦人月経不順血塊痛みをなすもの、あるいは子宮脱

【注】　下痢せず急性腹痛腰痛〈中田敬吾〉

(勿) 寄良　当帰　川芎　茯苓　橘皮　木通　金銀花　大黄

(龍) **目標・応用**　膿性悪臭性の帯下

【注】　(勿)の寄良を山帰来にあてている

効能・効果 (散)(湯)

(薬) 体力中等度以下で、疲れやすくて、四肢が冷えやすく、尿量減少又は多尿で、ときに口渇があるものの次の諸症：下肢痛、腰痛、しびれ、高齢者のかすみ目、かゆみ、排尿困難、残尿感、夜間尿、頻尿、むくみ、高血圧に伴う随伴症状の改善（肩こり、頭重、耳鳴り）、軽い尿漏れ

ブクリョウ3.0　ボタンピ3.0　ケイヒ1.0
ブシ1.0　以上八味

(薬) 八味地黄丸 K160① ジオウ2.97
サンシュユ1.48　サンヤク1.48　タクシャ1.11
ブクリョウ1.11　ボタンピ1.11　ケイヒ0.37
ブシ0.37　以上末とし、ハチミツを結合剤として丸剤100個とする　一回20個一日3回

(経) 地黄8分　山茱萸4分　薯蕷4分
沢瀉3分　茯苓3分　牡丹皮3分
桂枝1分　附子1分　以上煉蜜にて丸とし一回量2.0gを服し一日三回

(中) 熟地黄24(5)　山薬12(3)
山茱萸12(3)　沢瀉9(3)　茯苓9(3)
牡丹皮9(3)　桂枝3(1)　炮附子3(1)
粉末を蜂蜜で丸とし、一日二回9gずつ服用。適量を水煎服してもよい

(龍) 八味丸　乾地黄8.0　山薬4.0　山茱萸4.0
沢瀉3.0　茯苓3.0　牡丹皮3.0　桂枝1.0
炮附子1.0　粉末とし蜂蜜で0.3gの丸剤に作り、日本酒少量を以て一回に15丸を服用、一日二回、漸次増量して25丸に至る（便法6.0g～9.0g～12.0gを三回に分服）

(龍) 八味丸料　乾地黄6.0　山薬4.0　沢瀉4.0
茯苓4.0　山茱萸2.0　牡丹皮2.0　桂枝2.0
白河附子1.0

金匱要略（中風歴節）乾地黄八両　山茱萸、薯蕷各四両　沢瀉　茯苓　牡丹皮各三両　桂枝　附子炮各一両

(中) **目標** 温補腎陽

応用 慢性腎炎、糖尿病、自律神経失調症、老人性痴呆、インポテンツ、前立腺肥大症の初期、白内障、不妊、無月経、その他の慢性疾患、あるいは排尿機能異常などで、腎陽虚、腎陰陽両虚を呈するもの

腎陽虚に対しては循環促進作用のより強い補陽祛寒の肉桂を使用した方がよい。附子、肉桂を用いた処方を附桂八味丸という

(薬) 疲れやすくて、四肢が冷えやすく、尿量減少または多尿でときに口渇がある次の諸症：下肢痛、腰痛、しびれ、老人のかすみ眼、かゆみ、排尿困難、頻尿、むくみ

【注】 (薬) 八味地黄丸　一日量6gを60個にするように計算してある

(龍) **目標** 口渇、尿利減少または増加、腰痛、下腹部弛緩または緊張、あるいは煩熱、あるいは短気

応用 急性慢性腎炎またはネフローゼ、急性膀胱炎、萎縮腎、脚気、腰痛、動脈硬化症、高血圧症、脳出血、性的神経衰弱、遺精、陰萎、瘙痒性皮膚病、陰門瘙痒症

○大塚敬節が糖尿に人参を加えると書いている（和漢薬方意辞典）

○沢瀉を倍にし、赤小豆を加える（療治経験筆記加減腎気丸として載る）

八味地黄湯《はちみじおうとう》《金匱要略》＝八味丸《はちみがん》394　八味地黄丸《はちみじおうがん》395

㊖ 地黄5.0　山茱萸3.0　薯蕷3.0　沢瀉3.0
茯苓3.0　牡丹皮3.0　桂枝1.0　附子1.0

八味檳榔湯《はちみびんろうとう》《原南陽》

㊕ 檳榔　半夏　桂枝　陳皮　紫蘇子　茯苓
木通　甘草

八物湯《はちもつとう》《薛己》＝八珍湯《はっちんとう》394

㊖ 人参3.0　白朮3.0　茯苓3.0　当帰3.0
熟地黄3.0　芍薬3.0　甘草1.5　大棗1.5
乾姜1.0

㊞ 人参3.5　白朮3.5　茯苓3.5　当帰3.5
川芎3.5　熟地黄3.5　芍薬3.5　甘草2.5
大棗2.0　JP生姜1.0

八物降下湯《はちもつこうかとう》《大塚敬節》

㊕ 七物降下湯に杜仲3.0を加える

八物附子湯《はちもつぶしとう》《千金方》

㊞ 白河附子1.0　茯苓3.0　蒼朮3.0　芍薬3.0
桂枝3.0　当帰3.0　人参3.0　乾姜3.0

㊕ 九味檳榔湯の〔加減〕に記載あるも分量の記載なし

㊞ **目標・応用**　血気虚弱、あるいは悪寒発熱、あるいは煩躁口渇、あるいは寒熱昏迷、あるいは胸膈平かならず大便実せず、あるいは食欲不振、下腹脹痛などするもの

【注】 ㊖には川芎なし。その点で八珍湯とは異なるとしている

㊕ **応用**　虚証の高血圧
☞七物降下湯203

㊞ **目標・応用**　冷え性で関節痛が激しいもの、関節リウマチ

発陳湯《はっちんとう》
(漢) 柴胡1.5　桂枝1.5　黄芩1.0　芍薬1.0
甘草0.5　半夏2.0　蒼朮1.5　茯苓2.0　生姜1.5
（柴胡桂枝湯去人参大棗加蒼朮茯苓）

撥雲退翳丸料《はつうんたいえいがんりょう》《証治準縄》
(柴) 蔓荊子4.0　木賊4.0　蜜蒙花4.0　川芎3.0
蒺藜3.0　当帰3.0　菊花2.0　荊芥穂2.0
地骨皮2.0　川椒皮2.0　天花粉2.0　薄荷2.0
桃仁2.0　黄連1.0　蝉退1.0　炙蛇脱1.0
炙甘草1.0

髪生散《はっせいさん》《浅田家方》
(経) 石長生4分　反鼻1分　蝙蝠1分　以上霜とし胡麻油を加えて泥状となし患部に貼用

反鼻交感丹料《はんびこうかんたんりょう》《本朝経験》
(経) 茯苓5.0　香附子3.0　反鼻2.5　乾姜1.5
(龍) 茯苓6.0　香附子6.0　反鼻2.0　乾姜2.0

半夏散及湯《はんげさんきゅうとう》《傷寒論》
＝半夏散料《はんげさんりょう》　半夏湯《はんげとう》

(勿)（徳本）　上衝頭汗出　或下痢或如瘧状発熱
(漢) **目標**　邪気表裏の間に位して寒熱、頭疼、腹痛、嘔気ありて下痢するもの
（栗園翁の口訣）
1・1・3・15

(柴) **応用**　翼状片、慢性結膜炎

(勿) 石長生俗称箱根草四銭　反鼻　蝙蝠各一銭
治頭髪禿落
【注】 石長生はウラボシ科の植物で和名なし（国譯本草綱目）。蝙蝠はこうもり

(勿) 茯苓　莎草　反鼻　乾姜
(龍) **目標・応用**　失心、健忘、心気快々として楽しまざるもの

効能・効果　(湯)
(般) のどの痛み、扁桃炎、のどのあれ、声がれ《備考》注　体力に関わらず、

㊥般 半夏3～6 桂皮3～4 甘草2～3

半夏散料《はんげさんりょう》《傷寒論》＝半夏散及湯《はんげさんきゅうとう》 半夏湯《はんげとう》

㊥経 半夏3.0 桂枝3.0 甘草3.0

半夏湯《はんげとう》《傷寒論》＝半夏散及湯《はんげさんきゅうとう》 半夏散料《はんげさんりょう》

㊥経 半夏6.0 桂枝4.0 甘草2.0

㊥龍 半夏 桂枝 甘草各等分 粉末とし一回2.0を沸湯40mLの中へ入れ少し煮て火から下し冷まして服用、一日三回服用(便法 半夏8.0 桂枝4.0 甘草4.0を水半量 常煎法)

半夏乾姜散料《はんげかんきょうさんりょう》《金匱要略》

㊥経 半夏2.5 乾姜2.5

㊥龍 半夏乾姜散 半夏 乾姜各等分 粉末2.0gを水60mLで煮て30mLに煮つめ頓服

半夏乾姜人参丸《はんげかんきょうにんじんがん》《金匱要略》＝乾姜人参半夏丸《かんきょうにんじんはんげがん》(料)75

㊥経 乾姜 人参各1分 半夏2分 以上三味

使用できる

傷寒論(少陰) 半夏洗 桂枝去皮 甘草炙 以上三味等分

㊥龍 **目標・応用** 風邪などでのどが痛み頭痛あるいは熱あるもの

金匱要略(嘔吐噦下痢) 半夏 乾姜各等分

㊥龍 **目標・応用** 乾嘔吐逆、涎沫を吐くもの

金匱要略(婦人妊娠) 乾姜 人参各一両 半夏二両 妊娠嘔吐不止

細末とし米糊にて丸とし一回1.0gを一日三回服用

半夏苦酒湯《はんげくしゅとう》《傷寒論》＝(勿)苦酒湯《くしゅとう》 100

(経) 卵殻中の内容を去り、その中へ半夏2.0を入れそれに二、三倍に希釈せる醋を加え八分目に満し、これを火上に置き沸騰させ、半夏を去り半個分の卵白を加え再び火上に沸せしむ、冷後少々宛含み飲む

(龍) 半夏14個　鶏卵1個　三倍酢　一回分につき鶏卵の一端を割り内容を去り、その中へ半夏を入れて三倍酢を卵殻の八分目まで入れ、火にかけて二三沸したら半夏を去り、冷して後少しずつ口にふくむようにして飲む

半夏厚朴湯《はんげこうぼくとう》《金匱要略》

(薬) 半夏厚朴湯 K161　ハンゲ6.0　ブクリョウ5.0　コウボク3.0　ソヨウ2.0　ショウキョウ1.0　以上五味

(経) 半夏6.0　茯苓5.0　生姜4.0（JP生姜1.0）　厚朴3.0　紫蘇葉2.0

(龍) 半夏10.0　厚朴3.0　茯苓4.0　生姜5.0（JP生姜2.0）　紫蘇葉2.0　水280mLを以て煮て160mLに煮つめ、日中三回夜一回に分服

傷寒論（少陰）　半夏洗破如棗核大十四枚　鶏子一枚去黄内上苦酒着鶏子殻中

(龍) **目標**　咽中瘡を生じ痛み、声が出にくきもの

応用　アンギーナ、喉頭潰瘍、喉頭結核

金匱要略（婦人雑病）　半夏一升　厚朴三両　茯苓四両　生姜五両　乾蘇葉二両

効能・効果 (湯)

(薬) 体力中等度をめやすとして、気分がふさいで、咽喉・食道部に異物感があり、ときに動悸、めまい、嘔気などを伴う次の諸症：不安神経症、神経性胃炎、つわり、せき、しわがれ声、のどのつかえ感

(龍) **目標**　喉咽食道辺に何か物がつかえている感じ、あるいは刺激感、気鬱性神経症状のもの

応用　神経衰弱、気鬱症、神経性食道狭窄、咽喉炎、バセドウ氏病、急性

(中) 製半夏6（6） 厚朴6（3） 茯苓9（5） 紫蘇葉6（2） 生姜2（4） 水煎服

半夏瀉心湯《はんげしゃしんとう》 《金匱要略》

(薬) 半夏瀉心湯 K162 ハンゲ5.0 オウゴン2.5 カンキョウ2.5 ニンジン2.5 カンゾウ2.5 タイソウ2.5 オウレン1.0 以上七味

(経) 半夏5.0 黄芩2.5 乾姜2.5 人参2.5 甘草2.5 大棗2.5 黄連1.0

(龍) 半夏8.0 黄芩3.0 乾姜3.0 人参3.0 甘草3.0 大棗3.0 黄連1.0 水400mLを以て煮て240mLに煮つめ、滓を去り、煮直して120mLに煮つめ三回に分服

(中) 半夏9（5） 黄芩6（3） 黄連2（1） 乾姜3（3） 人参9（3）（党参15） 炙甘草3（3） 大棗6（3） 水煎服

慢性気管支炎、気管支喘息、悪阻、食道浮腫、声門浮腫

(中) **目標** 理気降逆、化痰散結

応用 神経性胃炎、胃炎、気管支炎、気管支喘息、咽喉炎、声帯浮腫、神経性嘔吐、妊娠嘔吐、咽部神経症、ヒステリーなどで、痰飲、痰湿による気逆あるいは痰気鬱結を呈するもの

燥性が強いので、痰飲、痰湿の症候を呈するもの以外には用いてはならない。

とくに陰虚には禁忌である

金匱要略（嘔吐噦下痢） 半夏半升洗 黄芩三両 乾姜三両 人参三両 黄連一両 大棗十二枚 甘草三両炙

効能・効果 (湯)

(薬) 体力中等度で、みぞおちがつかえた感じがあり、ときに悪心、嘔吐があり食欲不振で腹が鳴って軟便又は下痢の傾向のあるものの次の諸症：急・慢性胃腸炎、下痢・軟便、消化不良、胃下垂、神経性胃炎、胃弱、二日酔、げっぷ、胸やけ、口内炎、神経症

(龍) **目標** 胸元がつかえ張り、嘔いて腹が鳴りあるいは下痢するもの

応用 急性胃カタル、急性胃腸カタル、悪阻、二日酔い、胃拡張、胃潰瘍

(中) **目標** 和胃降逆、消痞、止瀉、清熱、調和腸胃

応用 急性胃炎、慢性胃炎、胃十二指腸潰瘍、消化不良症、胃腸神経症、妊娠嘔吐あるいは感冒などの感染症で、脾胃不和を呈するもの

燥性が強いので胃陰虚の悪心、乾嘔には禁忌である

半夏地楡湯《はんげじゆとう》《ぢ》

㉆ 半夏5.0　地楡3.0

半夏白朮天麻湯《はんげびゃくじゅつてんまとう》

㊩ 半夏白朮天麻湯 K163　ハンゲ3.0　ビャクジュツ3.0　ソウジュツ3.0　チンピ3.0　ブクリョウ3.0　バクガ2.0　テンマ2.0　ショウキョウ0.5　シンキク2.0　オウギ1.5　ニンジン1.5　タクシャ1.5　オウバク1.0　カンキョウ0.5　以上十四味

㉆《試効方》 半夏3.0　白朮3.0　陳皮3.0　茯苓3.0　蒼朮3.0　麦芽2.0　天麻2.0　神麹2.0　黄耆1.5　人参1.5　沢瀉1.5　黄柏1.0　生姜0.5　乾姜0.5

㊧《脾胃論》 半夏3.0　陳皮3.0　麦芽3.0　茯苓2.0　黄耆2.0　人参2.0　沢瀉2.0　蒼朮2.0　天麻2.0　神麹1.5　白朮1.5　黄柏1.0　乾姜1.0

㊥[1]《脾胃論》 製半夏9(3)　天麻9(2)　白朮9(3)　党参9(人参2)　黄耆9(2)　茯苓9(3)　沢瀉6(2)　蒼朮6(3)　陳皮6(3)　神麹9(2)　麦芽9(2)　黄柏3(1)　乾姜2(1)　水煎服

㊥[2]《医学心悟》 半夏9　天麻6　茯苓6　白朮9　橘紅(陳皮)6　炙甘草3　生姜3　大棗3　水煎服

脾胃論(下巻)　黄柏　乾姜各二分　天麻　蒼朮　茯苓　黄耆　沢瀉　人参各五分　白朮　炒神麹各一銭　半夏　麦芽　橘皮各一銭半

医学心悟(巻三)　半夏一銭半　白朮　天麻　陳皮　茯苓　蔓荊子各一銭　炙甘草五分　生姜二切れ　大棗三個

効能・効果 ㊉

㊩ 体力中等度以下で、胃腸が弱く下肢が冷えるものの次の諸症：頭痛、頭重、立ちくらみ、めまい、蓄膿症(副鼻腔炎)

㊧ **目標・応用**　虚証冷性の激しい頭痛めまい、悪心煩悶、眼を開くことができず、身重く四肢冷え安臥することを得ぬもの

胃腸虚弱者または低血圧症の頭痛・めまい

㊥[1] **効果**　化痰熄風、補気健脾、利水消食

適応症　脾気虚の痰濁上擾：頭がふらつく、頭が重くはる、眼がくらむ、甚しければ回転性のめまい発作で立っていられない、悪心、嘔吐などの痰濁上擾の症候に、食欲不振、元気がない、疲れやすい、胸腹部がはって苦しい、泥状～水様便などの脾気虚の症候を伴う。舌質は淡泊、舌苔は白貮、脈は滑

臨床応用　メニエール症候群、自律神経失調症、脳動脈硬化症、慢性胃腸炎、前庭神経炎、ワレンベルグ症候群、脳血管障害などで、脾気虚の痰濁上擾を呈するもの

半夏麻黄丸《はんげまおうがん》《金匱要略》

(経) 半夏　麻黄各等分　以上二味を細末とし煉蜜にて丸とし一回1.0gを一日三回服用

半硫丸《はんりゅうがん》《和剤局方》

(中) 半夏　硫黄の等量を生姜汁で煮つめて小豆大の丸とし、一回15～20粒を温酒か生姜湯で服用

蔓荊子散《ばんけいしさん》＝蔓荊子散《まんけいしさん》452

蟠葱散《ばんそうさん》《和剤局方》

(柴) 玄胡索1.0　桂枝1.0　乾姜1.0　蒼朮3.0
甘草3.0　砂仁2.5　檳榔2.5　三稜2.5　莪朮2.5
青皮2.5　茯苓2.5　丁香1.0　鬚葱1.0

本方は燥性が強いので、めまい感、頭のふらつきを呈する血虚、陰虚のものに用いてはならない

(中)[2]《脾胃論》の半夏白朮天麻湯と比べ脾胃気虚の症候が顕著でない場合に用いるとよい

【注】 (般)では神麴がない場合も可となっている

金匱要略（驚悸吐血下血胸満瘀血）心下悸者　半夏　麻黄等分

和剤局方（巻六）　半夏湯浸七次焙乾為細末　硫黄明浄好者研令極細用柳木槌子殺過

(中) **効果**　温下
適応症　寒秘：老人などの虚寒の便秘
臨床応用　老人などの虚弱者の便秘で、寒証を呈するもの

和剤局方（巻三）　延胡索三両　蒼朮米泔浸一宿去皮　甘草爁各半斤　茯苓白者去皮　蓬莪茂　三稜煨　青皮去白各六両　丁皮　縮砂去皮　檳榔各四両　肉桂去粗皮　乾姜炮各二両

(柴) **目標**　胸脇下腹に連る心痛、月経痛

ひ

秘蔵《ひぞう》益《えき》《えっ》胃升陽湯《いしょうようとう》《寿世保元》

(柴) 白朮5.0　黄耆3.0　人参3.0　甘草2.5
陳皮2.5　当帰2.5　神麹2.5　柴胡1.5　升麻1.5
黄芩1.0

蘭室秘蔵(婦人門)　柴胡　升麻各五分　炙甘草　当帰洗酒　陳皮各一銭　人参　炒神麹各一銭半　黄耆二銭　白朮三銭　黄芩少々

(柴) **応用**　崩漏、月経過多

萆薢分清飲《ひかいぶんせいいん》

(経)《楊氏》　萆薢4.0　烏薬4.0　益智4.0
石菖4.0　塩1.0

(中)《丹溪心法》　萆薢12　益智仁6　烏薬9
石菖蒲5　水煎服

丹渓心法(巻三)　萆薢　烏薬　益智仁　石菖蒲各等量(煎じて塩を少量入れて食前に服す)

(中) **目標**　分清去濁、補腎利湿

応用　乳糜尿、慢性の前立腺炎、慢性尿路系感染症などで、腎気虚の膏淋を呈するもの

備急円《びきゅうえん》《金匱要略》

＝三物備急丸《さんもつびきゅうがん》　備急丸《びきゅうがん》

(経) 大黄　乾姜　巴豆各等分　以上煉蜜にて丸とし一回量1.0gを頓服用

金匱要略(雑療)　大黄一両　乾姜一両　巴豆一両去皮心熬外研如脂

(実際)至急に腹内の宿食、宿便を一掃しなければならないときに、頻用として用いる。体力の弱い人や慢性病の患者などに用いない

【注】 下痢しすぎた時には、冷水を服すとただちに止む(巴豆剤)

備急丸《びきゅうがん》《金匱要略》

＝三物備急丸《さんもつびきゅうがん》　備急円《びきゅうえん》

(経) 大黄1.0　乾姜1.0　巴豆1.0　まず大黄　乾姜を細末としこれに巴豆を入れ研和し散となし蜂蜜にて丸とし一回1.0gを服用

㊥目標　清熱利湿、軟堅散結
応用　尿路系結石

泌尿系結石基本方《ひにょうけいけっせききほんほう》《北京広安門医院》

㊥ 別甲9～30　夏枯草9～15
薏苡仁15～30　白芷9～15　金銭草30～60
海金沙9（包煎）　滑石15～30　蒼朮9～15
水煎服

百合固金湯《ひゃくごうこきんとう》

(経)《通雅》百合4.0　当帰4.0　地黄4.0
芍薬3.0　貝母3.0　玄参3.0　甘草1.5
麦門冬6.0　桔梗2.0

㊥《医方集解》生地黄12　熟地黄9
麦門冬15　玄参9　当帰9　白芍9
百合15　川貝母9　桔梗6　生甘草3
水煎服

医方集解（補表）　生地黄二銭　熟地黄三銭　麦冬銭半　百合　芍薬炒　当帰貝母　生甘草各一銭　元参　桔梗各八分

㊥目標　滋陰清肺、化痰止咳
応用　肺結核、慢性気管支炎、気管支拡張症、慢性咽喉炎などで、肺陰虚を呈するもの
〈医典〉喉頭結核その他の場合で喉頭と嗄声にしばしば用いられる
【注】夜中にのどが乾いてひっつきそうになる人に使った治験あり〈大塚敬節〉

百合地黄湯《ひゃくごうじおうとう》《金匱要略》

㊥ 百合18　生地黄12　水煎服

金匱要略（百合狐惑）　百合七枚擘　生地黄汁一升

㊥目標　滋陰清熱、安神
応用　不眠症、自律神経失調症、神経衰弱などで、心陰虚を呈するもの

加減方
熱証が強ければ、生地黄を知母にかえる（百合知母湯）

百合知母湯《ひゃくごうちもとう》☞百合地黄湯《ひゃくごうじおうとう》

百中飲《ひゃくちゅういん》☞大百中飲《だいひゃくちゅういん》312　小百中飲《しょうひゃくちゅういん》234

白《はっ》**果定喘湯**《びゃくかていぜんとう》㊥＝定喘湯《ていぜんとう》346

白芨枇杷丸《びゃっきゅうびわがん》《戴氏方》

㊥白芨30　炙枇杷葉15　藕節15　阿膠15
生地黄汁で丸とし、一回3gずつ服用

㊥**目標**　止血止咳
応用　喀血に対する止血薬として対症的に用いる

白虎湯《びゃっことう》《傷寒論》＝㊥石膏知母湯《せっこうちもとう》

(薬)白虎湯K166　チモ5.0　セッコウ15.0　カンゾウ2.0　コウベイ8.0　以上四味
(経)知母5.0　粳米8.0　石膏15.0　甘草2.0
(龍)知母6.0　石膏16.0　甘草2.0　玄米9.0
水400mLを以て煮て米が煮える頃火から下し三回に分服(便法　常煎法)
㊥生石膏30～60(15)(先煎)　知母9(5)　生甘草6(2)　粳米15(8)　水煎服

傷寒論(太陽下)　知母六両　石膏一斤碎　甘草二両炙　粳米六合

(薬)**効能・効果**　(湯)体力中等度以上で、熱感、口渇があるものの次の諸症：のどの渇き、ほてり、湿疹・皮膚炎、皮膚のかゆみ

(龍)**目標・応用**　発熱、あるいは熱症状を帯び、腹満、身重く汗が出て、あるいは譫妄遺尿し、大便普通のもの

㊥**目標**　清熱瀉火、生津止渇
応用　インフルエンザ、日本脳炎、流行性脳脊髄膜炎、肺炎、敗血症、その他の感染症で、気分熱盛を呈するもの
口内炎、歯周炎、胃炎、糖尿病などで、胃熱を呈するもの。局所の炎症にも用いる

白虎加桂枝湯《びゃっこかけいしとう》《金匱要略》
＝(中)桂枝白虎湯《けいしびゃっことう》　(中)石膏知母桂枝湯《せっこうちもけいしとう》
(薬) 白虎加桂枝湯 K164　チモ5.0　セッコウ15.0　カンゾウ2.0　ケイヒ3.0　コウベイ8.0　以上五味
(経) 知母5.0　粳米8.0　石膏15.0　甘草2.0　桂枝4.0
(龍) 知母6.0　石膏16.0　甘草2.0　玄米9.0　桂枝3.0　水400 mLを以て煮て米が煮えたら滓を去り三回に分服(便法　常煎法)
(中) 白虎加蒼朮湯の蒼朮をのぞき桂枝9を加える

白虎加蒼朮湯《びゃっこかそうじゅつとう》《活人書》
(中) 石膏30(先煎)　知母15　蒼朮9　粳米15　生甘草3　水煎服

白虎加人参湯《びゃっこかにんじんとう》《金匱要略》
＝(中)石膏知母加人参湯《せっこうちもかにんじんとう》
(薬) 白虎加人参湯 K165　チモ5.0　セッコウ15.0　カンゾウ2.0　ニンジン3.0　コウベイ8.0　以上五味
(経) 知母5.0　粳米8.0　石膏15.0　甘草2.0　人参3.0

金匱要略(瘧)　知母六両　甘草二両炙　石膏一斤　粳米二合　桂去皮三両
効能・効果 (湯)
(薬) 体力中等度以上で、熱感、口渇、のぼせがあるものの次の諸症：のどの渇き、ほてり、湿疹・皮膚炎、皮膚のかゆみ
(経)(龍) 白虎湯方内に桂枝4.0を加う
(龍) **目標・応用**　白虎湯の証で表熱または気上衝を兼ねるものあるいは発熱骨関節疼煩のもの、あるいは脈大、乾燥性で発赤し痒み激しきもの
応用　急性熱病、じんま疹その他の瘙痒性皮膚病、ひょう疽
(中) **目標**　清熱、通陽
応用　白虎加蒼朮湯に準じる
【注】　ニキビ(口渇・のぼせ)

類証活人書(巻十八)　知母六両　炙甘草二両　石膏一斤　蒼朮　粳米各三両
(中) **目標**　清熱袪湿、止瘧
臨床**応用**　急性関節炎、リウマチ熱、慢性関節リウマチなどで、熱痺を呈するもの

金匱要略(痙湿暍)　知母六両　石膏一斤砕　甘草二両　粳米六合　人参三両
効能・効果 (湯)
(薬) 体力中等度以上で、熱感と口渇が強いものの次の諸症：のどの渇き、ほてり、湿疹・皮膚炎、皮膚のかゆみ
(龍) 白虎湯方内に人参3.0を加う
目標　熱症状、口渇激しきもの
応用　肺炎、日射病、糖尿病、掻痒性皮膚病
(中) **目標**　清熱瀉火、生津止渇、補気

(龍) 知母6.0　石膏16.0　甘草2.0　玄米9.0　人参2.0　水400 mLを以て煮て米が煮えたら滓を去り三回に分服（便法　常煎法）

㊥ 白虎湯に人参6（3）を加える

白朮散《びゃくじゅつさん》　《金匱要略》

(経) 白朮4.0　川芎4.0　蜀椒2.0　牡蛎2.0　散剤として一回量1.0を日本酒少量で服用、日中三回夜一回服用

(龍) 白朮4　川芎4　蜀椒3　牡蛎2　散剤として一回量1.0を日本酒少量で服用、日中三回夜一回服用（便法　一日量3.0を三回に分服）

白朮芍薬散《びゃくじゅつしゃくやくさん》

＝㊥痛瀉要方《つうしゃようほう》 344

白朮附子湯《びゃくじゅつぶしとう》《金匱要略》

＝桂枝附子去桂加白朮湯《けいしぶしきょけいかびゃくじゅつとう》　朮附湯《じゅつぶとう》

(般) 白朮2～4　加工ブシ0.3～1　甘草1～2　生姜0.5～1（ヒネショウガを用いる場合1.5～3）　大棗2～4

(龍) 炮附子0.3～1.0（または白河附子1.0～3.0）　白朮4.0　生姜3.0　大棗3.0　甘草2.0　水240 mLを以て煮て80 mLに煮つめ三回に分服

応用　白虎湯に準じ、脱水と気虚を伴うもの

金匱要略（婦人妊娠）　白朮　芎窮　蜀椒三分去汗　牡蛎

(龍) **目標・応用**　妊娠中の養生薬

加減方

痛みに苦しむものは芍薬4を加える心下毒痛には川芎を倍加する

心煩吐痛食飲することができぬものは細辛1半夏20個を加え、服用後さらに三倍酢を以てもう一度服用

嘔するものは三倍酢を以て服用、それで治らねば小麦汁を服用、後渇するものは大麦の粥を服用する

金匱要略（痓湿暍）　白朮二両　附子一枚半炮去皮　甘草一両炙　生姜一両半切　大棗六枚

効能・効果　(湯)

(般) 体力虚弱で、手足が冷え、ときに頻尿があるものの次の諸症：筋肉痛、関節のはれや痛み、神経痛、しびれ、めまい、感冒

(龍) **目標**　身体疼煩、大便硬く小便自利するもの、あるいは風虚頭重、眩苦甚しく、食味を知らぬもの

応用　筋肉リウマチ、神経痛、感冒、眼病、蓄膿症

白葱散料《びゃくそうさんりょう》《医学入門》
(柴) 当帰3.0 川芎3.0 地黄3.0 芍薬3.0
枳殻2.0 厚朴2.0 莪朮2.0 三稜2.0 茯苓2.0
桂枝2.0 人参2.0 川楝子2.0 神麹2.0
麦芽2.0 青皮2.0 乾姜1.0 茴香1.0 木香1.0
葱白5.0 食塩少

白通湯《びゃくつうとう》 ＝白通湯《はくつうとう》388

白通加猪胆汁湯《びゃくつうかちょたんじゅうとう》 ＝白通加猪胆汁湯《はくつうかちょたんじゅうとう》388

白附子散《びゃくぶしさん》《証治準縄》
(柴) 荊芥2.0 白菊花2.0 防風2.0 木賊2.0
白附子1.0 甘草1.0 蒼朮4.0 人参3.0
羌活3.0 蒺藜3.0

檳榔散《びんろうさん》《外台》
(龍)* 檳榔16.0 人参6.0 橘皮6.0 蓽撥6.0
茯苓8.0 以上の割合で散薬とし2.0を生姜汁

近效方朮附湯は白朮2.0 炮附子0.3 甘草1.0を剉み一回量5.0に対し生姜5片大棗1個と共に200mLの水で煮て70mLに煮つめ服用(便法 水半量 常煎法)

(柴) **目標** 疝冷気膀胱にはいる、下腹痛
加減方
大便秘なら塩を去り大黄を加える

審視瑤函(巻五) 荊芥穂 防風 菊花 甘草 炮白附子 蒼朮 木賊 羌活 白蒺藜 人参各等量
(柴) **応用** 網膜症

(龍)* **目標・応用** 胃冷弱、膨満気逆し、げっぷ・呑酸のもの

2.0と共に頓服（便法　檳榔4.0　人参2.0
蓽撥2.0　茯苓5.0　橘皮3.0　常煎法）

檳榔散料《びんろうさんりょう》　《聖恵方》

㊡*　檳榔子2.0　枳実2.0　独活2.5　川芎2.5
茯苓5.0　大黄1.0　羚羊角1.0　沈香1.0
甘草1.0

檳榔順気湯《びんろうじゅんきとう》　《感證集腋》

㊎　檳榔4.0　大黄1.0　厚朴2.0　芍薬2.0

---

*㊡ **目標・応用**　脚気で下肢微腫あるいは湘痛して歩行困難、微熱息切のもの、あるいは脚気の予防

不換金正気散《ふかんきんしょうきさん》 《和剤局方》

(薬) 不換金正気散料 K 167 ビャクジュツ4.0 コウボク3.0 チンピ3.0 タイソウ3.0 ショウキョウ1.0 ハンゲ6.0 カンゾウ1.5 カッコウ1.0 以上八味

(経) 蒼朮4.0 厚朴3.0 陳皮3.0 半夏6.0 大棗1.0 JP生姜1.0 藿香1.5 甘草1.5

(龍) 厚朴3.5 陳皮3.5 藿香3.5 半夏3.5 甘草1.5 大棗2.0 JP生姜1.0

(中) 平胃散に藿香6（2） 半夏9（6）を加える

和剤局方（巻二） 厚朴去皮姜汁製 藿香去枝土 甘草爁 半夏煮 蒼朮米泔浸 陳皮去白 右等分爲剉散毎服三銭 水一盞半 生姜三片 棗子二枚 煎至八分去滓食前稍熱服

効能・効果 (湯)

(薬) 体力中等度で、胃がもたれて食欲がなく、ときにはきけがあるものの次の諸症：急・慢性胃炎、胃腸虚弱、消化不良、食欲不振、消化器症状のある感冒

(龍) **目標・応用** 感冒その他の急性熱病、あるいは山のガス等で悪寒発熱が交互に起り、あるいは吐瀉粘液便または血便のもの

加減方

頭痛：加川芎4.0 白芷2.5
湿があるもの：加白朮3.0 茯苓4.0
口燥心煩：加柴胡 葛根各4.0
冷瀉止まざるもの：木香1.5 訶子肉 豆蔲各3.5
大腸炎：加黄連 枳実各3.0 去藿香
咳嗽：桔梗 杏仁各3.0 五味子2.0
喘息：麻黄 桑白皮各3.0 紫蘇子2.0
身体疼痛：加麻黄 桂枝 芍薬各3.0
寒性の腹痛：加乾姜 桂枝各3.0
嘔逆：加丁香1.5 縮砂2.5
鼓腸：加香附子4.0 枳殻 白豆蔲各3.0
胸脇脹満：加枳実 縮砂 莪朮各2.5
両足浮腫：加木瓜 大腹皮 五加皮各4.0

(中) **目標** 理気化湿、和胃止嘔
応用 平胃散に準じる

巫神湯《ふしんとう》《南陽》

㊎ 茯苓3.0　朮3.0　猪苓3.0　沢瀉3.0　桂枝3.0　乾姜2.0　黄連1.5

㊌ 茯苓4.0　沢瀉4.0　白朮3.0　猪苓3.0　桂枝3.0　黄連3.0　乾姜2.0　木香1.5

扶脾生脈散《ふひしょうみゃくさん》《医学入門》

㊕ 人参2　当帰4　芍薬3～4　紫苑2　黄耆2　麦門冬6　五味子1.5　甘草1.5

㊑ 人参2.0　紫苑2.0　黄耆2.0　五味子1.5　甘草1.5　当帰4.0　麦門冬6.0　芍薬3.0

扶脾生脈散加白芨《ふひしょうみゃくさんかびゃくきゅう》《医学入門》

㊎ 人参2.0　紫苑2.0　黄耆2.0　五味子1.5　甘草1.5　当帰4.0　白芨4.0　麦門冬6.0　芍薬3.0

㊌* 人参2.0　紫苑2.0　黄耆2.0　当帰4.0　芍薬4.0　白貨4.0　麦門冬6.0　五味子1.5　甘草1.5

医事小言(七巻)(蔵方)　茯苓一銭　朮　猪苓　沢瀉　桂枝各五分　乾姜四分　黄連三分　木香一分

㊌ **目標・応用**　婦人血暈、発熱あるいは振寒、尿利減少、上衝頭眩、悪心あるいは嘔吐、産後の諸症、婦人百病、血の道症

古今方彙(咳血)　人参　当帰　白芍各一銭　紫苑　黄耆各二銭　麦門　五味　甘草各五銭

効能・効果　㊧

㊕ 体力中等度以下で、出血傾向があり、せき、息切れがあるものの次の諸症：鼻血、歯肉からの出血、痔出血、気管支炎

㊑ **応用**　吐血、盗汗

加減方

吐血に白芨を加う

〈実際〉肺結核で喀血が止まず、衰弱が加わり、呼吸が苦しく、盗汗も出て食欲のないものに用いる。白貨を加えると止血の効がさらに強化される

㊌* **目標・応用**　胃腸虚弱、息切れ無気力、盗汗食欲不振鼻血または吐血止まざるもの

㊊ 扶脾生脈散

浮萍湯《ふひょうとう》《万病回春》

(経) 浮萍4.0 当帰4.0 川芎4.0 荊芥4.0
麻黄4.0 芍薬4.0 甘草2.0

(龍)* 浮萍4.0 当帰4.0 川芎4.0 荊芥4.0
麻黄4.0 芍薬4.0 甘草2.0

普済解毒丹《ふさいげどくたん》＝甘露消毒丹《かんろしょうどくたん》 74

普済消毒飲《ふさいしょうどくいん》《医方集解》

(中) 板藍根12 黄芩9 黄連6 連翹9
升麻3 柴胡9 牛蒡子9 玄参9
馬勃5 白僵蚕6 薄荷5 桔梗6
陳皮6 甘草3 水煎服

附桂湯《ぶけいとう》《医学入門》

(柴) 黄耆4.0 桂枝3.0 人参2.5 黄柏2.0
知母2.0 升麻2.0 甘草2.0 附子1.0～2.0

附桂八味丸《ぶけいはちみがん》 ☞八味丸《はちみがん》394 八味地黄丸《はちみじおうがん》395

附子湯《ぶしとう》《傷寒論》

(経) 附子1.0 茯苓4.0 芍薬4.0 朮5.0 人参3.0

万病回春（癬瘡） 浮萍 当帰 川芎
赤芍薬 荊芥 麻黄 甘草各三銭 右
剉二剤葱白一根豆豉五六十粒
(龍)* **目標・応用** 瘙痒性の皮膚病

医方集解（瀉火） 黄芩酒炒 黄連酒炒
五銭 陳皮去白 甘草生用 玄参二銭
連翹 板藍根 馬勃 鼠黏子 薄荷一
銭 僵蚕 升麻七分 柴胡 桔梗二銭
(中) **効能** 疏散風熱、清熱解毒

古今方彙（帯下） 附子三銭 肉桂一銭
黄柏 知母 升麻 甘草各五分 黄耆
一銭半 人参七分
(柴) **目標** 帯下腥臭、多悲、大寒

傷寒論（太陰） 附子二枚炮去皮破八片
茯苓三両 人参二両 白朮四両 芍薬
三両

(龍) 炮附子0.6（白河附子1.0～2.0） 茯苓3.0 芍薬3.0 人参2.0 白朮4.0 水320mLを以て煮て120mLに煮つめ三回に分服（便法 水半量常煎法）

附子建中湯《ぶしけんちゅうとう》＝小建中湯加附子《しょうけんちゅうとうかぶし》

(漢) 附子0.5 桂枝3.0 芍薬3.0 甘草0.5 大棗0.5 膠飴20.0 生姜1.0

附子粳米湯《ぶしこうべいとう》《金匱要略》

(般) 加工ブシ0.3～1.5 半夏5～8 大棗2.5～3 甘草1～2.5 粳米6～8

(経) 附子1.0 粳米7.0 半夏5.0 大棗3.0 甘草1.5

(龍) 炮附子0.3（白河附子1.0） 半夏8.0 甘草1.0 大棗2.5 玄米7.0 水320mLを以て煮て米が煮えたら滓を去り三回に分服（便法 水半量常煎法）

附子瀉心湯《ぶししゃしんとう》《傷寒論》

(経) 大黄1.0 黄連0.5 黄芩0.5 附子0.5 以上を熱湯100mLに入れ三分間煮沸し滓を去り一回に頓服

(龍) 大黄2.0 黄連1.0 黄芩1.0 炮附子0.6（白河附子1.0～2.0） 附子以外の薬

(龍) **目標** 発熱背部悪寒、あるいは身体骨関節痛み手身冷えるもの、寒性の煩躁

応用 神経痛、リウマチ、急性熱病、瘙痒性皮膚病、浮腫疼痛

(漢) 神経痛1・1・4・63

【注】 (漢)には膠飴2.0となっていたが20.0に訂正した

☞小建中湯223

金匱要略（腹満寒疝宿食） 附子一枚炮 半夏半升 甘草一両 大棗十枚 粳米半升

効能・効果 (湯)

(般) 体力虚弱で、腹部が冷えて痛み、腹が鳴るものの次の諸症：胃痛、腹痛、嘔吐、急性胃腸炎

(龍) **目標** 腹冷、雷鳴切痛、胸脇に逆満し嘔多く吐少なきもの

応用 腹痛、コレラ様吐瀉

乾姜が欠落している（田畑隆一郎・第52回日本東洋医学会）

傷寒論（太陽下） 大黄二両 黄連一両 黄芩一両 附子一枚炮去皮破別煮取汁

(龍) **目標・応用** 心下部がつかえて悪寒汗出るもの

を沸湯80mLの中に暫時ひたし滓を去り附子は別に煮て汁を取り、両者を合せて二回に分服(便法　水半量　常煎法)

附子人参湯《ぶしにんじんとう》 ⇨ 附子理中湯《ぶしりちゅうとう》 415

附子理中湯《ぶしりちゅうとう》

(般) 人参3　加工ブシ0.5～1　乾姜2～3　甘草2～3　白朮3(蒼朮も可)

(経) 《直指方》人参3.0　甘草3.0　朮3.0　乾姜2.0～3.0　附子1.0

(龍) 《直指方》人参3.0　甘草3.0　乾姜3.0　白朮3.0　白河附子1.0

(中) 《閻氏小児方論》熟附子片6　乾姜3　党参12　白朮9　炙甘草3　水煎服

風引湯《ふういんとう》《金匱要略》

(経) 大黄4分　乾姜4分　竜骨4分　桂枝3分　甘草2分　牡蛎2分　寒水石6分　滑石6分　赤石脂6分　紫石英6分　石膏6分　以上細末混和し一回2.0gを取り水50mLを入れ二三沸し滓を去らずして一回に服用　一日三服

(龍) 大黄4.0　乾姜4.0　竜骨4.0　桂枝3.0　甘草2.0　牡蛎2.0　寒水石6.0　滑石6.0

効能・効果 (湯)

(般) 体力虚弱で、手足の冷えが強く、疲れやすいものの次の諸症：胃腸虚弱、下痢、嘔吐、胃痛、腹痛、急・慢性胃炎

(経) 人参湯方中に附子1.0を加う

(龍) **目標・応用**　冷えからきた下痢、四肢冷

(中) **目標**　温陽祛寒、健脾補気

金匱要略(中風歴節)　大黄　乾姜　龍骨各四両　桂枝三両　甘草　牡蛎各二両　寒水石　滑石　赤石脂　白石脂　紫石英　石膏各六両

(龍) **目標・応用**　熱性の痙攣発作、てんかん、ひきつけ

赤石脂6.0　白石脂6.0　紫石英6.0　石膏6.0
粉末とし一回分1.0を汲み立ての井戸水120 mLで煮て三回ほど沸騰したら火から下ろし40 mLを服用

風陣丸《ふうじんがん》
(漢) 乾姜末を稀糊にて丸とする

風六合湯《ふうろくごうとう》☞(中)四物湯《しもつとう》184

復肝二号方《ふくかんにごうほう》《北京中医医院》
(中) 茵陳蒿30（後下）　蒲公英30　小薊30
車前子15（包煎）　車前草15　藿香9
六一散15　沢蘭15　大棗7　水煎服

復元湯《ふくげんとう》《寿世保元》
(勿) 附子0.2　人参4.0　甘草3.0　五味子3.0
麦門冬4.0　黄連1.5　知母3.0　芍薬4.0
乾姜2.0

復元丹《ふくげんたん》《三因方》
(龍)* 白河附子1.0　木香1.0　蜀椒1.0　小茴香2.0

(漢) **目標** 心気卒痛、中寒水瀉、冷気欬嗽
2・1・7・46

(中) **目標** 清熱解毒、利湿
応用 急性肝炎
【注】 六一散は滑石・生甘草の粉末を六対一の割合で混合したもの☞491

(勿) 傷寒　無頭痛　無悪寒　身微熱面赤微渇　目無精光　口出無倫語　脉数無力　此汗下大過　下元虚弱　此無根虚火泛上　名曰戴陽証　宜此湯

(龍)* **目標・応用** 浮腫、呼吸困難、腹部堅く脹るもの

桂枝2.0　肉豆蔲2.0　橘皮2.0　呉茱萸2.0
古立蒼朮（または白朮）3.0　沢瀉3.0　檳榔3.0
独活3.0

復元活血湯《ふくげんかっけつとう》《医学発明》
㊥柴胡6　天花粉12　当帰9　紅花6
穿山甲6　桃仁6　酒炒大黄6　甘草3
水煎服

復脈湯《ふくみゃくとう》＝炙甘草湯《しゃかんぞうとう》206

復蛇起癈丸《ふくじゃきはいがん》《本朝経験》
㊧大黄　反鼻各等分　二味細末し、生漆適
宜にて丸し一回1.0gを服用

伏竜肝湯《ぶくりゅうかんとう》＝伏竜肝煎《ぶくりゅうかんせん》　伏竜肝湯煎《ぶくりゅうかんとうせん》
㊪伏竜肝4〜10　ヒネショウガ5〜8（生
姜を使用する場合1.5〜3）　半夏6〜8
茯苓3〜5

㊥**目標**　活血化瘀、疏肝通絡、補血生
津
応用　打撲、外傷による腫瘍、疼痛

方輿輗（起廃丸で記載）　大黄　反鼻各
等分以生漆適宜為九衣黄丹白湯送下
癲癇及ヒ血毒ヲ療ス

効能・効果　㊕
㊪つわり、悪心、嘔吐《備考》注　体
力に関わらず、使用できる
㊍小半夏加茯苓湯233
【注】伏竜肝煎合小半夏加茯苓湯

伏竜肝煎《ぶくりゅうかんせん》《南陽》 = 伏竜肝湯《ぶくりゅうかんとう》 伏竜肝湯煎《ぶくりゅうかんとうせん》

㊎ 伏竜肝4.0を器に入れ、水400 mLを以て十分に攪拌し静かに安置して清水となるを待ち、上澄300 mLをとり、これを以て小半夏加茯苓湯を煎じる

伏竜肝湯煎《ぶくりゅうかんとうせん》《原南陽》 = 伏竜肝煎《ぶくりゅうかんせん》 伏竜肝湯《ぶくりゅうかんとう》

(龍)* 伏竜肝(竈の土)4.0を水400 mLの中に入れて攪拌して放置し、その上澄で小半夏加茯苓湯を煮る

茯神散《ぶくしんさん》《証治準縄》

(柴) 茯神5.0 遠志2.0 黄連2.0 沙参2.0 羚羊2.0 甘草2.0 人参3.0 石菖3.0 赤豆10.0

茯苓飲《ぶくりょういん》《外台》

(薬) 茯苓飲 K 168 ブクリョウ5.0 ビャクジュツ4.0 ニンジン3.0 ショウキョウ1.0 チンピ3.0 キジツ1.5 以上六味

㊎《金匱要略》 茯苓5.0 朮4.0 人参3.0 生姜3.0(JP生姜1.0) 橘皮3.0 枳実1.5

医事小言(巻五) 小半夏加茯苓湯ヲ用ユヘシ夫モウケヌハ伏龍肝一銭ヲ器ニ入テ水ニ盃ヲ以カキ立甘爛水ヲ作ル法ノ如シテ十分ニ水ノ濁リタル時ニ静處ニ暫置ケハ澄テモトノ清水ニナルヲ静ニ傾ケテ一盃半ヲ取残ノ半盃ト沈タル伏龍肝ハ捨テ不要土漿水ニ似タリ

☞小半夏加茯苓湯 233
☞伏竜肝湯

(龍)* **目標・応用** つわり、嘔吐

☞小半夏加茯苓湯 233

【注】 伏竜肝煎合小半夏加茯苓湯

(柴) **目標** 見鬼妄語

古今方彙(癲狂) 茯神一両 遠志 黄連 沙参各半両 人参 石菖 羚羊角各七銭半 赤豆四十九粒 甘草二銭半

金匱要略(痰飲欬嗽) 茯苓 人参 白朮各三両 枳実二両 橘皮二両半 生姜四両

効能・効果 (湯)

(薬) 体力中等度以下で、はきけや胸やけ、上腹部膨満感があり尿量減少するものの次の諸症:胃炎、神経性胃炎、胃腸虚弱、胸やけ

(龍) **目標** 胃液を吐出した後で胸元が膨満し食べることができぬもの

(龍)《金匱要略》茯苓3.0　人参3.0　白朮3.0
枳実2.0　橘皮2.5　生姜4.0(JP生姜1.5)
水240 mLを以て煮て70 mLに煮つめ三回に分服
(便法　水半量　常煎法)

(中)《外台秘要》茯苓15(5)　白朮12(4)
枳実6(2)　陳皮9(3)　人参6(3)
生姜3(3)　水煎服

応用　胃アトニー、胃下垂、胃拡張、胃液分泌過多症、胃神経症

(中) **目標**　理気化痰、和胃降逆、健脾益気

応用　幽門痙攣、胃炎、胃拡張、胃神経症などで胃の痰飲を呈するもの。消化不良症、胃アトニーなどで、脾気虚の痰飲を呈するもの

加減方

悪心、嘔吐が強い:加半夏　縮砂　呉茱萸　丁香　または合半夏厚朴湯
気虚の程度が強い:加黄耆
冷え、さむけが強い:加乾姜　附子

茯苓飲加半夏《ぶくりょういんかはんげ》

(薬) 茯苓飲加半夏 K169　ブクリョウ5.0
ビャクジュツ4.0　ニンジン3.0
ショウキョウ1.0　チンピ3.0　キジツ1.5
ハンゲ4.0　以上七味

効能・効果 (湯)

(薬) 体力中等度以下で、はきけや胸やけが強く、上腹部膨満感があり尿量減少するものの次の諸症:胃炎、神経性胃炎、胃腸虚弱、胸やけ

茯苓飲合半夏厚朴湯《ぶくりょういんごうはんげこうぼくとう》

(薬) 茯苓飲合半夏厚朴湯 K170　ブクリョウ5.0
ビャクジュツ4.0　ニンジン3.0
ショウキョウ1.0　チンピ3.0　キジツ1.5
ハンゲ6.0　コウボク3.0　ソヨウ2.0　以上九味

(経) 茯苓5.0　朮4.0　生姜4.0(JP生姜1.0)
人参3.0　橘皮3.0　厚朴3.0　枳実1.5　半夏6.0
茯苓5.0　紫蘇葉2.0

効能・効果 (湯)

(薬) 体力中等度以下で、気分がふさいで咽喉食道部に異物感があり、ときに動悸、めまい、嘔気、胸やけ、上腹部膨満感などがあり、尿量減少するものの次の諸症:不安神経症、神経性胃炎、つわり、胸やけ、胃炎、しわがれ声、のどのつかえ感

(中) 茯苓飲

(経) 茯苓飲と半夏厚朴湯の合方

茯苓乾姜白朮甘草湯《ぶくりょうかんきょうびゃくじゅつかんぞうとう》　＝苓姜朮甘湯《りょうきょうじゅつかんとう》 483

茯苓甘草湯《ぶくりょうかんぞうとう》　《傷寒論》

(経) 茯苓6.0　桂枝4.0　生姜3.0（JP生姜1.5）　甘草1.0

(龍) 茯苓2.0　桂枝2.0　甘草1.0　JP生姜1.0　水160mLを以て煮て80mLに煮つめ三回に分服（便法　水半量　常煎法）

傷寒論（太陽中）　茯苓二両　桂枝二両去皮　甘草一両炙　生姜三両切

(龍) **目標**　発熱汗出で小便不利のもの、手足冷え心下部に動悸を感ずるもの
応用　感冒その他の熱病、心臓病、しもやけ

茯苓緩中湯《ぶくりょうかんちゅうとう》　《肘后方》＝緩中湯《かんちゅうとう》 77

(勿) 桂枝4.0　芍薬4.0　枳実4.0　甘草2.0　生姜2.0　大棗6.0　茯苓6.0　黄芩3.0

(勿) 桂枝湯方中加黄芩茯苓枳実　緩痃気及中風半身不遂　辨見于緩中湯條

茯苓杏仁甘草湯《ぶくりょうきょうにんかんぞうとう》　《金匱要略》

(般) 茯苓3〜6　杏仁2〜4　甘草1〜2

(経) 茯苓6.0　杏仁4.0　甘草1.0

(龍) 茯苓3.0　杏仁2.0　甘草1.0　水400mLを以て煮て200mLに煮つめ三回に分服（便法　水半量　常煎法）

金匱要略（胸痺心痛短気）　茯苓三両　杏仁五十箇　甘草一両

効能・効果　(湯)

(般) 体力中等度以下で、胸につかえがあるものの次の諸症：息切れ、胸の痛み、気管支ぜんそく、せき、動悸

(龍) **目標**　胸中気塞り息が切れるもの
応用　気管支喘息、打撲症、肋間神経痛

【注】　腹力中等度以下、口渇なし

ふ

茯

茯苓桂枝甘草大棗湯《ぶくりょうけいしかんぞうたいそうとう》《傷寒論》 = 苓桂甘棗湯《りょうけいかんそうとう》 483

(経) 茯苓6.0　桂枝4.0　大棗4.0　甘草2.0

茯苓桂枝五味甘草湯《ぶくりょうけいしごみかんぞうとう》 = 苓桂味甘湯《りょうけいみかんとう》 485

茯苓桂枝白朮甘草湯《ぶくりょうけいしびゃくじゅつかんぞうとう》 = 苓桂朮甘湯《りょうけいじゅつかんとう》 484

茯苓琥珀湯《ぶくりょうこはくとう》《宝鑑》

(勿) 猪苓4.0　沢瀉4.0　茯苓4.0　蒼朮4.0
桂枝3.0　琥珀2.0　滑石4.0　甘草2.5

茯苓五味甘草去桂加乾姜細辛半夏湯《ぶくりょうごみかんぞうきょけいかかんきょうさいしんはんげとう》 = (龍) 苓甘姜味辛夏湯《りょうかんきょうみしんげとう》 481

茯苓佐経湯《ぶくりょうさけいとう》《外科正宗》

(柴) 茯苓3.0　陳皮3.0　半夏3.0　沢瀉3.0
柴胡3.0　厚朴3.0　白朮2.0　蒼朮2.0　藿香2.0
甘草2.0　木瓜2.0　葛根5.0　JP生姜1.0

(勿) 五苓散方中加琥珀滑石甘草
治臍腹腫満　腰脚沈重　不得安臥　小便不利

外科正宗(附骨疽)　茯苓　陳皮　半夏
白朮　蒼朮各一銭　藿香　沢瀉　甘草
葛根　柴胡　厚朴　木瓜各五分

(柴) **目標**　附骨疽、腰腿疼痛

茯苓四逆湯《ぶくりょうしぎゃくとう》《傷寒論》

㊕ 茯苓4～4.8　甘草2～3　乾姜1.5～3
人参1～3　加工ブシ0.3～1.5

㊖ 茯苓4.0　甘草2.0　乾姜2.0　人参2.0
附子1.0

㊗ 茯苓4.0　人参1.0
生附子0.3（または白河附子1.0）　甘草2.0
乾姜1.5　水200 mLを以て煮て120 mLに煮つめ一回30 mLずつ二回に分服（便法　水半量　常煎法）

茯苓梔子茵蔯湯《ぶくりょうししいんちんとう》《衛生宝鑑》

㊘ 茵蔯6.0　茯苓4.0　山梔子2.0　蒼朮2.0
白朮2.0　黄芩2.0　猪苓2.0　沢瀉2.0　陳皮2.0
防已2.0　黄連1.0　枳実1.0　青皮1.0

茯苓瀉心湯《ぶくりょうしゃしんとう》《外台》

㊘ 茯苓6.0　半夏5.0　黄芩2.5　乾姜2.5
人参2.5　黄連1.0（加　呉茱萸1.0　牡蛎3.0
甘草1.0）

茯苓戎塩湯《ぶくりょうじゅうえんとう》《金匱要略》

㊖ 茯苓6.0　朮3.0　戎塩4.0

傷寒論（太陽中）　茯苓四両　人参一両　附子一枚生用去皮破八片　甘草二両炙　乾姜一両半

効能・効果 ㊐

㊕ 体力虚弱あるいは体力が消耗し、手足が冷えるものの次の諸症：倦怠感、急・慢性胃腸炎、下痢、はきけ、尿量減少

㊗ **目標・応用** 誤治により虚証に陥り煩躁するもの

古今方彙（五疸）　茵蔯一銭　茯苓五分　梔子　蒼朮　白朮各三分　黄芩六分　黄連　枳実　猪苓　沢瀉　陳皮　防已各二分　青皮一分

㊘ **応用** 黄疸、面黒

㊘ **応用** 癱、噎嗝の激しい慢性胃炎

金匱要略（消渇小便利淋）　茯苓半斤　白朮二両　戎塩弾丸大一枚

茯苓滲湿湯《ぶくりょうしんしつとう》《寿世保元》

㊥ 猪苓3.0　沢瀉3.0　蒼朮3.0　茯苓3.0
防已3.0　茵蔯3.0　木通3.0　陳皮3.0　黄芩2.0
山梔子2.0　枳実1.0　黄連1.0　JP生姜1.0

茯苓沢瀉湯《ぶくりょうたくしゃとう》《金匱要略》

㊫ 茯苓沢瀉湯K171　ブクリョウ4.0
タクシャ4.0　ビャクジュツ3.0　ケイヒ2.0
カンゾウ1.5　ショウキョウ1.5　以上六味

㊮ 茯苓4.0　沢瀉4.0　朮3.0
生姜3.0（JP生姜1.0）　桂枝2.0　甘草1.5

㊣ 茯苓8.0　沢瀉4.0　生姜4.0（JP生姜1.5）
甘草1.0　桂枝2.0　白朮3.0　水400mLを以て沢瀉以外の薬を煮て120mLに煮つめ沢瀉を入れて煮直して100mLに煮つめ三回に分服（便法常煎法）

茯苓半夏湯《ぶくりょうはんげとう》《万病回春》

㊥ 茯苓4.0　半夏4.0　陳皮3.0　蒼朮3.0
厚朴3.0　砂仁2.0　藿香2.0　乾姜1.0　烏梅1.0
甘草1.0　JP生姜1.0

茯苓補心湯《ぶくりょうほしんとう》《万病回春》

㊮ 茯苓4.0　生地黄（乾地黄）4.0　麦門冬4.0

古今方彙（五疸）　猪苓　沢瀉　蒼朮
白茯　陳皮　枳実　黄連　黄芩　梔子
防已　茵蔯　木通　生姜水煎

㊥ **応用**　黄疸、急慢性肝炎

金匱要略（嘔吐噦下痢）　茯苓半斤　沢瀉四両　甘草二両　桂枝二両　白朮三両　生姜四両

効能・効果 ㊌
㊫ 体力中等度以下で、胃のもたれ、悪心、嘔吐のいずれかがあり、渇きを覚えるものの次の諸症：胃炎、胃腸虚弱

㊣ **目標**　吐いて渇し水を飲みたがるもの

応用　胃液分泌過多症、幽門狭窄、十二指腸潰瘍

万病回春（嘔吐）　茯苓去皮　半夏姜汁炒　陳皮　蒼朮米泔浸炒　厚朴姜汁炒　各一銭　砂仁五分　霍香八分　乾姜炒三分　烏梅一箇　甘草三分

㊣ **目標**　胃寒嘔吐

万病回春（汗）　茯苓　人参　白朮　当帰　生地黄　酸棗仁　麦門冬　白芍　陳皮　黄連炒各等分　甘草三分　辰砂

酸棗仁4.0 人参3.0 白朮3.0 当帰3.0
芍薬3.0 陳皮3.0 黄連3.0 甘草1.0 烏梅2.0
(龍)* 茯苓4.0 生地黄(または乾地黄)4.0
麦門冬4.0 酸棗仁4.0 人参3.0 白朮3.0
当帰3.0 芍薬3.0 陳皮3.0 黄連3.0 甘草1.0
烏梅2.0

茯苓補心湯《ぶくりょうほしんとう》《千金方》

(龍)* 茯苓4.0 桂枝2.0 甘草2.0 大棗5.0
紫石英1.0 人参1.0 麦門冬3.0 赤小豆14個

茯苓補心湯《ぶくりょうほしんとう》《婦人良方》

(龍)* 当帰3.0 川芎3.0 芍薬3.0 熟地黄3.0
枳殻3.0 半夏3.0 茯苓3.0 桔梗3.0 前胡3.0
陳皮3.0 葛根3.0 人参2.0 紫蘇葉2.0
木香2.0 生姜2.0 大棗2.0 甘草1.5

佛手散《ぶっしゅさん》

(漢) 川芎2両 当帰3両 二味末と為し一回2銭を清水1杯黄酒2分にて煎じて七分に至り温服 または炒りて末となし紅酒にて服用

研末臨服調入五分 右剉一剤棗二枚烏梅一箇浮小麦一撮水煎食遠服
(柴) **目標** 心汗、憂思
【注】 万病回春・汗証門(婦人虚労門、発熱門に同名異方あり)
(龍)* **目標・応用** 憂思悲恐驚労傷鬱結によって手掌または足心に汗出るもの

(龍)* **目標・応用** 悲愁恚怒、鼻血、面黄、煩悶、手足の心熱、あるいは独り言をいい自ら覚えず、咽喉痛み舌本強り冷涎出で、忘れっぽく、恐れて走り出し、婦人は子宮出血面色赤きもの、虚証で顔色青悸様々の妄想を発するもの、あるいは婦人貧血顔面浮腫心気爽かならざるもの

(龍)* **目標・応用** 婦人出血過多、虚労発熱、あるいは吐血咳嗽痰喘のもの

万病回春(妊娠) 当帰六銭 川芎四銭 益母草五銭
(漢) **応用** 室女の心腹満痛、経脈調わず、産前産後の諸病、胎動下血
11・4・11・107

分消湯《ぶんしょうとう》 《万病回春》

薬 分消湯 K172 ソウジュツ2.5 ビャクジュツ2.5 ブクリョウ2.5 チンピ2.0 コウボク2.0 コウブシ2.0 チョレイ2.0 タクシャ2.0 キジツ1.0 ダイフクヒ1.0 シュクシャ1.0 モッコウ1.0 ショウキョウ1.0 トウシンソウ1.0 以上十四味

経 蒼朮2.5 茯苓2.5 朮2.5 陳皮2.0 厚朴2.0 香附子2.0 猪苓2.0 沢瀉2.0 枳実1.0 大腹皮1.0 縮砂1.0 木香1.0 乾姜1.0 燈心草1.0

龍 白朮3.0 厚朴3.0 枳実3.0 陳皮3.0 茯苓3.0 縮砂2.0 木香1.0 香附子2.5 猪苓2.5 沢瀉2.5 大腹皮2.5 燈心草1.5 JP生姜0.5

分心気飲《ぶんしんきいん》 《和剤局方》

経 桂枝1.5 芍薬1.5 木通1.5 半夏1.5 甘草1.5 大棗1.5 生姜1.5（JP生姜1.0） 燈心草1.5 桑白皮2.0 青皮2.0 陳皮2.0 大腹皮2.0 羌活2.0 茯苓2.0 紫蘇葉2.0

龍 桂枝2.5 茯苓2.5 半夏2.5 木通2.5 芍薬2.5 桑白皮3.5 陳皮3.5 青皮3.5 羌活3.5 大腹皮3.5 紫蘇葉2.0 大棗1.5 燈心草1.5 JP生姜0.5

万病回春（鼓脹） 蒼朮米泔浸炒 白朮去蘆 陳皮 厚朴姜汁炒 枳実麸炒各一銭 沢瀉八分 砂仁七分 木香三分 香附 猪苓 大腹皮各八分 茯苓一銭 右剉一剤生姜一片燈心一團水煎服

効能・効果 湯

薬 体力中等度以上で、尿量が少なくて、ときにみぞおちがつかえて便秘の傾向のあるものの次の諸症：むくみ、排尿困難、腹部膨満感

龍 **目標** 浮腫、鼓脹、あるいは腹水、飽悶するもの

応用 浮腫、腎臓病、心臓病、腹膜炎、肝硬変症、鼓脹、腹水

矢 実脾飲205は分消湯方中の枳実を枳殻に代えたもので、分消湯は鼓脹門の薬方であるが、実脾飲は水腫門に記載されやや虚証で停水強きものである

〈漢方診療の実際〉四肢、顔面に比べ腹水がひどい

〈漢方処方応用の実際〉腹水、浮腫に用いる。…大便も秘結するものが多く、腹満は食後にひどい

和剤局方（巻三） 木通去節 赤芍薬 赤茯苓 肉桂去粗皮 半夏湯洗七次 桑白皮微炒 大腹皮 陳皮去瓤 青皮去白 甘草炙 羌活各一両 紫蘇去粗梗四両 右爲粗末毎服三銭水一盞生姜三片棗二個燈心五莖同煎至七分去滓温服

龍 **目標・応用** 諸気の不和、心胸痞悶、胸肋虚脹し噎塞して通ぜず、呑酸噫気、悪心、嘔吐吃逆、心頭昏眩、四肢倦怠、面色萎黄、口苦舌乾、食欲不振、次第に羸痩する等の症、神経衰弱、浮腫、腹膜炎、不食病等に現れる

文蛤散《ぶんごうさん》《傷寒論》

文蛤5両

文蛤湯《ぶんごうとう》《金匱要略》

㊎ 文蛤5.0　石膏5.0　麻黄3.0　甘草3.0
生姜3.0（JP生姜1.0）　大棗3.0　杏仁4.0

加減方

諸の気病に枳殻　檳榔各2.5　香附6.0を加える
憂思鬱悶怒気痞満に芍薬羌活を去り枳殻　桔梗　檳榔　藿香　莪朮各2.5　香附子6.0を加える
水気面目浮腫に猪苓　車前子　沢瀉　木瓜　麦門冬各3.0　葶藶子2.0を加える
気塊に莪朮3.0を加える
性急には柴胡4.0を加える
怒りっぽいものに黄連3.0を加える
食欲不振には縮砂　神麴各2.0を加える
咳嗽には桔梗3.0　半夏6.0を加える
胸膈緊には枳実3.0　香附子6.0を加える
三焦不和には烏薬4.0を加える
気閉には蘿蔔子　枳殻各2.0を加える
気満腰痛には木瓜　枳殻各2.5を加える
上焦の熱盛んなものは黄芩3.0を加える
下焦の熱盛んなものは山梔子2.0を加える
反胃には沈香1.0を加える

傷寒論（太陽下）　文蛤五両、爲散、以沸湯和一方寸七服、湯用五合。
類聚方広義　治渇欲飲水下止者
方極　治渇者

金匱要略（嘔吐噦下利）　吐後渇欲水而貪飲者文蛤湯主之

平胃散《へいいさん》《和剤局方》

(薬) 平胃散料 K173 ビャクジュツ4.0 コウボク3.0 チンピ3.0 タイソウ2.0 カンゾウ1.0 ショウキョウ0.5 以上六味

(経) 蒼朮4.0 厚朴3.0 陳皮3.0 大棗2.0 乾姜1.0 甘草1.0

(龍) 白朮6.0 厚朴3.0 陳皮3.5 甘草2.5 大棗2.5 JP生姜1.0 以上常煎法、あるいは散剤とし6.0gを三回に分服

(中) 蒼朮9(4) 厚朴6(3) 陳皮6(3) 炙甘草3(1) 生姜3(1) 大棗3(2) 水煎服

和剤局方(巻三) 蒼朮去粗皮米泔浸二日五斤 厚朴去粗皮姜汁製炒香 陳皮去白各三斤二両 甘草炒三十両 右爲細末毎服二銭以水一盞入生姜二片乾棗二枚同煎至七分去姜棗帯熱服空心食前

効能・効果 (散)(湯)((薬)は(湯)のみ)

(薬) 体力中等度以上で、胃がもたれて消化が悪く、ときにはきけ、食後に腹が鳴って下痢の傾向のあるものの次の諸症：食べ過ぎによる胃のもたれ、急・慢性胃炎、消化不良、食欲不振

(般) (原則として湯) 蒼朮4〜6(白朮も可) 厚朴3〜4.5 陳皮3〜4.5 大棗2〜3 甘草1〜1.5 生姜0.5〜1 一回2g一日三回

(龍) **目標** 胃腸障害、食欲不振、胃部がつかえるもの

応用 急性慢性胃カタル、食過で起る喘息、胃腸が虚弱でかぜを引きやすいもの

加減方

下痢に茯苓 白朮各3.0 丁子1.0を加える。あるいは藿香3.0 半夏4.0を加える

咳嗽喀痰弛脹熱には半夏6.0を加える

腹部の気痛には小茴香2.5を加える

水気腫満には桑白皮3.0を加える

冷飲傷食には良姜0.5を加える

滑泄に肉豆蔲2.5を加える

小便赤く出渋るものは猪苓 沢瀉各3.0を加える

胃腸無力で食欲欠乏するものは黄耆2.0 人参3.0を加える

粘液下痢には呉茱萸3.0を加える

血便には黄連2.0を加える

平胃湯《へいいとう》《聖剤総録》＝茯苓四逆湯《ぶくりょうしぎゃくとう》 422

胃寒嘔吐には乾姜3.0　茯苓4.0　丁子1.5を加える

気のびのびせず胃部がつかえるものは香附子4.0　縮砂　乾姜各2.0を加える

胸中快からず心下部がつかえるものは枳実3.0　木香1.5を加える

大便硬きものは大黄2.0　芒硝6.0を加える

嘔痢し食欲不振するには神麹　麦芽呉茱萸　乾姜各2.0　蜀椒1.0を加える

（中）**目標**　理気化湿、和胃

応用　急性胃腸炎、胃カタル、胃腸神経症、急性消化不良症などで、湿困脾胃を呈するもの

平咳合剤《へいがいごうざい》《上海竜華医院》

（中）半夏9　陳皮6　厚朴6　蒼朮9

水煎服

（中）**目標**　燥湿化痰、止咳

平肝飲《へいかんいん》《多紀櫟窓》

（龍）柴胡4.0　芍薬4.0　香附子4.0　青皮2.0
別甲2.0　檳榔子2.0　莪朮2.0　呉茱萸2.0
甘草2.0

（勿）柴胡　芍薬　莎草　青皮　別甲　檳榔　莪朮　呉茱萸　甘草

（龍）**目標・応用**　左脇下がつかえ張り、直腹筋緊張するもの

平肝流気飲《へいかんりゅうきいん》《万病回春》

（矢）当帰3.0　半夏3.0　茯苓3.0　橘皮3.0

万病回春（脇痛）　当帰酒洗一銭　白芍酒炒八分　川芎六分　橘皮塩湯洗一銭　茯苓去皮一銭　半夏姜製　青皮醋炒六

山梔子2.0　香附子2.0　芍薬2.0　川芎2.0
柴胡2.0　厚朴2.0　黄連1.0　青皮1.0
呉茱萸1.0　甘草1.0　JP生姜1.0

碧玉散《へきぎょくさん》　《河間六書》☞㊥六一散《ろくいちさん》491

鼈(別)甲散《べっこうさん》　《聖恵方》

(龍)*別甲2.0　芍薬2.0　川芎2.0　黄耆2.0
人参2.0　柴胡2.0　当帰3.0　茯苓3.0　白朮3.0
甘草1.5　木香1.5

鼈(別)甲湯《べっこうとう》　《方輿輗》

(経)虎杖3.0　別甲4.0　桃仁4.0　大黄1.0

鼈(別)甲煎丸《べっこうせんがん》　《金匱要略》

(経)別甲12.0　芒硝12.0　射干3.0　烏扇3.0
黄芩3.0　鼠婦3.0　乾姜3.0　大黄3.0　桂枝3.0
石韋3.0　厚朴3.0　紫葳3.0　阿膠3.0　柴胡6.0
蜣蜋6.0　芍薬5.0　牡丹皮5.0　䗪虫5.0

分　黄連酒炒八分　柴胡七分　香附童便浸炒八分　厚朴姜汁炒七分　梔子塩水拌炒八分　甘草炙去皮四分　呉茱萸煮三次去水炒四分　右剉一剤姜三片水煎空心熱服

㊥☞加味逍遙散48

(矢)**目標**　肝硬変で時日経過し、腹水なく、または少なく、脇痛あるもの

(矢)**応用**　肝硬変症のある時期、腹水のたまらないとき、膵臓炎のある時期、胆嚢炎、慢性肝炎、疝気腹痛

(龍)***目標・応用**　胃腸虚弱、四肢疼痛、食欲不振、虚労煩熱下痢のもの

方輿輗(巻二)　虎杖七分　別甲　桃仁各一銭　大黄二分

金匱要略(瘧)　別甲十二分炙　烏扇三分焼　黄芩三分　柴胡六分　鼠婦三分熬　乾姜三分　大黄三分　芍薬五分　桂枝三分　葶藶一分熬　石葦三分去毛　厚朴三分　牡丹五分去心　瞿麦二分　紫威三分　半夏一分　人参一分　䗪虫五分熬　阿膠三分炙　蜂窠四分炙　赤硝十二分　蜣蜋六分熬　桃仁二分

葶藶1.0　半夏1.0　人参1.0　瞿麦2.0　桃仁2.0
蜂巣4.0

㊥別甲36　射干9　黄芩9　柴胡18
地風9　乾姜9　大黄9　赤芍15　桂枝9
葶藶子3　石葦9　厚朴9　牡丹皮15
瞿麦6　凌霄花9　半夏3　人参3
䗪虫15　阿膠9　露蜂房12　赤硝36
蜣螂18　桃仁6　丸とし一日三回3gずつ
服用

片仔癀《へんしこう》《中国福建瘴州製薬鞘》

麝香3%　牛黄5%　田七85%　蛇胆7%

変製心気飲《へんせいしんきいん》《本朝経験》

(経)茯苓5.0　半夏5.0　桂枝2.5　木通2.5
檳榔2.5　紫蘇子2.0　別甲2.0　枳実2.0
桑白皮1.0　甘草1.0　呉茱萸1.0

(龍)桂枝3.0　檳榔子3.0　別甲3.0　枳実3.0
茯苓4.0　半夏4.0　木通4.0　桑白皮2.0
紫蘇子2.0　甘草2.0　呉茱萸2.0

㊥**効能**　活血通絡、消痞塊

応用　急慢性肝炎、耳炎、眼炎、歯炎

【注】妊産婦は使用を禁ずる（添付文書より）

【注】中華人民共和国薬典2010年版では四味の分量記載はなく、等の字がついている

(勿)桂枝　茯苓　半夏　木通　桑白　檳榔　蘇子　別甲　甘草　枳実　呉茱萸

(龍)**目標・応用**　水鬱の諸症、心下悸し、硬く、胸脇つかえ引きつれ、膨張し、四肢沈重、あるいは倦怠、あるいは微腫、あるいは麻痺、あるいは拘攣し腰脚牽引痛、肩背強急あるいは呑酸、あるいはげっぷ、吃逆、あるいは排尿困難、心下満、あるいは目の下が微腫し、あるいは額と目の下が黒く、心志茫然として楽しまず頭痛、めまい、不眠などのもの

保肝散《ほかんさん》＝補肝散《ほかんさん》432

保元湯《ほげんとう》《博愛心鑑》

㊥ 黄耆12　党参15　炙甘草3
肉桂3（焗服）　水煎服

保和丸《ほわがん》《丹溪心法》

㊥ 山査子18　神麴9　麦芽9　莱菔子9
製半夏9　陳皮9　茯苓12　連翹12
水煎服　粉末にして丸とし、一回9～12g
服用してもよい

補陰湯《ほいんとう》

㊦《万病回春》 人参2.0　芍薬2.0　乾地黄2.0
熟地黄2.0　陳皮2.0　牛膝2.0　破胡紙2.0
杜仲2.0　当帰3.0　茯苓3.0　茴香1.0　知母1.0
黄柏1.0　甘草1.0

㊥《衆方規矩》 当帰　白芍　熟地黄

万病回春（痘瘡）には桂が入っていないが「保元湯加官桂」がある

㊥ **目標**　補気益気、生肌
応用　再生不良性貧血、重症の貧血症、肺気腫、その他の慢性疾患、あるいは冷膿瘍、肉芽形成不全などで、脾肺陽虚を呈するもの

丹溪心法（巻三）　山査六両　神麴二両　半夏　茯苓各三両　陳皮　連翹　萊菔子各一両

㊥ **目標**　消食理気、清熱化湿、和胃
臨床応用　消化不良症、胃腸炎などで、食滞を呈するもの
加減方
加白朮（大安丸）《丹溪心法》

万病回春（腰痛）　当帰　白芍酒炒　生地黄　熟地黄　陳皮　茴香塩酒炒　故紙酒炒　牛膝去蘆酒炒　杜仲去粗皮酒炒　茯苓去皮一銭　人参五分　黄柏去粗皮酒炒　知母酒炒各七分　甘草炙二分　右剉一剤棗一枚水煎不拘時服

㊥《万病回春》では人参を加えている
独活寄生湯が水滞と寒に対する処方であるのに対し、水肥りでなく痩せて乾

生地黄　補骨脂　杜仲　牛膝　小茴香
知母　黄柏　陳皮　茯苓　甘草　大棗

補益牛膝円料《ほえきごしつえんりょう》《証治準縄》

㊡ 牛膝3.0　兎絲子3.0　地骨皮3.0　枳実2.0
地黄6.0

補肝散《ほかんさん》《万病回春》＝保肝散《ほかんさん》

㊫ 当帰1.5　川芎1.5　白朮1.5　蒼朮1.5
枸杞1.5　密蒙花1.5　羌活1.5　天麻1.5
柴胡1.5　藁本1.5　連翹1.5　細辛1.5　桔梗1.5
防風1.5　石膏2.0　薄荷1.0　木賊1.0　荊芥1.0
甘草1.0　山梔子1.0　白芷1.0（密蒙花は省略してもよい）

補肝湯《ほかんとう》《医宗金鑑》

㊥ 当帰9　白芍9　川芎6　熟地黄15
麦門冬15　酸棗仁12　木瓜9　炙甘草3
水煎服

いた陰虚の体質で手のひらや足のうらのほてり（とくに足のうら）などの虚熱を伴うものに適しているので、独活寄生湯と反対になる

㊕ **目標** 起床時腰痛し、後痛みを忘れるもの、脈腹軟弱で臍下虚し皮膚枯燥のもの

応用 腰痛、坐骨神経痛、慢性腎炎、遊走腎

㊡ **応用** 円形禿頭症

万病回春（眼目）当帰　川芎　枸杞　蒼朮米泔製　白朮去蘆　密蒙花　羌活　天麻　薄荷　柴胡　藁本　石膏　木賊　連翹　細辛　桔梗　防風　荊芥各一銭　梔子　白芷各五分　甘草一銭

【注】 万病回春では保肝散

医宗金鑑（巻四十）（雑病心法要訣）当帰　川芎　白芍薬　熟地黄　酸棗仁　炙甘草　木瓜

㊥ **目標** 滋陰補血、平肝

応用 四物湯に準じ、血虚の程度の強いもの

【注】 医宗金鑑には麦門冬なし

補気健中湯《ほきけんちゅうとう》《済生方》

(薬) 補気健中湯 K177 ビャクジュツ5.5 ブクリョウ3.0 チンピ2.5 ニンジン3.0 オウゴン2.0 コウボク2.0 タクシャ2.0 バクモンドウ2.0 以上八味

(経) 人参3.0 朮3.0 茯苓3.0 陳皮2.5 蒼朮2.5 黄芩2.0 厚朴2.0 沢瀉2.0 麦門冬2.0

補虚飲《ほきょいん》《医学入門》

(柴) 人参3.0 麦門冬3.0 山薬3.0 茯苓3.0 茯神3.0 半夏3.0 黄耆3.0 前胡1.5 熟地黄1.5 枳殻1.0 遠志1.0 甘草1.0 姜と秫米を加え水煎する

補血湯《ほけつとう》《試効方》＝当帰補血湯《とうきほけつとう》

(勿) 黄耆3.0 当帰4.0

補血湯合六君子湯《ほけつとうごうりっくんしとう》《勿誤薬室方函》

(龍)* 黄耆6.0 当帰6.0 人参3.0 白朮(古立蒼朮)3.0 茯苓3.0 半夏3.0 陳皮3.0 生姜2.0 大棗2.0 甘草2.0

古今方彙(鼓脹) 人参 黄芩各八分 白朮 茯苓各一銭半 陳皮 蒼朮各一銭 厚朴 沢瀉 麦冬各五分

効能・効果 (湯)

(薬) 体力虚弱で、胃腸が弱いものの次の諸症：腹部膨満感、むくみ

(矢) **目標** 鼓脹、腹水、浮腫の虚証

応用 浮腫、腹水、鼓脹、肝硬変症、慢性腹膜炎、慢性腎炎、ネフローゼ、心臓弁膜症による浮腫

(柴) **目標** 面熱頭痛、風虚眩暈

(勿) 治肌熱燥熱 目赤 面紅 煩渇引飲 脈洪大而虚 血虚脾胃不足者 合六君子湯妙 此方本出千千金 名当帰補血湯

(龍)* **目標・応用** 血虚、胃弱、肌熱燥熱、目赤く顔面紅潮、煩渇のもの

補血定痛湯《ほけつていつうとう》《万病回春》

㊓ 当帰4.0 芍薬4.0 川芎4.0 熟地黄4.0 玄胡2.5 桃仁2.5 香附子2.5 青皮2.5 沢瀉2.5 牡丹皮2.5 紅花1.0 童便

補心丸《ほしんがん》＝天王補心丹《てんのうほしんたん》 349

補腎湯《ほじんとう》《三因方》

㊓ 沈香1.0 乾姜1.0 附子1.0 紫蘇葉1.5 人参2.0 川芎2.0 甘草2.0 独活2.0 蒼朮3.0 茯苓3.0 黄耆3.0 木瓜3.0

補中益《えき》気湯《ほちゅうえっきとう》＝㊍医王湯《いおうとう》

㊔ 補中益気湯 K178 ニンジン4.0 ビャクジュツ4.0 オウギ4.0 トウキ3.0 チンピ2.0 タイソウ2.0 サイコ1.0 カンゾウ1.5 ショウキョウ0.5 ショウマ0.5 以上十味

㊍《弁惑論》 黄耆4.0 人参4.0 朮4.0 当帰3.0 陳皮2.0 大棗2.0 甘草1.5 柴胡1.0 乾姜0.5 升麻0.5

㊕《内外傷弁》 人参3.0 白朮3.0 当帰3.0 陳皮3.0 柴胡2.0 升麻2.0 甘草2.0 黄耆3.5

万病回春（小産） 当帰 川芎 熟地 白芍酒炒各一銭 玄胡索七分 桃仁去皮研細 紅花各三分 香附 青皮炒 沢蘭 牡丹皮各五分 右剉一剤用水一盞半入童便酒各一盞半煎至一盞温服

㊓ **目標** 小産瘀血、発熱、悪寒、心腹痛

㊖ 沈香 人参 蒼朮 茯苓 黄耆 木瓜 乾姜 附子 蘇葉 川芎 甘草 独活

㊓ **目標** 腰痛腎石、虚寒

効能・効果 ㊗

㊔ 体力虚弱で、元気がなく、胃腸のはたらきが衰えて、疲れやすいものの次の諸症：虚弱体質、疲労倦怠、病後・術後の衰弱、食欲不振、ねあせ、感冒

㊕ **目標** 心身共に疲労性、あるいは飲食節度を失い労倦虚損し身熱して煩し頭痛あるいは悪寒して渇し汗出やすく、息切するもの、あるいは面色赤く悪寒し、あるいは下痢、舌苔、熱きものを好み、重きものは不眠譫語妄言し目赤きもの、あるいは手足倦怠、言語軽微、眼勢無力、口中白沫を生じ食味なく熱きものを好み、臍辺に動悸あり、脈散大無力のもの

応用 疲労状態、夏痩せ、感冒

加減方

㊥《脾胃論》　黄耆15（4）　党参12（人参4）
［人参6］　白朮12（4）　炙甘草6（2）
当帰9（3）　陳皮6（2）　升麻6（1）
柴胡3（1）　大棗6（2）　生姜3（1）
（水煎服　粉末を蜂蜜で丸とし、一日二・三回9gずつ服用してもよい）

頭痛：加蔓荊子2.5　川芎4.0
くしゃみ：加白芷　川芎各2.5
口乾或渇：加葛根4.0
食欲不振：加青皮　陳皮各2.5　木香1.5
大便秘結：桃仁　麻黄各3.0　紅花1.0
（注　麻黄は麻子仁のまちがい）
気虚腰痛：加黄柏　知母　牛膝　芍薬各2.0
夢精遺精：加龍骨　牡蛎各3.0
下部無力：加牛膝　杜仲各2.5
脚弱：木瓜2.0　防已3.0
下痢：芍薬　沢瀉各3.0　茯苓4.0
多汗亦不眠：去升麻　柴胡　加酸棗仁6.0
用心大過神思不寧或怔忡驚悸：加茯苓　酸棗仁各4.0　遠志　菖蒲　柏子仁各2.0
婦人交接毎出血痛：加芍薬6.0
婦人労の耳鳴頭痛身倦：加麦門冬6.0　五味子2.0
金創腫痛出血し寒熱し口乾：加五味子1.5　麦門冬6.0
熱病後、労によって再発し、頭痛身湘寒熱往来、腰腿しびれ痛み、沈困して無力：加黄柏2.0　羌活　防風各3.0
久下痢、不食、疲労衰弱：加芍薬3.0　縮砂2.0　木香1.5　去柴胡
面色白く鼻水し嗅覚なき：麦門冬6.0　山梔子2.0

㊥ **目標**　補気健脾、升陽挙陥、甘温除熱

応用　低血圧症、起立性失調症、慢性頭痛、自律神経失調症、慢性胃腸炎、慢性肝炎、筋無力症、胃アトニー、脱肛、子宮脱、遊走腎、ヘルニア、慢性の出血症、産後の子宮復古不全、月経過多、頻発月経、不正性器出血、アレルギー性紫斑病、血小板減少性紫斑病、慢性の微熱、病後あるいは手術の回復期、その他の慢性疾患などで、脾胃気虚、中気下陥の症候を呈す

補中治湿湯《ほちゅうじしつとう》《済生方》

(経) 白朮3.0　茯苓3.0　陳皮3.0　蒼朮3.0
人参2.0　黄芩2.0　厚朴2.0　沢瀉2.0　木通2.0
麦門冬2.0　升麻0.5

補肺散《ほはいさん》＝補肺阿膠湯《ほはいあきょうとう》

補肺湯《ほはいとう》

(般) 麦門冬4　五味子3　桂皮3　大棗3
粳米3　桑白皮3　款冬花2　生姜0.5～1
（ヒネショウガを使用する場合2～3）

(経) 《千金方》　五味子3.0　桂枝3.0　大棗3.0
粳米3.0　桑白皮3.0　麦門冬4.0　款冬花2.0
JP生姜0.5

(中) 《永類鈐方》　人参6　黄耆12　五味子6
熟地黄9　桑白皮6　紫苑6　水煎服

補肺阿膠湯《ほはいあきょうとう》《小児薬証直訣》＝補肺散《ほはいさん》

(中) 阿膠12（冲服）　馬兜鈴6　牛蒡子6
杏仁6　糯米9　生甘草3　水煎服

るもの

古今方彙（水腫）　人参　白朮各一銭二分　蒼朮　茯苓　陳皮　麦門　当帰　木通各九分　黄芩六分　厚朴　升麻各三分

〈実際〉虚腫

効能・効果 (湯)

(般) 体力中等度以下のものの次の諸症：せき、しわがれ声

(中) **目標**　補肺益気、化痰止咳
応用　慢性気管支炎、肺気腫、肺線維症、気管支拡張症などで、肺気虚を呈するもの

(中) **目標**　清肺止咳、滋陰化痰、止血
応用　慢性気管支炎、慢性咽喉炎、肺結核、気管支拡張症などで、肺熱傷陰を呈するもの

補陽還五湯《ほようかんごとう》 《医林改錯》

(般) 黄耆5 当帰3 芍薬3 地竜2
川芎2 桃仁2 紅花2

(中) 黄耆30～120 当帰6 赤芍6 川芎6
桃仁6 紅花3 地竜6 水煎服

〈医典〉黄耆5 当帰3 芍薬3 川芎2
桃仁2 紅花2 地竜2

(矢) 黄耆5.0 当帰3.0 芍薬3.0 川芎2.0
桃仁2.0 紅花2.0 地竜2.0

蒲雲散《ほうんさん》 《浅田家方》

(柴) 蒲黄炒 雲母炒各等分

蒲灰散《ほかいさん》 《金匱要略》

(経) 蒲灰7分 滑石2分 以上二味細末し一回1.0gを一日三回服用

蒲公英湯《ほこうえいとう》 《方輿輗》

(経) 蒲公英8.0 当帰6.0 香附子3.0 牡丹3.0
薯蕷4.0

医林改錯（下巻の方） 生黄耆四両 当帰尾二銭 赤芍薬一銭半 地竜 川芎 桃仁 紅花各一銭

効能・効果 (湯)
(般) 体力虚弱なものの次の諸症：しびれ、筋力低下、頻尿、軽い尿漏れ

(中) **目標** 補気、活血化瘀、通絡
応用 脳出血、脳栓塞、脳血栓、脳軟化症、小児麻痺、頭部外傷などの後遺症で、気虚を呈するもの
㈠意識障害が消失し、体温が正常化したのちに用いる
㈡長期間にわたる服用が必要である
㈢陰虚や出血傾向には禁忌である

(勿) 蒲黄炒 雲母炒各等分
(柴) **応用** 帯下

金匱要略（消渇小便不利淋） 蒲灰七分 滑石二分
小便不利蒲灰散主之

方輿輗（乳病） 蒲公英一銭六分 薯蕷七分 当帰一銭 香附子五分 牡丹皮二分
(矢) **応用** 乳汁欠乏症

牡丹皮散《ぼたんぴさん》《外科正宗》

(経) 牡丹皮散　人参2.0　牡丹2.0　芍薬2.0
茯苓2.0　黄耆2.0　桃仁2.0　白芷2.0　当帰2.0
川芎2.0　甘草1.0　木香1.0　桂枝1.0
薏苡仁5.0

(矢) 牡丹皮湯　人参2.0　牡丹2.0　芍薬2.0
黄耆2.0　桃仁2.0　白芷2.0　当帰2.0　川芎2.0
桂枝1.0　木香1.0　甘草1.0　薏苡仁5.0

牡蛎散《ぼれいさん》《和剤局方》

(経) 牡蛎4.0　麻黄根4.0　黄耆4.0　小麦8.0

(中) 黄耆30　牡蛎30　麻黄根30　浮小麦30
水煎服

牡蛎湯《ぼれいとう》《金匱要略》

(経) 牡蛎4.0　麻黄4.0　甘草2.0　蜀漆3.0

牡蛎沢瀉散《ぼれいたくしゃさん》《傷寒論》

(経) 牡蛎　沢瀉　栝楼根　蜀漆　葶藶　商陸
海藻各等分　以上細末とし一回1.0一日三回

牡蛎奔豚湯《ぼれいほんとんとう》《外台》

外科正宗（腸癰）　人参　牡丹皮　白芍　茯苓　黄耆　薏苡仁　桃仁　白芷　当帰　川芎各一銭　甘草　官桂各五分　木香三分

(矢) **目標**　虫垂炎から限局性腹膜炎を起こし、病状一応おさまったが、腫瘤を触れ、無熱で症状の軽いもの

応用　腸癰、虫垂炎の慢性化したもの

【注】 (経)に茯苓あり(矢)になし

和剤局方（巻八）　黄耆去苗土　麻黄根洗　牡蛎米泔浸刷去土火焼通赤各一両

(中) **目標**　益気固表、止汗

応用　多汗症、盗汗症、自律神経失調症、その他の慢性消耗性疾患で、衛表不固を呈するもの

金匱要略（瘧）　牡蛎四両熬　麻黄去節四両　甘草二両　蜀漆三両　治牡瘧

傷寒論（陰陽易）　牡蛎熬　沢瀉　蜀漆煖水洗去腥　葶藶子熬　商陸根熬　海藻洗去鹹　栝楼根各等分
〈実際〉大病が治った後で腰から下に水気のあるもの

㊎ 牡蛎3.0　甘草3.0　桂枝7.0　李根白皮6.0

忘憂湯《ぼうゆうとう》《南陽》＝甘草湯《かんぞうとう》の外用 69

㊎ 甘草8.0　一味濃煎して温罨法

防已散《ぼういさん》《医学入門》

㊎ 防已3.0　桑白皮4.0　茯苓4.0　紫蘇葉4.0
木香1.5　大棗2.0　生姜2.0（JP生姜1.0）

防已湯《ぼういとう》《産寶》

㊎ 防已4.0　桑白皮2.0　茯苓8.0　紫蘇葉1.0
木香1.0

防已黄耆湯《ぼういおうぎとう》《金匱要略》

㊔ 防已黄耆湯 K174　ボウイ4.0　オウギ5.0
ビャクジュツ3.0　ショウキョウ1.0
タイソウ4.0　カンゾウ2.0　以上六味

㊎ 防已5.0　黄耆5.0　朮3.0
生姜3.0（JP生姜1.0）　大棗3.0　甘草1.5

㊏ 防已1.0　甘草0.5　白朮0.8　黄耆1.1
生姜0.8　大棗0.8　生姜大棗以外の諸薬をカットして混合したもの5.0に生姜大棗を加えて水240mLを以て煮て80mLに煮つめ滓を去

医事小言　甘草二銭
理諸急痛者、眼胞熱腫、前陰腫痛或爲痒又湯火傷亦可洗

方輿輗（巻九）（水腫）　防已三分　桑白皮　茯苓　紫蘇各六分　木香一分五厘　姜煎服
治妊娠腫満、喘促小便不利

古今方彙（妊娠）　防已散
妊婦が腫満して喘促し、小便不利するを治す

金匱要略（痓湿暍）　防已一両　甘草半両炒　白朮七銭半　黄耆一両一分去蘆
右剉麻豆大毎抄五銭匕生姜四片大棗一枚水盞半煎八分去滓温服

効能・効果 ㊓
㊔ 体力中等度で、胃がもたれて食欲がなく、ときにはきけがあるものの次の諸症：急・慢性胃炎、胃腸虚弱、消化不良、食欲不振、消化器症状のある感冒

㊏ **目標**　発熱脈浮、身重く汗出で悪風するもの、あるいは腹痛し、あるいは頭汗出て下半身重く下肢陰部腫れて屈伸し難きもの
応用　感冒、浮腫、急性腎炎、ネフローゼ、化膿症、肥満症

り二回に分服（便法　防已4.0　甘草2.0　白朮3.0　黄耆4.5　大棗3.0　JP生姜1.0　常煎法）

㊥黄耆9～30（5）　木防已9（5）　白朮6（3）　生姜3（3）　炙甘草3（2）　大棗6（3）　水煎服

防已椒目葶藶大黄丸《ぼういしょうもくていれきだいおうがん》＝已椒藶黄丸《いしょうれきおうがん》5

防已地黄湯《ぼういじおうとう》《金匱要略》

(経)防已2.0　甘草2.0　桂枝6.0　防風6.0　乾地黄6.0

(龍)防已1.0　甘草1.0　桂枝3.0　防風3.0　以上を酒40の中に一晩漬しておいて翌朝汁を絞り、生地黄32.0を剉みこれを約30分間蒸し、銅器の中に両者を入れて混和し二回に分服（便法　防已3.0　桂枝3.0　防風3.0　甘草1.0　乾地黄4.0　日本酒40mL　常煎法）

防已茯苓湯《ぼういぶくりょうとう》《金匱要略》

加減方

喘には麻黄0.5（便法4.0）を加える

胃中不和には芍薬0.3（便法3.0）を加える

気上衝には桂枝0.3（便法3.0）を加える

下に陳寒のあるものは細辛0.3（便法3.0）を加える

膝関節痛に麻黄、薏苡仁を加える

㊥**目標**　補気健脾、利水消腫、祛風止痛

応用　急性および慢性腎炎、ネフローゼ症候群、感染性アナフィラキシー、心臓性浮腫、腎性浮腫などで、気虚の風水あるいは浮腫を呈するもの変形性関節症、関節リウマチ、神経痛などで気虚の風湿を呈するもの。多汗症にも用いる

金匱要略（中風歴節）　防已一銭　桂枝三銭　防風三銭　甘草二銭　右四味以酒一盃漬之一宿絞取汁生地黄二斤㕮咀蒸之如斗米飯久以銅器盛其汁更絞地黄汁和分再服

(龍)**目標・応用**　狂状、妄行独語、脈浮、あるいは月経不順のもの

金匱要略（水気）　防已三両　黄耆三両

(薬) 防已茯苓湯 K175 ボウイ3.0 オウギ3.0 ケイヒ3.0 ブクリョウ6.0 カンゾウ2.0 以上五味
(経) 防已3.0 黄耆3.0 桂枝3.0 茯苓4.0 甘草1.5
(龍) 防已3.0 黄耆3.0 桂枝3.0 茯苓6.0 甘草2.0 水240mLを以て煮て80mLに煮つめ三回に分服
(中) 漢防已9 黄耆9 茯苓9 桂枝6 炙甘草3 水煎服

防風湯《ぼうふうとう》《宣明論》

(中) 防風9 当帰9 杏仁9 茯苓9 秦艽9 葛根9 桂枝6 羌活6 黄芩3 炙甘草3 水煎服

防風通聖散《ぼうふうつうしょうさん》《宣明論》

(薬) 防風通聖散料 K176 トウキ1.2 シャクヤク1.2 センキュウ1.2 サンシシ1.2 レンギョウ1.2 ハッカ1.2 ショウキョウ0.4 ケイガイ1.2 ボウフウ1.2 マオウ1.2 ダイオウ1.5 乾燥硫酸ナトリウム0.6 ビャクジュツ2.0 キキョウ2.0 オウゴン2.0 カンゾウ2.0 セッコウ2.0 カッセキ3.0 以上十八味
(経) 当帰1.2 芍薬1.2 川芎1.2 山梔子1.2

桂枝三両 茯苓六両 甘草二両

効能・効果 (湯)
(薬) 体力中等度以下で、手足のむくみや冷えやすい傾向のあるものの次の諸症：手足の疼痛・しびれ感、むくみ、めまい、慢性下痢
(龍) **目標・応用** 皮水、四肢浮腫、線維性痙攣するもの
(中) **目標** 益気、通陽利水
応用 慢性腎炎、ネフローゼ症候群、感染性アナフィラキシー、脚気などの浮腫で、気虚のもの

(中) **目標** 祛風湿
応用 ねちがい、頸肩腕症候群、腰痛症、急性関節炎、多発性関節炎、慢性関節リウマチなどで、風湿痺を呈するもの

効能・効果 (散)(湯)((薬)は(湯)のみ)
(薬) 体力充実して、腹部に皮下脂肪が多く、便秘がちなものの次の諸症：高血圧や肥満に伴う動悸・肩こり・のぼせ・むくみ・便秘、蓄膿症（副鼻腔炎）、湿疹・皮膚炎、ふきでもの（にきび）、肥満症
(般) （原則として湯）当帰1.2～1.5 芍薬1.2～1.5 川芎1.2～1.5 山梔子1.2～1.5 連翹1.2～1.5 薄荷葉1.2～1.5 生姜0.3～0.5（ヒネショウガを使用する場合1.2～1.5） 荊芥1.2～1.5 防風1.2～1.5 麻黄1.2～1.5 大黄1.5 芒硝1.5 白朮2 桔梗2 黄芩2 甘草2 石膏2 滑石3（白朮のない場合も可） 一回2g一日三回

連翹1.2　薄荷1.2　生姜1.2　荊芥1.2　防風1.2
麻黄1.2　大黄1.5　芒硝1.5　桔梗2.0　黄芩2.0
石膏2.0　甘草2.0　滑石3.0
(龍) 川芎1.2　防風1.2　当帰1.2　芍薬1.2
連翹1.2　薄荷葉1.2　麻黄1.2　芒硝1.2
大黄1.2　生姜1.2　石膏2.5　桔梗2.5　黄芩2.5
白朮2.0　山梔子2.0　荊芥2.0　滑石7.0
甘草3.0　JP生姜1.0（便法　習慣的用量としては当帰1.2　芍薬1.2　川芎1.2　山梔子1.2　連翹1.2　薄荷葉1.2　JP生姜1.2　荊芥1.2　防風1.2　麻黄1.2　大黄1.5　芒硝1.5　白朮2.0　桔梗2.0　黄芩2.0　石膏2.0　甘草2.0　滑石3.0とする　以上の割合で散剤とし一日量6.0を三回に分服）
(中) 防風1.5　荊芥1.5　麻黄1.5　薄荷1.5（後下）
連翹1.5　当帰1.5　川芎1.5　白芍1.5　白朮1.5
山梔子1.5　大黄1.5（後下）　芒硝1.5（冲服）
生石膏6（先煎）　黄芩3　桔梗3　滑石6
生甘草3　水煎服　粉末にして、1日2・3回6～9ずつ服用してもよい

樸《ぼく》樕《そく》《そう》湯《とう》

(龍)* 樸樕3.5　忍冬3.5　木通3.5　防風3.5
独活3.5　川芎3.5　牛膝2.0　白河附子1.0
大黄1.0　または樸樕3.5　忍冬3.5　防風3.5
独活3.5　桂枝3.0　大黄1.0　甘草1.0

(龍) **目標**　体質的に肥満性卒中体質、赤ら顔、便秘、脈大腹緊満のもの、あるいは風熱大便秘結小便赤渋、頭面に瘡を生じ目赤く痛み、あるいは舌強り口噤し、あるいは諸熱譫妄驚狂など

応用　脳出血、高血圧症、動脈硬化症、便秘症、酒皶鼻、痔、皮膚病、蓄膿症、眼病、糖尿病、喘息、肥満症

(中) **目標**　辛温解表、清熱解毒、瀉下、利水

応用　感冒、インフルエンザ、肺炎、気管支炎、急性腎炎、急性肝炎、胆のう炎、腎盂炎、膀胱炎、皮膚化膿症、胃腸炎などで、表寒、裏実熱あるいは表鬱を呈するもの

成人の気管支喘息には防風通聖散合通導散を用いる

(龍)* **目標・応用**　関節炎、神経痛、リウマチ

加減方

一方、川芎牛膝附子を去り桂枝甘草各3.0を加えて諸毒肌表に在り将に発せんとするものを治す

骨節疼痛兼梅毒には川芎牛膝附子を去り甘草4.0を加える

本方芍薬湯《ほんぽうしゃくやくとう》 《活方機要》

（経） 芍薬5.0 当帰3.0 黄芩3.0 黄連3.0
木香1.5 甘草1.5 檳榔1.5 大黄2.0 桂枝1.0

奔豚湯《ほんとんとう》 《金匱要略》

（般） 甘草2 川芎2 当帰2 半夏4
黄芩2 葛根5 芍薬2 生姜1～1.5
（ヒネショウガを使用する場合4）
李根白皮5～8（桑白皮でも可）

（経） 葛根5.0 李根白皮5.0 生姜4.0（JP生姜1.0）
半夏4.0 甘草2.0 当帰2.0 川芎2.0 黄芩2.0
芍薬2.0

（龍） 甘草2.0 川芎2.0 当帰2.0 黄芩2.0
芍薬2.0 半夏4.0 葛根5.0
李根白皮（または桑白皮）5.0 JP生姜1.5
水800 mLを以て煮て200 mLに煮つめ日中三回夜一回に分服

奔豚湯《ほんとんとう》 《肘後方》

（般） 甘草2 人参2 桂皮4 呉茱萸2
生姜1 半夏4

（経） 呉茱萸2.0 桂枝4.0 半夏4.0
生姜3.0（JP生姜1.0） 人参2.0 甘草2.0

素問病機気宜保命集（中巻の方） 芍薬一両 当帰 黄芩 黄連各半両 大黄三銭 肉桂二銭半 檳榔 木香 炙甘草各二銭

湿熱痢で、腹痛して膿血便を排出し、赤白が相雑り裏急後重の者を治す

金匱要略（奔豚） 甘草 芎藭 当帰各二両 半夏四両 黄芩二両 生葛五両 芍薬二両 生姜四両 甘李根白皮一升

（般） **効能・効果** （湯）
体力中等度で、下腹部から動悸が胸やのどに突き上げる感じがするものの次の諸症：発作性の動悸、不安神経症

（龍） **目標・応用** 下腹部から胸に向って動悸が衝上げてゆく感じがし、腹痛往来寒熱するもの

（勿） 桂枝 半夏 人参 呉茱萸 甘草 生姜
此方ハ金匱要略ノ方ノ熱候ナキ処ヘ用ユ

（般） **効能・効果** （湯）
体力中等度以下で、下腹部から動悸が胸やのどに突き上げる感じがするものの次の諸症：発作性の動悸、不安神経症

【注】「肘後備急方」に処方内容および「此謂奔豚病従…」との記載あるも、処方名なし

ま

まくり《一貫堂》

㊅経 鷓胡菜0.5　大黄0.5　桃仁0.5　紅花0.5
桂枝0.5　黄連0.5　甘草各0.5

麻黄湯《まおうとう》《傷寒論》

㊅薬 麻黄湯 K179　マオウ4.0　キョウニン4.0
ケイヒ3.0　カンゾウ1.5　以上四味

㊅経 麻黄5.0　杏仁5.0　桂枝4.0　甘草1.5

㊅龍 麻黄3.0　桂枝2.0　甘草1.0　杏仁4.0
水360mLを以て麻黄を煮て260mLに煮つめ上沫を去り他の諸薬を入れて煮直して100mLに煮つめ三回に分服(便法　水半量　常煎法)

㊅中 麻黄6(5)　桂枝6(4)　杏仁6(5)
炙甘草3(2)　水煎服

【注】 出産時に嬰児に服用させ胎毒を出させる
☞甘連大黄湯73　甘連湯

傷寒論(太陽中)　麻黄三両去節　桂枝二両去皮　甘草一両炙　杏仁七十箇去皮尖

効能・効果 ㊅湯
㊅薬 体力充実して、かぜのひきはじめで、さむけがして発熱、頭痛があり、せきが出て身体のふしぶしが痛く汗が出ていないものの次の諸症：感冒、鼻かぜ、気管支炎、鼻づまり

㊅龍 **目標・応用** 急性熱病で脈浮緊、頭痛発熱悪風寒、身疼腰痛関節痛、汗なく、あるいは喘するもの

㊅中 **目標** 辛温解表、止咳平喘
応用 インフルエンザ、各種感染症の初期で、表寒、表実を呈するもの
気管支炎、気管支喘息の発作期、アレルギー性鼻炎の発作期などに、頓服として用いる。夜尿症にも試用してよい。発熱性疾患には、強い悪寒、無汗、脈浮緊をそなえたもののみに用い、発汗過多による弊害を防ぐべきである。老人、子供、虚弱者には用いてはならない。以下略

麻黄加朮湯《まおうかじゅつとう》《金匱要略》

(経) 麻黄5.0　杏仁5.0　桂枝4.0　朮4.0　甘草1.5

(龍) 麻黄3.0　桂枝2.0　甘草2.0　杏仁3.0　白朮4.0　水360 mLを以て麻黄を煮て280 mLに煮つめ、他の諸薬を入れて煮直して100 mLに煮つめ三回分服

(中) 麻黄6　桂枝6　杏仁6　炙甘草3　白朮6　水煎服

麻黄甘草湯《まおうかんぞうとう》＝甘草麻黄湯《かんぞうまおうとう》 72

(漢) 麻黄　甘草

麻黄甘草附子湯《まおうかんぞうぶしとう》＝麻黄附子甘草湯《まおうぶしかんぞうとう》 448

麻黄杏仁甘草石膏湯《まおうきょうにんかんぞうせっこうとう》＝麻杏甘石湯《まきょうかんせきとう》 450

麻黄杏仁薏苡甘草湯《まおうきょうにんよくいかんぞうとう》＝麻杏薏甘湯《まきょうよくかんとう》 450

麻黄五味湯《まおうごみとう》《外台》

(経) 麻黄3.0　葛根4.0　石膏10.0　JP生姜1.0　茵蔯蒿2.0

金匱要略（痓湿暍）　麻黄三両去節　桂枝二両去皮　甘草一両炙　杏仁七十箇去皮尖　白朮四両

(経) 麻黄湯に朮4.0を加う

(龍) **目標・応用** リウマチなどで身煩湘するもの、あるいは頭痛鼻塞のもの

(中) **目標** 発汗解表、宣肺平喘、祛湿

金匱要略（水気）「甘草麻黄湯」甘草二両　麻黄四両

(漢) 喘息　8・3・9・33

外台秘要（巻四）（許仁則療諸黄方）

麻黄細辛附子湯《まおうさいしんぶしとう》 《傷寒論》
＝麻黄附子細辛湯《まおうぶしさいしんとう》 448

麻黄左経湯《まおうさけいとう》
〈実際〉 羌活3.0 防風3.0 麻黄3.0 桂枝3.0
朮3.0 茯苓3.0 乾姜1.5 細辛2.0 防已5.0
甘草1.5

麻黄升麻湯《まおうしょうまとう》 《傷寒論》
(経) 麻黄4.0 知母4.0 黄芩4.0 萎蕤4.0
升麻2.0 当帰2.0 芍薬1.5 天門冬1.5
桂枝1.5 茯苓1.5 甘草1.5 石膏1.5 白朮1.5
乾姜1.5

麻黄赤芍湯《まおうせきしゃくとう》 《医学入門》＝㊥霊仙除痛湯《れいせんじょつうとう》 486

麻黄石膏湯《まおうせっこうとう》 ㊥ ☞ 大青竜湯《だいせいりゅうとう》 310

麻黄蒼朮湯《まおうそうじゅつとう》 《張氏医通》
(柴) 麻黄3.0 羌活3.0 柴胡3.0 蒼朮各3.0
防風2.0 当帰2.0 五味子2.0 黄耆4.0
黄芩1.0 草豆蔻1.0 甘草1.0

傷寒論（少陰） 麻黄二両去節 細辛二両 附子一枚炮去皮破八片

傷寒論（厥陰） 麻黄二両半去節 升麻一両一分 当帰一両一分 知母十八銖 黄芩十八銖 萎蕤十八銖一作菖蒲 芍薬六銖 天門冬六銖去心 桂枝六銖去皮 茯苓六銖 甘草六銖炙 石膏六銖砕綿裹 白朮六銖 乾姜六銖

蘭室秘蔵（自汗門の方） 麻黄八銭 蒼朮五銭 黄耆一銭半 草豆蔻六分 柴胡 羌活各五分 生甘草 当帰梢 防風各四分 炙甘草 黄芩各三分 五味子九個

(柴) **応用** 寒冷による喘息

麻黄定喘湯《まおうていぜんとう》《李東垣》

㊑ 麻黄4.0　当帰3.0　黄芩3.0　柴胡3.0
草豆蔻2.0　益智2.0　升麻2.0　神麴2.0
蘇木2.0　甘草2.0　紅花1.5　全蝎1.0

麻黄附子湯《まおうぶしとう》《金匱要略》
＝麻黄附子甘草湯《まおうぶしかんぞうとう》

麻黄附子甘草湯《まおうぶしかんぞうとう》《傷寒論》
＝麻黄甘草附子湯《まおうかんぞうぶしとう》　麻黄附子湯《まおうぶしとう》

㊫ 麻黄3.0　甘草3.0　附子1.0
㊬ 麻黄2.0　甘草2.0　炮附子0.3（白河附子1.0）
水280 mLを以て麻黄を煮て一・二回沸騰させ上沫を去り他の諸薬を入れて煮直して120 mLに煮つめ三回に分服（便法　麻黄3.0　甘草2.0　白河附子1.0を水半量　常煎法）
㊥ 麻黄5　附子6　炙甘草3　水煎服

麻黄附子細辛湯《まおうぶしさいしんとう》《傷寒論》
＝麻黄細辛附子湯《まおうさいしんぶしとう》　麻附細《まぶさい》

㊭ 麻黄2～4　細辛2～3
加工ブシ0.3～1
㊫ 麻黄4.0　細辛3.0　附子1.0
㊬ 麻黄2.0　細辛2.0　炮附子0.3（白河附子1.0）

㊑ **応用**　小児喘息

傷寒論（少陰）　麻黄二両去節　甘草二両炙　附子一枚炮去皮破八片
㊬ **目標・応用**　悪寒多き急性熱病で頭痛身疼などあまりなきもの、あるいは浮腫脈沈
㊥ **目標**　助陽解表（兼治水腫）

傷寒論（少陰）　麻黄二両去節　細辛二両　附子一枚炮去皮破八片
効能・効果　㊮
㊭ 体力虚弱で、手足に冷えがあり、ときに悪寒があるものの次の諸症：感冒、アレルギー性鼻炎、気管支炎、気管支ぜんそく、神経痛
㊬ **目標**　発熱するも悪寒多く、あるいは悪寒だけで頭痛身疼、あるいは喘あ

水400mLを以て麻黄を煮て320mLに煮つめ上沫を去り他の諸薬を入れて煮直して120mLに煮つめ三回に分服（便法　水半量　常煎法）

㊥ 麻黄6（4）　細辛3（3）　熟附子6（1）（先煎）　水煎服

麻黄連軺赤小豆湯《まおうれんしょうしゃくしょうずとう》 《傷寒論》

(経) 麻黄3.0　連翹3.0　生姜3.0（JP生姜1.0）　大棗3.0　桑白皮3.0　杏仁4.0　赤小豆10.0　甘草1.0

(龍) 麻黄2.0　連軺（連翹根）2.0　杏仁2.0　甘草2.0　赤小豆14.0　大棗3.0　生梓白皮（または桑白皮）10.0　JP生姜1.0

水400mLを以て麻黄を煮て二回ほど沸騰したら上沫を去り他の諸薬を入れて煮直して120mLに煮つめ三回に分服（便法　常煎法）

麻甘湯《まかんとう》＝甘草麻黄湯《かんぞうまおうとう》72　麻黄甘草湯《まおうかんぞうとう》

るいは鼻つまるもの、脈沈

応用　感冒肺炎などの急性熱病、喘息、蓄膿症

【注】 (龍)では麻黄細辛附子湯

㊥ **目標**　補陽、辛温解表、利水

応用　感冒、インフルエンザ、気管支炎、急性腎炎などの初期で、陽虚の表寒を呈するもの

クインケ浮腫、腎炎浮腫、関節リウマチ、神経痛、腰痛症、慢性気管支炎、アレルギー性鼻炎の発作期などで、寒証や痰湿を呈するものにも用いる

加減方

(矢) 甚だしく頭部の冷痛するもの：加防風、川芎

【注】 喉がチクチクと痛む風邪（のどチク）に使う〈藤平健〉

傷寒論（陽明）　麻黄二両去節　連軺二両連翹根是　杏仁四十箇去皮尖　赤小豆一升　大棗十二枚擘　生梓白皮一升切　生姜二両切　甘草二両炙

(龍) **目標・応用**　裏に瘀熱があって発黄するもの、あるいは皮膚病内攻の腎炎やネフローゼ

麻杏苡甘湯《まきょういかんとう》（中）＝麻杏薏甘湯《まきょうよくかんとう》450

麻杏甘石湯《まきょうかんせきとう》《傷寒論》

＝麻黄杏仁甘草石膏湯《まおうきょうにんかんぞうせっこうとう》　麻杏石《まきょうせき》《せっ》甘湯《かんとう》

（薬）麻杏甘石湯 K180　マオウ4.0

キョウニン3.5　カンゾウ2.0　セッコウ8.0

以上四味

（経）麻黄4.0　杏仁4.0　甘草2.0　石膏10.0

（龍）麻黄4.0　杏仁2.0　甘草2.0　石膏8.0

水280mLを以て麻黄を煮て200mLに煮つめ上沫を去り他の諸薬を入れて煮直して80mLに煮つめ二回に分服（便法　麻黄6.0　杏仁3.0　甘草3.0　石膏12.0　水半量　常煎法）

（中）麻黄6（4）　杏仁6（4）　生石膏30（10）

（先煎）　生甘草3（2）　水煎服

麻杏石甘湯《まきょうせきかんとう》《せっ》＝麻杏甘石湯《まきょうかんせきとう》

麻杏薏甘湯《まきょうよくかんとう》《金匱要略》

＝麻黄杏仁薏苡甘草湯《まおうきょうにんよくいかんぞうとう》　麻杏苡甘湯《まきょういかんとう》

（薬）麻杏薏甘湯 K181　マオウ4.0

キョウニン3.0　ヨクイニン10.0　カンゾウ2.0

以上四味

傷寒論（太陽中）　麻黄四両去節　杏仁五十箇去皮尖　甘草二両炙　石膏半斤砕綿裹

効能・効果（湯）

（薬）体力中等度以上で、せきが出て、ときにのどが渇くものの次の諸症：せき、小児ぜんそく、気管支ぜんそく、気管支炎、感冒、痔の痛み

（龍）**目標・応用**　気管支喘息で発作時汗が出るもの

（中）**目標**　清肺平喘、止咳

応用　急性気管支炎、気管支肺炎、肺炎、麻疹の肺炎、気管支喘息の発作などで肺熱を呈するもの

痔核の腫脹、疼痛に試用してもよい

加減方

咽痛、咳嗽の強い時（消炎、鎮咳）：加桑白皮（五虎湯131）

痰が多いとき：右にさらに合二陳湯（五虎二陳湯131）

金匱要略（痙湿暍）　麻黄去節半両湯泡　甘草一両炙　薏苡仁半両　杏仁十箇去皮尖炒

効能・効果（湯）

（薬）体力中等度なものの次の諸症：関節痛、神経痛、筋肉痛、いぼ、手足のあれ（手足の湿疹・皮膚炎）

（龍）**目標・応用**　リウマチ様の疼痛で夕

㊦経 麻黄4.0　杏仁3.0　薏苡仁10.0　甘草2.0

龍 麻黄5.0　甘草10.0　薏苡仁5.0　杏仁5.0　以上混合一回量4.0を水120 mLを以て煮て80 mLに煮つめ服用（便法　麻黄4.0　杏仁2.0　薏苡仁6.0　甘草3.0　常煎法）

㊥ 麻黄6（4）　杏仁6（3）　薏苡仁15（10）　炙甘草3（2）　水煎服

麻桂石膏湯《まけいせっこうとう》㊥＝大青竜湯《だいせいりゅうとう》 310

麻子仁丸《ましにんがん》《傷寒論》

薬 麻子仁丸料 K 182　マシニン5.0　シャクヤク2.0　キジツ2.0　コウボク2.0　ダイオウ4.0　キョウニン2.0　以上六味

薬 麻子仁丸 K 182 ①　マシニン5.0　シャクヤク2.0　キジツ2.0　コウボク2.0　ダイオウ4.0　キョウニン2.0を末とし、ハチミツを結合剤として170個とする。一回20～30個一日三回

経 麻子仁5分　芍薬2分　枳実2分　厚朴2分　大黄4分　杏仁2分　以上煉蜜にて丸とし一回量2.0 gを頓服

龍 麻子仁16　大黄16　芍薬8　枳実8　厚朴10　杏仁10　以上粉末とし蜂蜜で丸剤に作り一回量2.0 gを一日三回服用、漸次増量

方に痛みが激しくなるもの、いぼ、水虫などの皮膚病、喘息、妊娠腎で浮腫喘促するもの

㊥ **目標**　祛風湿、解表、止咳平喘

応用　感冒、インフルエンザ、ねちがい、頸肩腕症候群、腰痛症、坐骨神経痛などで、風疹の表証を呈するもの

傷寒論（陽明）　麻子仁二升　芍薬半斤　枳実半斤炙　大黄一斤去皮　厚朴一尺炙去皮　杏仁一升去皮尖熬別作脂

効能・効果 散湯

薬 体力中等度以下で、ときに便が硬く塊状なものの次の諸症：便秘、便秘に伴う頭重・のぼせ・湿疹・皮膚炎・ふきでもの（にきび）・食欲不振（食欲減退）・腹部膨満・腸内異常醗酵・痔などの症状の緩和

龍 **目標・応用**　大便硬きもの、常習便秘

㊥ **目標**　潤腸通便

応用　熱発、発汗過多などに続発する腸燥便秘、あるいは習慣性便秘

㊥ 麻子仁15（5） 大黄6（4）（後下）
杏仁9（2） 枳実6（2） 厚朴3（2）
白芍9（2） 水煎服 粉末を蜜丸として適量服用してもよい

麻附細《まぶさい》 ＝ 麻黄附子細辛湯《まおうぶしさいしんとう》 448

曼倩湯《まんせいとう》 《原南陽》

〈実際〉四逆散に呉茱萸2.0 牡蛎4.0を加える

蔓《ばん》**荊子散**《まんけいしさん》 《直指方》

㊊ 蔓荊子2.0 升麻2.0 木通2.0 芍薬2.0
麦門冬2.0 地黄2.0 前胡2.0 茯苓2.0
桑白皮2.0 菊花2.0 甘草1.5 大棗1.5
乾姜1.0

㊣龍 蔓荊子3.0 升麻3.0 木通4.0 芍薬4.0
麦門冬4.0 乾地黄4.0 前胡4.0 茯苓4.0
桑白皮2.0 菊花2.0 甘草2.0 大棗2.0
JP生姜1.0

澼嚢〈実際〉—腹痛：四逆散の項（☞180）

古今方彙（耳） 蔓荊 升麻 木通 赤芍 麦門 生地 前胡 赤茯 桑皮蜜炒 菊花 甘草各等分 姜棗水煎

㊣龍 **目標・応用** 中耳炎で耳聾または膿が出るもの

味麦益《えき》気湯《みばくえっきとう》《弁惑論》

(経) 黄耆4.0 人参4.0 朮4.0 当帰3.0 陳皮2.0 生姜2.0(JP生姜0.5～1.0) 大棗2.0 柴胡2.0 五味子2.0 甘草1.5 升麻0.5 麦門冬5.0

(龍) 人参3.0 白朮3.0 当帰3.0 陳皮3.0 柴胡2.0 升麻2.0 甘草2.0 五味子2.0 黄耆4.0 麦門冬10.0

味麦地黄丸《みばくじおうがん》＝(中)麦味地黄丸《ばくみじおうがん》391

(薬) 味麦地黄丸料 K205 ジオウ5.0 サンシュユ3.0 サンヤク3.0 タクシャ3.0 ブクリョウ3.0 ボタンピ3.0 バクモンドウ6.0 ゴミシ2.0 以上八味

蜜煎導《みつせんどう》《傷寒論》

(経) 蜂蜜を微火にて飴状となし指の大きさの坐薬とす

(経) 補中益気湯に五味子2.0 麦門冬5.0を加えたもの

(龍) **目標・応用** 感冒、気管支カタル等の補中益気湯証で咳込むもの

効能・効果 (散)(湯)((薬)は(湯)のみ)

(薬) 体力中等度以下で、疲れやすく胃腸障害がなく、ときにせき、口渇があるものの次の諸症：下肢痛、腰痛、しびれ、高齢者のかすみ目、かゆみ、排尿困難、頻尿、むくみ、息切れ、からぜき

(般) 地黄8 山茱萸4 山薬4 沢瀉3 茯苓3 牡丹皮3 麦門冬6 五味子2 一回2g一日三回

傷寒論(陽明)

(柴) **応用** 便秘坐薬

妙応丸《みょうおうがん》 ＝ ㊥控涎丹《こうぜんたん》 149

妙香散《みょうこうさん》 ＝ 妙功散《みょうこうさん》〈医典〉
〈実際〉黄耆4.0　山薬4.0　遠志4.0　人参2.0
桔梗2.0　甘草2.0　辰砂0.3　麝香0.1　木香2.5
茯苓8.0　以上を粉末として混和し一回1g
を服用

妙功散《みょうこうさん》 ＝ 妙香散《みょうこうさん》〈実際〉

妙功十一丸《みょうこうじゅういちがん》 《儒門》
(経) 丁香　沈香　木香　乳香　麝香　三稜
莪朮　牽牛子　黄連　雷丸　鶴蝨　胡黄連
黄芩　大黄　陳皮　青皮　雄黄　甘草
熊胆　赤小豆　丁香　軽粉　巴豆　以上等
分糊丸とし一回量0.2g　一日三回

和剤局方（巻五）（治諸虚）　治男子婦人
心気不足　志意不足　驚怖悲憂　惨戚
虚煩　少睡　喜怒　不常　夜多盗汗
飲食無味　頭目昏眩

儒門事親（巻十五）　丁香　木香　沈香
乳香　麝香　荊三稜炮　廣茂炮　黒牽
牛微炒　黄連　雷丸炒　鶴蝨炒　胡黄
連　黄芩　大黄焙　陳皮　青皮　雄黄
熊膽　甘草炙各二銭半　赤小豆三百六
十粒煮　白丁香直尖者三百六十箇　軽
粉四銭　巴豆七粒
(柴) **応用**　癇症

む・め

無凝丸料《むげがんりょう》《三因方》

(勿) 莪朮2.5　三稜2.5　大腹4.0　木香2.0
檳榔4.0　生姜2.0

明眼一方《めいがんいっぽう》

(経) 防風3.0　車前子3.0　滑石3.0　桔梗3.0
菊花1.5

明目地黄丸《めいもくじおうがん》《浅田家方》

(経) 地黄2分　知母1分　黄柏1分
兎絲子1分　独活1分　枸杞子1分
牛膝1分　蒺藜1分　以上糊丸とし一回量
2.0g　一日三回

明朗飲《めいろういん》《東郭》

(薬) 明朗飲 K206　ブクリョウ4.0　サイシン2.0
ケイヒ3.0　オウレン2.0　ビャクジュツ2.0
カンゾウ2.0　シャゼンシ2.0　以上七味
(経) 茯苓6.0　桂枝4.0　白朮3.0　甘草2.0

(勿) 治脾気横泄　四肢浮腫　心腹脹満
喘不得臥　蘇沈良方云　治病喘手足皆
腫　脾病横瀉四肢也

(勿) 防風　菊花　車前子　滑石　桔梗
外障膿眼ノ類ニハ別シテ効アリ

(勿) 地黄倍加　知母　黄蘗　兎絲子　独
活　枸杞子　牛膝　蒺藜子各等分
治散下眼　又宣虚眼

効能・効果 (湯)
(薬) 体力中等度で、ときにめまい、ふらつき、動悸があるものの次の諸症：急・慢性結膜炎、目の充血、流涙（なみだ目）
(勿) 即苓桂朮甘湯方中加車前子細辛黄連
(経) 苓桂朮甘湯加車前子、細辛、黄連各2.0
(龍) **目標・応用** 充血性眼病

車前子2.0 細辛2.0 黄連2.0

(龍) 茯苓4.0 桂枝3.0 黄連2.0 白朮2.0
車前子2.0 細辛2.0 甘草2.0

苓桂朮甘湯 484

明朗飲加菊花《めいろういんかきっか》

茯苓6 桂枝4 白朮3 甘草2
車前子2 細辛2 黄連2 菊花2

苓桂朮甘湯の加減方の明朗飲に肝目の菊花を加えたもの。菊花については「漢方と民間薬百科」(大塚敬節)

苓桂朮甘湯 484

綿実飲《めんじついん》《本朝経験》

(柴) 綿実仁10.0 甘草4.0

(勿)(本朝経験)
(柴) **応用** 腰痛

木香化滞湯《もっこうけたいとう》《弁惑論》

㊊ 柴胡4.0　木香3.0　陳皮3.0　当帰3.0　枳実3.0　半夏3.0　紅花1.5　草豆蔻1.0　甘草1.0　JP生姜1.0

木香順気飲《もっこうじゅんきいん》〈医典〉＝木香調気飲《もっこうちょうきいん》〈実際〉

木香1.0　檀香1.0　白豆蔻1.0　丁香1.0　縮砂1.5　藿香1.5　甘草1.5　生姜3.0　塩2.0

木香順気丸《もっこうじゅんきがん》

㊥ 木香60　香附子120　陳皮60　青皮45　枳殻60　山査子60　麦芽60　神麴60　烏薬60　檳榔子45　茯苓60　萊菔子60　甘草45　細末とし水丸とする。一日二回3～6gずつ湯で服用

木香調気飲《もっこうちょうきいん》〈実際〉＝木香順気飲《もっこうじゅんきいん》〈医典〉

内外傷弁惑論（下巻）半夏一両　草豆蔻仁　炙甘草各五銭　柴胡四銭　木香　橘皮各三銭　枳実麸炒去瓤　当帰稍各二銭　紅花五分

㊊ **目標**　心下痞満、不思飲食

㊥ **目標**　理気消積、寛中和胃

木香檳榔丸《もっこうびんろうがん》《医方集解》

(中) 木香3　檳榔子3　青皮3　陳皮3
枳殻3　莪朮3　三稜3　黄連3　黄柏9
香附子9　大黄9　牽牛子12　玄明粉6
粉末を丸剤とし、一回6~9g服用　適量を水煎服してもよい

木香分気湯《もくこうぶんきとう》《葉氏》

(龍)* 木香1.5　茯苓4.0　沢瀉4.0　半夏4.0
枳実2.0　紫蘇子2.0　檳榔子2.0　猪苓2.0

木香流気飲《もっこうりゅうきいん》《和剤局方》

(柴) 陳皮3.0　青皮3.0　厚朴3.0　紫蘇葉3.0
香附子3.0　木通3.0　檳榔子3.0　麦門冬3.0
白朮3.0　茯苓3.0　半夏3.0　甘草2.0　桂枝2.0
莪朮2.0　大腹皮2.0　藿香2.0　木瓜2.0
菖蒲根2.0　大棗2.0　JP生姜1.0　丁皮1.0
木香1.0　草果1.0　白芷1.0　人参3.0

木通散《もくつうさん》《産科発蒙》

(経) 木通3.0　香附子3.0　陳皮3.0　烏薬3.0
木瓜3.0　紫蘇葉3.0　甘草1.0　生姜1.0

医方集解（攻裏）　木香　檳榔　青皮醋炒　陳皮去白　枳殻炒　黄蘗酒炒　黄連茱萸湯炒　三稜醋煮　莪蒁醋煮五銭　大黄酒浸一両　香附　黒牽牛二両　芒硝水丸量人虚実服

(中) **目標**　理気導滞、清熱瀉下
応用　枳実導滞丸に準じ、気滞の強いもの

(龍)* **目標・応用**　浮腫、上気、精神爽かならざるもの、気分腫

和剤局方（巻三）　半夏湯洗七次二両　陳皮去白二斤　厚朴去粗皮姜製炒　青皮去白　甘草爁　香附炒去毛　紫蘇葉去枝梗各一斤　人参　赤茯苓去黒皮　乾木瓜　石菖蒲　白朮　白芷　麦門冬各四両　草果仁　肉桂去粗皮不見火　蓬莪茂煨切　大腹皮　丁香皮　檳榔　木香不見火　藿香葉各六両　木通去節八両

(柴) **目標**　面目四肢虚浮、大小便閉

木防已湯《もくぼういとう》《金匱要略》

(般) 防已2.4～6　石膏6～12　桂皮1.6～6　人参2～4(竹節人参4でも可)

(経) 防已4.0　石膏10.0　桂枝3.0　人参3.0

(龍) 木防已3.0　石膏12.0　桂枝2.0　人参4.0
水240 mLを以て煮て80 mLに煮つめ二回に分服
(便法　水半量　常煎法)

(中) 木防已(あるいは漢防已)12(4)　党参12(人参3)　桂枝6(3)　石膏18(10)[先煎]
水煎服

木防已去石膏加茯苓芒硝湯《もくぼういきょせっこうかぶくりょうぼうしょうとう》《金匱要略》

(経) 防已4.0　茯苓4.0　桂枝3.0　人参3.0　芒硝5.0

(龍) 木防已2.0　桂枝2.0　芒硝4.0　人参4.0　茯苓4.0　水240 mLを以て芒硝以外の薬を煮て80 mLに煮つめ、芒硝を加えて少し加熱溶解

金匱要略(痰飲欬嗽)　木防已三両　石膏十二枚鶏子大　桂枝二両　人参四両

効能・効果 (湯)

(般) 体力中等度以上で、みぞおちがつかえ、血色すぐれないものの次の諸症：動悸、息切れ、気管支ぜんそく、むくみ

(龍) **目標**　喘満、心下部つかえ堅く面色黒味を帯び小便不利、脈沈緊のもの
応用　浮腫、心臓不全、腎臓病

(中) **目標**　利水滲湿、益気、清熱
応用　うっ血性心不全、肺水腫、心臓性喘血、胸水など
肺水腫やうっ血があるときには、降気湯(七味降気湯*、沈香降気湯合豁胸湯**)、茯苓杏仁甘草湯が効果があるので、合方あるいは併用するとよい。葶藶大棗瀉肺湯を合方すると激しい瀉下、利尿が生じて肺水腫が軽減する。吉益南涯は常に茯苓を加えて用いている
加蘇子、桑白皮(増損木防已湯)

*七味降気湯：紫蘇葉、香附子、半夏、茯苓、木通、桑白皮、檀香、生姜、甘草

沈香降気湯合豁胸湯：沈香豁胸湯337**に紫蘇子を加えた

(経) 木防已湯方内去石膏加茯苓4.0　芒硝5.0

(龍) **目標・応用**　木防已湯より実証のもの

(中) 木防已湯より口渇、いらいら、舌苔が黄などの熱証がないので石膏を除き、さらに、茯苓で利水を強め、芒硝の瀉下効果で利水を補助
喀痰が多く呼吸困難が強ければ、葶藶子、紫蘇子、桑白皮を加えるか、逐水

し二回に分服（便法　水半量　常煎法）

礞石滾痰丸《もうせきこんたんがん》《丹渓心法附余》　＝㊥滾痰丸《こんたんがん》151

㊥ 礞石30　黄芩240　大黄240　沈香15　細末を丸とし、一日5～9gを湯で服用

剤を投与して肺水腫、胸水を瀉下によって除くのがよい。チアノーゼや冷えが強ければ、附子、肉桂を配合する

㊥ **目標**　攻逐頑痰、鎮驚、清熱、平喘

応用　てんかん、神経症、精神分裂症、熱性痙攣、慢性気管支炎、気管支喘息などで、実熱の頑痰を呈するもの。胆石症にも用いてよい

薬効が強いので虚弱者には少量を用いるか補益薬とともに使用する。妊婦には慎重に用いる

や

射干麻黄湯《やかんまおうとう》 《金匱要略》

(経) 射干2.5 麻黄3.0 生姜3.0（JP生姜1.0）
五味子3.0 細辛2.0 紫苑2.0 款冬花2.0
大棗2.0 半夏4.0

(龍) 射干3.0 細辛3.0 紫苑3.0 款冬花3.0
五味子3.0 麻黄4.0 生姜4.0 大棗1.5
半夏5.0 水480 mLを以て麻黄を煮て一・二回沸騰させ上沫を去り他の諸薬を入れて煮て120 mLに煮つめ三回に分服（便法 常煎法）

(中) 射干6（3） 麻黄6（3） 半夏9（4）
紫苑9（2） 款冬花9（2） 五味子6（3）
細辛3（2） 生姜3（3） 大棗3（2）
水煎服

益智飲《やくちいん》＝三味湯《さんみとう》175 神祖袖薬《しんそしゅうやく》

(勿) 藿香3.0 益智4.0 木香2.0

益智固真湯《やくちこしんとう》 《寿世保元》

(柴) 人参3.0 巴戟天3.0 白芍3.0 白朮3.0
茯神3.0 当帰3.0 酸棗仁3.0 山薬3.0
益智3.0 麦門冬3.0 連肉3.0 黄耆3.0

金匱要略（肺痿肺癰欬嗽上気） 射干十三枚一云三両 麻黄四両 生姜四両 細辛三両 紫苑三両 款冬花三両 五味子半升 大棗七枚 半夏大者八枚洗 一法半斤

(龍) **目標・応用** 欬し上気し、喉中がゴロゴロあるいはヒュウヒュウ鳴りあるいは犬の遠吠のごとき音がするもの

(中) **目標** 平喘止咳、温肺化痰
応用 気管支喘息の発作期、気管支炎などで、寒痰の哮喘を呈するもの

【注】 百日咳（椿庭夜話）

(勿) 即神祖ノ御袖薬ナリ傷食ノ主方トス

古今方彙（遺精） 黄耆 甘草生 黄連各一銭半 人参 巴戟各三銭 白芍酒二銭 白朮 茯神 当帰 酸棗 山薬 益智 麦門 沢瀉 黄芩 連蘂 知母各一銭 黄柏酒七分 升麻五分

(柴) **応用** 遺精、夢精

沢瀉 2.0　黄芩 2.0　知母 2.0　五味子 2.0
升麻 1.0　黄連 1.0　黄柏 1.0　生甘草 1.0

輸尿管結石方《ゆにょうかんけっせきほう》《中山医学院》

㊥ 金銭草60　木通9　瞿麦24　車前子9
滑石15　山梔子9　海金沙15（包煎）
扁蓄18　水煎服

雄黄熏《ゆうおうくん》＝雄黄熏《おおうくん》27

㊥ **応用**　泌尿器系結石

よ——

陽旦湯《ようたんとう》＝桂枝湯《けいしとう》105

楊柏散《ようはくさん》《浅田家方》

(般) 楊梅皮2　黄柏2　犬山椒1
(経) 楊梅皮2.0　黄柏2.0　犬山椒1.0　以上細末混和し酢にて泥状となし患部に塗る
(龍) 楊梅皮2　黄柏2　犬山椒1　以上の割合で粉末を混和し酢で泥状として外用

養胃湯《よういとう》

(中)《臨床指南》沙参15　玉竹12　麦門冬12
桑葉9　生甘草3　水煎服
(柴)[1]《古今方彙、妊娠門》当帰3.0　芍薬3.0
陳皮3.0　香附子3.0　茯苓3.0　半夏3.0
白朮3.0　神麹3.0　大棗3.0　藿香2.0　砂仁2.0
JP生姜1.0　甘草1.0
(柴)[2]《万病回春、痞満門》香附子2.5　砂仁2.5
木香2.5　枳実2.5　厚朴2.5　白豆蔲2.5
藿香2.5　白朮3.5　茯苓3.5　陳皮3.5　半夏3.5
甘草1.0　大棗2.0　JP生姜0.5

(勿) 楊梅皮　黄蘖各等分　犬椒半減
効能・効果　(外)
(般) 捻挫、打撲
(龍) **目標・応用**　捻挫、打撲（外用）

(中) **目標**　清養肺胃、生津潤燥
応用　沙参麦門冬湯205に準じる
(柴)[1] **応用**　妊娠悪阻
(柴)[2] **目標**　胸腹痞満
【注】 (柴)は古今方彙では寿世保元を原典としている。又(柴)[2]も古今方彙に収載されている

養陰清胃煎《よういんせいいせん》＝㊥玉女煎《ぎょくじょせん》 96

養陰清肺湯《よういんせいはいとう》《重楼玉鑰》

㊥ 生地黄12 麦門冬12 玄参15 川貝母6
牡丹皮6 赤芍6 薄荷3（後下）
生甘草3 水煎服

養血湯《ようけつとう》《万病回春》

(柴) 当帰3.0 地黄3.0 秦艽3.0 杜仲3.0
肉桂3.0 茯苓3.0 防風3.0 牛膝3.0 川芎2.0
山帰来6.0 甘草1.0

養血安神湯《ようけつあんしんとう》《万病回春》

(経) 当帰3.0 川芎3.0 芍薬3.0 酸棗仁1.5
黄連1.5 柏子仁1.5 甘草1.5 陳皮2.5
地黄3.5 茯神3.5

養血清火湯《ようけつせいかとう》《万病回春》

(柴) 芍薬4.0 地黄4.0 黄連1.5 麦門冬3.5
遠志3.5 酸棗仁3.5 当帰3.5 川芎2.0
黄芩2.0 山梔子2.0 甘草1.0 辰砂少許

重楼玉鑰（上巻） 生地黄二銭 麦門冬一銭二分 生甘草 薄荷各五分 玄参一銭半 貝母（芯を除く） 牡丹皮 炒白芍各八分

㊥ **目標** 滋陰清肺、涼血解毒

応用 ジフテリア、急性咽喉炎、急性扁桃炎あるいは慢性気管支炎、慢性咽喉炎などで肺陰虚を呈するもの

万病回春（腰痛） 当帰 生地黄 秦艽 肉桂 牛膝去蘆酒洗 杜仲塩酒炒 茯苓去皮 防風去蘆各一銭 土茯苓一銭半 川芎五分 甘草三分 右剉一剤

(柴) **目標** 腰腿筋骨疼痛

万病回春（動悸） 当帰身五分酒洗 川芎五分 白芍炒五分 生地黄酒洗 陳皮五分 白朮七分 茯神 酸棗仁七分炒 柏子仁五分炒 黄連五分酒炒 甘草三分炙

万病回春（怔忡） 当帰 川芎七分 白芍酒炒 生地黄酒洗 黄連酒炒 黄芩去朽八分 梔子炒八分 酸棗仁炒 麦門冬去心各一銭 遠志去心 辰砂五分另 甘草三分

(柴) **目標** 怔忡、煩躁

JP生姜1.0

養血清心湯《ようけつせいしんとう》《万病回春》
(柴) 人参3.0　白朮3.0　茯苓3.0　遠志3.0
酸棗仁3.0　地黄3.0　菖蒲3.0　川芎3.0
当帰4.0　甘草2.0

養心湯《ようしんとう》
(中)《証治準縄》党参9　黄耆9　炙甘草6
当帰9　茯神9　茯苓9　柏子仁9
酸棗仁12　遠志5　五味子6　川芎3
製半夏6　肉桂1.5（焗服）　水煎服
(柴)《寿世保元》人参3.0　麦門冬3.0　茯苓3.0
茯神3.0　当帰3.0　芍薬3.0　酸棗仁3.0
遠志2.0　陳皮2.0　柏子仁2.0　蓮肉2.0
黄連1.5　甘草1.0

養臓湯《ようぞうとう》＝(中)真人養臓湯《しんじんようぞうとう》253

養肺湯《ようはいとう》《聖済総録》
(経) 柴胡3.0　貝母3.0　茯苓4.0　杏仁4.0
阿膠2.0　桔梗2.0　桑白皮2.0　人参2.0
枳実1.5　五味子1.5　甘草1.5

万病回春（癲狂）　人参去蘆　白朮去蘆
茯苓去皮　遠志去心　酸棗仁炒　生地
黄　川芎　石菖蒲各一銭　当帰一銭半
甘草五分
(柴) **目標**　癲、心血不足

古今方彙（不寝）（寿世）　人参　麦門冬
黄連　白茯　茯神　当帰　白芍酒　遠
志　陳皮　散棗仁　柏仁　甘草　蓮肉
(中) **目標**　補血益気、養心安神
応用　帰脾湯に準じ、心血虚の程度が強いもの
(柴) **目標**　労心少睡、心神不定
【注】「漢方治療百話」6・67頁

抑肝散《よくかんさん》《保嬰撮要》

(薬) 抑肝散料 K184 トウキ3.0 センキュウ3.0
ブクリョウ4.0 ビャクジュツ4.0 サイコ2.0
カンゾウ1.5 チョウトウコウ3.0 以上七味

(経) 当帰3.0 釣藤鈎3.0 川芎3.0 朮4.0
茯苓4.0 柴胡2.0 甘草1.5

(龍)《小児薬証直訣》 当帰3.5 白朮3.5
茯苓3.5 釣藤鈎3.5 川芎2.5 柴胡2.0
甘草2.0

(中) 釣藤鈎3（後下） 柴胡2 当帰3
川芎3 白朮4 茯苓4 炙甘草2
水煎服

抑肝散料加芍薬黄連《よくかんさんりょうかしゃくやくおうれん》

(薬) 抑肝散料加芍薬黄連 K207 トウキ3.0
チョウトウコウ3.0 センキュウ3.0
ビャクジュツ4.0 ブクリョウ4.0 サイコ2.0
カンゾウ1.5 シャクヤク4.0 オウレン0.3
以上九味

保嬰撮要（巻一） 柴胡 甘草各五分 川芎八分 当帰 炒白朮 茯苓 釣藤各一銭

効能・効果 (湯)

(薬) 体力中等度をめやすとして、神経がたかぶり、怒りやすい、イライラなどがあるものの次の諸症：神経症、不眠症、小児夜泣き、小児疳症（神経過敏）、歯ぎしり、更年期障害、血の道症

(龍) **目標・応用** 痙攣、驚悸、あるいは発熱あるいは寒熱、あるいは嘔吐痰涎、腹脹、食欲不振、不眠のもの、あるいは左直腹筋緊張、心下部つかえ四肢拘攣あるいは麻痺、不眠、腹動、怒気あるもの

(中) **目標** 平肝熄風、補気血
応用 乳幼児のひきつけ、夜驚症、チック、自律神経失調症、神経症、更年期症候群、脳血管障害、高血圧症、不眠症、パーキンソン病などで、気血両虚、肝陽化風を呈するもの

【注】 パーキンソンには加厚朴芍薬（大塚敬節談）

効能・効果 (湯)

(薬) 体力中等度以上をめやすとして、神経のたかぶりが強く、怒りやすい、イライラなどがあるものの次の諸症：神経症、不眠症、小児夜泣き、小児疳症（神経過敏）、歯ぎしり、更年期障害、血の道症

抑肝散加陳皮半夏湯《よくかんさんかちんぴはんげとう》

(薬) 抑肝散料加陳皮半夏 K185 トウキ3.0
センキュウ3.0 ブクリョウ4.0
ビャクジュツ4.0 サイコ2.0 ハンゲ5.0
カンゾウ1.5 チンピ3.0 チョウトウコウ3.0
以上九味

(経) 《本朝経験》当帰3.0 釣藤鈎3.0 川芎3.0
朮4.0 茯苓4.0 柴胡2.0 甘草1.5 陳皮3.0
半夏3.0

(龍) 《浅井南溟》当帰4.0 白朮4.0 茯苓4.0
釣藤鈎4.0 半夏4.0 柴胡2.0 甘草2.0
陳皮3.0

抑肝扶脾散《よくかんふひさん》 《古今医鑑》

(経) 黄連2.0 青皮2.0 陳皮2.0 神麴2.0
白朮(または蒼朮)2.5 茯苓2.5 竜胆2.5
白芥子2.5 山査子2.5 胡黄連1.0 柴胡1.0
甘草1.0 人参1.5

(龍) 黄連3.0 白朮2.5 茯苓2.5 竜胆2.5
白芥子2.5 山査子2.5 陳皮2.0 青皮2.0
神麴2.0 胡黄連1.0 柴胡1.0 甘草1.0
人参1.5

抑氣散《よくきさん》 《医級》

(勿) 烏薬3.0 紫蘇葉4.0 橘皮3.0 檳榔4.0

効能・効果 (湯)

(薬) 体力中等度以上をめやすとして、神経のたかぶりが強く、怒りやすい、イライラなどがあるものの次の諸症：神経症、不眠症、小児夜泣き、小児疳症(神経過敏)、歯ぎしり、更年期障害、血の道症

(龍) **目標** 抑肝散の証で左臍傍から心下部にかけて動悸著しく亢進するもの
応用 癇、神経衰弱、血の道症、脳出血

(勿) 人参 白朮 茯苓 龍胆 白芥子 山査子 橘皮 青皮 神麴 黄連 柴胡 胡黄連 甘草

(龍) **目標・応用** 元気虚弱、気分すぐれず、胃腸障害、羸痩、腹満、腹壁の静脈怒張、発熱口乾のもの

(勿) 治気道壅滞 不得升降 胸膈痰飲窒碍

縮砂3.0　沈香2.0　莎草4.0　枳実4.0

抑気内消散《よくきないしょうさん》《万病回春》

(柴) 当帰2.0　川芎2.0　芍薬2.0　白朮2.0
青皮2.0　陳皮2.0　半夏2.0　桔梗2.0　羌活2.0
白芷2.0　厚朴2.0　独活2.0　防風2.0　黄芩2.0
烏薬2.0　香附子2.0　檳榔2.0　紫蘇葉2.0
沈香1.0　木香1.0　人参1.0　甘草1.0

薏苡仁散《よくいにんさん》《一貫堂》

(経) 薏苡仁200.0　山帰来200.0　黄芩160.0　大黄120.0
甘草40.0　軽粉4.0　以上細末となし混和、一回量3.0g宛三回服用

薏苡仁湯《よくいにんとう》《明医指掌》

(薬) 薏苡仁湯 K183　マオウ4.0　トウキ4.0
ビャクジュツ4.0　ヨクイニン8.0　ケイヒ3.0
シャクヤク3.0　カンゾウ2.0　以上七味
(経) 麻黄4.0　当帰4.0　朮4.0　薏苡仁8.0
桂枝3.0　芍薬3.0　甘草2.0
(龍) 薏苡仁6.0　当帰4.0　芍薬4.0　白朮4.0
桂枝3.0　麻黄3.0　甘草2.0
(中)[1] 麻黄6（4）　蒼朮9（4）　当帰9（4）

当帰　川芎　白芍酒炒　白朮去蘆　青皮去穣　陳皮　半夏蘆炒　桔梗　羌活　白芷　独活　厚朴姜汁炒各八銭　防風　黄芩　烏薬　香附　檳榔各一両　蘇葉一両半　沈香二銭　木香　人参　粉甘草各五銭

(柴) **応用**　瘰癧、諸瘤

【注】 万病回春（瘰癧）には「益気内消散」で記載
古今方彙では、「抑気内消散」となっている

(薬) **効能・効果** (湯)
体力中等度で、関節や筋肉のはれや痛みがあるものの次の諸症：関節痛、筋肉痛、神経痛

(龍) **目標・応用**　四肢疼痛、麻痺、運動障害で附子剤の応ぜざるもの

(中)[1] **目標**　通陽利水、活血止痙
応用　肩関節周囲炎、頸肩腕症候群、腰痛症、膝関節水腫、慢性関節炎、慢性関節リウマチなどで、湿痺を呈するもの

(中)[2] **目標**　通陽利水、活血止痛、祛風湿、散寒
応用　薏苡仁湯《指掌》に準じ、疼痛

薏苡仁24（8） 桂枝6（3） 白芍9（3）
炙甘草3（2） 水煎服

（中）[2]《類証治裁》 薏苡仁24 川芎6 当帰6
麻黄6 桂枝6 羌活3 独活3 防風3
製川烏頭6（先煎） 蒼朮6 炙甘草3
生姜3 水煎服

薏苡仁湯《よくいにんとう》（外科正宗）

（経） 瓜子6.0 牡丹皮4.0 桃仁4.0 薏苡仁8.0
芍薬3.0

薏苡附子散《よくいぶしさん》《金匱要略》

（経） 薏苡仁3.0 附子2.0 以上二味細末とし、一回に1.0を一日三回

（龍） 薏苡仁3 大附子2 以上の割合で粉末とし6.0を一日三回に分服（便法 薏苡仁8.0 白河附子1.0 水半量 常煎法）

薏苡附子敗醤散《よくいぶしはいしょうさん》《金匱要略》

（般） 薏苡仁1～16 加工ブシ0.2～2 敗醤0.5～8

（経） 薏苡仁10.0 敗醤3.0 附子1.0

（龍） 薏苡仁10 附子2 敗醤5 以上の割合で粉末とし2.0を水80mLで煮て40mL煮つめ頓

の強いもの

外科正宗（巻三）（腸癰） 薏苡仁 栝楼仁各三銭 牡丹皮 桃仁去皮尖各二銭 白芍一銭
治腸痛、腹中疼痛、或腹満不食、小便渋滞、婦人産後多有此病

金匱要略（胸痺心痛短気） 薏苡仁十五両 大附子十枚炮

（龍） **目標・応用** 胸痛激しく発作的に起こるもの

【注】 諸神経痛（漢方の臨床320例）

金匱要略（瘡癰腸癰浸淫） 薏苡仁十分 附子二分 敗醤五分

効能・効果 （湯）

（般） 体力虚弱なものの次の諸症：熱を伴わない下腹部の痛み、湿疹・皮膚炎、肌あれ、いぼ

（龍） **目標** 虚症の下腹部化膿症
応用 急性虫垂炎、限局性化膿性腹膜炎、帯下、肛囲炎、痔漏

服（便法　薏苡仁8.0　白河附子1.0　敗醬〈または吉草根〉4.0を水半量　常煎法）

ら

楽令建中湯《らくれいけんちゅうとう》 ＝ 楽令建中湯《がくれいけんちゅうとう》 63

乱髪霜《らんぱつそう》 《千金方》＝(経)月々紅散《げつげつこうさん》

(経) 乱髪一味を黒焼とし、一日三回1.0ずつ服用

闌尾化痰湯《らんびけたんとう》

㊥ 金銀花15 川楝子15 延胡索10 牡丹皮10 桃仁10 大黄10 木香10

闌尾清化湯《らんびせいかとう》

㊥ 金銀花30 蒲公英30 牡丹皮15 大黄15 赤芍12 川楝子10 桃仁10 甘草10

闌尾清解湯《らんびせいげとう》 《天津南開医院》

㊥ 金銀花60 蒲公英30 冬瓜仁30 大黄24 牡丹皮5 木香9 川楝子9 生甘草9 水煎服

(勿) 治忽吐血一両口 或是心衄 或是内崩 集験云 治舌上忽出血如 孔者 亦治小便出血者 栗園先生曰 此薬能治血淋

㊥ 闌尾清解湯の理気活血に重点をおき循環障害、改善を主目的とした
☞㊥闌尾清解湯

㊥ 闌尾清解湯の清熱解毒に重点をおき化膿性虫垂炎に対応する
☞㊥闌尾清解湯

㊥ **目標** 清熱解毒、理気祛瘀、攻下散結、排膿
応用 理気活血：循環障害、改善を主目的(闌尾化痰湯)
清熱解毒：化膿性虫垂炎(闌尾清化湯)

【注】 大黄牡丹皮湯の加方

り

利膈湯《りかくとう》《玄医》

㊂経 半夏8.0　附子1.0　山梔子3.0

利膈湯加味《りかくとうかみ》《勿誤方函》

＝利膈湯合甘草乾姜湯《りかくとうごうかんぞうかんきょうとう》

㊂龍 半夏8.0　乾姜3.0　甘草3.0　山梔子2.0　白河附子1.0

利膈湯合甘草乾姜湯《りかくとうごうかんぞうかんきょうとう》《浅田家方》

＝利膈湯加味《りかくとうかみ》

㊂矢 利膈湯に乾姜3.0　甘草2.0を合方する

理気平肝散《りきへいかんさん》《医学統旨》

㊂柴 柴胡5.0　芍薬4.0　枳実3.0　烏薬2.5

医方問余（悪心）　半夏一分　山梔子八分　乾姜七分　右生姜水煎温服忌生冷物

㊂矢 **目標**　嚥下困難、嘔吐、粘痰を吐し、口渇のあるもの

応用　食道癌、胃癌、食道狭窄、食道ポリープ、食道痙攣

【注】 多くの場合乾姜甘草湯（乾姜2.0　甘草2.0）、または茯苓杏仁甘草湯（茯苓5.0　杏仁4.0　甘草2.0）と合方して用いる

☞利膈湯

㊂龍 **目標**　食道辺が狭くなるようでむせび、渇し、飲食物が胃に下らぬもの

応用　食道狭窄症

☞利膈湯

㊂勿 即四逆散方中加烏薬莎草川芎木香青皮

㊂柴 **目標**　胸痛、身体強急

応用　肋間神経痛

香附子2.5　川芎2.5　木香2.0　青皮2.0　甘草2.0

理中湯《りちゅうとう》《傷寒論》＝人参湯《にんじんとう》379　理中丸《りちゅうがん》

(経) 人参3.0　甘草3.0　朮3.0　乾姜2～3.0

(龍) 理中丸　人参3.0　乾姜3.0　甘草3.0　白朮3.0　以上の粉末を蜂蜜で卵黄大の丸剤となし、沸湯若干を以て一回1丸を溶解し服用、日中三・四回、夜二回服用（便法人参湯の用法に従う。あるいは丸剤一日量6.0gを三回に分服）

(中) 人参6（あるいは党参12）　乾姜4　白朮12　炙甘草6　水煎服

理中丸《りちゅうがん》《傷寒論　差後》＝人参湯《にんじんとう》379　理中湯《りちゅうとう》

(薬) 理中丸K155①　ニンジン3.0　カンゾウ3.0　ビャクジュツ3.0　カンキョウ3.0　以上四味を末とし、ハチミツを結合剤として丸剤120個とする。一回20個一日三回

理中安蛔湯《りちゅうあんかいとう》《六書》

(経) 人参3.0　甘草3.0　朮3.0　茯苓6.0　烏梅2.5　乾姜1.5　蜀椒1.5

(龍) **加減方**

臍上動悸するものは白朮を去り桂枝4.0を加える

吐多きものは白朮を去り生姜3.0を加える

動悸するものは茯苓2.0を加える

渇するものは白朮を増量して4.5とす

腹中痛むものは人参を増量して4.5とす

寒のものは乾姜を増量して4.5とす

腹満のものは炮附子0.3（または白河附子1.0）を加える

(中) **目標**　温中祛寒、健脾補気

加減方　丁附理中湯

(薬) **効能・効果** (湯)

体力虚弱で、疲れやすくて手足などが冷えやすいものの次の諸症：胃腸虚弱、下痢、嘔吐、胃痛、腹痛、急・慢性胃炎

古今方彙（傷寒）　人参七分　白朮　茯苓各一銭　烏梅二分　花椒三分　乾姜炒五分

(勿) 白朮　人参　乾姜　茯苓　烏梅　蜀椒　甘草

胃中虚冷シテ吐蚘スル者ニ宜シ

理中加二味湯《りちゅうかにみとう》《外台》

㊙ 人参4.0 白朮4.0 甘草2.5 茯苓5.0
当帰4.0 芍薬4.0

鯉魚湯《りぎょとう》

(柴)[1]《千金方》 鯉魚100 蒼朮4.0 芍薬4.0
当帰4.0 茯苓4.0 生姜(＝千金鯉魚湯)
(柴)[2]《崔氏》 鯉魚ノ尾200 赤小豆20

六磨湯《りくまとう》《得效力》

(柴) 沈香2.0 木香2.0 枳実2.0 檳榔4.0
烏薬4.0 大黄1.0

六君子湯《りっくんしとう》

＝(中)健脾化痰湯《けんぴけたんとう》 (中)陳夏益《えき》気湯《ぢんかえっきとう》 (中)六味湯《ろくみとう》
(薬) 六君子湯K186 ニンジン4.0
ビャクジュツ4.0 ブクリョウ4.0 ハンゲ4.0
チンピ2.0 タイソウ2.0 カンゾウ1.0
ショウキョウ0.5 以上八味
(経)《薛已》 人参4.0 白朮4.0 茯苓4.0

(経) 理中湯方中に茯苓6.0 烏梅2.5 蜀椒1.5を加う
【注】万病回春→古今方彙では甘草なく、勿誤より甘草が入る
(勿) 外台 理中湯方中加当帰芍薬 療霍乱 胸満 腹痛 吐下

備急千金要方(巻二) 鯉(重さは約二斤)一尾 白朮五両 生姜 芍薬 当帰各三両 茯苓四両
(柴)[1] 目標 妊娠浮腫
(柴)[2] 目標 水症、身腫

古今方彙(大便閉) 沈香 木香 檳榔 烏薬 枳殻 大黄各等分
(柴) 目標 気滞大便閉結

校註婦人良方(巻二十四) 人参 白朮 茯苓各二銭 炙甘草 陳皮 半夏各一銭 生姜 大棗を加えて水で煎服
(薬) 効能・効果 (湯) 体力中等度以下で、胃腸が弱く、食欲がなく、みぞおちがつかえ、疲れやすく、貧血性で手足が冷えやすいものの次の諸症：胃炎、胃腸虚弱、胃下垂、消化不良、食欲不振、胃痛、嘔吐
(龍) 目標・応用 四君子湯の証で胃液分

半夏4.0　陳皮2.0　大棗2.0　甘草1.0
JP生姜0.5
(龍)《和剤局方》人参2.0　陳皮4.0　半夏4.0
白朮3.0　茯苓3.0　甘草2.0　大棗2.0
JP生姜1.0
㊥《医学正伝》人参6（4）（党参12）
白朮12（4）　茯苓12（4）　炙甘草6（1）
半夏9（4）　陳皮3（2）　大棗3（2）
生姜2（1）　水煎服

立効散《りっこうさん》＝五味立効散

(薬) 立効散料 K 187 サイシン2.0　ショウマ2.0
カンゾウ1.5　ボウフウ2.0　リュウタン1.0
以上五味
(矢)《衆方規矩》細辛2.0　升麻2.0　防風2.0
甘草1.5　竜胆1.0　一口ずつ口中にしばらく
含んでから呑み下す

竜骨湯《りゅうこつとう》《外台》

(経) 竜骨3.0　桂枝3.0　遠志3.0　麦門冬3.0
牡蛎3.0　茯苓4.0　甘草1.5　JP生姜1.0
(龍) 竜骨1.5　茯苓1.5　遠志1.5　麦門冬3.0
牡蛎4.0　甘草4.0　JP生姜2.0

泌過多あるもの、胃弱、胃液分泌過多、胃下垂
㊥ **目標**　補気健脾、理気化痰

衆方規矩（牙歯）細三分　甘五分　周七分　芸一匁　游三分
(薬) **効能・効果** (湯)
歯痛、抜歯後の疼痛
(矢) 歯痛、抜歯後の疼痛甚だしく、一般鎮痛剤も効果なきときに用いて即効がある
【注】《証治準縄、疝気門》に同名異方がある。山査子　青皮　小茴香　枳実　朮　香附子各3.0　呉茱萸　山梔子　川楝子各2.0（疝、食積による痛み）
【注】 出典は東垣の蘭室秘蔵。衆方規矩は衆方規矩大成の新補として載る（埴岡博共著「薬局製剤漢方一九四方の使い方」）

(勿) 竜骨　茯苓　桂枝　遠志　麦門　牡蛎　甘草　生姜
(龍) **目標・応用**　神経衰弱の驚悸、失忘、悲傷して楽しまず、陰萎のもの

竜生丸《りゅうせいがん》 《良筑》

(経) 硫黄6.0 胡椒2.0 以上細末とし、糊にて丸じ一回2.0gを服用

竜胆湯《りゅうたんとう》 《万病回春》

(柴) 天南星3.0 当帰3.0 山梔子3.0 黄芩3.0 香附子3.0 竜胆3.0 陳皮2.0 玄参2.0 黄連1.5 青黛1.0 木香1.0 乾姜1.0 JP生姜0.5

竜胆瀉肝湯《りゅうたんしゃかんとう》

(薬) 竜胆瀉肝湯 K188 トウキ5.0 ジオウ5.0 モクツウ5.0 オウゴン3.0 タクシャ3.0 シャゼンシ3.0 リュウタン1.0 サンシシ1.0 カンゾウ1.0 以上九味

(経)《薛己》 車前子3.0 黄芩3.0 沢瀉3.0 木通5.0 地黄5.0 当帰5.0 山梔子1.5 甘草1.5 竜胆1.5

(経)《一貫堂》 当帰1.2 芍薬1.2 川芎1.2 地黄1.2 黄連1.2 黄芩1.2 黄柏1.2 山梔子1.2 連翹1.2 薄荷1.2 木通1.2 防風1.2 車前子1.2 竜胆2.0 沢瀉2.0

(龍)《一貫堂》 当帰1.5 川芎1.5 芍薬1.5 熟地黄1.5 黄連1.5 黄芩1.5 黄柏1.5 山梔子1.5 連翹1.5 薄荷葉1.5 木通1.5

万病回春(耳) 黄連 黄芩 梔子 当帰 陳皮 胆星各一銭 龍胆草 香附各八分 元参七分 青黛 木香各三分 乾姜炒黒三分 右剉一剤生姜三片

(勿) 治血気衝逆

(柴) **目標** 左耳聾、忿怒動胆火

古今方彙(下疳) 車前 木通 生芐* 帰尾 山梔 黄芩 甘草各五分 沢瀉 龍胆各一銭半(*芐は地黄の一字名)

効能・効果 (湯)

(薬) 体力中等度以上で、下腹部に熱感や痛みがあるものの次の諸症：排尿痛、残尿感、尿のにごり、こしけ(おりもの)、頻尿

(龍) **目標** 体質的に実証で皮膚浅黒く手足の裏が湿潤勝ちで下部に炎症充血性変化があるもの

応用 尿道炎、膀胱炎、バルトリン腺炎、帯下、子宮内膜炎、陰部痒痛、睾丸部湿疹

(中) **目標** 清肝瀉火、疏肝解鬱、清熱利湿

日本では、一般に柴胡を除いた《薛己》の龍胆瀉肝湯を用いている

応用 高血圧症、自律神経失調症、急性結膜炎、急性中耳炎、鼻前庭や外耳道の癤、急性胆のう炎、急性肝炎な

防風1.5　車前子1.5　山帰来1.5　甘草1.5
竜胆2.0　沢瀉2.0　薏苡仁2.0　以上の割合で常煎法、または散剤とし一日6.0gを三回に分服

㊥[1]《医宗金鑑》竜胆草9（2）　柴胡6（3）　山梔子6（2）　黄芩6（3）　木通6（2）　車前子6（3）　沢瀉6（3）　当帰6（5）　生地黄9（5）　生甘草3（2）　水煎服

㊥[2]《一貫堂》黄連2　黄芩2　黄柏2　山梔子2　当帰2　白芍2　熟地黄2　川芎2　連翹2　薄荷2　木通2　防風2　車前子2　竜胆草2　沢瀉2　炙甘草2　水煎服

竜騰飲《りゅうとういん》《賀川》

(勿) 大黄1.0　黄芩4.0　黄連2.0　川芎4.0　以上四味、或加紅花

竜飛丸《りゅうひがん》

(漢) 大黄末を稀糊で桐子大の丸としたもの

竜硫丸《りゅうゆうがん》

〈医典〉竜骨2.0　硫黄3.0　以上米糊で丸とし一回3gを用いる

どで、肝胆火旺を呈するもの
急性尿路系炎症（腎盂炎、膀胱炎、尿道炎）、急性睾丸炎および副睾丸炎、急性湿疹、急性骨盤内炎症、急性前立腺炎、膣炎、帯状疱疹などで、湿熱を呈するもの
本方は苦寒薬が多く配合されており、胃腸障害をきたしやすいので、長期間服用すべきではない

㊥[2] **応用**　慢性の炎症、自律神経失調症、高血圧症、各種の出血、子宮内膜炎、皮膚炎、じんま疹などで、血虚血熱を呈するもの
ベーチェット病で血虚血熱のものに効果があるとの報告もある

(漢) 2・1・7・46

涼膈散《りょうかくさん》 《和剤局方》
(経) 連翹5.0 大黄1.0 芒硝3.0 桔梗3.0
黄芩3.0 山梔子2.0 薄荷1.0 甘草1.5
(龍) 薄荷葉2.5 甘草2.5 桔梗2.5 連翹3.0
芒硝3.0 黄芩3.0 山梔子3.0 大黄2.0〜4.5
(中) 連翹6 山梔子6 黄芩6
薄荷6(後下) 淡竹葉3 生甘草3
大黄6(後下) 芒硝6(冲服) 水煎服

涼膈散加減《りょうかくさんかげん》 = 加減涼膈散《かげんりょうかくさん》 42

良枳湯《りょうきとう》 《療治大槩》
(経) 茯苓6.0 半夏6.0 桂枝4.0 大棗4.0
甘草2.0 枳実2.0 良姜1.0
(龍) 茯苓4.0 半夏4.0 桂枝3.0 甘草3.0
大棗3.0 枳実3.0 良姜1.0

良姜湯《りょうきょうとう》 《奇効医術》
(龍) 良姜1.0 木香1.0 檳榔2.5 人参2.5
縮砂2.5 乾姜2.5 肉豆蔲2.5 茯苓4.0
陳皮4.0 呉茱萸2.0

和剤局方(巻六) 川大黄 朴硝 甘草爁各二十両 山梔子仁 薄荷葉去梗 黄芩各十両 連翹二斤半 右粗末毎二銭水一盞入竹葉七斤蜜少許煎至七分去滓食後温服
(龍) **目標** 熱候煩渇、舌瘡、小便赤く大便秘結のもの
応用 急性熱病、口内炎、アンギーナ、頭瘡、皮膚病、吐血、鼻血、脳症
(中) **目標** 清熱解毒、瀉下
応用 インフルエンザ、流行性脳脊髄膜炎、肺炎、扁桃炎、咽喉炎、口内炎、急性肝炎、胆のう炎、胆石症などで、熱盛を呈するもの
【注】 和剤局方には竹葉あって桔梗なし

(勿) 茯苓 桂枝 甘草 大棗 半夏 良姜 枳実
(龍) **目標・応用** 痰飲、塊痛右にあるもの、胃病、胆石発作
(矢) 苓桂甘棗湯加半夏枳実良姜
臍傍より心下につきあげるものに、嘔吐

(勿) 良姜 木香 檳榔 茯苓 人参 肉豆蔲 呉茱萸 陳皮 縮砂 乾姜
(龍) **目標・応用** 下痢嘔逆、腹内湘痛

良附丸《りょうぶがん》《良方集腋》

(中) 高良姜、香附子の粉末を生姜汁で丸とし、一回6gずつ服用。散として一日三回1.5gずつ湯で服用してもよい。水煎服してもよい

良方呉茱萸湯《りょうほうごしゅゆとう》《張介賓》

(経) 呉茱萸2.0　木瓜2.0　食塩2.0

苓甘姜味辛湯《りょうかんきょうみしんとう》《金匱要略》

＝苓甘五味姜辛湯《りょうかんごみきょうしんとう》 483

(龍) 茯苓4.0　甘草3.0　乾姜3.0　細辛3.0　五味子3.0　水320mLを以て煮て120mLに煮つめ三回に分服(便法　水半量　常煎法)

苓甘姜味辛夏湯《りょうかんきょうみしんげとう》《金匱要略》

＝茯苓五味甘草去桂加乾姜細辛半夏湯《ぶくりょうごみかんぞうきょけいかかんきょうさいしんはんげとう》

(経) 茯苓4.0　半夏4.0　五味子3.0　甘草2.0　乾姜2.0　細辛2.0

(龍) 茯苓4.0　甘草3.0　五味子3.0　細辛3.0　乾姜3.0　半夏5.0　水320mLを以て煮て120mLに煮つめ、三回に分服(便法　水半量　常煎法)

(中) **目標**　散寒止痛、理気解鬱、調経
応用　急性胃炎、慢性胃炎、神経性胃炎、肋間神経痛、月経痛などで、胃寒あるいは肝気鬱結で寒証を伴うもの
熱証のあるものには用いない

金匱要略(痰飲欬嗽)　茯苓四両　甘草三両　乾姜三両　五味子半升　細辛三両
(龍) **目標・応用**　虚証で激しく咳込みが苦しいもの

金匱要略(痰飲欬嗽)　茯苓四両　甘草二両　細辛二両　乾姜二両　五味子半夏各半升
(龍) **目標・応用**　支飲、冒して嘔するもの

苓甘姜味辛夏仁湯《りょうかんきょうみしんげにんとう》《金匱要略》
＝苓甘五味加半夏杏仁湯《りょうかんごみかはんげきょうにんとう》

(般) 茯苓1.6～4　甘草1.2～3　半夏2.4～5
乾姜1.2～3（生姜2でも可）　杏仁2.4～4
五味子1.5～3　細辛1.2～3

(経) 茯苓4.0　半夏4.0　杏仁4.0　五味子3.0
甘草2.0　乾姜2.0　細辛2.0

(龍) 茯苓4.0　甘草3.0　五味子3.0　乾姜3.0
細辛3.0　杏仁3.0　半夏5.0　水400 mLを以て煮て120 mLに煮つめ一日三回服用（便法　水半量　常煎服）

(中) 茯苓12（4）　製半夏9（4）　杏仁6（4）
五味子6（3）　細辛3（2）　乾姜3（2）
炙甘草3（2）　水煎服

苓甘姜味辛夏仁黄湯《りょうかんきょうみしんげにんおうとう》《金匱要略》

(経) 茯苓4.0　半夏4.0　杏仁4.0　五味子3.0
甘草2.0　乾姜2.0　細辛2.0　大黄1.0

(龍) 苓甘姜味辛夏仁湯に大黄3.0を加え水400 mLを以て煮て120 mLに煮つめ一日三回服用（便法　水半量　常煎法）

苓甘五味加半夏杏仁湯《りょうかんごみかはんげきょうにんとう》
＝苓甘姜味辛夏仁湯《りょうかんきょうみしんげにんとう》

金匱要略（痰飲欬嗽）　茯苓四両　甘草三両　五味子半升　乾姜三両　細辛三両　半夏半升　杏仁半升去皮尖

(般) **効能・効果** (湯) 体力中等度又はやや虚弱で、胃腸が弱り、冷え症で薄い水様のたんが多いものの次の諸症：気管支炎、気管支ぜんそく、動悸、息切れ、むくみ

(龍) **目標・応用**　痰飲浮腫のもの

(中) **目標**　温肺化痰、平喘止咳、利水
応用　急性および慢性気管支炎、気管支拡張症、肺気腫などで、寒痰の喘咳を呈するもの

金匱要略（痰飲欬嗽）　茯苓四両　甘草三両　五味子半升　乾姜三両　細辛三両　半夏半升　杏仁半升　大黄三両

(経) 苓甘姜味辛夏仁湯に大黄1.0を加う

(龍) **目標・応用**　痰飲酔えるがごとく面色熱するもの

苓甘五味姜辛湯《りょうかんごみきょうしんとう》 《金匱要略》

= 苓甘姜味辛湯《りょうかんきょうみしんとう》 481

(経) 茯苓6.0　甘草4.0　細辛4.0　乾姜3.0　五味子3.0

(中) 苓甘姜味辛夏仁湯から杏仁、半夏を除く

金匱要略(痰飲欬嗽)　茯苓四両　甘草三両　乾姜三両　五味子半升　細辛三両

(中) **目標**　温肺化痰、利水

応用　苓甘姜味辛夏仁湯に準じる

苓姜朮甘湯《りょうきょうじゅつかんとう》 《金匱要略》

= 乾姜苓朮湯《かんきょうりょうじゅつとう》　甘草乾姜茯苓朮湯《かんぞうかんきょうぶくりょうじゅつとう》　甘草乾姜茯苓白朮湯《かんぞうかんきょうぶくりょうびゃくじゅつとう》　腎着湯《じんちゃくとう》　腎著湯《じんちょとう》　茯苓乾姜白朮甘草湯《ぶくりょうかんきょうびゃくじゅつかんぞうとう》

(薬) 苓姜朮甘湯 K 189　ブクリョウ6.0　カンキョウ3.0　ビャクジュツ3.0　カンゾウ2.0　以上四味

(経) 茯苓6.0　乾姜3.0　白朮3.0　甘草2.0

(龍) 甘草2.0　白朮2.0　乾姜4.0　茯苓4.0　水を200mLを以て煮120mLに煮つめ三回に分服(便法　水半量　常煎法)

(中) 茯苓12(6)　白朮9(3)　炙甘草3(2)　乾姜6(3)　水煎服

金匱要略(五臓風寒積聚)　甘草二両　白朮二両　乾姜四両　茯苓四両

(薬) **効能・効果** (湯)　体力中等度以下で、腰から下肢に冷えと痛みがあって、尿量が多いものの次の諸症：腰痛、腰の冷え、夜尿症、神経痛

(龍) **目標**　腰冷え重く、あるいは痛み、尿利増加、あるいは冷汗あるいは薄い分泌物が出るもの

応用　腰痛、坐骨神経痛、夜尿症、帯下、頸管カタル、湿疹、潰瘍

(中) **目標**　祛湿散寒、止痛

応用　腰痛症、坐骨神経痛、夜尿症、妊娠浮腫、白色帯下、冷え症などで、下焦の寒湿を呈するもの

疲れやすい、食欲がない、下痢傾向などの脾気虚の症候があれば人参、党参などを加える(人参湯加茯苓となる)。冷えが強いときには、細辛、附子などを配合する

苓桂甘棗湯《りょうけいかんそうとう》 《傷寒論》

= 茯苓桂枝甘草大棗湯《ぶくりょうけいしかんぞうたいそうとう》 421

(薬) 苓桂甘棗湯 K 190　ブクリョウ6.0　ケイヒ4.0　タイソウ4.0　カンゾウ2.0　以上

傷寒論(太陽中)　茯苓半斤　甘草二両炙　大棗十五枚擘　桂枝四両去皮

(薬) **効能・効果** (湯)　体力中等度以下で、のぼせや動悸があり神経がたかぶるものの次の諸症：動悸、精神不安

四味
(経) 茯苓6.0　桂枝4.0　大棗4.0　甘草2.0
(龍) 茯苓8.0　桂枝4.0　大棗4.0　甘草2.0
水400mLを充分に攪拌し茯苓を煮て320mLに煮つめ、他の諸薬を入れて煮直して120mLに煮つめ三回に分服（便法　水半量　常煎法）

苓桂五味甘草湯《りょうけいごみかんぞうとう》《金匱要略》

＝苓桂味甘湯《りょうけいみかんとう》

(経) 茯苓6.0　桂枝4.0　五味子3.0　甘草2.0

苓桂朮甘湯《りょうけいじゅつかんとう》《傷寒論》

＝茯苓桂枝白朮甘草湯《ぶくりょうけいしびゃくじゅつかんぞうとう》

(薬) 苓桂朮甘湯 K191 ブクリョウ4.0
ケイヒ3.0　カンゾウ2.0　ビャクジュツ2.0
以上四味
(経) 茯苓6.0　桂枝4.0　白朮3.0　甘草2.0
(龍) 茯苓4.0　桂枝3.0　白朮2.0　甘草2.0
水240mLを以て煮て120mLに煮つめ三回に分服
（便法　水半量　常煎法）
(中) 茯苓12（6）　白朮9（3）　桂枝9（4）
炙甘草6（2）　水煎服

(龍) **目標**　臍下悸し上衝の勢あるもの、あるいは胃内停水小便不利、胃部湘痛のもの
応用　ヒステリー症、腹部大動脈瘤、神経衰弱、胃液分泌過多症
(漢) 胆石の痛みには加枳実、良姜、半夏（七味良枳湯）
【注】 陣痛促進効果

傷寒論（太陽中）　茯苓四両　桂枝三両去皮　白朮二両　甘草二両炙

効能・効果 (湯)
(薬) 体力中等度以下で、めまい、ふらつきがあり、ときにのぼせや動悸があるものの次の諸症：立ちくらみ、めまい、頭痛、耳鳴り、動悸、息切れ、神経症、神経過敏
(龍) **目標**　胸脇がつかえ張り、めまい、動悸、運動失調、胃内停水、尿利減少、あるいは浮腫のもの
応用　心悸亢進症、心臓弁膜症、神経衰弱、ノイローゼ、胃下垂、胃アトニー、腎臓病、めまい、メニエル氏症候群、運動失調症、眼球振盪症、耳鳴り、結膜炎、バセドウ氏病
(中) **効能**　温化寒飲、健脾利水
応用　起立性失調症、神経循環無力症、自律神経失調症、偏頭痛、耳鳴り、めまい、乗物酔い、低血圧症、慢性胃炎、慢性気管支炎などで、脾虚の寒飲を呈するもの

苓桂味甘湯《りょうけいみかんとう》《金匱要略》

＝桂苓五味甘草湯《けいれいごみかんぞうとう》　茯苓桂枝五味甘草湯《ぶくりょうけいしごみかんぞうとう》
苓桂五味甘草湯《りょうけいごみかんぞうとう》

㊩般 茯苓4～6　甘草2～3　桂皮4
五味子2.5～3

㊩経 茯苓6.0　桂枝4.0　五味子3.0　甘草2.0

㊩龍 茯苓4.0　桂枝4.0　甘草3.0　五味子3.0
水320 mLを以て煮て三回に分服（便法　水半量　常煎法）

緑礬丸《りょくばんがん》

〈医典〉蒼朮8.0　神麹8.0　陳皮8.0　厚朴8.0
大棗8.0　甘草5.0　緑礬（焼いて性を存す）4.0
以上七味を細末として赤小豆二粒を合せたほどに丸とし、一度に30丸ずつ食後に一日三回服用

加減方

貧血、動悸、息切れ、合四物湯（連珠飲**489**）

血圧亢進による上気、肩こり、めまい、頭痛、便秘、加川芎大黄（応鐘散）

貧血、心臓弁膜症、加鍼砂、牡蛎　人参（鍼砂湯**256**）

胃腸虚弱で神経質の者の発作性心悸亢進、加呉茱萸牡蛎季根皮（定悸飲**345**）

眼科一般、加連前子、細辛、黄連（明朗飲**455**）充血ひどければ更に菊花を加える（明朗飲加菊花）

金匱要略（痰飲欬嗽）　茯苓四両　桂枝四両去皮　甘草三両炙　五味子半升

効能・効果 ㊩湯

㊩般 体力中等度以下で、手足が冷えて顔が赤くなるものの次の諸症：のぼせ、動悸、からぜき、のどのふさがり感、耳のふさがり感

㊩龍 **目標**　手足冷え、あるいは痺れ、上衝、顔が酔ったように熱色を帯び、冒し、小便出難く、多唾口燥、脈沈のもの

応用　神経質、ノイローゼ、血の道症、中耳炎、歯痛、子宮出血、半身不随

【注】　妊娠咳・さか児

る・れ

瘰癧加味《るいれきかみ》

㊑ 貝母2.0　青皮2.0　夏枯草4.0　栝楼根3.0
牡蛎3.0

霊仙除痛湯《れいせんじょつうとう》《万病回春》

＝㊥麻黄赤芍湯《まおうせきしゃくとう》《医学入門》

㊥ 麻黄　赤芍　防風　荊芥　羌活　独活
白芷　蒼朮　威霊仙　葛根　升麻　黄芩
枳実　桔梗　当帰　川芎

㊑ 霊仙除痛飲　麻黄3.0　芍薬3.0　防風3.0
蒼朮3.0　威霊仙3.0　桔梗3.0　葛根3.0
荊芥2.0　羌活2.0　独活2.0　黄芩2.0　川芎2.0
当帰2.0　白芷1.0　升麻1.0　枳実1.0　甘草1.0

麗沢通気湯《れいたくつうきとう》《蘭室秘蔵》

㊒ 黄耆4　山椒1　蒼朮3　麻黄1
羌活3　白芷4　独活3　生姜1　防風3
大棗1　升麻1　葱白3　葛根3　甘草1
（葱白はなくても可）

㊎ 白芷4.0　黄耆4.0　羌活3.0　独活3.0

㊑ あるいは逍遙散、あるいは小柴胡湯に合す

万病回春（痛風）　麻黄　赤芍各一銭
防風　荊芥　羌活　独活　白芷　蒼朮
威霊仙片　黄芩　枳実　桔梗　葛根
川芎各五銭　帰尾　升麻　甘草各三分

加減方

在下焦：加黄柏
婦人：加紅花
腫多：加檳榔、大腹皮、沢瀉、没薬
脈渋数者有瘀血：加桃仁、紅花、川芎、当帰、大黄

㊥ 身体各所の関節の炎症と疼痛、腫脹に適し、尿酸性の関節炎（痛風）に著効がある

【注】 ㊥には分量、甘草の記載なし

万病回春（鼻）　黄耆　蒼朮　羌活　独活　防風　升麻　葛根　甘草　川椒去閉目子不用　麻黄不去節冬月加　白芷各三分　右剉一剤生姜三片棗二枚葱白三根水煎

効能・効果 ㊖

㊒ 体力中等度のものの次の諸症：嗅覚異常、嗅覚障害

㊑ **目標**　鼻不聞香臭

【注】 嗅覚脘失〈医典〉

防風3.0　葛根3.0　蒼朮3.0　葱白3.0　升麻1.0
麻黄1.0　山椒1.0　甘草1.0　生姜1.0　大棗1.0
(柴) 麗沢通気散　黄耆3.0　蒼朮3.0　羌活3.0
独活3.0　防風3.0　葛根3.0　麻黄2.0　山椒2.0
白芷1.0　升麻1.0　JP生姜1.0　大棗3.5
葱白3.5

麗沢通気湯加辛夷《れいたくつうきとうかしんい》

(般) 黄耆4　山椒1　蒼朮3　麻黄1
羌活3　白芷4　独活3　生姜1　防風3
大棗1　升麻1　葱白3　葛根3　甘草1
辛夷3（葱白はなくても可）

羚角鈎藤湯《れいかくこうとうとう》＝㊥羚羊角鈎藤湯《れいようかくこうとうとう》

羚羊角飲《れいようかくいん》《高階家・子癇》

(経) 当帰3.0　釣藤3.0　川芎3.0　白朮4.0
茯苓4.0　柴胡2.0　羚羊角2.0　甘草1.5

羚羊角散《れいようかくさん》《証治準縄・眼門》

(柴) 菊花1.0　烏頭1.0　川芎4.0　車前子4.0
防風4.0　羌活3.0　半夏3.0　羚羊角1.0
薄荷2.0　細辛2.0

効能・効果 (湯)

(般) 体力中等度のものの次の諸症：嗅覚異常、嗅覚障害、鼻づまり、アレルギー性鼻炎、慢性鼻炎、蓄膿症（副鼻腔炎）

(柴) **応用**　緑内障

羚羊角湯《れいようかくとう》《医醇賸義》

(中) 羚羊角　亀板　生地黄　牡丹皮　白芍
柴胡　薄荷　蝉退　菊花　夏枯草　石決明
水煎服

羚羊角鈎藤湯《れいようかくこうとうとう》《通俗傷寒論》

＝羚角鈎藤湯《れいかくこうとうとう》　羚羊鈎藤湯《れいようこうとうとう》

(中) 羚羊角2（先煎）　釣藤鈎18（後下）
桑葉9　川貝母12　竹茹12　生地黄18
白芍18　菊花12　茯神9　炙甘草3
水煎服

羚羊鈎藤湯《れいようこうとうとう》＝(中)羚羊角鈎藤湯《れいようかくこうとうとう》

連葛解醒湯《れんかつかいせいとう》《大還》

(勿) 黄連1.5　葛根5.0　滑石3.0　梔子2.0
神麹3.0　青皮2.0　木香2.0

連翹飲子《れんぎょういんし》《薛氏》

(柴) 連翹3.0　川芎3.0　栝楼仁3.0　皂角刺3.0
橘葉2.0　青皮2.0　甘草2.0　桃仁6.0

(中) **目標**　平肝熄風、滋陰

(中) **目標**　清熱熄風
応用　熱性痙攣、あるいは高血圧症で肝陽化風のもの

(勿) 治酒積　腹痛泄瀉

古今方彙（乳癰）　連翹　川芎　栝楼仁　皂角刺　橘葉　青皮　甘草節　桃仁各一銭半
(柴) **応用**　乳内結核

連翹湯《れんぎょうとう》

(経)《本朝経験》 桔梗2.0 甘草1.0 紅花1.0 連翹1.0 木通3.0

(経)《眼科》 連翹3.0 黄芩3.0 麻黄3.0 川芎3.0 甘草2.0 大黄2.0 枳実2.0

(経)《丹毒》 連翹1.5 黄芩1.5 麻黄1.5 升麻1.5 川芎1.5 甘草1.5 大黄2.0 枳実2.0

(龍)《本朝経験》 連翹3.0 木通3.0 桔梗2.0 甘草1.0 紅花1.0

連朴飲《れんぼくいん》《霍乱論》

(中) 黄連3 厚朴5 石菖蒲3 製半夏3 山梔子9 淡豆豉9 蘆根60 水煎服

連理湯《れんりとう》《要訣》

(柴) 人参4.0 白朮4.0 茯苓4.0 乾姜2.0 黄連2.0 甘草2.0

聯(連)珠飲《れんじゅいん》《内科秘録》

(薬) 連珠飲K208 トウキ4.0 ビャクジュツ2.0 センキュウ4.0 カンゾウ2.0 シャクヤク4.0 ジオウ4.0 ブクリョウ4.0 ケイヒ3.0 以上八味

方輿輗(巻十一) 方輿輗では丹毒も目も同一処方 連翹 黄芩 麻黄 升麻 川芎 甘草各四分 大黄 枳実各六分

(龍) **目標・応用** 汗疱(あせも)

【注】 本朝経験方は、(勿)では治胎毒となっている

随息居重訂霍乱論の方(別名は王氏連朴飲) 製厚朴二銭 黄連(生姜汁で炒る) 石菖蒲 製半夏各一銭 炒豆豉 焦梔子各三銭 蘆根二両

(中) **目標** 清熱化湿、調和胃腸

症因脈治(巻二) 人参 白朮 乾姜 炙甘草 黄連

(柴) **目標** 陰証、白痢、渇

【注】 人参湯加茯苓379に黄連を加えたもの 苓姜朮甘湯483に人参黄連を加えたもの

内科秘録(本間棗軒)(眩暈) 苓桂朮甘湯合四物湯

(薬) **効能・効果** (湯) 体力中等度又はやや虚弱で、ときにのぼせ、ふらつきがあるものの次の諸症:更年期障害、立ちくらみ、めまい、動悸、息切れ、貧血

㊎ 当帰3.0　芍薬3.0　川芎3.0　地黄3.0
白朮3.0　桂枝3.0　茯苓5.0　甘草2.0
㊧ 当帰4.0　芍薬4.0　川芎4.0　熟地黄4.0
茯苓4.0　桂枝3.0　白朮2.0　甘草2.0

㊎ 四物湯と苓桂朮甘湯との合方
㊧ **目標・応用** 血の道その他で血虚眩暈、心下逆満、あるいは発熱自汗のもの

呂貝養栄湯《ろばいようえいとう》《温疫論》

(柴) 栝楼仁3.0　芍薬3.0　当帰3.0　栝楼根3.0　貝母2.0　知母2.0　橘皮2.0　紫蘇子5.0　JP生姜1.0

蘆薈丸《ろかいがん》《内科秘録》

(経) 蘆薈を細末とし、糊にて丸とし一回1.0gを服用

弄玉湯《ろうぎょくとう》《南陽》

(経) 朮5.0　茯苓5.0　桂枝3.0　橘皮2.0　甘草1.5　黄連1.0　木香0.6

六一散《ろくいちさん》《傷寒標本》＝益元散《えきげんさん》22　天水散《てんすいさん》349

(中) 滑石、生甘草の粉末を六対一の割合で混合し、一回9gずつ湯で服用

温疫論(上巻)　知母　花粉　貝母　栝楼実　橘紅　白芍　当帰　紫蘇子

(柴) **目標**　痰涎壅塞

内科秘録(巻九)　蘆薈適宜

【注】アロエ葉末の丸薬

医事小言(巻七)(蔵方)　茯苓一銭　桂枝　朮各五分　橘皮三分　木香　黄連　甘草各一分

(柴) **目標**　小児の疳、久下、不食、腹痛下痢

(勿) 解中暑

(中) **目標**　清暑利湿

応用　日射病、熱射病、夏季熱、夏まけ、急性胃腸炎、軽度の尿路感染症などで、暑湿を呈するもの

加減方

口内炎、眼の充血、咽痛などの熱症を呈するもの：加青黛(碧玉散)

不安感、驚きやすい、不眠などの心火旺を伴うもの：加朱砂(益元散)

六鬱湯《ろくうつとう》《医学入門》

㊥ 越鞠丸の神麹をのぞき半夏、橘紅、茯苓、縮砂、甘草を各3加える

六神丸《ろくしんがん》《京都亀田家製》

〈医典〉蟾酥5.0 麝香25.0 牛黄13.0 熊胆17.0 真珠17.0 辰砂12.0 竜脳3 結合剤8.0 丸皮芍薬霜を用いる

六度煎《ろくどせん》《南溟》

(経) 芍薬4.0 当帰4.0 遺糧4.0 黄耆2.0 附子0.3 虎脛骨3.0

六味地黄丸《ろくみじおうがん》《小児直訣》

＝地黄丸《じおうがん》 六味丸《ろくみがん》 六味丸料《ろくみがんりょう》

(薬) 六味地黄丸料 K192 ジオウ5.0 サンシュユ3.0 サンヤク3.0 タクシャ3.0 ブクリョウ3.0 ボタンピ3.0 以上六味

頭痛、軽度の悪寒などの表証を伴うもの：加薄荷葉（鶏蘇散）

【注】別名益元散と加朱砂の益元散がある

医学入門（巻七） 陳皮 半夏 川芎 蒼朮各一銭 赤茯苓 梔子仁各七分 香附二銭 砂仁 甘草各五分 生姜三切

㊥ **目標** 理気解鬱、和胃化湿

応用 越鞠丸に準じる

☞越鞠丸22

効能 めまい、息切れ、気つけ、腹痛、胃腸カタル、食あたり

(勿) 芍薬 当帰 黄耆 遺糧 附子 虎脛骨

小児薬証直訣（下巻）（別名は六味丸・地黄丸） 熟地黄八銭 山薬 山茱萸肉各四銭 沢瀉 牡丹皮 茯苓（皮を除く）各三銭 末にして、煉蜜で梧桐子大の丸にし、毎回三丸を空腹時に温湯で服用

(薬) **効能・効果** (散)(湯) 体力中等度以下で、疲れやすくて尿

㊔ 六味地黄丸 K192① ジオウ3.2 サンシュユ1.6 サンヤク1.6 タクシャ1.2 ブクリョウ1.2 ボタンピ1.2 以上六味を末とし、ハチミツを結合剤として丸剤100個とする。一回20個一日3回

㊫ 地黄8.0 山茱萸4.0 山薬4.0 牡丹皮3.0 沢瀉3.0 茯苓3.0 以上の割合で粉末にし蜂蜜で丸剤に作り2.0～5.0g宛一日三回服用

㊏龍 熟地黄8 山茱萸4 山薬4 牡丹皮3 沢瀉3 茯苓3 以上の割合で粉末にし蜂蜜で丸剤に作り、6.0～15.0gを一日三回に分服(便法 常煎法)

㊥ 熟地黄24(8) 山茱萸12(4) 山薬12(4) 牡丹皮9(3) 茯苓9(3) 沢瀉9(3) 水煎服 一般には上記の割合で丸剤とし、一日二・三回6～9gずつ服用

六味丸料《ろくみがんりょう》 ＝ 六味地黄丸《ろくみじおうがん》 492

六味湯《ろくみとう》 ＝ ㊥六君子湯《りっくんしとう》 476

六味海人湯《ろくみかいじんとう》

㊫ 海人草5.0 使君子3.0 桂枝3.0 檳榔子3.0

量減少又は多尿で、ときに手足のほてり、口渇があるものの次の諸症：排尿困難、残尿感、頻尿、むくみ、かゆみ、夜尿症、しびれ

龍 **目標** 憔悴羸弱、腰痛足だるく自汗または盗汗、頭眩、耳鳴り、遺精消渇、舌燥喉痛、歯痛などの症状を呈するもの

応用 神経衰弱、性的神経衰弱、初老の腰痛弱視、糖尿病、腎臓病、耳鳴り、歯槽膿漏

㊥ **目標** 滋補肝腎、清虚熱、利湿

応用 自律神経失調症、高血圧症、動脈硬化症、糖尿病、慢性腎炎、甲状腺機能亢進症、肺結核、慢性尿路感染症、気管支喘息、強皮症などの慢性疾患や、無排卵、無月経、過少月経などの婦人科疾患などで、肝腎陰虚を呈するもの あるいは小児や乳幼児の発育不良、知能発達不良など

麦味地黄丸(別名味麦地黄丸)

六味丸に五味子6 麦門冬18を加える。(☞麦味地黄丸391・知柏地黄丸319)

【注】 六味地黄丸 一日量(60g)を6gにするように計算してある

☞杞菊地黄丸129

【注】 虫下し

苦楝皮3.0　大黄2.0

六物黄芩湯《ろくもつおうごんとう》《金匱要略》

(経) 黄芩3.0　人参3.0　乾姜3.0　大棗3.0
桂枝1.0　半夏4.0

(龍) 黄芩3.0　人参3.0　乾姜3.0　大棗3.0
桂枝2.0　半夏8.0　水280mLを以て煮て120mLに
煮つめ三回に分服

六物解毒湯《ろくもつげどくとう》《黴癘新書》

(柴) 遺糧10.0　金銀花3.0　川芎3.0　木瓜3.0
薏苡仁8.0　大黄0.5

六物敗毒湯《ろくもつはいどくとう》

〈医典〉遺糧4.0　金銀花3.0　川芎3.0　木瓜3.0
薏苡仁5.0　大黄1.0

六物附子湯《ろくもつぶしとう》《三因方》

(経) 附子1.0　甘草1.0　桂枝3.0　防已3.0
白朮5.0　茯苓5.0

(龍) 桂枝4.0　防已4.0　甘草2.0　白朮3.0
茯苓3.0　白河附子1.0

金匱要略（嘔吐噦下利）
外台　黄芩三両　人参三両　乾姜三両
桂枝一両　大棗十二枚　半夏半升

(龍) **目標・応用**　乾嘔下痢

(勿) 遺糧　金銀花　川芎　薏苡　木瓜
大黄

(柴) **目標**　骨節疼痛

前方と同じ

三因方（巻三）（太陰経脚気証治）　炮附
子　桂心　防已各四両　白朮　茯苓各
三両　炙甘草二両

(龍) **目標・応用**　骨関節疼痛、四肢筋肉
攣縮、自汗、息切れ、尿利減少、悪風
寒、顔面手足時々浮腫するもの

わ

和解湯《わかいとう》《雞峰》
(勿) 芍薬4.0　桂枝3.0　甘草2.5　乾姜2.0
蒼朮4.0　茯苓5.0　半夏2.5

和肝飲《わかんいん》《玉案》
(勿) 当帰4.0　芍薬4.0　三稜3.0　青皮2.0
茴香2.0　木香2.0　枳実4.0　柴胡5.0　縮砂3.0

和気飲《わきいん》《続易簡後集》
(勿) 蒼朮4.0　茯苓5.0　橘皮3.0　白芷3.0
甘草2.5　当帰4.0　厚朴2.5　川芎4.0　芍薬4.0
桔梗4.0　半夏2.5　桂枝3.0　枳実4.0　乾姜2.0

和口散《わこうさん》《浅田家方》
(漢) 蒲黄　辰砂(外用)
〈実際〉蒲黄20.0　辰砂5.0　以上末として散布する。または人中白を加え、また竜脳を加え蜜で練って用いる

(勿) 治血気虚弱　外感寒邪　身體疼倦
壮熱悪寒　腹中疞痛　鼻塞頭昏　痰多
咳嗽　大便不調

(勿) 治脇下結梗起一條作疼

(勿) 五積散方中去麻黄

(勿) 蒲黄二銭　辰砂五厘
(漢) 口のあれ、臍のただれの外用
18・7・2・28
【注】 人中白は人尿の自然沈澱凝固物

和中飲《わちゅういん》《本朝経験》

㊍ 枇杷葉4.0　藿香3.0　縮砂3.0　呉茱萸4.0
桂枝3.0　丁香2.0　甘草2.5　木香2.0　莪朮3.0

㊍ 此方ハ關本伯傳ノ家方ニテ傷食ノ套剤ナリ

索引

■あ

あきょうけいしおうとう　阿膠鶏子黄湯……一
あきょうさん　阿膠散……一
あきょうぶしとう　阿膠附子湯……一
あんえいとう　安栄湯……一
あんかんとう　安肝湯……一
あんぐうごおうがん　安宮牛黄丸……二
あんしんえきしとう　安神益志湯……二
あんしんふくげんとう　安神復元湯……二
あんしんふくせいとう　安神復醒湯……二
あんしんようけつとう　安神養血湯……三
あんたいさん　安胎散……三
あんちゅうさん　安中散……三
あんちゅうさんかぶくりょう　安中散加茯苓……四

■い

いおうとう　医王湯……五
いくりにんとう　郁李仁湯……八
いけいごうしじゅんとう　葦茎合四順湯……七
いけいとう　葦茎湯……七
いこうさん　異功散……六
いしょうほう　痿證方……七
いしょうれきおうがん　已椒藶黄丸……五
いずいとう　葳蕤湯……六
いちかげんしょうきさん　一加減正気散……八
いちもつかていとう　一物瓜蒂湯……九
いっかんせん　一貫煎……八
いっこうふくみゃくとう　一甲復脈湯……九
いふうとう　胃風湯……五
いりょうとう　遺糧湯……八
いれいとう　胃苓湯……六
いんかんげどくとう　咽疳解毒湯……九
いんけいとう　茵荊湯……九
いんちんこうとう　茵蔯蒿湯……一一
いんちんごれいとう　茵蔯五苓湯……一〇
いんちんさん　茵蔯散……九、一〇
いんちんしぎゃくとう　茵蔯四逆湯……一一
いんちんじゅつぶとう　茵蔯朮附湯……一一
いんちんしれいさん　茵蔯四苓散……一一

■う

うきいん　右帰飲……一二
うきがん　右帰丸……一二
うこうさん　禹功散……一二
うずけいしとう　烏頭桂枝湯……一四
うずしゃくせきしがん　烏頭赤石脂丸……一四
うずとう　烏豆湯……一三
うずとう　烏頭湯……一三
うたくさん　羽沢散……一二
うちんとう　烏沈湯……一五
うばいえん　烏梅円……一五
うばいがん　烏梅丸……一五
うばいたん　烏梅丹……一六
うやくじゅんきさん　烏薬順気散……一六
うれいつうきとう　烏苓通気湯……一七
うんけいとう　温経湯……一七
うんせいいん　温清飲……一八
うんたんとう　温胆湯……一九

うんなんびゃくやく　雲南白薬……二〇
うんぱいかいんとう　温肺化飲湯……一九
うんぱいとう　温肺湯……一九
うんぴたん　温脾丹……二〇
うんぴとう　温脾湯……二〇
うんりんじんりょうびゃくじゅつさん　雲林参苓白朮散……二〇
うんりんじんれいびゃくじゅつさん　雲林参苓白朮散……二〇

■え

えいじつとう　営実湯……二一
えきいとう　益胃湯……二一
えきかんせん　益肝煎……二一
えききそうめいとう　益気聡明湯……二一
えききとう　益気湯……二一
えききないしょうさん　益気内消散……二三
えききようえいとう　益気養栄湯……二三
えきげんさん　益元散……二三
えきげんとう　益元湯……二三
えっかんせん　益肝煎……二一
えつぎくがん　越鞠丸……二三
えっきそうめいとう　益気聡明湯……二一
えっきとう　益気湯……二一
えっきないしょうさん　益気内消散……二三
えっきようえいとう　益気養栄湯……二三
えっぴかじゅつとう　越婢加朮湯……二三
えっぴかじゅつぶとう　越婢加朮附湯……二四
えっぴかはんげとう　越婢加半夏湯……二四
えっぴとう　越婢湯……二三
えんけいきほう　延経期方……二四
えんけいさん　延経散……二四
えんじゅとそさん　延寿屠蘇散……二五
えんたんさん　鉛丹散……二六
えんねんはんげとう　延年半夏湯……二五
えんれいたん　延齢丹……二五

■お

おうぎけいしごもつとう　黄耆桂枝五物湯……二八
おうぎけんちゅうとう　黄耆建中湯……二八
おうぎしゃくやくけいしくしゅとう　黄耆芍薬桂枝苦酒湯……二九
おうぎとう　黄耆湯……二八
おうぎぶくりょうとう　黄耆茯苓湯……二九
おうぎべっこうとう　黄耆鼈(別)甲湯　三〇
おうげがん　黄解丸……三〇
おうげさん　黄解散……三〇
おうごんかはんげしょうきょうとう　黄芩加半夏生姜湯……三一
おうごんとう　黄芩湯……三一
おうしせいしょえっきとう　王氏清暑益気湯……二七
おうしょうさん　応鐘散……二七
おうどとう　黄土湯……三一
おうふるぎょうさん　王不留行散……二七
おうりゅうとう　黄竜湯……三二
おうれんあきょうとう　黄連阿膠湯……三二
おうれんうんたんとう　黄連温胆湯……三三
おうれんきっぴとう　黄連橘皮湯……三三
おうれんげどくとう　黄連解毒湯……三四
おうれんじおうとう　黄連地黄湯……三五
おうれんしょうどくいん　黄連消毒飲　三五
おうれんちくじょとう　黄連竹茹湯……三五
おうれんとう　黄連湯……三二
おうれんにちんとう　黄連二陳湯……三五
おおうくん　雄黄熏……二七
おつじとう　乙字湯……三六

おつじとうきょだいおう　乙字湯去大黄
……………………………三六
おんじとう　遠志湯……………………三六

■か

かいかくがん　槐角丸……………………六〇
かいかさん　槐花散………………………六〇
がいきほう　咳奇方………………………六一
かいきゅうしょくしょうどう　解急蜀椒
湯……………………………………五九
かいけつじょけいとう　開結舒経湯……五九
かいけんとう　潰堅湯……………………六一
かいしゅさん　回首散……………………五八
かいしゅんいんちんさん　回春茵蔯散　五八
かいせいさん　回生散……………………五九
かいせんよくやくほう　疥癬浴薬方……五九
かいそうぎょっことう　海藻玉壺湯……五九
がいぶだんきゅうがん　艾附暖宮丸……六一
かいろうさん　解労散……………………六〇
かがいさん　華蓋散………………………五八
かがわげどくざい　香川解毒剤…………五四
かくこうへいいさん　藿香平胃散………六三
かくせいいん　廓清飲……………………六三
がくれいけんちゅうとう　楽令建中湯　六三
かげんいずいとう　加減葳蕤湯…………三七
かげんいれいとう　加減胃苓湯…………三八
かげんぎょくちくとう　加減玉竹湯……三八
かげんしゃはくさん　加減瀉白散………三八
かげんじゅんそうとう　加減潤燥湯……三八
かげんしょうさいことう　加減小柴胡湯
……………………………三九
かげんしょうようさん　加減逍遙散……三九
かげんじょしつとう　加減除湿湯………三九
かげんじんきえん　加減腎気円…………四〇
かげんそうじゅつせっこうちもとう　加
減蒼朮石膏知母湯…………………四〇
かげんはちもつとう　加減八物湯………四〇
かげんふくみゃくとう　加減復脈湯……四一
かげんぶくりょうはんげとう　加減茯苓
半夏湯…………………………………四一
かげんりかくとう　加減利膈湯…………四一
かげんりょうかくさん　加減涼膈散……四一
かげんりょうかくさん　加減涼膈散……四二
かげんりょうかくさんいっぽう　加減涼
膈散一方……………………………四二
かごそうこう　夏枯草膏…………………五七
かごそうとう　夏枯草湯…………………五七
かしにんききょうとう　瓜子仁桔梗湯　五三
かしにんとう　瓜子仁湯…………………五三
かしゃだいぞうがん　河車大造丸………五三
かしょくようひとう　化食養脾湯………三七
かっかかいせいとう　葛花解醒湯………六四
かっかちくおとう　膈下逐瘀湯…………六八
かっきさん　膈気散………………………六八
かっきょうとう　豁胸湯…………………六九
かっけつげどくとう　活血解毒湯………六三
かっけつさんおとう　活血散瘀湯………六四
かっこうしょうきさん　藿香正気散……六二
かっこうへいいさん　藿香平胃散………六三
かっこんおうごんおうれんとう　葛根黄
芩黄連湯……………………………六六
かっこんおうれんおうごんとう　葛根黄
連黄芩湯……………………………六六
かっこんかじゅつぶとう　葛根加朮附湯
……………………………六七
かっこんかせんきゅうだいおうとう　葛
根加川芎大黄湯……………………六七
かっこんかはんげとう　葛根加半夏湯　六七

かっこんこうかとう　葛根紅花湯……六七
かっこんごんれんとう　葛根芩連湯……六八
かっこんとう　葛根湯……六五
かっこんとうかきゅうおう　葛根湯加芎黄……六五
かっこんとうかせんきゅうおうごんききょうしんいせっこう　葛根湯加川芎黄芩桔梗辛夷石膏……六六
かっこんとうかせんきゅうしんい　葛根湯加川芎辛夷……六六
かったんとう　豁痰湯……六九
かっせきはくぎょさん　滑石白魚散……六八
かっぽくかりょうとう　藿朴夏苓湯……六三
かつらくりゅうきいん　活絡流気飲……六四
かていさん　瓜蒂散……五三
かどくがん　化毒丸……三七
かびんとう　夏檳湯……五八
かみいれいとう　加味胃苓湯……四二
かみうちんとう　加味烏沈湯……四二
かみうんたんとう　加味温胆湯……四三
かみえっきとう　加味益気湯……四三
かみきひとう　加味帰脾湯……四三
かみけいおうとう　加味荊黄湯……四四
かみげどくとう　加味解毒湯……四四
かみこうそさん　加味香蘇散……四五
かみさいかくじおうとう　加味犀角地黄湯……四五
かみさいれいとう　加味柴苓湯……四五
かみじいんさん　加味滋陰散……四五
かみしくんしとう　加味四君子湯……四六
かみししちとう　加味四七湯……四六
かみしもつとう　加味四物湯…四六、四七
かみしょうかつとう　加味消渇湯……四七
かみしょうかんきょうとう　加味小陥胸湯……四七
かみじょうきとう　加味承気湯……四七
かみしょうさいことう　加味小柴胡湯　四七
かみしょうようさん　加味逍遙散……四八
かみしょうようさんかじこっぴけいがい　加味逍遙散加地骨皮荊芥……四八
かみしょうようさんごうしもつとう　加味逍遙散合四物湯……四九
かみしょうようじょしつとう　加味升陽除湿湯……四九
かみせいいさん　加味清胃散……四九
かみだいじょうきとう　加味大承気湯　四九
かみどうたんとう　加味導痰湯……五〇
かみにょしんさん　加味如神散……五〇
かみねいかんとう　加味寧向湯……五〇
かみはちみゃくさん　加味八脉散……五〇
かみはっせんとう　加味八仙湯……五一
かみへいいさん　加味平胃散……五一
かみほちゅうえっきとう　加味補中益気湯……五二
かみまきょうかんせきとう　加味麻杏甘石湯……五二
かみりちゅうとう　加味理中湯……五二
かみりっくんしとう　加味六君子湯…五二
かみりょうかくさん　加味涼膈散……五二
かりろくさん　訶梨勒散……五八
かろうがいはくとう　栝楼薤白湯……五四
かろうがいはくはくしゅとう　栝楼薤白白酒湯……五五
かろうがいはくはんげとう　栝楼薤白半夏湯……五五
かろうきじつとう　栝楼枳実湯……五六
かろうくばくがん　栝楼瞿麦丸……五六
かろうけいしとう　栝楼桂枝湯……五六

かろうこんとう　栝楼根湯……五七
かろうとう　瓜呂湯……五三
かろうとう　栝楼湯……五四
かろうぼれいさん　栝楼牡蛎散……五七
かんかいとう　寛快湯……七六
かんかつとう　乾葛湯……七四
かんきょうおうごんおうれんにんじんとう　乾姜黄芩黄連人参湯……七四
かんきょうおうれんおうごんにんじんとう　乾姜黄連黄芩人参湯……七五
かんきょうとう　陥胸湯……七四
かんきょうにんじんはんげがんりょう　乾姜人参半夏丸料……七五
かんきょうぶしとう　乾姜附子湯……七五
かんきょうりょうじゅつとう　乾姜苓朮湯……七六
かんげんとう　緩痃湯……七六
かんこんとう　還魂湯……七七
かんじおうとう　乾地黄湯……七六
かんしんにごうほう　冠心Ⅱ号方……七四
かんずいはんげとう　甘遂半夏湯……六九
かんせいがん　還睛丸……七七
かんせいさん　還睛散……七七
かんぞうおうれんせっこうとう　甘草黄連石膏湯……七〇
かんぞうかんきょうとう　甘草乾姜湯　七〇
かんぞうかんきょうぶくりょうじゅつとう　甘草乾姜茯苓朮湯……七〇
かんぞうかんきょうぶくりょうびゃくじゅつとう　甘草乾姜茯苓白朮湯……七〇
かんぞうしゃしんとう　甘草瀉心湯……七〇
かんぞうとう　甘草湯……六九
かんぞうぶしとう　甘草附子湯……七一
かんぞうふんみつとう　甘草粉蜜湯……七一
かんぞうまおうとう　甘草麻黄湯……七二
かんちくじょとう　甘竹茹湯……七二
かんちゅうとう　寛中湯……七六
かんちゅうとう　緩中湯……七七
かんばくたいそうとう　甘麦大棗湯……七二
かんれんししとう　甘連梔子湯……七三
かんれんだいおうかせっこうとう　甘連大黄加石膏湯……七三
かんれんだいおうとう　甘連大黄湯……七三
かんれんとう　甘連湯……七二
かんろいん　甘露飲……七三
かんろくごうとう　寒六合湯……七六
かんろしょうどくたん　甘露消毒丹……七四

■き

きぎけんちゅうとう　帰耆建中湯……八〇
ききょうげどくとう　桔梗解毒湯……八三
ききょうげどくとうきょおうぎかんぞうかせっこうもくつう　桔梗解毒湯去黄耆甘草加石膏木通……八三
ききょうせっこうとう　桔梗石膏湯……八四
ききょうとう　桔梗湯……八三
ききょうはくさん　桔梗白散……八四
きぎりっくんしとう　帰耆六君子湯……八一
きけいとう　帰荊湯……八一
きじつがいはくけいしとう　枳実薤白桂枝湯……七八
きじつしししとう　枳実梔子豉湯……七九
きじつししだいおうしとう　枳実梔子大黄豉湯……七九
きじつししだいおうとう　枳実梔子大黄湯……七九
きじつししとう　枳実梔子湯……七八
きじつしゃくやくさん　枳実芍薬散……七九

きじつだいおうとう　枳実大黄湯……八〇
きじつどうたいがん　枳実導滞丸……八〇
きじにちんとう　帰地二陳湯……八一
きしぶくりょうさん　葵子茯苓散……八五
きしゃくいこうさん　帰芍異功散……八一
ぎしゃくけいしくしゅとう　耆芍桂枝苦酒湯……八四
きしゃくりっくんしとう　帰芍六君子湯……八二
きしゅくにちんとう　枳縮二陳湯……八〇
きじゅつとう　枳朮湯……七八
きっかちゃちょうさん　菊花茶調散……八五
きっぴきじつしょうきょうとう　橘皮枳実生姜湯……八五
きっぴだいおうぼくしょうとう　橘皮大黄朴硝湯……八五
きっぴちくじょとう　橘皮竹茹湯……八六
きっぴとう　橘皮湯……八五
きっぴはんげとう　橘皮半夏湯……八六
きはいがん　起癈丸……八四
きばんとう　亀板湯……八四
きひとう　帰脾湯……八二
きぼくじんがん　帰母苦参丸……八三
ぎゃくばんとう　逆挽湯……八六
きゅうおうえん　芎黄円……八七
きゅうおうさん　芎黄散……八七
きゅうがいようほう　宮外孕方……九〇
きゅうききょうがいとう　芎帰膠艾湯……八七
きゅうきごうかんぞうかんきょうとう　芎帰合甘草乾姜湯……八八
きゅうきちょうけついん　芎帰調血飲……八八
きゅうきちょうけついんだいいちかげん　芎帰調血飲第一加減……八九
きゅうきとう　芎帰湯……八七
きゅうきほちゅうとう　芎帰補中湯……九〇
きゅうぎゃくとう　救逆湯……九〇
きゅうしこうそさん　芎芷香蘇散……九〇
きゅうしさん　芎芷散……九〇
きゅうせんさん　九仙散……八六
きゅうつうがん　九痛丸……八七
きょうがいしもつとう　膠艾四物湯……九四
きょうがいとう　膠艾湯……九四
きょうかつしょうしつとう　羌活勝湿湯……九三
きょうかつぶしとう　羌活附子湯……九三
きょうかつゆふうとう　羌活愈風湯……九四
ぎょうきこうそさん　行気香蘇散……九五
きょうけいとう　姜桂湯……九三
ぎょうげんとう　麹玄湯……九四
ぎょうしつほきようけつとう　行湿補気養血湯……九五
きょうしんとう　強神湯……九四
きょうせいはてきがん　響声破笛丸……九五
きょうそさん　杏蘇散……九二
きょうにんごみしとう　杏仁五味子湯　九三
きょうらくとう　杏酪湯……九三
ぎょくじょせん　玉女煎……九六
ぎょくすいとう　玉穂湯……九六
ぎょくすうたん　玉枢丹……九六
ぎょくへいふうさん　玉屛風散……九六
ぎょくろさん　玉露散……九六
きょげんせん　挙元煎……九一
きょじょうとう　去杖湯……九一
きょふうおうめいがんりょう　祛風懊明丸料……九一
きょふうせいねつさん　祛風清熱散……九一
きょふうはいどくさん　祛風敗毒散……九二
きょふうほじんとう　祛風補腎湯……九二

きらぶとう　奇良附湯……七八
きんきじんきがん　金匱腎気丸……九七
ぎんぎょうさん　銀翹散……九八
きんこうほうじゅつぶとう　近效方朮附湯……九七
きんさこせいがん　金鎖固精丸……九七
きんさひ　金鎖匙……九七
きんすいりっくんせん　金水六君煎……九七
きんふっそうさん　金沸草散……九八

■く
くうそうずほう　空倉痘方……一〇二
くじゃとう　駆邪湯……一〇一
くしゅとう　苦酒湯……一〇〇
くじんとう　苦参湯……一〇一
くばくとう　瞿麦湯……一〇二
くふうげどくとう（さん）　駆風解毒湯（散）……一〇一
くふうしょくつうとう　駆風触痛湯……一〇二
くみきょうかつとう　九味羌活湯……九九
くみさいことう　九味柴胡湯……九九
くみせいひとう　九味清脾湯……九九
くみはんげとう　九味半夏湯……一〇〇
くみびんろうとう　九味檳榔湯……一〇〇

■け
けいがいれんぎょうとう　荊芥連翹湯……一二〇
けいかんがん　鶏肝丸……一二三
けいぎとう　桂蓍湯……一〇五
けいきょうそうそうおうしんぶとう　桂姜棗草黄辛附湯……一〇五
けいぎょくこう　瓊玉膏……一二三
けいこうさん　桂香散……一〇五
けいしえっぴとう　桂枝越婢湯……一一二
けいしかおうぎとう　桂枝加黄耆湯……一〇六
けいしかかっこんとう　桂枝加葛根湯……一〇六
けいしかけいとう　桂枝加桂湯……一〇七
けいしかこうぼくきょうしとう　桂枝加厚朴杏子湯……一〇七
けいしかこうぼくきょうにんとう　桂枝加厚朴杏仁湯……一〇七
けいしかしゃくやくじゅつぶとう　桂枝加芍薬朮附湯……一〇八
けいしかしゃくやくしょうきょうにんじんとう　桂枝加芍薬生姜人参湯……一〇八
けいしかしゃくやくだいおうとう　桂枝加芍薬大黄湯……一〇九
けいしかしゃくやくとう　桂枝加芍薬湯……一〇八
けいしかしゃくやくぶしとう　桂枝加芍薬附子湯……一〇八
けいしかじゅつぶごうきょうしんとう　桂枝加朮附合強神湯……一一〇
けいしかじゅつぶとう　桂枝加朮附湯……一〇九
けいしかじゅつりょうとう　桂枝加朮苓湯……一一〇
けいしかじゅつりょうぶとう　桂枝加朮苓附湯……一一〇
けいしかだいおうとう　桂枝加大黄湯……一一〇
けいしかぶしとう　桂枝加附子湯……一一一
けいしかりゅうこつぼれいとう　桂枝加竜骨牡蛎湯……一一一
けいしかりょうじゅつぶとう　桂枝加苓朮附湯……一一二

けいしかんぞうとう　桂枝甘草湯……一一二
けいしかんぞうりゅうこつぼれいとう　桂枝甘草竜骨牡蛎湯……一一二
けいしきょけいいかぶくりょう(びゃく)じゅつとう　桂枝去桂加茯苓(白)朮湯……一一三
けいしきょしゃくやくかしょくしつりゅうこつぼれいきゅうぎゃくとう　桂枝去芍薬加蜀漆竜骨牡蛎救逆湯……一一三
けいしきょしゃくやくかしょくしつりゅうこつぼれいとう　桂枝去芍薬加蜀漆竜骨牡蛎湯……一一三
けいしきょしゃくやくかまおうぶしさいしんとう　桂枝去芍薬加麻黄附子細辛湯……一一四
けいしきょしゃくやくとう　桂枝去芍薬湯……一一三
けいしごもつとう　桂枝五物湯……一一四
けいししゃくやくちもとう　桂枝芍薬知母湯……一一四
けいししょうきょうきじつとう　桂枝生姜枳実湯……一一五
けいしとう　桂枝湯……一〇五
けいしとうにんとう　桂枝桃仁湯……一一五
けいしにえっぴいっとう　桂枝二越婢一湯……一一六
けいしにえっぴいっとうかじゅつぶ　桂枝二越婢一湯加朮附……一一六
けいしにまおういっとう　桂枝二麻黄一湯……一一五
けいしにんじんとう　桂枝人参湯……一一七
けいしはくさん　雞屎白散……一二四
けいしびゃっことう　桂枝白虎湯……一一七
けいしぶくりょうがん　桂枝茯苓丸　一一七
けいしぶくりょうがんかよくいにん　桂枝茯苓丸加薏苡仁……一一八
けいしぶしきょけいいかじゅつとう　桂枝附子去桂加朮湯……一一九
けいしぶしとう　桂枝附子湯……一一八
けいしまおうかくはんとう　桂枝麻黄各半湯……一一九
けいしゃくちもとう　桂芍知母湯……一一九
けいそさん　鶏蘇散……一二三
けいひとう　啓脾湯……一二二
けいぶしもつとう　桂附四物湯……一一九
けいぶはちみがん　桂附八味丸……一一九
けいぶりちゅうとう　桂附理中湯……一一九
けいぼうはいどくさん　荊防敗毒散　一二一
けいまかくはんとう　桂麻各半湯……一一九
けいめいさん　鶏鳴散……一二三
けいめいさんかぶくりょう　鶏鳴散加茯苓……一二四
けいれいごみかんぞうとう　桂苓五味甘草湯……一二〇
げうつとう　解鬱湯……一〇三
げおけつがん　下瘀血丸……一〇三
げおけつとう　下瘀血湯……一〇三
げきとう　解肌湯……一〇四
げごとう　解語湯……一〇四
げだいしもつとうかみ　外台四物湯加味……一〇四
けたんせいかとう　化痰清火湯……一〇三
げつげつこうさん　月々紅散……一二四
けっしょうこう　決勝膏……一二五
けつどくこうせんいっぽう　結毒喉癬一方……一二五
けっぷちくおとう　血府逐瘀湯……一二四
げどくざい　解毒剤……一〇四

げどくさいせいとう　解毒済生湯……一〇四
げんいんとう　元陰湯……一二五
げんじゅうしもつとう　元戎四物湯　一二五
げんじんしょうまとう　玄参升麻湯　一二五
けんせいさん　牽正散……一二七
けんちゅうとう　建中湯……一二六
けんちゅうとう　堅中湯……一二七
けんぴとう　蠲痺湯……一二七
けんぴえききとう　健脾益気湯……一二七
けんぴけたんとう　健脾化痰湯……一二七
けんぴじゅうかんとう　健脾柔肝湯　一二七
けんぴわいとう　健脾和胃湯……一二七
げんぶとう　玄武湯……一二六
けんりとう　建理湯……一二六
けんれいがん　建瓴丸……一二六
けんれいとう　建瓴湯……一二六

■こ

こういがん　更衣丸……一四一
こうかつとう　香葛湯……一四四
こうかとうきさん　紅花当帰散……一四三
こうきこうそさん　行気香蘇散……一四〇
こうきゅうとう　香芎湯……一四四
こうごんせいたんとう　蒿芩清胆湯　一四九
こうさいほんとんとう　広済奔豚湯　一三九
こうしこくさん　候氏黒散……一四八
こうしつほきようけつとう　行湿補気養血湯……一四〇
こうじとう　甲字湯……一三九
こうじとうかだいおう　甲字湯加大黄……一四〇
こうしゃにちんとう　香砂二陳湯……一四四
こうしゃへいいさん　香砂平胃散……一四四
こうしゃよういとう　香砂養胃湯……一四五
こうしゃりっくんしとう　香砂六君子湯……一四五
こうじゅいん　香薷飲……一四六
こうぜんたん　控涎丹……一四九
こうそさん　香蘇散……一四七
こうたいがん　交泰丸……一四〇
こうちんむゆうさん　高枕無憂散……一四八
こうねつごおうがん　抗熱牛黄丸……一四一
こうばんがん　絳礬丸……一四九
ごうへきいん　合壁飲……一五〇
こうぼくうんちゅうとう　厚朴温中湯……一四二
こうぼくさんもつとう　厚朴三物湯　一四二
こうぼくしちもつとう　厚朴七物湯　一四二
こうぼくしょうきょうはんげにんじんかんぞうとう　厚朴生姜半夏人参甘草湯……一四二
こうぼくとう　厚朴湯……一四一
こうぼくとう　香朴湯……一四七
こうぼくまおうとう　厚朴麻黄湯……一四三
こうもかいけんとう　広茂潰堅湯……一三九
こうらんかしゅとう　紅藍花酒湯……一四四
こうりゅうとう　香竜湯……一四七
こうりょうきょうとう　高良姜湯……一四八
こうれんがん　香連丸……一四八
こうわしゃくやくとう　行和芍薬湯　一四一
ごおうせいしんえん　牛黄清心圓……一三六
ごおうせいしんがん　牛黄清心丸……一三六
ごおうとう　五拗湯……一三四
ごかげんしょうきさん　五加減正気散……一三一
こぎくじおうがん　杞菊地黄丸……一二九
こくきひとう　黒帰脾湯……一五〇
こくこうほう　黒膏方……一五〇

こくさん　黒散……一五〇
こくしゃくたん　黒錫丹……一五〇
こくしょうようさん　黒逍遙散……一五〇
こくずとう　黒豆湯……一五一
ごこうしもつとう　五更四物湯……一三二
ごこうとう　五香湯……一三二
ごことう　五虎湯……一三一
ごこにちんとう　五虎二陳湯……一三一
ここんろくけんぞくめいとう　古今録験
続命湯……一二九
ごしつさん　牛膝散……一三七
ごしゃくさん　五積散……一三二
ごしゃじんきがん　牛車腎気丸……一三七
ごしゃはちみがん　牛車八味丸……一三八
ごしゅゆとう　呉茱萸湯……一三八
ごじょうとう　五蒸湯……一三三
ごにんがん　五仁丸……一三三
こはくさん　琥珀散……一三〇
こはくとう　琥珀湯……一三〇
ごひさん(いん)　五皮散(飲)……一三三
ごぼうごんれんとう　牛蒡芩連湯……一三八
ごぼうしとう　牛蒡子湯……一三八
こほんがん　固本丸……一二九
こほんかんせいがん　固本還睛丸……一三〇
ごまいん　五磨飲……一三三
ごまさんりょう　胡麻散料……一三九
ごもつげどくさん　五物解毒散……一三四
ごもつだいおうとう　五物大黄湯……一三四
こようとう　固陽湯……一三〇
ごようとう　五拗湯……一三四
こよくいん　虎翼飲……一三〇
ごりんさん　五淋散……一三四
ごれいさん　五苓散……一三五
こんたんがん　滾痰丸……一五一

■ さ

さいかくいんし　犀角飲子……一六八
さいかくじおうとう　犀角地黄湯……一六八
さいかくしょうどくいん　犀角消毒飲
……一六八
さいかくせんぷくかとう　犀角旋覆花湯
……一六九
さいかくだいおうとう　犀角大黄湯……一六九
さいかくとう　犀角湯……一六八
さいかくまおうとう　犀角麻黄湯……一六九
さいかつげきとう　柴葛解肌湯……一五四
さいかっとうかせんきゅうしんい　柴葛
湯加川芎辛夷……一五五
さいかんとう　柴陥湯……一五五
さいぎゃくしっぽういん　截瘧七宝飲
……一七〇
さいきょうはんげとう　柴梗半夏湯……一五五
さいこいんし　柴胡飲子……一五六
さいこかぼうしょうとう　柴胡加芒硝湯
……一五六
さいこかりゅうこつぼれいとう　柴胡加
竜骨牡蛎湯……一五七
さいこかんきょうとう　柴胡陥胸湯……一五八
さいこききつとう　柴胡枳桔湯……一五八
さいこききつとうかていれき　柴胡枳桔
湯加葶藶……一五九
さいこききつとうごみ　柴胡枳桔湯五味
……一五九
さいこきゅうきとう　柴胡芎帰湯……一六一
さいこきょうけいとう　柴胡姜桂湯……一六一
さいこきょはんげかかろうとう　柴胡去
半夏加栝楼湯……一五八
さいこけいきょうとう　柴胡桂姜湯……一五九

さいこけいしかんきょうとう　柴胡桂枝乾姜湯……一六〇
さいこけいしとう　柴胡桂枝湯……一五九
さいこげどくとう　柴胡解毒湯……一六一
さいここうぼくとう　柴胡厚朴湯……一六二
さいこさん　柴胡散……一五六
さいこさんはくとう　柴胡三白湯……一六二
さいこしもつとう　柴胡四物湯……一六二
さいこしょうしつとう　柴胡勝湿湯　一六二
さいこせいかんさん　柴胡清肝散……一六三
さいこせいそうとう　柴胡清燥湯……一六三
さいこそかんさん　柴胡疎肝散……一六四
さいこそかんとう　柴胡疎肝湯……一六四
さいことう　柴胡湯……一五六
さいこべっこうとう　柴胡鼈(別)甲湯……一六四
さいこようえいとう　柴胡養栄湯……一六五
さいこよくかんとう　柴胡抑肝湯……一六五
さいしはちみがん　崔氏八味丸……一六八
さいしゃくりっくんしとう　柴芍六君子湯……一六五
さいしゃくりゅうぼとう　柴芍竜牡湯……一六六
さいせいじんきがん　済生腎気丸……一六八
さいせいとう　催生湯……一六九
さいそいん　柴蘇飲……一六六
さいぞういんし　再造飲子……一五四
さいぞうさん　再造散……一五四
さいにゅうざい　催乳剤……一六九
さいにゅうほう　催乳方……一七〇
さいはくとう　柴白湯……一六六
さいへいとう　柴平湯……一六六
さいぼくとう　柴朴湯……一六七
さいれいとう　柴苓湯……一六七
さきいん　左帰飲……一五三
さきがん　左帰丸……一五三
さきんがん　左金丸……一五三
さとつこう　左突膏……一五三
さんいんさんしゅうとう　三因散聚湯……一七〇
さんおうがん　三黄丸……一七一
さんおうさん　三黄散……一七一
さんおうしゃしんとう　三黄瀉心湯　一七二
さんおうせっこうとう　三黄石膏湯　一七二
さんおうちもとう　三黄知母湯……一七二
さんおうとう　三黄湯……一七一
さんかげんしょうきさん　三加減正気散……一七二
さんかんとう　三脘湯……一七三
さんきょうとう　芟凶湯……一七七
さんきんとう　三禁湯……一七三
さんごうさいせいとう　三合臍生湯　一七三
さんこうふくみゃくとう　三甲復脈湯……一七三
さんごうふくめいとう　三合復明湯　一七三
さんしつとう　滲湿湯……一七七
さんしとう　三子湯……一七三
さんしゅかいけんとう　散腫潰堅湯　一七七
さんしょういん　三生飲……一七四
さんしようしんとう　三子養親湯……一七三
さんせいがん　三聖丸……一七四
さんそうとう　酸棗湯……一七八
さんそうにんとう　酸棗仁湯……一七八
さんにんとう　三仁湯……一七四
さんぱんじょうふとう　刪繁浄府湯　一七〇
さんぴとう　三痺湯……一七四
さんぴんいちじょうそう　三品一条瘡……一七五

さんみしゃこさいとう　三味鷓鴣菜湯……一七五
さんみとう　三味湯……一七五
さんみょうさん　三妙散……一七五
さんもつおうごんとう　三物黄芩湯……一七六
さんもつびきゅうがん　三物備急丸……一七六
さんようとう　三拗湯……一七六
さんれいとう　三霊湯……一七六
さんわさん　三和散……一七七

■し

じいんこうかとう　滋陰降火湯……一九七
じいんじおうとう　滋陰地黄湯……二〇〇
じいんしほうとう　滋陰至宝湯……一九九
じいんせいかとう　滋陰清火湯……二〇〇
しいんせん　四陰煎……一八〇
しうんこう　紫雲膏……一九三
しえん　紫圓……一九三
じおうがん　地黄丸……一九七
しおんさん　紫苑散……一九四
しかげんしょうきさん　四加減正気散……一八〇
しきうん　紫貴雲……一九四
しぎゃくかにんじんとう　四逆加人参湯……一八二
しぎゃくさん　四逆散……一八〇
しぎゃくさんかしゅろようこうかびゃっきょうさん　四逆散加棕呂葉紅花白彊蚕……一八一
しぎゃくとう　四逆湯……一八一
しきんじょう　紫金錠……一九四
しきんたん　紫金丹……一九四
しくんしとう　四君子湯……一八二
じけつじゅんちょうとう　滋血潤腸湯……一九九
しけっふん　止血粉……一七九
しこんぼれいとう　紫根牡蛎湯……一九四
しじかげんさいこいんし　四時加減柴胡飲子……一八三
ししかんきょうとう　梔子乾姜湯……一九〇
ししかんぞうしとう　梔子甘草豉湯……一九〇
ししかんれんとう　梔子甘連湯……一九〇
ししきじつしゃくやくとう　梔子枳実芍薬湯……一九一
ししこうぼくとう　梔子厚朴湯……一九一
しししとう　梔子豉湯……一九一
しししょうきょうしとう　梔子生姜豉湯……一九二
ししだいおうとう　梔子大黄湯……一九二
ししちとう　四七湯……一八三
ししはくひとう　梔子柏皮湯……一九二
じしゅがん　磁朱丸……二〇一
しじゅんいん　四順飲……一八三
しじゅんせいりょういん　四順清涼飲……一八三
しじゅんとう　四順湯……一八三
ししんがん　四神丸……一八三
じじんがん　地陣丸……一九七
じじんつうじとう　滋腎通耳湯……二〇〇
じじんめいもくとう　滋腎明目湯……二〇〇
しせいがん　四生丸……一八四
しせいとう　資生湯……一九七
しせつたん　紫雪丹……一九五
しそいん　紫蘇飲……一九五
じそうようえいとう　滋燥養営湯……二〇一
しそこうぶとう　紫蘇香附湯……一九五
しそさん　止嗽散……一七九
しそしきょうそうとう　紫蘇子杏桑湯

……一九六
しそしとう　紫蘇子湯……一九五
しそわきいん　紫蘇和気飲……一九六
しちきしょうじゅさん　七気消聚散　二〇三
しちきとう　七気湯……二〇二
しちけんさん　七賢散……二〇二
しちせいとう　七成湯……二〇二
しちみしゃこさいとう　七味鷓鴣菜湯……二〇二
しちみせいひとう　七味清脾湯……二〇二
しちみびゃくじゅつとう　七味白朮湯……二〇三
しちみりょうきとう　七味良枳湯……二〇三
しちもつこうかとう　七物降下湯……二〇三
しちりんさん　七厘散……二〇四
しつうぶしとう　止痛(附)子湯……一七九
じっかいさん　十灰散……二一三
じっしょうさん　失笑散……二〇四
じっしんとう　十神湯……二一四
じっそうとう　十棗湯……二一四
しつてんごうとう　湿天合湯……二〇四
じっぴさん　実脾散……二〇四
じっぴとう(いん)　実脾湯(飲)……二〇五
じっぽがん　十補丸……二一五
じっぽとう　十補湯……二一五
しつろくごうとう　湿六合湯……二〇四
していとう　柿蒂湯……一九〇
しばたほうかんだいねいしんとう　柴田方函大寧心湯……二〇五
しほうたん　至宝丹……一八九
しほしつうとう　至晡刺痛湯……一八九
しまいいん　四磨飲……一八四
しみとう　四味湯……一八四
しみょうさん　四妙散……一八四
じめいがん　耳鳴丸……二〇二
しめいしちきとう　指迷七気湯……一八九
しめいぶくりょうがん　指迷茯苓丸　一八九
しもつあんしんとう　四物安神湯……一八八
しもついちおうとう　四物一黄湯……一八八
しもつとう　四物湯……一八四
しもつとうかきはんせっけつめい　四物湯加亀板石決明……一八七
しもつとうかきばんせっけつめい　四物湯加亀板石決明……一八七
しもつとうかっけかげん　四物湯脚気加減……一八八
しもつとうかみ　四物湯加味……一八七
しもつとう(げだい)かみ　四物湯(外台)加味……一八七
しもつりゅうたんとう　四物竜胆湯　一八八
しゃいとう　瀉胃湯……二〇七
しゃおうさん　瀉黄散……二〇七
しゃかんぞうとう　炙甘草湯……二〇六
しゃくかんおうしんぶとう　芍甘黄辛附湯……二〇九
しゃくしょうずとう　赤小豆湯……二一一
しゃくしょうずとうきさん　赤小豆当帰散……二一一
しゃくずとうきさん　赤豆当帰散……二一二
しゃくせきさん　鵲石散……二一二
しゃくせきしうよりょうとう　赤石脂禹餘糧湯……二一二
しゃくせきしがん　赤石脂丸……二一二
しゃくせきしとう　赤石脂湯……二一一
しゃくやくかんぞうとう　芍薬甘草湯……二一〇
しゃくやくかんぞうぶしとう　芍薬甘草附子湯……二一〇

しゃくやくしもつげきとう　芍薬四物解肌湯……二一一
しゃくやくしもつげどくとう　芍薬四物解毒湯……二一一
しゃくやくとう　芍薬湯……二〇九
しゃくやくとうかだいおう　芍薬湯加大黄……二一〇
しゃこさいとう　鷓鴣菜湯……二〇九
じゃしょうしとう　蛇床子湯……二〇九
しゃしんとう　瀉心湯……二〇七
しゃしんどうせきとう　瀉心導赤湯　二〇七
しゃじんばくもんどうとう　沙参麦門冬湯……二〇五
しゃどうじんだいおうとう　謝導人大黄湯……二〇六
しゃどうじんだいおうとうかみ　謝導人大黄湯加味……二〇六
しゃはいさん　瀉肺散……二〇八
しゃはくさん　瀉白散……二〇八
しゃはくとう　瀉白湯……二〇八
しゃひとう　瀉脾湯……二〇八
しゃひとうかりゅうこつぼれい　瀉脾湯加竜骨牡蛎……二〇八
しゅうしゃがん　舟車丸……二一三
じゅうぜんたいほとう　十全大補湯　二一四
しゅうそうとう　収嗽湯……二一三
じゅうほとう　十補湯……二一五
じゅうみがいそう　十味咳嗽……二一六
じゅうみこうじゅいん　十味香薷飲　二一六
じゅうみざさん　十味剉散……二一六
じゅうみとうきとう　十味当帰湯……二一六
じゅうみはいどくとう　十味敗毒湯　二一七
しゅうるいいん　収涙飲……二一三
じゅうろくみりゅうきいん　十六味流気飲……二一七
しゅくせんがん　縮泉丸……二一八
しゅしゃあんじんがん　朱砂安神丸　二一二
じゅっしんとう　十神湯……二一四
じゅっそうとう　十棗湯……二一四
じゅつぶとう　朮附湯……二一八
じゅっぽがん　十補丸……二一五
じゅんきこう　潤肌膏……二一九
じゅんきざい　順気剤……二一九
じゅんきしょうたいとう　順気消滞湯……二一九
じゅんきわちゅうとう　順気和中湯　二一九
しゅんたくとう　春澤湯……二一八
じゅんちょうがん　潤腸丸……二一九
じゅんちょうとう　潤腸湯……二二〇
じゅんぱいとう　潤肺湯……二二〇
じゅんようしんじんようぞうとう　純陽真人養臓湯……二一八
しゅんりんしゃくせきしとう　春林赤石脂湯……二一八
しょうあつとう　昇圧湯……二四〇
しょううつさん　逍鬱散……二四三
しょううんけいとう　小温経湯……二二二
しょうかつらくたん　小活絡丹……二二二
じょうがんいっぽう　蒸眼一方……二四八
しょうかんいん　消疳飲……二四〇
しょうかんきょうとう　小陥胸湯……二二三
しょうかんたいねついん　消疳退熱飲……二四〇
しょうかんとう　正観湯……二三七
しょうかんはいどくさん　消疳敗毒散……二四一
じょうきいん　定悸飲……二四六
しょうきてんこうとう　正気天香湯　二三七

しょうきょうかんぞうとう　生姜甘草湯……二三八
しょうきょうしゃしんとう　生姜瀉心湯……二三八
しょうきょうはんげとう　生姜半夏湯……二三八
しょうげどくとう　小解毒湯……二二四
しょうけんいんし　小薊飲子……二二三
しょうけんちゅうとう　小建中湯……二二三
しょうけんちゅうとうかぶし　小建中湯加附子……二二四
しょうけんちゅうとうごうにんじんとう　小建中湯合人参湯……二二四
しょうさいこかじおうとう　小柴胡加地黄湯……二二九
しょうさいこごうはんげこうぼくとう　小柴胡合半夏厚朴湯……二二八
しょうさいことう　小柴胡湯……二二五
しょうさいことうかおうれんぶくりょう　小柴胡湯加黄連茯苓……二二七
しょうさいことうかききょうせっこう　小柴胡湯加桔梗石膏……二二八
しょうさいことうごうおうれんげどくとう　小柴胡湯合黄連解毒湯……二二八
しょうさいことうごうごれいさん　小柴胡湯合五苓散……二二八
しょうさいことうごうしもつとう　小柴胡湯合四物湯……二二八
しょうさいことうごうしょうかんきょうとう　小柴胡湯合小陥胸湯……二二八
しょうさん　紫陽散……一九六
じょうざんいん　常山飲……二四七
じょうざんとう　常山湯……二四七
しょうじおうさん　生地黄散……二三九
しょうじおうとう　生地黄湯……二三九
しょうじゅくじおうがん　生熟地黄丸……二三九
しょうじょうきとう　小承気湯……二二九
しょうしょくさん　消食散……二四一
しょうしょくせいうつとう　消食清鬱湯……二四一
しょうしょとう　消暑湯……二四一
しょうじんがん　正陣丸……二三八
しょうしんとう　正心湯……二三七
しょうすいせいゆとう　消水聖愈湯　二四二
しょうせいいん　勝勢飲……二四五
しょうせいりゅうかせっこうとう　小青竜加石膏湯……二三一
しょうせいりゅうとう　小青竜湯……二二九
しょうせいりゅうとうかきょうにんせっこう　小青竜湯加杏仁石膏……二三二
しょうせきだいいん　消石大圓……二四二
しょうせきばんせきさん　消石礬石散……二四二
しょうぞくめいとう　小続命湯……二三二
じょうたんとう　滌痰湯……二四八
じょうちいん　上地飲……二四六
しょうちゅうとう　消虫湯……二四二
しょうどくがん　消毒丸……二四二
じょうにゅうがん　醸乳丸……二四八
しょうねいしんとう　小寧心湯……二三三
しょうばいしゃしんとう　椒梅瀉心湯……二四六
しょうばいとう　椒梅湯……二四五
しょうはんげかぶくりょうとう　小半夏加茯苓湯……二三三
しょうはんげとう　小半夏湯……二三三
しょうひとう　消痞湯……二四二

しょうびとう　薔薇湯……二四六
しょうひゃくちゅういん　小百中飲　二三四
じょうびんとう　常檳湯……二四七
しょうひんほんとんとう　小品奔豚湯……二三四
しょうびんろうとう　小檳榔湯……二三四
しょうふうさん　消風散……二四三
しょうふくちくおとう　少腹逐瘀湯　二三七
しょうぶさん　生附散……二三九
じょうふとう　浄府湯……二四六
しょうまおうれんとう　升麻黄連湯　二三四
しょうまかっこんとう　升麻葛根湯　二三四
しょうまじゅんきとう　升麻順気湯　二三五
しょうまびゃくしとう　升麻白芷湯　二三五
しょうまぶしとう　升麻附子湯……二三五
しょうまべっこうとう　升麻鱉(別)甲湯……二三六
しょうまわきいん　升麻和気飲……二三六
しょうみゃくさん　生脈散……二四〇
しょうもくがん　椒目丸……二四六
しょうようげどくとう　逍遙解毒湯　二四五
しょうようさん　逍遙散……二四四
しょうようさんかとう　升陽散火湯　二三六
しょうようそうしつとう　升陽燥湿湯……二三六
じょきんうんたんとう　舒筋温胆湯　二三一
じょきんりつあんとう　舒筋立安湯　二三一
じょしつほきとう　除湿補気湯……二三〇
じょしつほきとう　舒湿補気湯……二三二
じょようわけつとう　助陽和血湯……二三〇
じょらんせん(ずい)　除爛煎(燧)……二二一
しりゅうがん　子竜丸……一七九
しるいほかんとう　止涙補肝湯……一七九
しれいとう　四苓湯……一八八
しんいさん　辛夷散……二四九
しんいせいはいとう　辛夷清肺湯……二四九
しんいとう　辛夷湯……二四九
じんえんいっぽう　腎炎一方……二六二
しんおうようしんたん　神応養神丹　二五〇
じんかいさん　参蚧散……二五六
じんかえっきとう　陳夏益気湯……二六二
しんかおうりゅうとう　新加黄竜湯　二五五
しんかじんきじょうきとう　新加参帰承気湯……二五五
じんかれん　参華煉……二五六
じんきがん　腎気丸……二六二
しんぎくがん　神麹丸……二五〇
じんきじょうきとう　参帰承気湯……二五七
じんぎとう　参耆湯……二五七
じんきめいもくとう　腎気明目湯……二六二
しんきゅうとう　神芎湯……二五〇
じんぎょうきょうかつとう　秦艽羌活湯……二六〇
じんぎょうふるいとう　秦艽扶羸湯　二六一
じんぎょうべっこうとう　秦艽鼈(別)甲湯……二六一
じんぎょうぼうふうとう　秦艽防風湯……二六一
じんぎろくじょうとう　蔘蓍鹿茸湯　二五七
しんきろくじょうとう　蔘蓍鹿茸湯　二五七
しんこうおうぎとう　神効黄耆湯……二五一
じんこうてんまとう　沈香天麻湯……二五六、三三八
しんこうとう　神効湯……二五〇
しんこうとうきこう　神効当帰膏……二五一
しんこうないたくさん　神功内托散　二五一
じんこさんぱくとう　参胡三白湯……二五七
じんこしゃくやくとう　参胡芍薬湯　二五七

しんさいたん　神犀丹……二五一
じんしつとう　滲湿湯……二六三
じんしゃがん　腎瀉丸……二六二
しんしゃとう　鍼砂湯……二五六
しんじゅたいいつさんりょう　神授大乙散料……二五一
しんじんかてつとう　真人化鉄湯……二五三
しんじんようぞうとう　真人養臓湯　二五三
しんすいこう　神水膏……二五二
じんせきいっぽう　腎石一方……二六二
しんせんたいつこう　神仙太乙膏……二五二
じんそいん　参蘇飲……二五八
しんぞくめいとう　新続命湯……二五五
しんそしゅうやく　神祖袖薬……二五二
じんたんとう　腎疸湯……二六三
じんちゃくとう　腎着湯……二六三
じんちょとう　腎著湯……二六三
しんつうちくおとう　身痛逐瘀湯……二四八
じんはんとう　参(蓡)半湯……二六〇
しんぴとう　神秘湯……二五二
しんぶとう　真武湯……二五三
じんぶとう　参附湯……二五八
じんぶりゅうぼとう　参附竜牡湯……二五八
じんゆうとう　参(蓡)熊湯……二六〇
しんらとう　真良湯……二五五
じんりょうびゃくじゅつさん　参苓白朮散……二五九
しんれいたん　震霊丹……二五六
じんれいびゃくじゅつさん　参苓白朮散……二五九
じんれんとう　参連湯……二六〇
じんれんびゃっことう　参連白虎湯　二六〇

■す

ずふうしんぽう　頭風神方　二六四、三四〇

■せ

せいいさん　清胃散……二六五
せいいしゃかとう　清胃瀉火湯……二六六
せいいとう　清胰湯……二六六
せいいんりかくとう　清咽利膈湯……二六六
せいうつにちんとう　清鬱二陳湯……二六七
せいうんけたんとう　清暈化痰湯……二六七
せいうんはいどくいん　清瘟敗毒飲　二六七
せいえいとう　清営湯……二六七
せいおんはいどくいん　清瘟敗毒飲　二六七
せいがいとう　清咳湯……二六八
せいかくとう　清喀湯……二六八
せいかとう　生化湯……二六四
せいかりょうけつとう　清火涼血湯　二六八
せいかんしんしつとう　清肝滲湿湯　二六八
せいかんとう　正観湯……二三七、二六四
せいきあんかいとう　清肌安蛔湯……二六九
せいぎょくさんりょう　清玉散料……二六九
せいけいにんじんさん　聖恵人参散　二七九
せいけつしもつとう　清血四物湯……二六九
せいこうべっこうとう　青蒿鼈(別)甲湯……二六五
せいこつさん　清骨散……二七〇
せいこんさん　茜根散……二六五
せいじくとう　清衂湯……二七〇
せいしつかたんとう　清湿化痰湯……二七〇
せいしつけたんとう　清湿化痰湯……二七〇
せいしつとう　清湿湯……二七〇
せいじょういん　清上飲……二七二
せいじょうけんつうとう　清上蠲痛湯

……二七二
せいじょうぼうふうとう　清上防風湯……二七三
せいじょうようちゅうとう　清上養中湯……二七三
せいしょえききとう　清暑益気湯……二七一
せいしんうんたんとう　清心温胆湯　二七四
せいしんかんろとう　生津甘露湯……二六四
せいしんとう　生津湯……二六四
せいしんとう　清心湯……二七三
せいしんほけつとう　生津補血湯……二六五
せいしんれんしいん　清心蓮子飲……二七四
せいそうきゅうはいとう　清燥救肺湯……二七五
せいそうとう　清燥湯……二七五
せいそうようえいとう　清燥養栄湯　二七五
せいだとう　清唾湯……二七五
せいたんじょげんとう　清痰除眩湯　二七六
せいちゅうあんかいとう　清中安蛔湯……二七六
せいちょうとう　清腸湯……二七六
せいねいがん　清寧丸……二七六
せいねつげうつとう　清熱解鬱湯……二七七
せいねつほきとう　清熱補気湯……二七七
せいねつほけつとう　清熱補血湯……二七七
せいはいとう　清肺湯……二七八
せいほがんりょう　清補丸料……二七九
せいゆとう　聖癒湯……二八〇
せいりょういん(さん)　清涼飲(散)　二七九
せいりょうしほういん　清涼至宝飲　二七九
せいりんがん　青麟丸……二六五
せきいさん　石葦散……二八〇
せきがん　赤丸……二八〇
せきりゅうこんとう　石榴根湯……二八一
せっけつめいさん　石決明散……二八一
せっこうじゅくじせん　石膏熟地煎　二八一
せっこうちもかにんじんとう　石膏知母加人参湯……二八一
せっこうちもけいしとう　石膏知母桂枝湯……二八一
せっこうちもとう　石膏知母湯……二八一
せっしょういん　折衝飲……二八二
せんかんめいもくとう　洗肝明目湯　二八六
せんきとう　選奇湯……二八八
せんきはちみほう　疝気八味方……二八六
せんきゅうちゃちょうさん　川芎茶調散……二八五
せんきんいけいとう　千金葦茎湯……二八二
せんきんうんたんとう　千金温胆湯　二八二
せんきんおうぎとう　千金黄耆湯……二八二
せんきんかろうとう　千金栝楼湯……二八二
せんきんかんきょうとう　千金陥胸湯……二八三
せんきんけいめいさん　千金鶏鳴散　二八三
せんきんさんおうとう　千金三黄湯　二八三
せんきんぞくめいとう　千金続命湯　二八三
せんきんとうきとう　千金当帰湯……二八三
せんきんどっかつとう　千金独活湯　二八四
せんきんないたくさん　千金内托散　二八四
せんきんはんげとう　千金半夏湯……二八四
せんきんりぎょとう　千金鯉魚湯……二八四
ぜんこけんちゅうとう　前胡建中湯　二八九
せんこんとう　千婚湯……二八四
ぜんしくんしとう　喘四君子湯……二八九
せんしびゃくじゅつさん　銭氏白朮散……二八八
せんどくはっぴょうとう　宣毒発表湯……二八六

せんぷくかだいしゃせきとう　旋覆花代
赭石湯……二八七
せんぷくかたいしゃせきとう　旋覆花代
赭石湯……二八七
せんぷくかとう　旋覆花湯……二八七
せんぷくたいしゃとう　旋覆代赭湯　二八八
せんぽうこう　先鋒膏……二八五
ぜんりちゅうとう　喘理中湯……二八九

■そ

ぞうえきじょうきとう　増液承気湯　二九八
ぞうえきとう　増液湯……二九八
そうぎくいん　桑菊飲……二九六
そうきょうがん　皂莢丸……二九五
そうきょうとう　桑杏湯……二九六
そうげんとう　壮原湯……二九四
そうじさん　蒼耳散……二九七
そうしとう　葱豉湯……二九七
ぞうそんしじゅんとう　増損四順湯　二九八
ぞうそんもくぼういとう　増損木防已湯
……二九九
ぞうそんりちゅうがんりょう　増損理中
丸料……二九九
そうはくしちみいん　葱白七味飲……二九七
そうはくひとう　桑白皮湯……二九六
そうひょうしょうさん　桑螵蛸散……二九七
そうふうげどくとう　捜風解毒湯……二九六
そうまとう　走馬湯……二九五
そうようげどくとう　瘡瘍解毒湯……二九八
そうりゅうたんさん　草竜胆散……二九五
そうれんとう　蒼連湯……二九七
そかんとう　疎肝湯……二九一
そきょういっぽうさいかくとう　蘇恭一
方犀角湯……二九二
そくほんとう　息奔湯……二九九
ぞくめいとう　続命湯……二九九
そけいかっけつとう　疎経活血湯……二九一
そごうこうえん　蘇合香圓……二九三
そしこうきとう　蘇子降気湯……二九三
そしとう　蘇子湯……二九三
そふうかっけつとう　疎風活血湯……二九二
そふうりすいとう　疎(疏)風利水湯　二九二

■た

だいあんがん　大安丸……三〇一
だいうづせん　大烏頭煎……三〇一
だいおういちもつとう　大黄一物湯　三〇一
だいおうおうれんしゃしんとう　大黄黄
連瀉心湯……三〇二
だいおうかんずいとう　大黄甘遂湯　三〇二
だいおうかんぞうとう　大黄甘草湯　三〇二
だいおうしゃちゅうがん　大黄䗪虫丸
……三〇三
だいおうしょうせきとう　大黄硝(消)石
湯……三〇三
だいおうぶしとう　大黄附子湯……三〇三
だいおうぼたんとう　大黄牡丹湯……三〇四
だいおうぼたんぴとう　大黄牡丹皮湯
……三〇四
だいかんがん　大甘丸……三〇五
だいかんきょうがん　大陥胸丸……三〇五
だいかんきょうとう　大陥胸湯……三〇五
だいきゅうおうとう　大芎黄湯……三〇六
だいきょうがいとう　大膠艾湯……三〇六
たいけつしつういん　退血止痛飲……三一四
だいげんこう　大玄膏……三〇六
だいけんちゅうとう　大建中湯……三〇六
だいさいことう　大柴胡湯……三〇七

だいさいことうきょだいおう 大柴胡湯去大黄……三〇八
だいさんごしちさん 大三五七散……三〇八
たいざんばんじゃくさん 泰山磐石散……三一四
だいしちきとう 大七気湯……三〇八
だいじょうきとう 大承気湯……三〇九
だいしょうけんちゅうとう 大小建中湯……三〇九
だいじょうふとう 大浄府湯……三〇九
だいしんとう 大神湯……三〇九
だいせいりゅうとう 大青竜湯……三一〇
だいせきこう 大赤膏……三一〇
だいぞくめいとう 大続命湯……三一〇
だいちょたんじゅう 大猪胆汁……三一〇
だいていふうじゅ 大定風珠……三一一
だいとうかとう 大桃花湯……三一一
だいねいしんとう 大寧心湯……三一一
だいはんげとう 大半夏湯……三一一
だいひゃくちゅういん 大百中飲……三一二
だいほいんがん 大補陰丸……三一二
だいぼうふうとう 大防風湯……三一三
だいほおうぎとう 大補黄耆湯……三一二
だいほげんせん 大補元煎……三一三
だいほげんとう 大保元湯……三一三
だいれんぎょうとう 大連翹湯……三一四
たくしつとう 沢漆湯……三一五
たくしゃとう 沢瀉湯……三一五
たくりうんちゅうとう 托裏温中湯……三一五
たくりしょうどくいん 托裏消毒飲 三一五
だせきさん 唾石散……三〇一
たつげんいん 達原飲……三一六
たっせいさん 達生散……三一六
だつめいたん(がん) 奪命丹(丸)……三一六
だんかんせん 暖肝煎……三一八
たんしょうようさん 丹梔逍遙散 三一七
たんじんいん 丹参飲……三一七
たんどうはいせきとう 胆道排石湯 三一七
だんりとう 断痢湯……三一六

■ち

ぢおうはんほう 治黄胖方……三二〇
ぢかっけれいどくうんぬんほう 治脚気冷毒云々方……三二〇
ぢかんきょないねつほう 治肝虚内熱方……三二〇
ちきつぎゃくいっぽう 治吃逆一方 三二一
ちきょういっぽう 治狂一方……三二一
ちくじょうんたんとう 竹茹温胆湯 三一七
ちくひだいがん 竹皮大丸……三一八
ちくようおうごんとう 竹葉黄芩湯 三一八
ちくようせっこうとう 竹葉石膏湯 三一九
ちくようとう 竹葉湯……三一八
ちくようりゅうぼうとう 竹葉柳蒡湯……三一九
ちけつきょういっぽう 治血狂一方 三二一
ぢけんぱいこうきゅうほう 治肩背拘急方……三二一
ちこちょういっぽう 治鼓脹一方……三二一
ぢこっこういっぽう 治骨硬一方……三二二
ぢしゅさびいっぽう 治酒査鼻一方 三二二
ぢしゅさびほう 治酒査鼻方……三二二
ぢしょうにあいきつでいほう 治小児愛吃泥方……三二二
ぢしょうにふたんとまつきぜんほう 治小児風痰吐沫気喘方……三二二
ちじょうねつげかんおうとほう 治上熱下寒嘔吐方……三二二

ちすいしゅうこちょういっぽう　治水腫皷脹一方……三二三
ぢせんいっぽう　治癬一方……三二三
ぢぜんいっぽう　治喘一方……三二三
ちたいへん　治帯片……三二三
ぢだぼくいっぽう　治打撲一方……三二四
ちちょうまんしゅほう　治脹満主方　三二四
ぢづそういっぽう　治頭瘡一方……三二四
ぢづそういっぽうきょだいおう　治頭瘡一方去大黄……三二五
ぢづつういっぽう　治頭痛一方……三二五
ちとうじ　地豆児……三一九
ちとにゅういっぽう　治吐乳一方……三二五
ちはいしゃくうきょうこうつうほう　治肺積右脇硬痛方……三二五
ちばくじおうがん　知柏地黄丸……三一九
ちばくじんきがん　知柏腎気丸……三一九
ちばくりくみがんりょう　知柏六味丸料……三二〇
ちばくろくみがんりょう　知柏六味丸料……三二〇
ぢはんがん　治胖丸……三二六
ちふうせんのうほうかいらいけっぷうしょそうしゅいっぽう　治風癬膿疱疥癩血風諸瘡腫一方……三二六
ぢふじんけいすいふつうほう　治婦人経水不通方……三二六
ぢふじんこつじょうろうねつがいそううんぬんほう　治婦人骨蒸労熱咳嗽云々方……三二六
ぢふじんちょうかかいつうほう　治婦人癥瘕塊痛方……三二七
ちもぶくりょうとう　知母茯苓湯……三一九
ちゅうおうこう　中黄膏……三二九
ちゅうかんきょうとう　中陥胸湯……三三〇
ちゅうけんちゅうとう　中建中湯……三三〇
ちゅうしゃえん　駐車圓……三三一
ちゅうせいとう　中正湯……三三〇
ちゅうまんぶんしょうとう　中満分消湯……三三一
ちゅうわじゅんきとう　沖和順気湯　三三一
ちょういじょうきとう　調胃承気湯　三三五
ちょうえいかつらくとう　調栄活絡湯……三三六
ちょうえいとう　調栄湯……三三六
ちょうけいとう　調経湯……三三六
ちょうげんとう　調元湯……三三六
ちょうこうしていとう　丁香柿蒂湯　三三三
ちょうこうぶくりょうとう　丁香茯苓湯……三三三
ぢようしつひうんぬんほう　治腰膝髀云々方……三二七
ちょうちゅうえっきとう　調中益気湯……三三七
ちょうちゅうとう　調中湯……三三六
ちょうとうさん　釣藤散……三三四
ちょうぶりちゅうとう　丁附理中湯　三三四
ちょうようとう　腸癰湯……三三四
ちょうようとうかしゃくやく　腸癰湯加芍薬……三三五
ちょうりょうがん　澄涼丸……三三五
ちょこうはつせん　猪膏髪煎……三三一
ちょたんじゅう　猪胆汁……三三一
ちょれいさん　猪苓散……三三二
ちょれいとう　猪苓湯……三三二
ちょれいとうごうしもつとう　猪苓湯合四物湯……三三二
ぢんかえききとう　陳夏益気湯……三三九

ぢんかえっきとう　陳夏益気湯……三三九
ちんかんそくふうとう　鎮肝熄風湯　三三八
ちんきがん　鎮悸丸……三三九
ぢんげえっきとう　陳夏益気湯……二六二
ぢんこういん　沈香飲……三三七
ぢんこうかっきょうとう　沈香豁胸湯……三三七
ぢんこうげどくとう　沈香解毒湯……三三七
ぢんこうこうきとう　沈香降気湯……三三七
ぢんこうしまとう　沈香四磨湯……三三八
ぢんこうてんまとう　沈香天麻湯……三三八

■つ

ついちゅうとう　追虫湯……三四〇
ついふうがん　追風丸……三四〇
ついふうつうきさん　追風通気散……三四一
ついふうつうきとう　追風通気湯……三四〇
つうかんさん　通関散……三四一
つうきょうかっけつとう　通竅活血湯……三四一
つうきょうとう　通竅湯……三四一
つうけいとう　通経湯……三四一
つうけいどうたいとう　通経導滞湯……三四二
つうしゃようほう　痛瀉要方……三四四
つうせんがん　通仙丸……三四二
つうどうさん　通導散……三四二
つうみゃくしぎゃくかちょたんじゅうとう　通脈四逆加猪胆汁湯……三四三
つうみゃくしぎゃくとう　通脈四逆湯……三四三
つうめいりきとう　通明利気湯……三四三
づふうしんぽう　頭風神方……三四〇

■て

ていかんがん　定癇丸……三四五
ていきいん　定悸飲……三四五
ていきさん　提気散……三四七
ていけんさん　提肩散……三四七
ていこうさん　提肛散……三四七
ていしがん　定志丸……三四六
ていしけんぴとう　程氏蠲痺湯……三四八
ていしひかいぶんせいいん　程氏萆薢分清飲……三四八
ていせいかいいっぽう　呈星海一方　三四五
ていぜんとう　定喘湯……三四六
ていとうがん　抵当丸……三四六
ていとうとう　抵当湯……三四六
ていれきたいそうしゃはいとう　葶藶大棗瀉肺湯……三四八
てんじんがん　天陣丸……三四九
てんしんかんぼうへん　天津感冒片　三四八
てんすいさん　天水散……三四九
てんせいびゃっことう　天生白虎湯　三四九
てんだいうやくさん　天台烏薬散……三四九
てんのうほしんたん　天王補心丹……三四九
てんまこうとういん　天麻鉤藤飲……三五〇
てんもつおうごんとう　天物黄芩湯　三五〇
てんゆうさん　天雄散……三五〇
てんろいん　天露飲……三五〇

■と

とうかくじょうきとう　桃核承気湯　三六三
とうかくとう　透膈湯……三六五
とうかとう　桃花湯……三六三
とうきいん　当帰飲……三五三
とうきいんし　当帰飲子……三五三

とうきかくしつさん　当帰鶴蝨散……三五三
とうきけんちゅうとう　当帰建中湯　三五四
とうきこう　当帰膏……三五一
とうきさん　当帰散……三五二
とうきしぎゃくかごしゅゆしょうきょうとう　当帰四逆加呉茱萸生姜湯…三五五
とうきしぎゃくとう　当帰四逆湯…三五四
とうきしゃくやくさん　当帰芍薬散　三五六
とうきしゃくやくさんかおうぎちょうとう　当帰芍薬散加黄耆釣藤……三五八
とうきしゃくやくさんかにんじん　当帰芍薬散加人参……三五八
とうきしゃくやくさんかぶし　当帰芍薬散加附子……三五七
とうきしゅさん　当帰鬚散……三五九
とうきしょうきょうようにくとう　当帰生姜羊肉湯……三五八
とうきだいおうとう　当帰大黄湯…三五九
とうきとう　当帰湯……三五二
どうきとう　導気湯……三六五
とうきねんつうとう　当帰拈痛湯…三五九
とうきばいもくじんがん　当帰貝母苦参丸……三六〇
とうきびゃくじゅつさん　当帰白朮散……三六〇
とうきびゃくじゅつとう　当帰白朮湯……三六〇
とうきほけつとう　当帰補血湯……三六〇
とうきようけつとう　当帰養血湯…三六一
とうきりくおうとう　当帰六黄湯…三六一
とうきりゅうかいがん　当帰竜薈丸　三六一
とうきれんぎょういん　当帰連翹飲　三六二
とうきれんぎょうとう　当帰連翹湯　三六二
とうこうしもつとう　桃紅四物湯…三六四
とうじちゅういっぽう　唐侍中一方　三六二
とうじちゅういっぽう　唐痔中一方　三六三
とうしゃくさん　当芍散……三六二
どうすいとう　導水湯……三六六
どうすいぶくりょうとう　導水茯苓湯……三六六
どうせきさん　導赤散……三六六
どうたいつうけいとう　導滞通経湯　三六六
どうたんとう　導痰湯……三六七
とうにんじょうきとう　桃仁承気湯　三六五
とうにんとう　桃仁湯……三六四
どうねつさん　導熱散……三六七
とうのうさん　透膿散……三六五
とうりゅうとう　騰竜湯……三六五
どかこんさん　土瓜根散……三五一
ときがん　都気丸……三五一
どくかつかっこんとう　独活葛根湯　三六八
どくかつきせいとう　独活寄生湯…三六八
どくかつさん　独勝散……三六七
どくかつとう　独活湯……三六七
どくしょうさん　独勝散……三六七
どくじんとう　独参湯……三六七
とくせんさん　禿癬散……三六七
どこっぴとう　土骨皮湯……三五一
とそさん　屠蘇散……三五一
どっかつかっこんとう　独活葛根湯　三六八
どっかつきせいとう　独活寄生湯…三六八
とんそうとう　頓嗽湯……三六九

■な

ないしょうさん　内消散……三七一
ないしょうよくせつとう　内消沃雪湯……三七一
ないしょうるいれきがん　内消瘰癧丸

……三七二
ないそおうれんとう　内疎黄連湯……三七二
ないたくおうぎとう　内托黄耆湯……三七二
ないたくさん　内托散……三七二
ないほさん　内補散……三七三

■に

にかくとう　二角湯……三七四
にかげんしょうきさん　二加減正気散
……三七四
にぎがん　二宜丸……三七四
にきんはいせきとう　二金排石湯……三七四
にこうふくみゃくとう　二甲復脈湯　三七四
にしがん　二至丸……三七五
にじゅつとう　二朮湯……三七五
にしんとう　二神湯……三七五
にせんとう　二仙湯……三七五、三七六
にちんとう　二陳湯……三七六
にちんとうおそかげん　二陳湯悪阻加減
……三七七
にぼくさんりょう　二木散料……三七七
にみょうさん　二妙散……三七七
にゅうせんさん　乳泉散……三七七
にゅうびにょうとう　乳糜尿湯……三七七
にょうしょうがん　尿牀丸……三七八
にょしんさん　女神散……三七七
にょせいさん　如聖散……三七八
にんじんいんし　人参飲子……三七八
にんじんごうかいさん　人参蛤蚧散　三八〇
にんじんことうとう　人参胡桃湯……三七九
にんじんさん　人参散……三七八
にんじんじゅんきさん　人参順気散　三八〇
にんじんとう　人参湯……三七九
にんじんとうきさん　人参当帰散……三八〇
にんじんはいどくさん　人参敗毒散　三八〇
にんじんよういとう　人参養胃湯……三八〇
にんじんようえいとう　人参養栄湯　三八一
にんどうげどくとう　忍冬化毒湯……三八二

■は

はいうんとう　排雲湯……三八五
はいかんほう　肺疳方……三八四
はいしょうとう　肺傷湯……三八四
はいせきとう　排石湯……三八五
はいどくさん　敗毒散……三八七
はいどくとう　敗毒湯……三八七
はいのうさん　排膿散……三八五
はいのうさんきゅうとう　排膿散及湯
……三八六
はいのうとう　排膿湯……三八六
ばいもかろうさん　貝母栝楼散……三八七
ばいもとう　貝母湯……三八七
はいようしんとう　肺瘍神湯……三八四
はいようしんとう　肺癰新湯……三八五
はいようしんほう　肺瘍神方……三八四
はいようたんほう　肺癰丹方……三八五
はいようとう　肺癰湯……三八四
はかんとう　破棺湯……三八三
はくうんこう　白雲膏……三八八
ばくげせん　麦芽煎……三九一
はくさん　白散……三八七
はくしゅうさん　伯州散……三九〇
はくしようしんがん　柏子養心丸……三九〇
ばくせんさん　麦煎散……三九一
はくつうかちょうたんじゅうとう　白通加
猪胆汁湯……三八八
はくつうとう　白通湯……三八八
はくとうおうかかんぞうあきょうとう

白頭翁加甘草阿膠湯……三八九
はくとうおうとう　白頭翁湯……三八九
はくびとう　白薇湯……三八九
はくひとう　柏皮湯……三九〇
ばくみじおうがん　麦味地黄丸……三九一
ばくもんせいはいいん　麦門清肺飲　三九一
ばくもんどういんし　麦門冬飲子……三九二
ばくもんどうとう　麦門冬湯……三九二
ばくもんどうとうかじおうおうれんあきょう　麦門冬湯加地黄黄連阿膠　三九二
はくようとう　柏葉湯……三九〇
はちげさん　八解散……三九三
はちみがん　八味丸……三九四
はちみじおうがん　八味地黄丸……三九五
はちみじおうとう　八味地黄湯……三九七
はちちんやくもとう　八珍益母湯……三九四
はちみじゅんきさん　八味順気散……三九四
はちみしょうようさん　八味逍遙散　三九四
はちみじんきがん　八味腎気丸……三九五
はちみせんきほう　八味疝気方……三九五
はちみたいげほう　八味帯下方……三九五
はちみびんろうとう　八味檳榔湯……三九七
はちもつこうかとう　八物降下湯……三九七
はちもつとう　八物湯……三九七
はちもつぶしとう　八物附子湯……三九七
はつうんたいえいがんりょう　撥雲退翳丸料……三九八
はっかていぜんとう　白果定喘湯……三八八、四〇六
はっしょうさん　八正散……三九三
はっしんとう　八神湯……三九三
はっせいさん　八正散……三九三
はっせいさん　髪生散……三九八
はっちんとう　八珍湯……三九四
はっちんとう　発陳湯……三九八
はてきこう　破敵膏……三八三
ばめいとう　馬明湯……三八三
ばめいとうかげん　馬明湯加減……三八三
ばんけいしさん　蔓荊子散　四〇三、四五二
はんげかんきょうさんりょう　半夏乾姜散料……三九九
はんげかんきょうにんじんがん　半夏乾姜人参丸……三九九
はんげくしゅとう　半夏苦酒湯……四〇〇
はんげこうぼくとう　半夏厚朴湯……四〇〇
はんげさんきゅうとう　半夏散及湯　三九八
はんげさんりょう　半夏散料……三九九
はんげしゃしんとう　半夏瀉心湯……四〇一
はんげじゅとう　半夏地楡湯……四〇二
はんげぢゅとう　半夏地楡湯……四〇二
はんげとう　半夏湯……三九九
はんげびゃくじゅつてんまとう　半夏白朮天麻湯……四〇二
はんげまおうがん　半夏麻黄丸……四〇三
ばんそうさん　蟠葱散……四〇三
はんびこうかんたんりょう　反鼻交感丹料……三九八
はんりゅうがん　半硫丸……四〇三

■ひ

ひかいぶんせいいん　萆薢分清飲……四〇四
びきゅうえん　備急円……四〇四
びきゅうがん　備急丸……四〇四
ひぞうえきいしょうようとう　秘蔵益胃升陽湯……四〇四
ひぞうえっいしょうようとう　秘蔵益胃升陽湯……四〇四
ひにょうけいけっせききほんほう　泌尿

系結石基本方……四〇五
びゃくかていぜんとう　白果定喘湯
……二八八、四〇六
ひゃくごうこきんとう　百合固金湯　四〇五
ひゃくごうじおうとう　百合地黄湯　四〇五
ひゃくごうちもとう　百合知母湯……四〇六
びゃくじゅつさん　白朮散……四〇八
びゃくじゅつしゃくやくさん　白朮芍薬
散……四〇八
びゃくじゅつぶしとう　白朮附子湯　四〇八
びゃくそうさんりょう　白葱散料……四〇九
ひゃくちゅういん　百中飲……四〇六
びゃくつうかちょたんじゅうとう　白通
加猪胆汁湯……四〇九
びゃくつうとう　白通湯……四〇九
びゃくぶしさん　白附子散……四〇九
びゃっきゅうびわがん　白芨枇杷丸　四〇六
びゃっこかけいしとう　白虎加桂枝湯
……四〇七
びゃっこかそうじゅつとう　白虎加蒼朮
湯……四〇七
びゃっこかにんじんとう　白虎加人参湯
……四〇七
びゃっことう　白虎湯……四〇六
びんろうさん　檳榔散……四〇九
びんろうさんりょう　檳榔散料……四一〇
びんろうじゅんきとう　檳榔順気湯　四一〇

■ふ

ふういんとう　風引湯……四一五
ふうじんがん　風陣丸……四一六
ふうろくごうとう　風六合湯……四一六
ふかんきんしょうきさん　不換金正気散
……四一一
ふかんにごうほう　復肝二号方……四一六
ふくげんかっけつとう　復元活血湯　四一七
ふくげんたん　復元丹……四一六
ふくげんとう　復元湯……四一六
ふくじゃきはいがん　復蛇起癈丸……四一七
ふくしんさん　茯神散……四一八
ふくみゃくとう　復脈湯……四一七
ぶくりゅうかんせん　伏竜肝煎……四一八
ぶくりゅうかんとう　伏竜肝湯……四一七
ぶくりゅうかんとうせん　伏竜肝湯煎
……四一八
ぶくりょういん　茯苓飲……四一八
ぶくりょういんかはんげ　茯苓飲加半夏
……四一九
ぶくりょういんごうはんげこうぼくとう
茯苓飲合半夏厚朴湯……四一九
ぶくりょうかんきょうびゃくじゅつかん
ぞうとう　茯苓乾姜白朮甘草湯…四二〇
ぶくりょうかんぞうとう　茯苓甘草湯
……四二〇
ぶくりょうかんちゅうとう　茯苓緩中湯
……四二〇
ぶくりょうきょうにんかんぞうとう　茯
苓杏仁甘草湯……四二〇
ぶくりょうけいしかんぞうたいそうとう
茯苓桂枝甘草大棗湯……四二一
ぶくりょうけいしごみかんぞうとう　茯
苓桂枝五味甘草湯……四二一
ぶくりょうけいしびゃくじゅつかんぞう
とう　茯苓桂枝白朮甘草湯……四二一
ぶくりょうこはくとう　茯苓琥珀湯　四二一
ぶくりょうごみかんぞうきょうけいかかん
きょうさいしんはんげとう　茯苓五味
甘草去桂加乾姜細辛半夏湯……四二一

ぶくりょうさけいとう　茯苓佐経湯　四二一
ぶくりょうしぎゃくとう　茯苓四逆湯
……四二三
ぶくりょうししいんちんとう　茯苓梔子
茵蔯湯……四二二
ぶくりょうしゃしんとう　茯苓瀉心湯
……四二二
ぶくりょうじゅうえんとう　茯苓戎塩湯
……四二二
ぶくりょうしんしつとう　茯苓滲湿湯
……四二三
ぶくりょうたくしゃとう　茯苓沢瀉湯
……四二三
ぶくりょうはんげとう　茯苓半夏湯　四二三
ぶくりょうほしんとう　茯苓補心湯
……四二三、四二四
ぶけいとう　附桂湯……四一三
ぶけいはちみがん　附桂八味丸……四一三
ふさいげどくたん　普済解毒丹……四一三
ふさいしょうどくいん　普済消毒飲　四一三
ぶしけんちゅうとう　附子建中湯……四一四
ぶしこうべいとう　附子粳米湯……四一四
ぶししゃしんとう　附子瀉心湯……四一四
ぶしとう　附子湯……四一三
ぶしにんじんとう　附子人参湯……四一五
ぶしりちゅうとう　附子理中湯……四一五
ふしんとう　巫神湯……四一二
ぶっしゅさん　佛手散……四二四
ふひしょうみゃくさん　扶脾生脈散　四一二
ふひしょうみゃくさんかびゃくきゅう
扶脾生脈散加白芨……四一二
ふひょうとう　浮萍湯……四一三
ぶんごうさん　文蛤散……四二六
ぶんごうとう　文蛤湯……四二六
ぶんしょうとう　分消湯……四二五
ぶんしんきいん　分心気飲……四二五

■へ

へいいさん　平胃散……四二七
へいいとう　平胃湯……四二八
へいがいごうざい　平咳合剤……四二八
へいかんいん　平肝飲……四二八
へいかんりゅうきいん　平肝流気飲　四二八
へきぎょくさん　碧玉散……四二九
べっこうさん　鼈(別)甲散……四二九
べっこうせんがん　鼈(別)甲煎丸……四二九
べっこうとう　鼈(別)甲湯……四二九
へんしこう　片仔癀……四三〇
へんせいしんきいん　変製心気飲……四三〇

■ほ

ほいんとう　補陰湯……四三一
ぼういおうぎとう　防已黄耆湯……四三九
ぼういさん　防已散……四三九
ぼういじおうとう　防已地黄湯……四四〇
ぼういしょうもくていれきだいおうがん
防已椒目葶藶大黄丸……四四〇
ぼういとう　防已湯……四三九
ぼういぶくりょうとう　防已茯苓湯　四四〇
ぼうふうつうしょうさん　防風通聖散
……四四一
ぼうふうとう　防風湯……四四一
ぼうゆうとう　忘憂湯……四三九
ほうんさん　蒲雲散……四三七
ほえきごしつえんりょう　補益牛膝円料
……四三二
ほかいさん　蒲灰散……四三七
ほかんさん　保肝散……四三一

ほかんさん　補肝散……四三二
ほかんとう　補肝湯……四三二
ほきけんちゅうとう　補気健中湯……四三三
ほきょいいん　補虚飲……四三三
ぼくそうとう　撲樕湯……四四二
ぼくそくとう　撲樕湯……四四二
ほけつていつうとう　補血定痛湯……四三四
ほけつとう　補血湯……四三三
ほけつとうごうりっくんしとう　補血湯合六君子湯……四三三
ほげんとう　保元湯……四三一
ほこうえいとう　蒲公英湯……四三七
ほしんがん　補心丸……四三四
ほじんとう　補腎湯……四三四
ぼたんぴさん　牡丹皮散……四三八
ほちゅうえききとう　補中益気湯……四三四
ほちゅうえっきとう　補中益気湯……四三四
ほちゅうじしつとう　補中治湿湯……四三六
ほはいあきょうとう　補肺阿膠湯……四三六
ほはいさん　補肺散……四三六
ほはいとう　補肺湯……四三六
ほようかんごとう　補陽還五湯……四三七
ぼれいさん　牡蛎散……四三八
ぼれいたくしゃさん　牡蛎沢瀉散……四三八
ぼれいとう　牡蛎湯……四三八
ぼれいほんとんとう　牡蛎奔豚湯……四三八
ほわがん　保和丸……四三一
ほんとんとう　奔豚湯……四四三
ほんぽうしゃくやくとう　本方芍薬湯……四四三

■ま

まおうかじゅつとう　麻黄加朮湯……四四六
まおうかんぞうとう　麻黄甘草湯……四四六
まおうかんぞうぶしとう　麻黄甘草附子湯……四四六
まおうきょうにんかんぞうせっこうとう　麻黄杏仁甘草石膏湯……四四六
まおうきょうにんよくいかんぞうとう　麻黄杏仁薏苡甘草湯……四四六
まおうごみとう　麻黄五味湯……四四六
まおうさいしんぶしとう　麻黄細辛附子湯……四四七
まおうさけいとう　麻黄左経湯……四四七
まおうしょうまとう　麻黄升麻湯……四四七
まおうせきしゃくとう　麻黄赤芍湯……四四七
まおうせっこうとう　麻黄石膏湯……四四七
まおうそうじゅつとう　麻黄蒼朮湯……四四七
まおうていぜんとう　麻黄定喘湯……四四八
まおうとう　麻黄湯……四四五
まおうぶしかんぞうとう　麻黄附子甘草湯……四四八
まおうぶしさいしんとう　麻黄附子細辛湯……四四八
まおうぶしとう　麻黄附子湯……四四八
まおうれんしょうしゃくしょうずとう　麻黄連軺赤小豆湯……四四九
まかんとう　麻甘湯……四四九
まきょういかんとう　麻杏苡甘湯……四五〇
まきょうかんせきとう　麻杏甘石湯……四五〇
まきょうせきかんとう　麻杏石甘湯……四五〇
まきょうせっかんとう　麻杏石甘湯……四五〇
まきょうよくかんとう　麻杏薏甘湯……四五〇
まくり……四四五
まけいせっこうとう　麻桂石膏湯……四五一
ましにんがん　麻子仁丸……四五一
まぶさい　麻附細……四五二
まんけいしさん　蔓荊子散……四五二

まんせいとう　曼倩湯……四五二

■み

みつせんどう　蜜煎導……四五三
みばくえききとう　味麦益気湯……四五三
みばくえっきとう　味麦益気湯……四五三
みばくじおうがん　味麦地黄丸……四五三
みょうおうがん　妙応丸……四五四
みょうこうさん　妙香散……四五四
みょうこうさん　妙功散……四五四
みょうこうじゅういちがん　妙功十一丸……四五四

■む

むげがんりょう　無礙丸料……四五五

■め

めいがんいっぽう　明眼一方……四五五
めいもくじおうがん　明目地黄丸……四五五
めいろういん　明朗飲……四五五
めいろういんかきっか　明朗飲加菊花……四五六
めんじついん　綿実飲……四五六

■も

もうせきこんたんがん　礞石滾痰丸　四六〇
もくこうぶんきとう　木香分気湯……四五八
もくつうさん　木通散……四五八
もくぼういきょせっこうかぶくりょうぼうしょうとう　木防已去石膏加茯苓芒硝湯……四五九
もくぼういとう　木防已湯……四五九
もっこうけたいとう　木香化滞湯……四五七
もっこうじゅんきいん　木香順気飲　四五七
もっこうじゅんきがん　木香順気丸　四五七
もっこうちょうきいん　木香調気飲　四五七
もっこうびんろうがん　木香檳榔丸　四五八
もっこうりゅうきいん　木香流気飲　四五八

■や

やかんまおうとう　射干麻黄湯……四六一
やくちいん　益智飲……四六一
やくちこしんとう　益智固真湯……四六一

■ゆ

ゆうおうくん　雄黄熏……二七、四六三
ゆにょうかんけっせきほう　輸尿管結石方……四六三

■よ

よういとう　養胃湯……四六四
よういんせいいせん　養陰清胃煎……四六五
よういんせいはいとう　養陰清肺湯……四六五
ようけつあんしんとう　養血安神湯　四六五
ようけつせいかとう　養血清火湯……四六五
ようけつせいしんとう　養血清心湯　四六六
ようけつとう　養血湯……四六五
ようしんとう　養心湯……四六六
ようぞうとう　養臓湯……四六六
ようたんとう　陽旦湯……四六四
ようはいとう　養肺湯……四六六
ようはくさん　楊柏散……四六四
よくいにんさん　薏苡仁散……四六九
よくいにんとう　薏苡仁湯　四六九、四七〇
よくいぶしさん　薏苡附子散……四七〇
よくいぶしはいしょうさん　薏苡附子敗醤散……四七〇
よくかんさん　抑肝散……四六七

よくかんさんかちんぴはんげとう　抑肝散加陳皮半夏湯……四六八
よくかんさんりょうかしゃくやくおうれん　抑肝散料加芍薬黄連……四六七
よくかんふひさん　抑肝扶脾散……四六八
よくきさん　抑氣散……四六八
よくきないしょうさん　抑気内消散　四六九

■ら

らくれいけんちゅうとう　楽令建中湯……六三、四七三
らんぱつそう　乱髪霜……四七三
らんびけたんとう　闌尾化痰湯……四七三
らんびせいかとう　闌尾清化湯……四七三
らんびせいげとう　闌尾清解湯……四七三

■り

りかくとう　利膈湯……四七四
りかくとうかみ　利膈湯加味……四七四
りかくとうごうかんぞうかんきょうとう　利膈湯合甘草乾姜湯……四七四
りきへいかんさん　理気平肝散……四七四
りぎょとう　鯉魚湯……四七六
りくまとう　六磨湯……四七六
りちゅうあんかいとう　理中安蛔湯　四七五
りちゅうかにみとう　理中加二味湯　四七六
りちゅうがん　理中丸……四七五
りちゅうとう　理中湯……四七五
りっくんしとう　六君子湯……四七六
りっこうさん　立効散……四七七
りゅうこつとう　竜骨湯……四七七
りゅうせいがん　竜生丸……四七八
りゅうたんしゃかんとう　竜胆瀉肝湯……四七八
りゅうたんとう　竜胆湯……四七八
りゅうとういん　竜騰飲……四七九
りゅうひがん　竜飛丸……四七九
りゅうゆうがん　竜硫丸……四七九
りょうかくさん　涼膈散……四八〇
りょうかくさんかげん　涼膈散加減　四八〇
りょうかんきょうみしんげとう　苓甘姜味辛夏湯……四八一
りょうかんきょうみしんげにんおうとう　苓甘姜味辛夏仁黄湯……四八二
りょうかんきょうみしんげにんとう　苓甘姜味辛夏仁湯……四八二
りょうかんきょうみしんとう　苓甘姜味辛湯……四八一
りょうかんごみかはんげきょうにんとう　苓甘五味加半夏杏仁湯……四八二
りょうかんごみきょうしんとう　苓甘五味姜辛湯……四八三
りょうきょうじゅつかんとう　苓姜朮甘湯……四八三
りょうきとう　良枳湯……四八〇
りょうきょうとう　良姜湯……四八〇
りょうけいかんそうとう　苓桂甘棗湯……四八三
りょうけいごみかんぞうとう　苓桂五味甘草湯……四八四
りょうけいじゅつかんとう　苓桂朮甘湯……四八四
りょうけいみかんとう　苓桂味甘湯　四八五
りょうぶがん　良附丸……四八一
りょうほうごしゅゆとう　良方呉茱萸湯……四八一
りょくばんがん　緑礬丸……四八五

■る

るいれきかみ　瘰癧加味……………四八六

■れ

れいかくこうとうとう　羚角鈎藤湯　四八七
れいせんじょつうとう　霊仙除痛湯　四八六
れいたくつうきとう　麗沢通気湯…四八六
れいたくつうきとうかしんい　麗沢通気湯加辛夷……………四八七
れいようかくいん　羚羊角飲………四八七
れいようかくこうとうとう　羚羊角鈎藤湯……………四八八
れいようかくさん　羚羊角散………四八七
れいようかくとう　羚羊角湯………四八八
れいようこうとうとう　羚羊鈎藤湯　四八八
れんかつかいせいとう　連葛解醒湯　四八八
れんぎょういんし　連翹飲子………四八八
れんぎょうとう　連翹湯……………四八九
れんじゅいん　聯（連）珠飲………四八九
れんぼくいん　連朴飲………………四八九
れんりとう　連理湯…………………四八九

■ろ

ろうぎょくとう　弄玉湯……………四九一
ろかいがん　蘆薈丸…………………四九一
ろくいちさん　六一散………………四九一
ろくうつとう　六鬱湯………………四九二
ろくしんがん　六神丸………………四九二
ろくどせん　六度煎…………………四九二
ろくみかいじんとう　六味海人湯…四九三
ろくみがんりょう　六味丸料………四九三
ろくみじおうがん　六味地黄丸……四九二
ろくみとう　六味湯…………………四九三
ろくもつおうごんとう　六物黄芩湯　四九四
ろくもつげどくとう　六物解毒湯…四九四
ろくもつはいどくとう　六物敗毒湯　四九四
ろくもつぶしとう　六物附子湯……四九四
ろばいようえいとう　呂貝養栄湯…四九一

■わ

わかいとう　和解湯…………………四九五
わかんいん　和肝飲…………………四九五
わきいん　和気飲……………………四九五
わこうさん　和口散…………………四九五
わちゅういん　和中飲………………四九六

改訂四版
実用漢方処方集

定価　本体6,500円（税別）

1989年 5 月 1 日　初版発行
1993年11月15日　改訂版発行
2006年 7 月20日　改訂三版発行
2019年11月29日　改訂四版発行

編　集　　一般社団法人　日本漢方協会
発行人　　武田 正一郎
発行所　　株式会社　じ ほ う

101-8421　東京都千代田区神田猿楽町1-5-15（猿楽町SSビル）
電話　編集　03-3233-6361　販売　03-3233-6333
振替　00190-0-900481
<大阪支局>
541-0044　大阪市中央区伏見町2-1-1（三井住友銀行高麗橋ビル）
電話　06-6231-7061

組版・印刷　三美印刷(株)　製本　(株)星共社

Printed in Japan

万一落丁，乱丁の場合は，お取替えいたします。
ISBN 978-4-8407-5229-9

日本漢方協会処方集編集委員会（初版）
小根山隆祥　川合一正　中村成代
三上正利　山ノ内愼一　渡辺方乃
故 岡田美代子

改訂四版編集委員会
伊藤敏雄（名誉顧問）
山浦克典（顧問）
小林宏行（監事）
今井 淳（会長）
小根山隆祥（副会長）
三上正利（副会長）
安倍真知子　伊藤亜希　内田文子
岡﨑仁子　緒方勝行　岡田彰容
加世田義之　川合一正　河合元宏
北澤孝巳　熊井啓子　小林信恵
小山直弥　庄子 昇　杉山正明
髙山留美　田口哲之　田中美穂
千葉和美　飛奈良治　中村さやか
中村成代　野中敬司　平林正士
細野美佐子　三上順子　八木多佳子
吉野道夫　渡辺方乃

一般社団法人日本漢方協会事務局
〒116-0014
東京都荒川区東日暮里5-11-15
電話　03-3805-9140